URSULA GOLDMANN-POSCH

Der Knoten
über meinem Herzen

»Dies ist weder ein Trost- noch ein Beruhigungsbuch. Es soll Nebenwirkungen haben.«

Als Ursula Goldmann-Posch mit der Diagnose »Brustkrebs« konfrontiert wird, ist das für sie derselbe Schock wie für Hunderttausende von Leidensgenossinnen. Doch die engagierte Journalistin mag sich nicht passiv ihrem Schicksal ergeben. Sie nimmt den Kampf gegen den lebensbedrohenden Krebs auf und beginnt eine umfassende Recherche. Sie will ihren Feind kennen lernen: Wodurch entsteht Krebs? Gibt es eine Zauberformel für das Überleben? Was genau geschieht mit den erkrankten Frauen? Ursula Goldmann-Posch erzählt ihre ganz persönliche Geschichte. Zugleich untermauert und erweitert sie ihr subjektives Erleben durch eine Fülle wichtiger Fakten und Informationen, die jede betroffene Frau wissen muss.

Brustkrebs ist die häufigste Krebserkrankung bei Frauen. Die Tendenz in den europäischen Ländern ist steigend: In Deutschland erkrankt inzwischen fast jede zehnte Frau an Brustkrebs, seit einigen Jahren immer häufiger auch jüngere Frauen unter 50 Jahren, und man rechnet jedes Jahr mit rund 19 000 Todesfällen. Die Autorin untersucht und kommentiert den medizinischen Forschungsstand ebenso wie die aktuelle Gesundheitspolitik.

Ein Buch, das Mut macht, sich nicht tatenlos einer fatalen Diagnose zu überlassen, sondern sich zur Wehr zu setzen – gegen den Krebs und notfalls auch gegen das medizinische Establishment.

Autorin

Ursula Goldmann, 1949 in Bozen (Italien) geboren, lebt seit 1970 in Deutschland. Die Journalistin mit den Fachgebieten Psychologie und Medizin veröffentlichte mehrere erfolgreiche Bücher, darunter »Tagebuch einer Depression« – heute ein Standardwerk – und »Wenn Mütter trauern«. Sie ist Gründerin der Stiftung PATH-Patienten Tumorbank der Hoffnung und Vorsitzende von mamazone e.V., Deutschlands größter Brustkrebs-Patientinneninitiative.

Ursula Goldmann-Posch

Der Knoten über meinem Herzen

Brustkrebs
darf kein Todesurteil sein:
Therapien und andere Hilfen

GOLDMANN

Alle bedruckten Materialien dieses Taschenbuches
sind chlorfrei und umweltschonend.

Der Goldmann Verlag
ist ein Unternehmen der Verlagsgruppe Random House GmbH.

3. Auflage
Vollständige Taschenbuchausgabe August 2001,
aktualisiert und erweitert November 2004
Wilhelm Goldmann Verlag, München,
in der Verlagsgruppe Random House GmbH
© 2000 Karl Blessing Verlag GmbH, München,
in der Verlagsgruppe Random House GmbH
Umschlaggestaltung: Design Team München
Autorenfoto: Daniel Biskup, Berlin
Druck: GGP Media GmbH, Pößneck
Verlagsnummer: 15128
KF · Herstellung: Sebastian Strohmaier
Made in Germany
ISBN 3-442-15128-7
www.goldmann-verlag.de

Inhalt

I. Der Schock der Diagnose

Er ist an einer ungewöhnlichen Stelle gewachsen. An einer Stelle, mit der man nicht rechnet: direkt über meinem Herzen. Im Stillen, gründlich und diskret, hat er den Angriff auf meine linke Brust vorbereitet. Vielleicht schon jahrelang.

Im Frühling, zur Blütezeit, hat er zugeschlagen.

Ich habe nicht mit Krebs gerechnet.

Wir waren mitten in den Vorbereitungen zu unserem Umzug, als ich ihn zum ersten Mal in meiner Brust gespürt habe. Ich lag auf dem Bett, ließ beide Hände über meine Brüste gleiten. Auf der Innenseite der linken Brust, nahe dem Brustbein, ein kleiner, harter Hügel, schmerzhaft beim Tasten. Immer wieder fuhr ich mit den Fingerspitzen über diese Stelle: drückte, tastete, klopfte, streichelte, versuchte, mit den Fingerkuppen zu erspüren, was sich hier verändert hatte. Oder war dieser Knoten schon immer da gewesen? Lag es vielleicht nur daran, dass ich noch nie mit dieser Aufmerksamkeit diese eine Stelle berührt hatte?

Im Stehen war nichts zu fühlen. Also doch nichts. Aber im Liegen.

Ich ließ meinen Mann tasten, ob ihm ein Unterschied zu früher auffiele. Er war sich nicht sicher. Also doch nichts.

Krebs tut nicht weh, habe ich gedacht. Das war alles, was ich über Krebs wusste.

Wir sind keine Krebsfamilie.

Eine harmlose Brustdrüsenentzündung also. Erst einmal den Umzug von Fürstenfeldbruck nach Augsburg hinter mich bringen. Dann kann ich immer noch nachsehen lassen, was ist, dachte ich. Und außerdem: War ich nicht erst vor fünf Monaten zur Vorsorgeuntersuchung gegangen? Hatte Frau Dr. Prosser*, meine Frauenärztin, nach dem Abtasten nicht »Brust weich« in ihr Karteiblatt geschrieben?

Eine Mammographie hielt sie nicht für nötig.

Die letzten Aufnahmen waren zwei Jahre zuvor von Dr. Feichtlbauer, einem älteren Arzt, gemacht worden, den sie mir als »väterlichen Radiologen« empfohlen hatte.

Er hatte die Bilder am Leuchtschirm festgeklemmt und erklärt, es sei alles in bester Ordnung, ich müsse mir keine Sorgen machen. »Gott sei Dank«, schrieb ich am 22. März 1994 in mein Tagebuch.

Kein Grund zur Beunruhigung. Am »Mönchspfeffer« wird es liegen. Brustdrüsenentzündung, hervorgerufen durch Mönchspfeffer, dachte ich. Dieses natürliche Pflanzenhormon mit dem botanischen Namen »Agnus castus« hatte mir die Frauenärztin bei meinem letzten Besuch verschrieben. »Keusches Lamm« heißt der Mönchspfeffer im Lateinischen.

Ich stand an der Schwelle zu den Wechseljahren.

»Es sieht nicht gut aus«, sagt die Radiologin, »eine gutartige Bindegewebsgeschwulst würde sich auf dem Ultraschall anders darstellen.« Sie reißt ein Stück Küchenkrepp von der Rolle. Wie in Zeitlupe wische ich mir damit das Gel von der linken Brust. Immer wieder, als wolle ich Zeit dadurch gewinnen. Dieses Geräusch von Papierreißen in dem hohen Raum ist wie ein Echo von dem Riss, der in diesem Augenblick durch meine Seele geht.

Frau Dr. Flach, eine Frau mit einem forschen bayerischen R auf der Zunge, bittet mich, im Wartezimmer ihrer Münchner Altbaupraxis Platz zu nehmen, bis ich zur Mammographie aufgerufen werde. Der Stuhl, auf dem ich vorher gesessen habe, ist besetzt. Ich suche mir einen anderen, greife nach einem Journal, fächere mit dem linken Daumen schnell die Seiten auf und lasse die bunten Bilder an meinen Augen vorbeigleiten, damit die Zeit vergeht.

* Alle Namen der behandelnden Ärzte sind geändert.

»Bitte sagen Sie, wenn es wehtut«, sagt die Röntgenassistentin. Ich beiße die Zähne zusammen. Nein, nur klar und eindeutig müssen die Aufnahmen werden. Das ist das Einzige, worauf es jetzt ankommt.

Die Bilder sind am Leuchtschirm festgeklemmt. Wie ein Schneeball aus Flocken von frischem Pulverschnee leuchtet mir der Knoten aus dem schwarzgrauen Film entgegen. »Er ist an den Rändern ausgefranst, das ist das besondere Kennzeichen für ein Karzinom«, sagt die Radiologin.

Auf deutsch gesagt: Krebs. Ich habe Brustkrebs. Ein wahnsinniger Übergriff, der sich da heimlich in mir angebahnt hat.

Irgendwie ist es totenstill in meiner Seele. Kein Weinen, keine Panik, fassungslose Ruhe. Kein Aufspringen, kein Losschreien, kein Toben. Ich sitze da mit der Geduld eines Lammes, das erst im letzten Augenblick begriffen hat, dass es zur Schlachtbank geführt wird.

Ich höre meinen Herzschlag, atme bis tief in den Bauch hinunter. Nur den Boden nicht verlieren, denke ich, kneife die Augen zusammen, fixiere den Schneeball auf dem Bild, als könnte ich ihn durch meinen Blick vernichten.

»Das Mammakarzinom ist ungefähr zwei bis drei Zentimeter groß«, höre ich Frau Dr. Flach aus der Ferne sagen, als käme ihre Stimme von einem anderen Stern. In mir ist Schneetreiben. Vor mir der Schneeball, der die Lawine ins Rollen bringen wird. Ich erkundige mich nach empfehlenswerten Kliniken. Sie könne mir gerne ein Bett in Großhadern besorgen, meint die Radiologin. Ich würde mich bei Bedarf melden, sage ich. Sie begleitet mich zur Tür. Ich spüre ihre Abschiedshand, höre das Alles-Gute-für-Sie, dann fällt die Tür ins Schloss.

Ich trete hinaus ins Freie, schwer beladen mit dem sperrigen Regal für das Bad in unserer neuen Wohnung in Augsburg. Ich überquere die breite Straße, auf der die Rushhour tobt, nehme den Weg zur U-Bahn in Richtung Hauptbahnhof. In der Luft liegt ein anderer Geruch. Die Farben sind blasser, die Geräusche greller geworden. Sonst ist alles noch genauso, wie es auf dem Hinweg gewesen war: Graffiti sind über Kachelwände geschmiert, schnelle Schritte hallen im Tunnel, schwitzende Menschen drängen sich wie Schafe im Lift zusammen, U-Bahn-

Türen rumsen, und aus dem Lautsprecher tönt das unwiderrufliche »Zurückbleiben bitte«.

Langsam gehe ich durch die Eisentür in den Innenhof des Augsburger Dompfarrhauses, unter dessen großem Dach unsere Wohnung liegt. Der Speicher wurde zu einer Mansarde mit zwei Galerien ausgebaut. Vor vierzehn Tagen sind wir hier eingezogen, weil mein Mann es leid war, täglich 100 Kilometer zu seinem Arbeitsplatz zu fahren. Florian, unser Sohn, wartet an der Wohnungstüre, was er sonst nie tut. »Negativ?«, fragt er. »Positiv«, antworte ich und trete ein in diese große, hohe Wohnung, die ich noch nicht kenne und die mich noch nicht kennt. »Ich habe Brustkrebs«, sage ich zu meinem Mann. Peter legt die Gabel beiseite und schaut mich ungläubig an. »Das gibt es doch nicht«, sagt er. »Das gibt es doch«, antworte ich leise.

Florian packt einen der beiden Kater, setzt sich wieder, drückt ihn an sich, vergräbt erst seine Nase in dem schwarzen Fell und schaut dann mich an. Und in Florians braunen Augen, die trotz seiner 22 Jahre manchmal noch so kindlich sind, steigt ein Wetterleuchten aus Wut und Angst auf.

Brustkrebs ist die häufigste Krebserkrankung bei Frauen in den Industrienationen. Die Einflüsse von eigenen und künstlichen Hormonen, von genetischer Belastung und Schadstoffen aus der Umwelt, von Lebensführung und Ernährungsgewohnheiten stehen in Zusammenhang mit der Entstehung oder Förderung von Brustkrebs.[1]

Jede achte bis zehnte Frau ist betroffen; die Tendenz ist leicht steigend, vor allem bei jüngeren Frauen.

Das Risiko, an Brustkrebs zu erkranken, hat sich in den letzten dreißig Jahren nahezu verdoppelt. Dieser Anstieg ist jedoch auch auf die längere Lebenszeit von Frauen und die verbesserten Diagnosemöglichkeiten zurückzuführen, Brustkrebs immer häufiger und immer früher zu erkennen.

Bei frühzeitiger Erkennung und richtiger Behandlung bestehen heute gute Chancen auf Heilung.

In Deutschland erkranken jedes Jahr rund 46 000 Frauen (und rund 500 Männer) daran. Für 18 000 ist Brustkrebs ein Todesurteil.[2]

Florians Prüfungsergebnisse liegen vor. Die Mitteilung von der Berufsschule kommt einen Tag nach meiner Diagnose: Prüfung mit Erfolg bestanden.

Florian stürzt auf mich zu, zeigt mir stolz seinen Gesellenbrief, umarmt mich, hebt mich hoch, dreht sich wie ein zu groß geratenes Rumpelstilzchen im Kreis. Ich drücke ihn ganz fest an mich, obwohl mein Kopf nur bis zu seiner Brust reicht, und sage, wie sehr ich mich mit ihm freue. Dann saust er ans Telefon, um seinen Vater anzurufen.

Wie eine Löwin hatte ich für diesen Augenblick gekämpft. Dafür, dass Florian, unser einziges Kind, mit einer abgeschlossenen Lehre ins Leben geht. Das war harte Arbeit gewesen: Nach einem halben Jahr auf dem Gymnasium zurück zur Hauptschule. Nach der Hauptschule eine Kochlehre. Nach Abbruch der Kochlehre eine Lehre als Steinmetz. Die Gesellenprüfung musste er im theoretischen Teil wiederholen. Für die Nachprüfung bekam er Unterstützung von Frau Moosleitner, die sich sogar am Wochenende Zeit für ihn nahm. Immer, wenn Florian vom Fallschirmjägerbataillon nach Hause kam, wo er seinen Wehrdienst ableistete.

Er kam vor allem wegen Heike, die damals seine große Liebe war. Sie ist am selben Tag geboren wie ich, mit der Sonne im Stier. Die Nachhilfestunden bei Frau Moosleitner nahm er in Kauf, weil er kein eigenes Fahrzeug hatte und auf unser Auto angewiesen war, um zu Heike zu kommen. Erst Nachhilfe, dann Auto, lautete unser Handel, den er Erpressung nannte, aber murrend hinnahm.

»Darf ich mal dein Auto haben«, fragt Florian, als er vom Telefonieren wiederkommt. Er will mit Freunden feiern gehen. »Aber bitte ohne Alkohol am Steuer«, rufe ich ihm nach, als ich ihn die Treppe hinunterhüpfen höre.

Prüfung bestanden. Er schon. Ich nicht. Ich habe verstanden. Jetzt muss ich in die Lehre gehen. Die Botschaft verstehen lernen: Gestern ich Brustkrebs, heute er Klassenziel erreicht. Das kann kein Zufall sein. Das muss etwas bedeuten.

Es kann doch wohl nicht sein, dass sich der jahrelange Schulstress jetzt zu diesem Knoten über meinem Herzen zusammengeballt hat. Kann der Körper so kitschig sein? Eigentlich zu simpel, gemessen an der Schwere der Ereignisse. Und wenn es so wäre, müsste ein ganzes Heer von Müttern Brustkrebs bekommen.

Und doch steht etwas an, das fühle ich. Ein grundlegender Wandel. Vielleicht muss das, was wir Schicksal nennen, manchmal so klischeehaft sein, wenn es lange nicht verstanden wurde.

Ein Stein fällt mir vom Herzen.

Florian hat es geschafft. Ich darf ihn loslassen. Endlich.

Ich muss ihn loslassen. Dringend. Um seinetwillen, um meinetwillen. Ein Lehrling im Loslassen muss ich werden.

Der berühmte Arzt Galen von Pergamon lehrte bereits im zweiten Jahrhundert nach Christus, dass melancholische Frauen zu Brustkrebs neigen. Doch die heutige Medizinwissenschaft konnte trotz vieler Versuche bisher keine eindeutigen Zusammenhänge zwischen seelischer Belastung und der Entstehung von Krebs nachweisen.

Australische Forscher fanden heraus, dass Frauen mit starkem Stress ein fünfmal höheres Risiko haben, an Brustkrebs zu erkranken. Das gelte jedoch nur dann, wenn diese seelische Belastung mehr als zehn Jahre anhielte. Bei einem Zeitraum von zwei Jahren war dieses Risiko nicht gegeben.[3] Die Autoren der Fallstudie an 99 Frauen erklärten diesen Unterschied damit, dass sich Brustkrebs über mehrere Jahre hinweg entwickelt und auch stressbedingte hormonelle Veränderungen erst nach längerer Zeit wirksam werden.

Die australischen Wissenschaftler räumten jedoch ein, dass die Patientinnen unter dem Eindruck der Diagnose Brustkrebs sich eher an negative Erfahrungen erinnert haben könnten; und das besonders dann, wenn Lebensereignisse dazu dienten, eine Erklärung für eine so unerklärliche Krankheit wie Krebs zu finden.

»Eine endgültige Antwort auf diese Frage ist deshalb so schwierig«, sagen die vier Forscher, »weil die Wissenschaft dabei gleich zwei Rätsel lösen muss: das Geheimnis der Entstehung von Brustkrebs und das Geheimnis der Verbindung zwischen Körper und Geist.«

Nach einer traumlosen Nacht wache ich auf, sie war ein schwarzes Mosaik aus Bleistücken. Kaum wage ich es, mich mit meiner rechten Hand wieder jener Stelle zu nähern, wo er gestern noch war, der Knoten. Ob er sich aufgelöst hat über Nacht? Einfach verschwunden ist, wie durch ein Wunder? Langsam taste ich meine linke Brust ab. Er ist noch da. Gestern, vor dem Einschlafen, habe ich mich ganz eng an meinen Mann geklammert. Wir haben beide geweint, wie zwei Kinder, die sich im Wald verirrt haben. Hänsel und Gretel und die heimtückische Hexe Krebs.

Ich stehe auf, gegen die Schwere ankämpfend, gehe ins Bad, mache ein paar Streckübungen, bürste mir die Zähne, lasse heißes Wasser in die Wanne einlaufen, schütte ein paar gelbe Kleckse Melissengel dazu, lege mich in die Badewanne, versuche, alles so zu machen, wie ich es gewohnt bin.

Nur handlungsfähig bleiben.

Und wieder gleiten meine Finger unter dem Schaumberg zur Stelle an der Innenseite der Brust, unten, neben dem Brustbein, wo mein Mammakarzinom sitzt. »Mamma«, fällt mir ein. Schade, dass der lateinische Ausdruck für Brust »Mamma« ist. »Mamma«, wie schön das klingt.

Jetzt hat sich das Bösartige im Mütterlichen breit gemacht.

Das Mammakarzinom hat viele Gesichter. Es gibt Vorstufen von Brustkrebs, untypische Gewebsveränderungen (Dysplasien), die nur eine Art Vorwarnung sind, dass bei der Zellteilung etwas schief läuft. Dazu gehört der In-situ-Brustkrebs, der noch nicht streuen kann, weil er sich noch am Ursprungsort (in situ) befindet.

Der Invasive Brustkrebs ist bereits in Blut- und Lymphgefäße im benachbarten Gewebe eingedrungen. Er kann Krebszellen streuen. Meistens wächst ein Tumor in den Milchgängen. Dann spricht man, je nachdem, ob er sich auch in seiner Nachbarschaft ausgebreitet hat oder nicht, von einem Duktalen Karzinom in situ (kurz DCIS) oder von einem Invasiv-duktalen Karzinom. Duktus ist das lateinische Wort für Gang. Der invasiv-duktale Brustkrebs tritt bei 75 Prozent der betroffenen Frauen auf.

Viel seltener (5 bis 10 Prozent) ist Brustkrebs in den Drüsenläppchen. Er bleibt meist lokal begrenzt und wird dann Lobuläres Karzinom in situ (kurz LCIS) genannt. Häufig wächst Brustkrebs auch in Mischformen mit unterschiedlichen Anteilen heran.

Mediziner teilen die weibliche Brust wie das Zifferblatt einer Uhr in Viertel (Quadranten) ein.

Die meisten Krebsknoten (50 Prozent) treten im oberen äußeren Brustviertel auf. Am seltensten (6 Prozent) findet sich ein Tumor im inneren unteren Viertel der Brust. Das könnte damit zu tun haben, dass die stärkste Hormonaktivität von Brustdrüsenzellen im oberen äußeren Viertel der Brust zu messen ist.

Ich rotiere. Rufe Evelyne an, die Sekretärin in der Redaktion. Seit vierzehn Jahren arbeite ich dort an zwei Tagen in der Woche. Sage ihr, dass ich nicht komme. Wegen Brustkrebs. Die Krankschreibung wird nachgereicht.

1. Wie findet man in kürzester Zeit den besten Weg?

Ich telefoniere den ganzen Tag. Die Recherche gehört zu meinem Handwerkszeug als Journalistin. Wo gibt es die beste Behandlungsmöglichkeit, wo gibt es den besten Chirurgen, worauf kommt es überhaupt an, will ich in Erfahrung bringen. Ich bin gänzlich unvorbereitet. Fange bei null an.

Mit Brustkrebs kommt man nicht zur Welt.

In meinem rechten Ohr surrt ein penetranter Zahnarztbohrer. Jetzt auch noch ein Hörsturz? Ich greife zu den Gelben Seiten, suche mir den nächstliegenden HNO-Arzt heraus, fahre zu ihm, unangemeldet, erzähle ihm, was passiert ist, lasse nachsehen, Fehlanzeige, kehre zurück an meinen Schreibtisch, nehme wieder den Hörer zur Hand, telefoniere weiter, informiere zwischendurch meinen Mann, spreche mit einer Bekannten, die erst vor wenigen Monaten an Brustkrebs erkrankt ist, frage meine Frauenärztin um Rat, rufe Ulrike an, die mir als Wissenschaftsredakteurin vielleicht weiterhelfen kann. Ich würde mich doch sicher an Frau Dr. Ebel-Klein erinnern, die Plastische Chirurgin aus Regensburg, die im vergangenen Januar zu unserem Frauentreffen gekommen war. Sie kam, als ich gehen musste. Wir sahen uns nur kurz. Ihre strahlend blauen Augen sind mir in Erinnerung geblieben.

Ich rufe Frau Dr. Ebel-Klein an. Solche Operationen seien für sie Routine, sagt sie. Ich brauche noch ein paar Tage Zeit, um nachzudenken. Dann habe ich das sichere Gefühl: Ihr werde ich mich anvertrauen. Sie ist eine Frau, und sie weiß, was es heißt, eine Brust zu verlieren. Bei so viel Unwägbarem muss ich so viel Vertrautes wie nur möglich um mich herum sammeln. In vier Tagen wird in Regensburg ein Bett für mich bereitstehen.

Krebs! Ich bin noch nicht ganz wach, schon springt mich das Wort an. Wie ein wildes Tier fällt es über mich her, jeden Morgen, sobald ich die Augen öffne und den Geruch vom neuen Parkett wahrnehme. Mit einem Satz ist es da, aus dem unbekannten Ort, wo es die Nacht hindurch gelauert und nur darauf gewartet hat, dass ich erwache. Es hüpft auf mein Bett, packt mich an der Kehle, drückt mich in das Kissen, setzt sich auf meine linke Brust und bleibt dort hocken, als wäre ich sein Eigentum.

Peter steht am Fenster, schaut hinunter in den großen Pfarrgarten, der von einer efeubewachsenen Mauer umgeben ist, und weint. Ich schließe die Augen. Wahrscheinlich denkt er jetzt wieder an unser kleines Haus in Fürstenfeldbruck, in dem wir zehn Jahre gewohnt haben, an die weißen Sprossenfenster, die bunten Kugeln zwischen Hochstammrosen und an den Feigenbaum, der im letzten Sommer 48 Früchte trug.

Mir fällt das Telefongespräch mit meiner Mutter wieder ein, gestern Abend. »Wenn ein Mensch es schafft«, hat sie gesagt, »dann bist du es, Poppele.« Poppele heißt Püppchen in der Mundart meiner Südtiroler Heimat. Mamas Poppele hat Krebs.

Meine Mutter ist eine humorvolle und lebenskluge Frau; dass sie als Halbjüdin verfolgt wurde, hat sie ängstlich und zugleich stark gemacht. Meine Mutter kennt mich und ich kenne sie. Es heißt, wir seien uns sehr ähnlich. Sie kennt auch meinen Dickschädel, der sie früher manchmal zur Verzweiflung gebracht hatte. Ich gebe mich ungern geschlagen.

Die Geschichte mit dem Stöpsel für die Luftmatratze macht noch heute bei passender Gelegenheit die Runde in der Familie. Ich war vielleicht fünf Jahre alt, ein rundliches Mädchen mit einem dicken Zopf und stämmigen Beinen. Mit den Eltern und der Schwester saß ich am Strand von Grado und hatte den heftigen Wunsch, mit der Luftmatratze im Meer herumzupaddeln. Meine Mutter, die endlich in Ruhe unter dem Sonnenschirm liegen wollte, schwindelte mich an, erklärte, es fehle ein Stöpsel in der Luftmatratze, wir könnten nicht damit ins Wasser.

Nach einer Stunde war ich wieder da. Triumphierend. Mit einem neuen Stöpsel in der Hand. Schirm für Schirm habe ich abgeklappert auf dem heißen Mittagssand und immer wieder von neuem nach einem Stöpsel für eine Luftmatratze gefragt.

Der Mutter blieb nichts übrig, als aufzustehen und mit mir und der Luftmatratze in das Wasser zu gehen.

So muss es im Grab sein, denke ich. Die dunkle Kühle der Kirche St. Peter Perlach, am Rathausplatz von Augsburg, hüllt mich ein, während draußen geschäftig die Innenstadt rauscht. Ich sitze in einer Bank vor »Maria Knotenlöserin«. Das ungewöhnliche Gnadenbild hat mich schon vor unserem Umzug nach Augsburg fasziniert: Die Muttergottes löst einen Knoten in einem weißen Band mit flatternden Enden, das sie in Händen hält. Zwei schwebende Engel unterstützen sie bei dieser Arbeit, lassen die beiden Bandenden spielerisch durch ihre Finger gleiten. Die linke Hälfte des Bandes ist voller Knoten, ich zähle sieben, die rechte Hälfte glatt. Maria drückt den Knoten, den sie gerade löst, an ihre linke Brust.

Ich bräuchte eine Mammakarzinom-Madonna. Vielleicht ist sie es, diese Frau, auf diesem Bild. Vielleicht kann sie auch Knoten in der Brust lösen.

Beim Hinausgehen nehme ich zwei Ansichtskarten des Gnadenbildes mit. Die Julihitze steht wie eine Wand vor der Kirchentür. Links von mir baut sich das Rathaus auf, Elias Holls riesiger Renaissanceklotz, rechts von mir der weite Platz mit dem Brunnen. Vom Perlachturm klingt ein Glockenspiel, in dem die ganze Melancholie des Mittelalters mitschwingt. Durch die Kulisse einer Filmstadt, so scheint es, bewege ich mich zurück zur Wohnung. Nichts lacht mich mehr an. Ich biege um die große Domkurve. Hier könnte jetzt genauso gut ein mit Leichen beladener Pestkarren über das Kopfsteinpflaster holpern.

Fremd ist mir hier noch alles. Fremd bin ich mir selbst geworden. Fremd werde ich hier ewig bleiben. Wer will schon eine

Todgeweihte kennen lernen? Sich vertraut machen mit einer, um die man spätestens in ein paar Jahren weinen müssen wird? Ich bin aus dem Nest der alten Freunde herausgefallen. Es sind zwar nur 50 Kilometer, die uns trennen. Aber 50 Kilometer und Krebs, das ist zu weit.

Ich denke an meine Freundin Traudl und ihre italienische Fahrradklingel, die sie sich vom Gardasee mitbrachte. Traudl hat einen behinderten Sohn, und sie hat viel Trauer. Sie wohnte nur ein paar Straßen entfernt, damals, in Fürstenfeldbruck. Wenn sie Kummer oder Ärger hatte oder einfach Lust, uns zu sehen, stieg sie auf ihr schwarzes Rad, fuhr zu uns und klingelte mit ihrer fröhlichen Fahrradklingel am Gartenzaun. Meist sah ich sie schon vorher. Vom Schreibtisch aus konnte ich durch mein Dornröschenfenster schauen, ohne gesehen zu werden, weil das Fenster von den Blättern einer Weinrebe eingewachsen war.

Mit einem Knall fällt die Eisentür zum Dompfarrhof hinter mir zu. Ein grüner Teppich aus wildem Wein hängt über der langen Mauer links von mir. Ich nehme den Weg zum Brunnen, gehe die paar schräg gewordenen Stufen aus rotem Klinker hinauf und betrete den grossen Garten mit dem schon etwas brüchigen Gerätehaus aus Holz. Etwas Tröstliches geht von diesem Garten aus. Vielleicht ist es der verlässliche Schatten, den die hohen Bäume dort im Sommer zur Mittagszeit spenden. Vom starren Glanz, den Pfarrgärten früher hatten, von den mit Buchs eingefassten Beeten und Wegen, ist nicht mehr viel zu sehen bis auf die zwei Kieswege, über die jetzt Gras gewachsen ist. Sie bilden ein Kreuz, das in der Mitte zu einem kleinen Rondell zusammenläuft. Schritt für Schritt stampfe ich die Wege auf und ab, als könne ich mich erden auf diesem Kreuzweg.

Mich spüren in dieser Bodenlosigkeit.

Ich verlasse den Garten, gehe an der brüchigen Klinkermauer mit den tiefen Rundbögen entlang, schaue auf die Hochstammrosen, die mit uns umgezogen sind, und gehe weiter, bis zum Aufgang zur neuen Wohnung.

Es bleibt mir nichts anderes übrig, als langsam die Treppe hinaufzusteigen. Im Arbeitszimmer hole ich einen leeren Ordner aus dem Regal und male mit goldenem Filzstift zwei Brüste auf: Kreis Punkt, Kreis Punkt. Daneben die Jahreszahl 1996. Einen Kreis streiche ich durch. Erledigt. Abgeschrieben. Auf den

Deckel des Ordners klebe ich das Bild der Knotenlöserin als guten Filter für ärztliche Befunde, die in diesen Ordner kommen werden.

Vor dem Schlafengehen schreibe ich der Chirurgin schnell noch ein paar Zeilen, schicke ihr die Ansichtskarte mit dem Gnadenbild der Knotenlöserin: »Eine OP-Assistentin der himmlischen Art soll Ihnen übermorgen zur Seite stehen.«

Es gibt verschiedene Möglichkeiten, eine Krankheit zu betrachten: die naturheilkundliche Auffassung, die Krebs als ein Symptom der chronischen Schädigung des Körpers begreift; das naturwissenschaftliche Krankheitskonzept, das Krebs als genetisches Versagen einer Zelle in einem anfangs noch gesunden Organismus versteht; und das naturreligiöse und magische Erklärungsmuster, das diese Erkrankung auf ein Fehlverhalten und auf das schicksalhafte Wirken höherer Mächte zurückführt.

»Aus diesen drei Vorstellungen«, sagt Professor Gerd Nagel, Direktor der Klinik für Tumorbiologie Freiburg, »bildet sich der Patient seine eigene, individuelle Krankheitsvorstellung, die jeweils mehr oder weniger Merkmale der naturwissenschaftlichen, naturheilkundlichen oder naturreligiösen Erklärungsansätze enthält.« Diese Erklärungsmodelle können sich je nach Krankheitsverlauf und Krankheitsstadium, Erfolg oder Misserfolg der Behandlung wandeln. Für den Umgang mit Krebskranken sei es wichtig zu wissen, dass »in Momenten des Schreckens, der Überforderung und der äußersten Bedrängnis« auch »naturreligiöse, magische Denkmuster auftauchen können«.[4]

»Im magischen Stadium liegt alle Macht bei den Priestern, Schamanen, Zauberern oder anderen mystischen Wesen«, sagt Professor Reinhold Schwarz, Leiter des Instituts für Arbeits- und Sozialmedizin, Leipzig. »Es geht darum, Einfluss auszuüben, aber genauso darum, beeinflusst zu werden. Das eine hat mit Kontrolle zu tun, das andere mit Kontrolliert-Werden. Letzteres trifft auf die Patienten zu, die sich von einer höheren Kraft bestraft fühlen, wenn sie an Krebs erkranken.«[5]

Ob ich wieder zurückkommen werde in diese Wohnung? Ich wäre nicht die Erste, die aus einer Narkose nicht mehr aufwacht. Ruhig möchte ich gehen, mit einer aufgeräumten Seele. Markus, ein mit uns befreundeter Krankenhausseelsorger, kommt am Tag vor meiner Abreise zu einem Beichtgespräch. Es ist keine Abrechnung, auch kein Gericht, eher eine Bestandsaufnahme. Wir sitzen auf der Küchenbank vor der Täfelung aus Zirbelholz, das wir vor einem halben Jahr aus Südtirol geholt hatten und das immer noch so gut riecht, die schwarze Katze links, die weiße rechts von mir, eine Flasche Rotwein auf dem Tisch. Es tut gut, die vielen aufgeregten Nichtigkeiten meines Alltags auszusprechen, losgesprochen zu sein im Namen des Vaters.

Markus legt seine Hände auf meinen Kopf und gibt mir den Krankensegen.

Jetzt kann ich gehen.

Florian fährt mit dem Nachtzug zu seiner Einheit zurück. Er ist gerade dabei, seinen tarnfarbenen Seesack zu packen, als ich sein Zimmer betrete.

»Ich möchte mich von dir verabschieden«, sage ich, stelle mich auf die Zehenspitzen und umarme ihn. Tränen wollen kommen. Sie sind eingesperrt in jenem dunklen Seelenwinkel, wo noch das Fähnchen der Tapferkeit weht.

»Ich habe dich sehr lieb, Florian, das weißt du hoffentlich«, sage ich. »Und es tut mir sehr Leid, dass ich dich so oft genervt habe wegen deiner Hausaufgaben, nerven musste, ich konnte nicht anders. Dass wir so viel wertvolle Zeit mit diesen Reibereien verschwendet haben. Das Gute ist nur, dass wir uns dadurch auch sehr nahe gekommen sind.«

»Passt schon, Mama«, sagt er, umarmt mich und fügt hinzu: »Ich denke an dich, wenn ich durch die Wolken nach unten falle. Und einen Tipp gebe ich dir noch: Du musst nicht immer alles so schwer nehmen.«

Der Parkplatz vor dem Krankenhaus ist voll. Keine einzige freie Lücke. »Steig schon mal aus, damit wenigstens du pünktlich da bist«, sagt mein Mann, »ich komme nach, wenn ich das Auto irgendwo losgeworden bin.« Ich bleibe sitzen. Schaue, fast unbeteiligt, aus dem Fenster, während er um den hohen Häuserblock herumkurvt. »Es ist nicht zu fassen«, schnaubt er. Ich stelle mir vor, was wäre, wenn wir jetzt umkehren und nach Hause fahren würden. Einfach nicht zum OP-Termin erschienen. Bei unserer Rückkehr würde auf dem Anrufbeantworter die höfliche Stimme einer Sekretärin sagen, dass sie heute vergeblich auf mich gewartet hätten, ob etwas dazwischengekommen sei bei mir und ob sie heute noch mit mir rechnen könnten. Mehr würde nicht passieren. Von ferne höre ich ein Martinshorn.

Ich könnte den Knoten auch Knoten sein lassen. Mir keine Angst von ihm einjagen lassen. So tun, als gäbe es ihn nicht.

Stell dir vor, ich habe Krebs und ich gehe nicht hin.

2. Die letzte Nacht mit zwei Brüsten

Die blauen Augen von Frau Dr. Ebel-Klein sind so strahlend blau, wie ich sie in Erinnerung hatte. Als sie das Besprechungszimmer betritt, versuche ich mir vorzustellen, wie sie morgen das weiße Kostüm und die weißen, hochhackigen Pumps, die sie trägt, gegen einen grünen OP-Kittel und eine grüne OP-Haube mit Mundschutz ausgetauscht haben wird. In einem langen Gespräch erklärt sie meinem Mann und mir den Ablauf der Operation und die verschiedenen Möglichkeiten. Sie bittet ihn, vor dem Operationssaal zu warten, falls irgendwelche unvorhergesehenen Entscheidungen zu treffen seien. Ich entscheide mich für eine einzige Operation. Die Vorstellung, dass erst der Knoten aus der Brust herausgeschnipselt wird, um den Grad seiner Bösartigkeit festzustellen, und dass ein paar Tage später dann die ganze Brust abgenommen wird, sollte sich dies als notwendig erweisen, finde ich grauenhaft. Einmal genügt, wenn es schon sein muss. Aber dann gleich gründlich. Und bitte keine kosmetischen Klimmzüge, um die ganze Tragödie zu kaschieren. Es klingt alles sehr technisch und sehr exotisch. Fast ein wenig pietätlos, so scheint es mir, der Brust gegenüber, die bald unter das Messer kommen wird: Brustaufbau aus Eigengewebe mit TRAM-Lappen oder Latissimus-Dorsi-Flap, Rotationslappen und Free-Nipple-Technik. Brustaufbau aus Fremdmaterial mit Hautexpander und Silikon in einer Tasche unter den Muskeln. Oder ein Brustwarzenhof, aus einem Hautstück der Oberschenkelinnenseite nachgeformt.

»Der Einschnitt ist unübersehbar, Frau Doktor«, sage ich. »Ich will mit der Lücke leben lernen.«

Die Anwendung neuer Operationstechniken und das besonders bei großen Knoten verwendete Verfahren einer Chemotherapie vor der Operation (»neoadjuvante Chemotherapie«) haben in den letzten Jahren wesentlich dazu beigetragen, dass die Brust erhalten oder wieder hergestellt werden kann. Durch eine neoadjuvante Chemotherapie kann ein Brusttumor manchmal sogar um 25 bis 30 Prozent verkleinert werden oder völlig verschwinden, was günstigere Voraussetzungen für den Chirurgen schafft und zugleich zeigt, ob die Tumorzellen auf Zellgifte ansprechen.[6,7]
Und dennoch entscheiden sich nur drei Prozent aller deutschen Frauen, bei denen die Brust entfernt werden musste, für einen plastischen Wiederaufbau, wobei sich einige unter dem Druck der Not und der Zeit von ihren Operateuren überfahren fühlen.[8] »Die Indikation für die Brustrekonstruktion stellt die Patientin selbst, nicht der Arzt«, sagt Dr. Marita Eisenmann-Klein, Chefärztin der Abteilung für Plastische Chirurgie im Caritas-Krankenhaus St. Josef, Regensburg. »Es wird sich immer um eine Arbeit mit der Patientin und nicht an der Patientin handeln. Die nötige Therapiebegleitung durch einen Psychologen, von der stets die Rede ist, bleibt hier leider die Ausnahme. Der Operateur ist gefordert, auch diese Rolle mit zu übernehmen.«[9]

Am Nachmittag stellt sich der Narkosearzt vor. Ich hasse Narkosen. Ich hasse es, außer Gefecht gesetzt zu sein, keine Kontrolle über die Dinge zu haben. Dr. Schmoll beschreibt mir den Ablauf der vierstündigen Operation und seine Aufgabe dabei. Er habe gute Erfahrungen damit gemacht, seine Patienten erst in ein Gespräch über Urlaub, blauen Himmel, Sonne, Strand und Meer zu verwickeln, bevor er sie in den Narkoseschlaf befördert. Da ich das Thema jetzt schon wüsste, müsse er sich einen anderen Gesprächsstoff für mich ausdenken. Ob er mir während der Operation Kopfhörer mit der Klaviersonate von Beethoven aufsetzen solle. Es gebe faszinierende Studien, die belegten, dass Patienten im Narkoseschlaf alles mitbekämen, sogar hörten, wenn das Team hektisch würde oder sich streite. »Ich hoffe nicht, dass man sich meinetwegen in die Wolle gerät«, sage ich und bitte ihn, mir morgen den Beethoven aufzusetzen.

Dr. Schmoll ist ein zierlicher Mann. Er braucht wenig Kraft bei seiner Arbeit. Er erzählt mir, dass seine Frau auch an Brustkrebs erkrankt war und dass es ihr heute gut geht. Dass Tangotanzen und Zen-Meditation seine Hobbys sind. Ich fasse Vertrauen zu Dr. Schmoll.

»Warum wird ein Narkosearzt ausgerechnet Narkosearzt«, will ich am Ende unseres Gespräches von ihm wissen. Er stutzt ein wenig. »Ein Anästhesist kann überall auf der Welt arbeiten, weil er sich dabei nicht verständigen muss«, sagt er.

Schon steht er mit seinem Narkoselächeln in der Tür: »Außerdem ist es manchen Ärzten lieber, wenn sie mit ihren Patienten nur im Schlaf zu tun haben.«

Für die Nacht vor dem Eingriff wird mir ein Beruhigungsmittel angeboten. Nein danke. Ich will nicht beruhigt sein. Will wach und aufmerksam alles wahrnehmen, was morgen früh mit mir passieren würde. »Sie sind mein Tranxilium«, sage ich zu Schwester Helene, der mütterlichen Krankenschwester, die mir eine gute Nacht wünscht.

Es ist die letzte Nacht mit zwei Brüsten. Morgen wird die rechte allein sein. Verwaist. So, als hätte sie ihre Schwester verloren.

Mir fallen Todeskandidaten ein in ihrer Zelle, die Nacht vor ihrer Hinrichtung. »Du bist zum Tode verurteilt«, sage ich zu ihr. Den Knoten zu tasten, wage ich nicht mehr. Schnell schlage ich die Bettdecke zurück, schaue sie noch einmal an, meine linke Brust, streichle sie und danke ihr, dass sie 46 Jahre lang bei mir gewesen ist.

Ein Frauenkloster in Kaufbeuren wird morgen für mich beten, damit alles gut würde, hat der Augsburger Dompfarrer beim Abschied gesagt.

Dieser 10. Juli. Eine neue Zeitrechnung beginnt. Vor OP. Nach OP. Mit zwei Brüsten. Mit nur einer. Dazwischen der Einschnitt.

Früh am Morgen kommt Frau Dr. Ebel-Klein in mein Zimmer. Sie ist in Zeitdruck. Schon habe ich die Gummistrümpfe an und das weiße steife Nachthemd, das am Nacken mit einer Schleife zugebunden und hinten offen ist. »Und denken Sie immer daran: Was wir nicht schaffen, erledigt die Knotenlöserin«, sagt sie. Wir umarmen uns, wie für einen Abschied.

Mein Mann kommt zur Tür herein, setzt sich auf mein Bett, gibt mir schweigend die Hand. Dann fährt er noch einmal vorsichtig über die Stelle meines weißen Hemdes, unter der sich meine linke Brust abzeichnet, und sagt leise: »Schön war's.«

Das Bett auf Rollen wird zur Tür hinausgefahren. Ich bin froh, dass Peter mich in den Operationssaal schiebt. Die gemütliche Schwester Helene geht neben uns her.

Eine Brust wird zu Grabe getragen.

II. Die Operation

Der Operationssaal hat Fenster und liegt nicht im Keller. Peter übergibt mich der grünen Mundschutzmannschaft, die mich ruhig und konzentriert empfängt. Mein Oberkörper wird mit orangeroter Flüssigkeit bestrichen und verkabelt. Zwischen der grünen OP-Haube und dem Mundschutz erkenne ich die blauen Augen der Frau, die sich gleich daranmachen wird, mir meine Brust zu nehmen. Laut und schnell höre ich mein Herz pochen. Ich versuche, mich zu entspannen. Hätte ich das Beruhigungsmittel lieber nicht ablehnen sollen? Mein rechter Arm wird abgebunden, eine Kanüle gesetzt, ein kleiner Ring um meinen Zeigefinger gelegt. Ich erkenne Dr. Schmoll hinter seinem Mundschutz. Er zeigt mir den Kopfhörer und den CD-Player, fragt mich, worüber wir reden sollen, um meine Reise in den Schlaf angenehm zu gestalten. »Über Meditation«, schlage ich vor, während Dr. Schmoll mich an eine Infusion anschließt. »Ich könnte Ihnen eine gute Adresse in der Schweiz geben«, sage ich noch, »aber später, ich merke, jetzt…«

Ein Geruch von Zypressen in der Mittagssonne steigt mir in die Nase, als ich aus der anderen Welt zurückkomme. So, als wüchsen die zwei dunklen Säulen, die vor dem Haus meiner Kindheit stehen, direkt aus dem Boden neben meinem Bett im Aufwachraum. Die Adresse vom Meditationshaus in der Schweiz, fällt mir ein. Ich hatte doch versprochen, sie Dr. Schmoll zu nennen.

Als ich zum zweiten Mal aufwache, greife ich an die linke Seite, die sich flach anfühlt unter dem großen Verband. Zwei mit Blut gefüllte Redonflaschen baumeln an der Bettkante. Peter ist wieder da. Frau Dr. Ebel-Klein kommt herein und sagt, der Tumor sei zu groß gewesen und zu ungünstig gelegen, als dass sie nur einen Teil meiner Brust hätte entfernen können.

Ich bin in einem Niemandsland der Gefühle. Wie gut, dass die grossen Erschütterungen des Lebens immer nur allmählich durch die Poren der Seele dringen.

Aus Peters Notizen:

Das war zunächst mein stärkstes Gefühl: Ich hatte unendlich Mitleid mit meiner Frau. Ich habe mich nie gefragt: Warum sie, warum wir? Warum wir denn nicht? Ich habe auch nicht mit Gott gehadert, ich habe nur Mitleid gehabt mit dieser kleinen Person, die in all den Jahren schon so viel kämpfen musste.

Es war ein eigenartiger Zustand, in dem ich mich in den ersten Wochen befand. Ich fuhr nach Regensburg ins Krankenhaus und konnte mich durchaus an den grünen Hopfen-Wellen in der Holledau erfreuen oder am deftigen Abendessen mit frischem Bier im Altstadt-Gasthaus.

Ich saß am Bett meiner Frau, wie man halt bei einem Krankenbesuch am Bett sitzt. Sie war nicht verunstaltet, sie sah nicht krank aus. Ich hatte zu diesem Zeitpunkt nicht den geringsten, aber auch nicht den allergeringsten Begriff davon, was es bedeutet, Krebs zu haben. Meine Frau lag im Krankenhaus, war gerade operiert worden, Ärzte und Schwestern waren sehr nett, aber dass hier im Bett ein Mensch, meine Frau, das Liebste auf der Welt lag und der Tod als Zeitbombe vielleicht schon in ihren Zellen zu ticken begonnen haben könnte, kam mir nicht in den Sinn.

Nicht, dass ich das verdrängte. Es kam mir nicht in den Sinn.

Vom Zimmer, in dem ich liege, schaue ich auf den Regensburger Dom. An dem lästig herunterbaumelnden Dreieck zum Aufrichten über mir habe ich eine kleine weiße Taube aus Holz mit einem goldenen Strahlenkranz im Rücken befestigt. Ich wollte ihn dabeihaben, diesen Heiligen Geist im Miniaturformat, wie er in den Kirchen und Bauernstuben meiner Südtiroler Heimat dargestellt wird. Ich schaue auf eine in verschiedenen Pastelltönen bemalte Decke, die an Kirchenfresken erinnert. Peter ist da. Meine Mutter ist gekommen. Auch Krista, meine Schwester. Sie bringt mir eine große Kugel Bergkristall mit, als Zeichen der Klarheit und der Reinigung. Florian hat sich noch nicht gemeldet. Eine wunderbar sorgende Ärztin und eine warmherzige Krankenschwester lassen mich fühlen, dass ich hier geborgen bin.

Am liebsten möchte ich dieses Krankenhaus nie mehr verlassen.

Am Fenster steht eine Blumenausstellung, an das Kopfteil meines Bettes habe ich die vielen schönen Karten hingehängt, die kamen. Die geballte Kraft dieser Wünsche wird mir den Rücken stärken.

»Was machst du denn für Sachen«, sagt eine Bekannte am Telefon, und ich erkenne die Dämlichkeit der Hilflosigkeit. Freundinnen kommen zu Besuch, auch von weit her, decken mich mit Hinweisen und Tipps ein, die ich alle in das Heft mit dem festen Einband hineinschreibe, das ich mir vor der Operation besorgt hatte und das jetzt griffbereit neben mir auf dem Nachtkästchen liegt.

Das grüne runde Labyrinth auf dem schwarzen Hintergrund des Einbands hatte mich vor allem angesprochen; und dieser kleine Kreis mit einem japanischen Schriftzeichen im rechten unteren Viertel des Labyrinths, wo alle Wege und Irrwege endeten.

Ich greife nach dem Heft, betrachte den Einband jetzt wieder. Diese runde Scheibe mit den vielen Gängen könnte auch eine Brust sein. Der Kreis mit dem japanischen Schriftzeichen hat ungefähr die Größe meines Knotens, und sogar die Lage stimmt.

Schade, dass ich nicht Japanisch kann.

1. Der Befund liest sich wie ein Kriegsbericht

Zwei Tage nach der Operation kommen per Fax erste Nachrichten aus der Pathologie der Universitätsklinik Regensburg. Dort wird mein Tumorgewebe untersucht. Frau Dr. Ebel-Klein bespricht den ersten Teil des Befundes mit mir.

Er liest sich wie ein Kriegsbericht, dessen Sprache ich noch lernen muss. Es war »ein $2 \times 3 \times 2$ cm großer, derber, unscharf begrenzter Tumor, der sternförmig das Gewebe infiltriert hat«. Ich muss an eine schwarze, glitschige Riesenkrake mit Saugnäpfen denken. »Invasiv-duktales Mammakarzinom mit polymorphen, chromatinreichen Kernen und netzig infiltrierendem Wachstum«. Frau Dr. Ebel-Klein sagt, dass die meisten Brusttumoren von dieser Art sind und sich nicht nur in den Milchgängen der Brust ausbreiten, sondern auch in das umgebende Gewebe eindringen. »Am Tumorrand findet sich auch Lymphangiosis carcinomatosa mit Ausbreitung von Tumorzellen in Lymphgefäßen«, schreibt der Pathologe. Das scheint Frau Dr. Ebel-Klein nicht zu gefallen, sie eher ein wenig zu beunruhigen. Leise spreche ich den langen Namen nach: Lymphangiosis carcinomatosa. Das erste Wort klingt irgendwie poetisch. Das zweite abweisend, als fiele ein runder Stein über die Stufen einer Treppe. Auch wenn die 18 entfernten Lymphknoten in meiner linken Achselhöhle dem Tumor widerstanden haben, sagt die Chirurgin, sind die Krebszellen innerhalb des Knotengewebes nicht nur in Blutgefäße, sondern auch in Lymphgefäße eingedrungen. Dadurch könnte es ein paar Tumorzellen gelungen sein, über die Lymphbahnen in meinen Körper zu gelangen.

Mein Krebs kennt kein Grüß Gott.

Der Pathologe hat die Aufgabe, den Brustkrebsknoten genau zu untersuchen. Er benutzt dazu das Mikroskop und färbt das kranke Gewebe mit Abwehrstoffen, so genannten Antikörpern. Auf diese Weise erhält er Auskunft über weitere Eigenschaften des Tumors. Er liefert dem behandelnden Arzt eine Art Krebs-Steckbrief, damit dieser die geeignete Nachbehandlung festlegen kann. Sein feingewebliches Gutachten liest sich wie eine Formel mit vielen Buchstaben und Zahlen: Das TNM-Schema gibt Auskunft über das Stadium der Tumorerkrankung (T), das je nach Schwere des Krankheitsbildes durch die Zahlen 1 bis 4 gekennzeichnet wird. Das Vorhandensein von befallenen Lymphknoten wird mit N – für das lateinische Wort nodus (Knoten) – und der entsprechenden Anzahl dahinter festgehalten. Hat der Brustkrebs bereits gestreut und Tochtergeschwülste (M wie Metastasen) in einem oder mehreren anderen Körperorganen gebildet, ist dies ebenfalls zahlenmäßig hinter dem M vermerkt.

Das Risikoprofil des Krebsknotens wird durch weitere Untersuchungen erhärtet. Ein großes G mit einer Zahl dahinter zeigt den Grad (G) der Bösartigkeit an. Je weiter sich Krebszellen vom Aussehen einer normalen Zelle entfernt haben, desto gefährlicher sind sie.

Bedeutsam für die Behandlung von Brustkrebs ist die Feststellung der so genannten Hormonrezeptoren auf der Oberfläche der Tumorzelle.

Jede Brustzelle verfügt über verschiedene Empfangsstationen für die Geschlechtshormone Östrogen und Gestagen. Das gilt auch für Krebszellen, die sich aus gesunden Zellen entwickelt haben. Weist ein Krebsknotengewebe zahlreiche solcher Antennen auf, handelt es sich um einen Hormonrezeptor-positiven Tumor. Mit diesen Fühlern, Rezeptoren genannt, können Brustkrebszellen Hormonbotschaften von anderen Teilen des Körpers, beispielsweise von den Eierstöcken, empfangen und dadurch zur weiteren Teilung angeregt werden. Hormonsensibler Brustkrebs kann mit Medikamenten, so genannten Anti-Hormonen oder Hormonblockern, in seinem Wachstum gebremst werden.

Hat Brustkrebsgewebe keine oder nur wenige Empfangsstationen für solche Hormone, spricht man von einem Hormonrezeptornegativen Tumor. Zwei von drei Frauen mit Brustkrebs haben ein hormonempfindliches Krebsgewebe. Krebszellen, die nicht auf Hormone reagieren, gelten als besonders unberechenbar.

Neues vom Tumor per Fax aus der Pathologie: Er spricht nicht an auf Geschlechtshormone wie Östrogen oder Gestagen. Meine Krebszellen benötigen keine Geschlechtshormone zum Wachsen. Viele Brusttumoren von Frauen vor den Wechseljahren sind hormonunempfindlich, erklärt mir Frau Dr. Ebel-Klein. Es wäre allerdings günstiger, wenn er eine Schwachstelle hätte, bei der man ihn packen könnte, sagt die Ärztin.

Mein Krebs ist nicht zu fassen.

»Alles Gute zum Gebärtag«, sagt meine Mutter, die aus Bozen gekommen ist, und setzt sich auf mein Bett. »Hat Florian sich schon gemeldet?«

Florian wird heute 23. In meiner Familie wurde am Geburtstag von uns Kindern immer auch ein bisschen der Gebärtag der Mutter mitgefeiert. Mein Vater schenkte ihr eine Rose.

»Nein, ich weiß nichts von ihm«, sage ich und spüre, wie ich mich ein bisschen für ihn schäme. »Peter hat bei seiner Kompanie angerufen, er sei über das Wochenende weggefahren, mehr wüsste man nicht.«

»Er hätte sich wirklich mal melden können«, sagt meine Mutter, »es hätte ja auch etwas passieren können mit dir.«

»Vielleicht ist etwas mit ihm passiert«, gebe ich zu bedenken, greife nach der dreieckigen Haltevorrichtung über mir und setze mich auf.

»Ein Anruf, um sich zu erkundigen, wie es seiner Mutter geht, das ist doch nicht zu viel verlangt«, sagt meine Mutter.

»Vielleicht hatte er Angst, hierher zu kommen«, sage ich und lege mich wieder hin. Der kalte Schweiß steht mir auf der Stirn. Ich fühle mich schuldig. Noch zu schwach, um solchen Diskussionen gewachsen zu sein. Florian, der unbeugsame Rabenenkel. Ich, Mutter des unbeugsamen Rabenenkels.

Ich sang die Marseillaise, als ich in der Nacht zum 14. Juli 1974 von meinem Mann im Auto zur Entbindung in die Klinik gebracht wurde.

Vive la liberté, la fraternité, la maternité, sagte ich zu Peter. Mein Sturm auf die Bastille stand kurz bevor. Ich war erst 25.

Die Zeit mit Florian im Bauch war eine glückliche Zeit gewesen. Abends hatte ich immer eine kleine Drehorgel auf meinen Bauch gelegt und ihm vor dem Einschlafen Mozarts Kleine Nachtmusik vorgespielt.

Um 10.45 Uhr lag das Kind in meinen Armen, mit einem »Storchenbiss« an der Stirn und im Nacken. Er hatte es schwer, zur Welt zu kommen. Peter wollte bei der Geburt nicht dabei sein, weil er glaubte, den Anblick nicht ertragen zu können. Ich fand mich damit ab und gab einer schielenden Hebamme die Hand, als die Presswehen kamen. Peters Brief, den er mir am Tag darauf gab, bedeutete mir viel. Im Nachhinein genauso viel, als wäre er im Kreißsaal dabei gewesen. »Ich finde es schön«, schrieb er, »dass unser Kind an diesem Tag geboren wurde, an dem sich das Volk erhoben und auf sich besonnen hat. Die Hauptsache ist, er wird ein Mensch. Alles andere ist egal.«

Ich hatte mich entschieden, abzustillen. Sofort. Von Anfang an. Mir sollte es nicht so ergehen wie meiner älteren Schwester, die von einer ungeduldigen Hebamme so harsch behandelt worden war, dass die spärliche Muttermilch ganz versiegte und ihre Seele in ein schwarzes Loch fiel.

Ich wollte die Kontrolle nicht verlieren. Keine Wochenbettdepression wie Krista.

Eine Krankenschwester kam, quetschte unsanft meine linke Brust zwischen ihren Fingern zusammen, aus der daraufhin Milch spritzte, und gab mir eine Spritze.

Ich mache mir Sorgen um Florian. Warum meldet er sich nicht? Wo er sein mag? Hat er die Flucht ergriffen? Es war viel für ihn gewesen in letzter Zeit: Erst hat ihm sein bester Freund die Freundin ausgespannt, dann sind wir nach Augsburg umgezogen, und gleich danach ist die Mutter an Brustkrebs erkrankt.

Ich darf mir keine Sorgen mehr um Florian machen. Jetzt muss ich mir Sorgen um mich machen, für mich sorgen.

Es ist höchste Zeit zum Abstillen.

Viel zu lange habe ich Florian an meiner Brust genährt. Er war schon so lange satt. Übersättigt von meinen gut gemeinten Ratschlägen, die ihm oft nur sein Unvermögen vor Augen geführt haben.

Die Leidenszeit für uns hatte mit der Einschulung begonnen. Anfangs fand die Lehrerin es originell, dass Florian sich seine Hausaufgaben selbst aussuchte. Als er jedoch immer wieder die ihm aufgetragenen Hausaufgaben vergaß oder nur zum Teil machte, konnte sie nicht mehr darüber lachen.

Ganz allmählich rutschte ich in die Rolle der Handlangerin eines Schulsystems, das für phantasievolle Individualisten wie Florian keine Antworten zu haben scheint. Immer mehr wurde unsere Beziehung durch die Tatsache belastet, dass ich glaubte, im Auftrag der Schule zur Privatdetektivin werden zu müssen: Merkwürdig, dass wieder einmal nur so wenig Hausaufgaben in dem Heft mit dem bezeichnenden Namen »Muttiheft« standen. Aha! Ein telefonischer Rundruf bei anderen Müttern brachte es an den Tag: Natürlich gab es noch ein Gedicht, das zu lernen war, und eine Matheaufgabe, die Florian unter den Tisch fallen ließ. Ich aber holte alles unter dem Tisch hervor. Was versteckt ist, ist deshalb noch lange nicht erledigt, predigte ich ihm immer öfter und immer wieder. Erfolglos.

In den siebzehn Jahren, von Florians Einschulung bis zum Abschluss seiner Lehre, entwickelte ich mich zu einer liebenden, aber ebenso hartnäckigen Gegenspielerin unseres Sohnes. Mehr oder weniger im Alleingang, mehr oder weniger hoffnungslos überfordert. Beharrlichkeit bis zur Selbstaufgabe gehört nicht zu den Spezialitäten meines sensiblen Mannes. Und Schulprobleme hatte er selbst in seiner Jugend gehabt. Ich aber war wie geschaffen für diese Passion.

Noch lange nach Florians Hauptschulabschluss schossen mir jedes Mal die Tränen in die Augen, wenn ich an dem grauen Betongebäude vorbeifuhr, das seine Schule beherbergte. Der Gang zum Elternsprechtag war ein Canossagang, wenngleich Florian das Glück hatte, auf Lehrer mit überdurchschnittlichen pädagogischen Qualitäten getroffen zu sein. Mit einigen verbindet mich heute eine Freundschaft. Wir waren mit den Jahren Kampfgenossen geworden.

Ich schlug die Schulschlacht mit Bravour. Und je besser ich wurde, desto erfindungsreicher musste auch Florian werden, um seinen Weg zum Nulltarif weitergehen zu können. Während seiner Grundschuljahre lernte ich auf der gesamten pädagogischen Klaviatur zu spielen – von positiver Verstärkung bis zum knallharten Konsequenzkurs. Erfolglos.

Nach einem halben Jahr Gymnasium machten mein Mann und ich unserem Sohn den Vorschlag, auf die Hauptschule zu wechseln, damit er es leichter hätte und aus der Spirale des Misserfolgs herauskäme. Nicht auf Sand aufbauen, hatten wir gemeint. Erfolglos.

Die Zeit auf der Hauptschule muss für Florian ein seelischer Spagat gewesen sein: zu Hause die von Zuwendung geprägte Welt, in der Schule Gaspistolen und Springmesser, Erpressung, angeödetes Absitzen von Stunden. Ein Stein nach dem anderen fiel mir aus der Krone. Das einzige Kind ein Schulversager. Der einzige Schulversager weit und breit. Andere Eltern schienen diese Sorgen nicht zu haben, oder sprachen sie nur nicht darüber? »Ihr Sohn besucht sicher eine weiterführende Schule?« war eine feststehende Frage im Small-Talk-Repertoire von Stehempfängen. Gemeint war selbstverständlich das Gymnasium.

»Unser Sohn besucht die Hauptschule«, antwortete ich regelmäßig, mit einer Spur von Trotz.

In solchen Momenten fühlte ich mich Florian sehr nahe. Lieber ein kreativer Lebenskünstler in der Hauptschule als ein vor sich hin vegetierender Gymnasiast, der die Erwartungen seiner Eltern erfüllen muss. Längst hatte ich mich von der Vorstellung verabschiedet, mit meinem Sohn eines Tages über Aristoteles oder Platon sprechen zu können. Es gibt auch andere Themen.

Immer mehr wurden wir bereit, uns mit immer weniger zufrieden zu geben. Nachhilfe, eine Abspeckkur in einer psychosomatischen Klinik für Kinder und Jugendliche, die ihm helfen sollte, sich zu entpuppen, eine Familientherapie zu dritt, aus der wir als »geheilt« entlassen wurden, ein Intelligenztest beim Schulpsychologen, der Gymnasialreife ergab, ein halbes Jahr Schulversuch in einem Internat – schlimmer denn je. Nichts konnte Florians Leistungsverweigerung auflösen. Und je mehr Leistung er verweigerte, desto mehr Leistung glaubte ich erbringen zu müssen.

Bis mich die Brust über meinem Herzen verlassen hat. Im Stich gelassen hat. Es hing zu viel daran.

Ich muss abstillen. Still werden. Selbst satt werden. Als Frau und nicht nur als Mutter.

»Ich habe grundsätzlich eine kritische Haltung gegenüber dieser Bevorzugung der Seele bei Erklärungsmodellen von Krebs, obwohl ich ja ein Vertreter der psychotherapeutischen Medizin bin«, sagt Professor Rolf Verres, Ärztlicher Direktor der Abteilung für Medizinische Psychologie am Klinikum der Universität Heidelberg. »Es ist ein unsinniger Denkansatz, die Entstehung von Krebszellen und ihre Vermehrung psychologisch zu erklären, oder womöglich in der Psyche von Krebskranken so lange herumzustochern, bis man irgendetwas Neurotisches findet; und wenn man nichts gefunden hat, sie dann auch noch perverserweise als zu normal zu bezeichnen. Wichtig ist letzten Endes nicht die Ursache, sondern die Frage, ob die Deutung, die Krebskranke ihrer Erkrankung geben, ihnen nützt oder gefährlich für sie ist.«[1]

Christina ist Kunsttherapeutin in Regensburg. Als sie mich vor ein paar Tagen am Krankenbett besuchte, bat ich sie um ein bisschen Tonerde. Prompt kam sie mit einer halben Töpferwerkstatt auf Rädern: ein großer grauer Batzen Ton, Draht zum Schneiden, Holzstäbchen zum Modellieren, und eine große Plastikfolie, damit der weiße Bettbezug nicht schmutzig würde. Es ist schon spät, Ruhe auf dem Flur. Im sterilen Weiß meines Krankenzimmers baue ich aus Ton meine verlorene Brust wieder auf. Ich arbeite wie besessen. Bis tief in die Nacht hinein. Sichtbar wölbt sich der Knoten nach außen. Die Wundhöhle beschließe ich mit einem Kreuz.

Wo meine Brust jetzt gelandet sein mag? Ein Bild von viel Rot in einem grünen Abfalleimer taucht auf, das ich schnell verscheuche.

Sie fühlt sich gut an in meiner Hand, diese Brust aus kühlem Ton. Und ich kann bei ihrem Anblick zum ersten Mal weinen.

Erstmals 1985 prägte die Forscherin Lydia Temoshok den Begriff Typ C. Darin fasste die amerikanische Wissenschaftlerin am Beispiel Hautkrebs bestimmte Verhaltensmuster zusammen, die typisch für Menschen mit Krebs sein sollen.[2] Die Suche nach dem »Typus carcinomatosus«, nach den psychosozialen Ursachen von bösartigen Tumoren, ist so alt und so vielfältig wie der Krebs selbst. Es gibt kaum eine Disziplin in der Medizin, die sich nicht mit der »Krebspersönlichkeit« beschäftigt hat. Ein ganz bestimmter Charakter soll für die Entwicklung einer bösartigen Geschwulst anfällig machen.

Als seelische Risikofaktoren für Brustkrebs konnten Psychosomatiker und Psychoanalytiker in den letzten 50 Jahren folgende, teils widersprüchliche Persönlichkeitsmerkmale ausfindig machen: Verleugnung und Verdrängung; verminderter oder übermäßiger Ausdruck von Ärger und Wut; Opferbereitschaft; hochgradig altruistisches Verhalten; sexuelle Zurückhaltung; gestörte Mutterbeziehung; erhöhte Extraversion; erniedrigter Neurotizismus; masochistische Charakterstruktur; Neigung zu Depression; religiöse Gebundenheit; vermehrte Verlusterlebnisse in der Kindheit; und schließlich die Unfähigkeit, soziale Unterstützung anzunehmen.[3] »Sowohl der Tb-Mythos als auch der geläufige Krebsmythos stellen es so hin, dass man für seine Krankheit selbst verantwortlich sei«, kritisierte die an Brustkrebs erkrankte Autorin Susan Sontag vor mehr als zwei Jahrzehnten in ihrem Buch *Krankheit als Metapher*. »Dabei ist das Bild vom Krebs weit strafender«, stellte die Amerikanerin fest. »Der Tuberkulosekranke konnte ein Ausgestoßener oder ein nicht gesellschaftsfähiger Mensch sein; die Persönlichkeit des Krebskranken wird eher schlicht und nicht ohne Herablassung als die eines Verlierers im Leben betrachtet.«[4]

Moderne psychosomatische Medizinkonzepte lehnen es ab, bestimmte Eigenschaften bestimmten Krebskrankheiten zuzuordnen. Der Psychoonkologe Reinhold Schwarz hat in einer wichtigen Arbeit zur Krebspersönlichkeit die methodischen Schwachstellen und fragwürdigen Beobachtungen dieser Befunde aufgedeckt und die Krebspersönlichkeit als Phänomen begraben.[5] Und dennoch fragt er sich, »wie es kommt, dass die Psychogenese des Krebs immer wieder aufersteht«. Eigentlich sei die Annahme, dass Krebs seelische Ursachen habe, »nie wirklich untergegangen, sondern hat eine interessante Form der Überwinterung gefunden«. In diese »Kerbe hauen nun eine Reihe psychologisierender Publizisten, die dabei ihre persönliche Auffassung zum Besten geben und zum Teil aus geheimwissenschaftlichen, esoterischen Quellen schöpfen«.[6]

2. Ich rücke meinem Krebs auf den Leib: Besuch beim Pathologen

Ich muss ihn einfach sehen, meinen Tumor. Ihn kennen lernen und wissen, mit wem ich es zu tun habe. Wie elektrisiert sitze ich im Krankenbett und warte auf den Rückruf aus dem Sekretariat des Pathologie-Direktors der Universität Regensburg. Er ist der Mann, der meinen Knoten am besten kennt. Noch während der Operation wurde er zu ihm gebracht, damit er die Formel seiner Bösartigkeit entschlüsselt.

Am nächsten Tag ist es so weit. Ich bin nervös, als ich aus dem Taxi steige, das mich den Berg hinauf zum Klinikum gebracht hat. Ich gehe durch einen langen Flur, vorbei an vielen verschlossenen Türen, bleibe vor einem schwarzen Brett stehen, an dem eine Grafik mit einer steil nach unten gerichteten Kurve angeheftet ist – Mammakarzinom: 2-Jahres-Überleben, 5-Jahres-

Überleben, 10-Jahres-Überleben –, beschleunige die Schritte, damit die Knie wieder mehr an Festigkeit gewinnen, und klopfe an die Vorzimmertür des Pathologie-Direktors.

Das also ist er. Der Hüter meines Tumors. Der Mann, der ihn über viele Stunden durch ein Mikroskop betrachtet hat, ihn daraufhin untersucht hat, ob er Geschlechtshormone zum Wachstum benötigte oder ob er auch ohne sie auskam. Der ihn mit speziellen Mitteln beträufelt hat, um mehr über seinen Charakter herauszufinden, und ein Gutachten über ihn geschrieben hat. Der ihn eingefroren und, wie Carpaccio, in viele dünne Scheibchen geschnitten hat, die nun, von weißem Wachs umhüllt, als »Paraffinblock« in einer »Tumorbank« liegen.

Der Mann mit dem grau melierten Bart und der Pfeife auf dem Tisch wirkt väterlich. Er könnte auch Förster sein, irgendwo, vielleicht in der Steiermark. Es fehlt nur noch der Rauhaardackel unter dem Schreibtisch. Sein Zimmer ist klein, zu klein, gemessen an der Bedeutung seiner Arbeit. Kein Chrom, kein Chefsessel. Drei flaschengrüne Stühle, einer davon ein wenig abgewetzt, überquellende Bücherregale und ein paar Pflanzen am Fenster. Am Schreibtisch stehen ein Computer und die Nachbildung einer Zuglaterne als Uhr. Schräg gegenüber steht das große Mikroskop. Der Raum hat etwas Heimeliges und zugleich Geheimnisvolles.

Ein bisschen ist es wie im Märchen.

»Es kommt nicht oft vor, dass jemand zu mir möchte«, sagt der Pathologie-Professor und rückt mir einen Hocker vor seinem Mikroskop zurecht. Wenn überhaupt, dann kämen Frauen mit Brustkrebs oder Männer mit Prostatakrebs, um ihren Tumor anzuschauen. Menschen mit Darmkrebs seien noch nie gekommen.

Das ist er. Auge in Auge sitze ich ihm jetzt gegenüber. Meinem Tumor. Meinem Gegner. Meinem Feind, der zugleich ein Stück von mir selbst ist. Ob er fühlt, dass ich jetzt da bin? Ob es noch irgendeine Schwingung gibt zwischen uns? Er war bis vor wenigen Tagen in mir. Er müsste mich noch kennen.

Schön sieht er aus, erstaunlich schön. Wie ein Aquarell in Blassblau, Violett, Rot und Rosa mit seepferdchenförmigen Inseln dazwischen. Ein Meer in der Abendsonne. Ich kneife die Augen zusammen, fixiere ihn scharf, als könnte ich ihm dadurch wenigstens ein bisschen Angst einjagen.

Schade, dass er nicht sprechen kann. Ich würde gerne mit ihm reden, ihn fragen, was er sich dabei gedacht hat.

»Die Krebszellen sind größer als die normalen Zellen«, höre ich Professor Hoffmann neben mir sagen. Verstehe. Sie haben sich aufgeplustert, wichtig gemacht. Sie wollten sich über ihren Schöpfer erheben und unsterblich werden.

Ein Sündenfall der Zellen.

»Und wenn du ihn siehst«, hatte meine Freundin Tina mir mit auf den Weg gegeben, »dann sage ihm einen schönen Gruß von mir und klatsch ihn an die Wand.«

Er hat nicht damit gerechnet, dass ich komme.

Schade, dass es in den Pathologien von Krankenhäusern keine Schreiräume gibt. Räume, in denen Frauen ungestört den Knoten aus ihrer Brust anbrüllen können. Die ganze Wut und Trauer über das Geschehene loswerden können.

Der Pathologie-Professor ist Österreicher, für mich als Südtirolerin ein Stück Heimat in dieser grenzenlosen Heimatlosigkeit, die ich seit der Diagnose Krebs verspüre. Ich bin nicht mehr behaust in meinem Körper. Er hat mich verraten, weil er gestattet hat, dass das Chaos sich klammheimlich ein Nest in meinen Zellen gebaut hat.

Professor Hoffmann steht auf, setzt sich in seinen Sessel, bittet auch mich, den Hocker gegen einen Stuhl auszutauschen. Die Pathologen stünden in der ärztlichen Rangordnung immer an letzter Stelle, sagt er, ironisch lächelnd, auf meine Frage, warum er ein so kleines Zimmer habe. Undenkbar. Wo er doch – neben meiner Chirurgin – für mich der wichtigste Arzt ist. Er ist ein Augenzeuge.

Ich erzähle ihm von meiner Not und wie notwendig es für mich war, ihn und den Tumor kennen zu lernen. Er erzählt mir von schwerer Krankheit aus den Tagen seiner Jugend, von Angst und Einsamkeit in einem alten Spital und den skurrilen Versuchen, sie zu überwinden.

Er wolle niemandem vorgreifen, sagt Professor Hoffmann, während er mir die Kopie seines Gutachtens über meinen Tumor gibt, aber er nimmt an, dass ich um eine Chemotherapie nicht herumkommen werde. Mein Tumor ist relativ groß und eher auf der aggressiven Seite. Jetzt könne die richtige Chemotherapie zum richtigen Zeitpunkt noch heilen.

»Sie müssen die ersten zwei Jahre ohne Rückfall überstehen«, sagt er beim Abschied, »dann haben Sie schon viel gewonnen.«

Als ich ihm in der Tür die Hand gebe, ist es für mich, als schlössen wir einen Pakt.

Florian ist gekommen. Sein Vater und sein Onkel haben ihm ins Gewissen geredet. Er hatte seinen Geburtstag irgendwo bei Freunden in Thüringen gefeiert.

»Ich war einfach nicht gut drauf, Mama«, sagt er, als er vor meinem Bett steht. »Ich hatte einfach Muffensausen. Es war nicht bös gemeint, Mama, das weißt du ganz genau. Und außerdem bin ich allergisch auf Krankenhäuser.«

»Ich hab mir schon so was gedacht, Florian. Ich hatte ja auch Angst. Aber du kannst die Angst nicht austricksen, sie holt dich immer wieder ein.«

Florian hat an seiner rechten Stirnseite ein Hörnchen. Die Verhornung einer Wunde, die er sich vor vielen Jahren als Radfahrer beim Zusammenstoß mit einem Motorroller geholt hatte. Wenn Florian wütend ist, wird dieses Hörnchen knallrot.

»Der Sani beim Bund hat gesagt, dass dieser Boller mit den Jahren zu wuchern anfangen kann«, sagt Florian und tippt sich mit dem Zeigefinger an die Stelle.

»Du könntest doch meine Chirurgin fragen, ob sie dir das Hörnchen wegmacht«, schlage ich vor. »Wir sind hier in der Plastischen Chirurgie. Das ist doch die Gelegenheit, Flori.«

Floris Hörnchen wird knallrot. »Ich bin doch nicht vom wilden Affen gebissen und leg mich hier rein«, protestiert er.

»Aber das ist doch nicht schlimm. Du könntest dich zumindest einmal informieren, unverbindlich informieren.«

»Kommt überhaupt nicht in die Tüte«, brummt Florian.

Die Tür öffnet sich. Dr. Ebel-Klein kommt mit ihrer Oberärztin zur Visite.

»Darf ich Ihnen meinen Sohn vorstellen«, sage ich, »und vielleicht können Sie sich bei dieser Gelegenheit mal diese Wucherung an der Stirne anschauen.«

Florian steht da wie angewurzelt. Ich habe ihn überfahren. Überrollt wie die Vespa, die ihm damals die Vorfahrt nahm. Frau Dr. Ebel-Klein geht auf ihn zu, tastet vorsichtig über die Stelle an seiner Stirn, erklärt ihm, dass es eigentlich nur ein Schönheitsfehler sei, den man irgendwann einmal operativ korrigieren könne. Und er dürfe sich jederzeit bei ihr melden, wenn er wolle.

Florian geht hinaus, als ich an der Reihe bin. »Ihre Wundheilung schreitet gut voran«, sagt Dr. Ebel-Klein zufrieden, während sie den Verband wechselt.

Wir waren allein, meine Chirurgin und ich, als wir vor ein paar Tagen die Wunde zum ersten Mal bloßlegten. Vorsichtig hatte mich Frau Dr. Ebel-Klein auf jenen Augenblick vorbereitet. Vorsichtig hatte sie versucht zu erspüren, wann ich bereit dafür war.

Es war wie eine Entbindung, wie eine Enthüllung.

Ich hatte keine Angst vor dem Anblick meiner linken Seite. Sie war mir fremd, doch sie hat mich nicht befremdet. Vom ersten Moment an fühlte ich, dass ich damit leben kann, wenn ich leben darf.

An die Stelle der Brust, die bisher mein Herz wie eine Pufferzone abgeschirmt hatte, war jetzt ein Feld der Verletzlichkeit getreten, das, offengelegt und durch nichts mehr abgesichert, künftig vielleicht besonderen Schutz brauchen würde.

Als Frau Dr. Ebel-Klein hinausgeht, stampft Florian zur Tür herein, ohne sie eines Blickes zu würdigen.

»Du hast wohl einen Knall«, zischt er und baut sich groß und stark vor mir auf. »Warum konntest du wieder einmal dein Maul nicht halten, obwohl wir vorher darüber gesprochen hatten?«

»Mit wem sprichst du eigentlich?«, frage ich zurück und verbitte mir diesen Ton.

»Mit dir, oder ist sonst noch jemand hier«, gibt er zurück.

Ich liege flach. Schaue hinauf zu diesem wütenden Riesenrumpelstilzchen mit dem roten Hörnchen an der Stirn. Ein Wortgewitter geht über meinem Bett nieder, in dem meine Einwände, es sei ja nur gut gemeint gewesen, nur ein Vorschlag, verhallen.

Starr liege ich da. Tränen rinnen langsam über meine Wangen. Und ich hatte mich so auf Florian gefreut.

»Bitte geh hinaus und komm wieder, wenn du dich beruhigt hast«, sage ich leise.

»Ich bin weg«, sagt Florian und knallt die weiße Tür hinter sich zu.

Ich schließe die Augen. So habe ich mir unser Wiedersehen nicht vorgestellt. Ich bin zu weit gegangen. Aber ich wollte doch nur die günstige Gelegenheit nutzen. Und im Übrigen war es Florian gewesen, der mit der Geschichte von seinem Hörnchen und der Wucherung angefangen hatte. War das alles so schlimm? So schlimm, dass er mich beschimpfen musste? Dass er gehen musste? Und noch dazu in dieser Situation?

Wie gut, dass Florian vorhat, nach dem Ende seines Wehrdienstes noch einige Jahre als Zeitsoldat bei der Bundeswehr zu bleiben. Florian sucht eine Struktur, die ihn hält. Er braucht den Kick und eine feste Hand. Und ich brauche Entlastung.

3. Gibt es einen Schlüssel zu dieser Krankheit?

Florian war in einer Zeit zur Welt gekommen, als A. S. Neills berühmtes Antipädagogik-Buch über die Reformschule Summerhill gerade Furore machte. Meine Mutter, die einmal kurz darin geblättert hatte, weil es neben dem Wickeltisch lag, war entsetzt. Mein Vater war in Sorge um mein und Florians Seelenheil und fragte mich, ob wir vorhätten, unserem Kind diesen Erziehungsstil angedeihen zu lassen. Mein Mann las keine Erziehungsbücher. Alles nur graue Theorie, fand er. Mir gefiel die Idee, wenngleich ich wusste, dass sie in dieser Form nicht anwendbar sein würde. Aber ein bisschen wollte ich mich von ihr inspirieren lassen für den Umgang mit unserem Sohn.

Ich schaue aus dem Fenster, wo die gotischen Türme des Regensburger Domes wie umgedrehte, von Eichhörnchen angeknabberte Riesentannenzapfen in die Wolken ragen. Florian sucht das Männliche, den starken Mann. Hat er ihn bei seinem Vater nicht gefunden? Hatten die beiden überhaupt je eine Chance, sich zu finden?

Zu oft war ich vorgeprescht, dachte, ich müsse Vater- und Mutterrolle in einem übernehmen. Tagsüber baute ich mit Florian im Hobbyraum riesige Eisenbahnlandschaften aus Kork, Moos und Styropor. Und abends las ich ihm aus König Laurins Dolomitensagen vor.

Nach dem, was ein Jahr nach Florians Geburt geschehen war, hatte ich meinem Mann lange Zeit nicht zugetraut, dass er unserem Sohn ein guter Vater sein könnte.

Als Peter vor 25 Jahren beim Brautgespräch mit dem Priester sagte, er könne sich eine gute Ehe auch ohne Kinder vorstellen, dachte ich, jetzt ist es passiert. Jetzt wird uns die kirchliche Erlaubnis zur Trauung verweigert.

Er wird schon auf den Geschmack kommen im Lauf der Zeit, hatte ich gehofft. Doch sosehr er sich über Florian freute – er wollte nicht mehr Kindern Vater sein als diesem einen Zufallskind. Mehr Zutrauen hatte er nicht. Die innere Freiheit, das Urvertrauen, er würde Frau und Kinder schon irgendwie durchbringen, auch in schwierigen Zeiten, das fehlte ihm. Die Vorstellung, durch eine kinderreiche Familie in ein Korsett von Kompromissen gezwängt und womöglich seiner Würde beraubt zu werden, machte ihm Angst. Ich fand es ehrlich.

Die Quelle seines Vaterbildes war nicht von großem Selbstvertrauen gespeist. An die Bunkernächte mit der Mutter im brennenden Hildesheim erinnert er sich noch heute. Den Vater hatte er nach Kriegsende kennen gelernt, als der aus Russland heimkehrte. Er sah seine Grenze.

Er war auch bereit, die Verantwortung für Empfängnisverhütung zu übernehmen, dafür zu sorgen, dass wir mit Sicherheit nie mehr Kinder bekommen würden. Ich fand es konsequent.

Es bliebe uns ja immer noch die Möglichkeit, ein Kind zu adoptieren, hatte er in Aussicht gestellt, falls wir eines Tages doch noch eines haben wollten; es gebe so viele unglückliche Kinder in Heimen.

Ich versuchte, vor allem ihn zu verstehen, und ich verstand.

Als junges Mädchen hatte ich mir manchmal ausgemalt, wie es sein würde, wenn ich eines Tages selbst eine Familie hätte: In einem blauen VW-Bus mit Allradantrieb fahre ich von einem hoch gelegenen Bergbauernhof mit roten Geranien vor den Fenstern zum Einkaufen ins Tal. Ich sitze am Steuer; auf den hinteren Sitzreihen zappeln zwölf lustig krähende Kinder und ein Berner Sennenhund.

Ein Mädchentraum zwischen Pippi Langstrumpf und Mutter Courage.

Was sollte ich mit zwei, drei oder gar vier Kindern und einem Vater, der sich dieser Aufgabe aus tiefstem Herzen, das spürte ich, nicht gewachsen fühlte. Ich fürchtete, die Lasten würden an mir hängen bleiben. Nein, eine Einzelkämpferin im Familienbetrieb wollte ich nicht sein. Also lieber glücklich zu dritt als unglücklich zu viert. Ein Leben mit meinem Verzicht und ein Leben mit seiner Überforderung standen sich gegenüber.

Ich war 23 und nicht dazu erzogen worden, Nein zu sagen. Er war 31 und hatte den Mut, sich zu seinen Ängsten zu bekennen.

Ich erkannte, dass der Mann mit der Seismographenseele, die sich hinter dem krisenfesten Anschein der Bank von England verbarg, anders war als mein Vater. Kein jugendbewegter Charismatiker, der mit seinen Kindern auf der Klampfe musizierte, sondern ein feinnerviger Mensch, dem die Norddeutsche Tiefebene manchmal schwer auf der Seele lag. Dass er mich zur Frau nahm, war für ihn, als erkaufe er sich ein Stück Leichtigkeit des Südens.

Doch ich war nicht so leicht, wie er dachte. Und ich wurde immer schwerer in diesem kühlen Land, wo Müllinspektoren die tadellose Trennung von Müll kontrollieren und lautes Lachen in feinen Lokalen auffällt. Das Nord-Süd-Gefälle zwischen uns brachte auch Machtkämpfe mit sich: Ich, die alpenländische Zirbelkiefer mit ihren tief reichenden Pfahlwurzeln, der Pionierbaum, in unbedingter Treue im Felsen festgekrallt. Dem weder Stürme noch Hitze etwas anhaben können, weil er immer irgendwie gegen alles gewappnet ist. Er, die niedersächsische Birke, deren feine Seitenwurzeln genügen, um alle Nährsalze an sich zu ziehen. Der schlanke Moorbaum, geschützt von einer Rinde, die luftgepolstert und garantiert wasserdicht ist. Ich hatte oft Heimweh.

Peter ließ sich im selben Krankenhaus sterilisieren, in dem ich ein Jahr zuvor unser Kind zur Welt gebracht hatte. Ich kam zu Besuch mit Florian auf dem Arm. Die Erinnerung an das geschenkte Leben, gepaart mit einem verschwommenen Gefühl der Komplizenschaft bei der Verhinderung von Leben, schmerzte mich. Dass er, als Mann, die Verantwortung für Empfängnisverhütung übernommen hatte, war für meine Mutter »die größte Liebeserklärung eines Mannes an seine Frau«.

Es war gut gemeint. Aber über das Gefühl, auf einem Kinder-

friedhof ohne Gräber zu stehen, konnte es mich nicht hinweg-
trösten.

Es war eine Trauer, die ich lange nicht wahrhaben wollte. Ich
schob sie genauso beiseite wie die Wut und Enttäuschung, die
manchmal in mir hochkamen. Diese Absage an das Leben, an
weitere Leben, die ich so gerne miterlebt hätte, war für mich wie
eine Absage an meine Weiblichkeit.
    Gekränkt zog ich mich als Frau zurück. Als Mutter wurde ich
umso aktiver.
    Und Florian wuchs mit einer Liebe auf, die für mindestens vier
Kinder ausgereicht hätte. Ich sah die Gefahr und steuerte, so gut
es ging, dagegen. Es gab fast keinen Tag, an dem nicht auch andere Kinder in unserem Haus gewesen wären.
    Ich wollte keine Übermutter sein.

Die Pflege eines kleinen Dackelwelpen läutete dann acht Jahre
später eine Zeit der Seelenfinsternis bei mir ein. Eine Depression
führte mir vor Augen, womit ich die ganzen Jahre über schwanger gegangen war: mit der Trauer über einen gescheiterten Le-
bensentwurf, mit der Verwundung meines weiblichen Selbstbil-
des, mit der Schuld, Gott in sein Handwerk gepfuscht zu haben,
mit dem verborgenen Groll auf meinen Mann, der ahnungslos
war. Ich schluckte Antidepressiva, unterzog mich einer Therapie. Langsam lernte ich zu verzeihen, wo es zu verzeihen galt,
auch mir selbst, ohne zu vergessen. Langsam lernte ich die Po-
laritäten und Widersprüche meines Lebens anzunehmen und
miteinander zu versöhnen. Ich war durchlässiger geworden.
    Mit neuem schöpferischen Schwung trat ich aus der Schat-
tenwelt der Schwermut heraus. Anstelle von Kindern aus Fleisch
und Blut brachte ich Kinder aus Papier zur Welt: Ich schrieb
Bücher.

Jetzt, dreizehn Jahre später, scheint es, als begehre etwas zum
zweiten Mal in mir auf. Vielleicht auch gegen mich.
    Kommt nach der Entartung der Seele die Depression der Zel-
len? Warum ist mein Körper so begriffsstutzig? Hat er noch
immer nicht gemerkt, dass ich mich längst mit meiner Rolle als
Mutter eines Einzelkindes ausgesöhnt habe? Dass ich meine

Trauer verwandelt habe in neue Schöpfungen, die mir Anerkennung gebracht und Lebenssinn gestiftet haben? Wo, bitte, sind die seelischen Kriegsschauplätze, auf denen sich jetzt Krebszellen austoben?

Oder ist das alles nur eine Fiktion? Das stimmige Gedankengebäude eines psychologisierenden Gehirns, das sich in einer magischen Denkfalle verheddert hat?

Es könnte genauso gut sein, dass ich in jedem Fall Krebs bekommen hätte. Mit oder ohne Depression. Mit einem oder zehn Kindern. Mit einem Leistungsverweigerer oder einem Überflieger. Mit einem anderen Baum als der niedersächsischen Birke.

Dieser Krebs ist unfassbar und macht mich fassungslos. Und weil es so ist, würde ich mich gerne irgendwo festhalten.

Ich suche nach Deutung. Doch eine Deutung ist noch lange keine Erklärung.

»Bei der Suche nach Erklärungen für Krebs ist es manchmal hilfreich zu sagen: Es gibt auch die Sinnlosigkeit«, sagt der Heidelberger Arzt und Medizinpsychologe Rolf Verres. »Zu sagen: Es gibt auch das reine Pech. Das finde ich ungeheuer entlastend. Menschen mit Krebs sollten sich nicht unter Druck setzen, unbedingt etwas finden zu müssen, und wenn sie nichts finden, sich als Versager empfinden. Das erzeugt viel zu viel Druck. Auch rein medizinisch gesehen ist es durchaus vernünftig zu sagen, dass es für einen großen Teil der Krebserkrankungen keine Erklärung gibt. Das ist, gewissermaßen, wie ein Betriebsunfall im System.

Ich plädiere vielmehr sehr vehement dafür, einen gesunden Fatalismus zu entwickeln. Und damit meine ich die Schicksalsbereitschaft, sich auch wirklich zu ergeben und nicht immer nur gegen alles anzukämpfen. Dieses Kämpfen kann zwar durchaus sinnvoll sein, und man kann seine Überlebenschance erheblich verbessern, wenn man kämpft. Es muss aber passen. Zur Persönlichkeit und auch zum Stadium der Krankheit muss es passen.

Krebspatientinnen sollten immer das ganze Spektrum der Möglichkeiten erkunden: sowohl den Kampfgeist als auch die Bereitschaft, sich dem Schicksal hinzugeben.«[7]

Ich möchte den Schlüssel zu meiner Krankheit finden.

Vielleicht war ich einfach nur zu fleißig. Aber es gibt mit Sicherheit viele fleißige Frauen in Deutschland, die keinen Krebs haben. Vielleicht war ich zu ehrgeizig. Oder ehrsüchtig. »Ich habe noch nie eine so leistungsbereite Mitarbeiterin gehabt wie Sie«, hatte mir mein Arbeitgeber bei einem Arbeitsessen zugeprostet. Diese Worte gehen mir in letzter Zeit häufig durch den Kopf.

Ich hatte Lust auf Leistung und sehr viel Energie. »Bei dir muss jede Minute ausgefüllt sein.« Auch diesen Satz von Florian, den ich immer dann zu hören bekam, wenn es galt, sein Phlegma zu beschönigen, beginne ich jetzt mit anderen Augen zu sehen.

Kann man sich von einem fleißigen Lieschen zu einer faulen Sau hinentwickeln? Oder zurückentwickeln? Zu einer schönen, fetten, faulen, gemütlichen Sau, an deren Zitzen nur manchmal, vorübergehend, ein oder auch zwei Ferkel hängen?

Unsere ehemalige Nachbarin trug trotz ihres ausgeprägten Übergewichts glänzende Radlerhosen in Violett-Türkis und versorgte ihre Familie vorwiegend aus dem Fundus des Tiefkühlkostlieferanten, dessen Wagen jeden Freitagmittag vor ihrem Haus hielt. Rauchend lag sie an Sommernachmittagen unter einem weißen Plastikpavillon in ihrem Garten und ließ sich nicht im Geringsten stören von den Tellern mit den Resten vom Pizza-Express, die noch vom Abend zuvor auf dem Tisch standen. Von Zeit zu Zeit hörte ich spitze Schreie zu mir herüberdringen, mit denen sie ihren Kindern von der Sonnenliege aus Anweisungen gab.

Sie hat keinen Krebs.

Ich möchte den Schlüssel zu Florian abgeben.

Oder habe ich ihn längst verloren und hatte nur geglaubt, ich besäße ihn noch?

Er steht mir nicht mehr zu. Ich erreiche Florian nicht mehr. Er braucht seinen Vater. »Der Einzige, der den Schlüssel zu Florian hat, bist du«, habe ich in den letzten Jahren immer wieder zu meinem Mann gesagt, und es war wie ein Hilferuf.

Wenn Peter und Florian irgendwo ohne mich unterwegs waren, fühlte ich mich ihnen besonders nahe.

»Nein danke, keinen Kuchen«, sage ich zu Schwester Helene, die mit ihren fröhlichen Augen und einem Tablett in der Hand zur Tür hereinschaut.

Draußen ist ein Schauer niedergegangen, und das klare Grün von Baumkronen in der Nachmittagssonne leuchtet aus der Ferne.

Über den Türmen des Regensburger Doms spannt sich, fast unwirklich, ein Regenbogen. »Hast du mir diesen Trost des Himmels geschickt?«, frage ich meinen Vater, der fünf Jahre vor meiner Erkrankung an einem Herzleiden gestorben war. Für einen Politiker hatte er ein viel zu großes Herz. Ich habe ihn sehr geliebt. Als es mit ihm zu Ende ging, hatten wir verabredet, er solle mir ein Zeichen schicken, wenn er oben angekommen ist. Er hat sich nie gemeldet.

Ich blicke aus dem Fenster, es ist ein mystischer Moment. Mit den Augen der Herzensnot meine ich, im Regenbogenlicht so etwas wie ein goldenes Dreieck zu erkennen, darin eingefasst die Zahl meiner Lebensjahre: acht und eins, einundachtzig. Ich werde einundachtzig.

»Hi, Mama, vertragen wir uns wieder?« Florian steckt grinsend seinen Stoppelkopf zur Tür herein. Ich strecke meine Arme hoch, den rechten höher als den linken, breite sie auseinander wie angeknackste Flügel. Florian geht auf mich zu, lässt sich schwer auf mein Bett fallen, und beide weinen wir erleichtert.

Sie wurde mir als sehr einfühlsam empfohlen, die Frau vom Sanitätshaus, die heute zu mir kommen würde wegen der Anpassung einer Prothese. Vor dem Spiegel im Bad probieren wir. Größe 8 ist zu klein, Größe 9 besser, am besten Größe 10, die jedoch nicht auf Lager ist und erst bestellt werden muss. Doch solange die Wunde nicht abgeheilt ist, würde ich ohnehin etwas Leichtes und Weicheres benötigen.

Ich muss mich erst vertraut machen mit Plastikbrüsten.

Am schönsten ist der Badeanzug, den ich gleich mitkaufe. Und einen Pareo im selben Muster, gelb und mohnblumenrot. Das muss jetzt sein, sage ich mir. Jetzt erst recht.

4. Im Dickicht der Wissenschaft

Es sind erst zwölf Tage vergangen.

»Was tust du denn immer noch in dieser Klinik?«, fragt am Telefon eine Freundin, die am fünften Tag nach ihrer Brustkrebsoperation das Krankenhaus verlassen hatte. »Da wird man doch nur noch kränker.«

Ich brauche Zeit. Zeit zum Nachdenken. Zeit, um mich zu sammeln. Zeit, um die nächsten Schritte zu planen.

Die Untersuchung von Skelett, Lunge und Leber, den Hauptgefahrenzonen für die Einnistung von versprengten Krebszellen bei Brustkrebs, hatte keinen Hinweis auf eine weitere Ausbreitung meiner Krankheit ergeben. Zur Zeit.

Es ist Montag, kurz vor 9 Uhr. Wieder fahre ich mit dem Taxi den Berg hinauf zum Regensburger Universitätsklinikum. Professor Albrecht, ein renommierter Krebsspezialist, wird das weitere Vorgehen mit mir besprechen.

Als ich vor ihm sitze, fällt mein Blick auf das gelbe Melonenviertel aus Marmor, das wie eine auf den Rücken gefallene Mondsichel auf seinem Schreibtisch steht. Durch das mit dunklen Kernen durchsetzte Fruchtfleisch der Melone schimmert Licht. Das Geschenk eines Patienten, ein Künstler aus Florenz, sagt Professor Albrecht, und ich wage nicht zurückzufragen, ob er noch lebt. Auf meinen Knien liegt mein schwarz-grünes Heft, in der Hand halte ich einen Füller bereit. Doch diesmal führe ich kein Interview.

Da meine Lymphknoten nicht befallen sind, ist es nicht ganz klar, ob eine unterstützende Chemotherapie mit CMF – einer Kombination aus drei Zellgiften – für mich von Vorteil sei, sagt Professor Albrecht. Aber in Anbetracht meines Alters, der Größe und der Wachstumsgeschwindigkeit meines Tumors und auch der Tatsache, dass er auf Hormone nicht anspricht, würde er dennoch dazu raten. Man könne davon ausgehen, dass bei fast zwei Dritteln aller Patientinnen zum Zeitpunkt der Operation ein verborgener Befall mit winzigen Metastasen irgendwo im Körper vorläge, der durch eine so genannte adjuvante Chemotherapie oder Hormontherapie beeinflusst werden soll. Und da mein Knoten sich in der Nähe des Brustbeins befunden hatte, sei zusätzlich eine Bestrahlung an mehreren Stellen zu empfehlen. Das alles könne aber auch überflüssig sein. Das müsse ich in Kauf nehmen.

Ich könne jederzeit wieder kommen, wenn ich noch Fragen hätte, sagt der Professor. Langsam beginne ich zu verstehen.

Gleich anschließend bin ich in der Strahlenabteilung angemeldet. Neben mir, in der langen Stuhlreihe am Flur, sitzt eine Mutter mit ihrem kahlköpfigen Kind. Es quängelt, möchte unbedingt weg, schaukelt unruhig zwischen den Hosenbeinen der Mutter hin und her. Es dauert, bis ich aufgerufen werde. Die junge Oberärztin von Professor Sommer klärt mich auf: 35 Bestrahlungen von Brustwand, Brustbein, Schlüsselbeingrube. Dazu sechs Zyklen Chemotherapie, am ersten und am achten Tag mit einer Pause von drei Wochen. Die Oberärztin legt Wert darauf, dass die Behandlung mit Zellgiften und Strahlen gleichzeitig erfolgt. »Wir wissen inzwischen, dass sich dadurch die Wirkung verstärkt«, sagt sie.[8,9] »Und bitte lassen Sie sich durch das Kopfschütteln anderer Kollegen nicht verunsichern.«[10,11]

In drei bis vier Wochen müsse ich allerdings mit Schluckbeschwerden rechnen. Schwellungen, Hautverfärbungen und das Absterben von Knochengewebe, vorwiegend an den Rippen, seien als Spätfolgen nicht auszuschließen. Nur äußerst selten passiere es hingegen, dass sich die angrenzenden Lungenabschnitte entzündeten und Narben hinterließen. Es könne sogar ein zweiter Tumor durch die Bestrahlung auftreten, doch seien diese Fälle die absolute Ausnahme. Langsam beginne ich zu verstehen.

Meine Rechnung, ich würde um eine Bestrahlung herumkommen, wenn ich von vornherein die ganze Brust abnehmen ließe, geht also nicht auf. Ich hatte mich vor dem Eingriff kundig gemacht und gehört, dass üblicherweise nur dann bestrahlt wird, wenn die Brust erhalten bleibt. Es ist wie eine Tiefenreinigung an der Stelle, wo der Tumor getobt hat.

Als Frau Dr. Ebel-Klein zur Visite kommt, bespreche ich die empfohlene Therapie mit ihr. Ein blaues Fragezeichen steht, unausgesprochen, in den Augen der Chirurgin, ich sehe es. Vielleicht denkt sie auch an ihre schöne, fein säuberlich vernähte

Narbe, die unter dem Strahlenbombardement Schaden nehmen könnte. »Möglicherweise ist ja, zusätzlich zur Chemotherapie, auch eine etwas moderatere Form der Bestrahlung ausreichend.« Wir sollten noch eine zweite Meinung einholen, ehe wir uns entscheiden, schlägt sie vor.

Ich bin ein wenig beunruhigt.

Als ich am nächsten Tag im Bett sitze, den Hörer in der Hand und das schwarz-grüne Heft mit dem grünen Labyrinth aufgeschlagen, mich gezielt von Rufnummer zu Rufnummer, von Information zu Information hangle, spüre ich meine Lebenskraft wiederkommen, weiß ich, ich bin in meinem Element: die Recherche.

Ein aus dem Freundeskreis zusammengestelltes Korrespondentennetz wird versuchen, Meinungen einzuholen. Kopien des histologischen Gutachtens, das die genauen Daten über Sitz, Größe und besondere Eigenschaften meines Tumorgewebes enthält, sind bereits per Post an die Helfer unterwegs: Unsere Freundin Margret, Genforscherin in Berlin, wird Professor Niederberger an ihrem Institut fragen. Der Psychiatrie-Professor, der mir vor dreizehn Jahren aus der Depression geholfen hatte und inzwischen ein Freund der Familie geworden ist, bearbeitet den Großraum München – Augsburg und wird eine Einschätzung bei Professor Eichinger, Professor Gerum und Professor Möller einholen sowie bei den Professoren Vogel und Schiller. Markus, der Krankenhausseelsorger, will an seinem Münchner Arbeitsplatz zusätzlich noch den Gynäkologen Professor Kindler konsultieren.

Mein Mann wird einen Kontakt zu seinem Vetter Ulrich herstellen, der als Arzt in leitender Stellung bei einer internationalen Pharmafirma tätig ist.

Ein paar Tage später kommen die »Korrespondentenberichte«: Aufrecht sitze ich im Bett, zwei Kissen in meinem Rücken, das schwarz-grüne Heft aufgeschlagen vor mir.

Von Margret höre ich, dass Frauen wie ich, Frauen, deren Lymphknoten nicht befallen sind, zu einer Risikogruppe gehören, die noch nicht genügend erforscht ist.

»Die Datenlage ist schlecht, und die Therapie hängt mehr

oder weniger davon ab, an wen man gerät, je nach Schulrichtung«, lässt mir Professor Niederberger ausrichten. Ich müsse mir auch im Klaren darüber sein, ob ich die Maximaltherapie, vielleicht sogar die Übertherapie haben möchte, und damit das Gefühl, absolut nichts versäumt zu haben – wiewohl es auch dann keine hundertprozentige Garantie darauf gebe –, oder ob ich einfach abwarten und damit das Risiko eingehen möchte, einen Rückfall zu erleiden. Im Übrigen sei die mir empfohlene Zellgift-Kombination CMF die Standardbehandlung, weil damit die längsten Erfahrungen bestünden. Inzwischen gebe es aber neuere Substanzen für die vorsorgliche Behandlung eines Rückfalls nach der Operation, wobei hier allerdings die Gefahr einer Herzschädigung größer sei.

Ich notiere.

Unser Freund, der Psychiater, berichtet, was die Krebs- und Strahlenspezialisten aus München und Augsburg zu sagen hatten. Nach Meinung des Oberarztes von Professor Eichinger seien »höchstens drei leichte Chemos zur Prophylaxe« angezeigt, ohne Bestrahlung, während Professor Eichinger selbst sechs Zyklen vorschlägt. Professor Gerum sieht überhaupt keinen Handlungsbedarf. Oberarzt Friedrich, dessen Chef, der renommierte Strahlentherapeut Professor Möller, in Urlaub ist, hält nichts von einer Nachbestrahlung, während die Oberärzte Martens und Schütze in Vertretung ihrer ebenfalls nicht erreichbaren Vorgesetzten, der Professoren Vogel und Schiller, sich wiederum voll dem Regensburger Votum anschließen.

Ich notiere.

Das Telefongespräch mit Vetter Ulrich bestätigt, dass der abwesende Professor Schiller eine international bekannte Kapazität ist. Er empfiehlt für die Therapie ersatzweise einen anderen niedergelassenen Onkologen in München. Begleitend zur Chemotherapie verweist er auf »Ethyol«, ein von seiner Firma entwickeltes Medikament, das die gesunden Zellen ummantelt und vor den Giften schützt, die im Blut verbliebenen Tumorzellen dagegen der Vernichtung preisgibt.

Ich notiere.

»Mir fehlen die Worte«, lässt Professor Kindler aus München mich durch den Krankenhausseelsorger wissen, als er von der geplanten Bestrahlung erfuhr. Der Schaden sei größer als der

Nutzen, besonders für die Lunge. Er möchte mir gratulieren, ich hätte Glück im Unglück gehabt und solle von jeder weiteren Therapie die Finger lassen.

Mir fehlen die Worte.

Ich sitze im Bett mit meinem schwarz-grünen Heft, einem verwirrten Kopf und der Angst in meinem Herzen.

Das muss ich erst einmal verdauen, obwohl zum Verdauen eigentlich keine Zeit ist, denn eine Chemotherapie sollte, wie ich hörte, spätestens vier Wochen nach der Operation beginnen. Eine baldige Entscheidung ist gefordert.

Wer soll die treffen? Doch wohl nicht ich, die einbrüstige Patientin, das schwächste Glied in der Kette. Das kommt davon, wenn man mit der ersten Therapieempfehlung nicht zufrieden ist. Aber ich konnte doch nicht einfach über das Fragezeichen in den Augen meiner Chirurgin hinwegsehen. Ich konnte doch nicht damit rechnen, dass es so viele widersprüchliche Meinungen zur Nachbehandlung meiner Erkrankung geben würde.

Ich wollte nur eine Bestätigung. Jetzt habe ich den Salat.

Ich sitze in der Falle. Im Dickicht der Wissenschaft, wo nichts eindeutig zu sein scheint. Ich habe den Garten Eden der Forschung betreten und vom Apfel der Erkenntnis gekostet, weil ich es unbedingt wissen wollte. Weil ich immer alles besonders gründlich wissen will. Weil es um mein Leben und um meinen Tod geht.

Wie blauäugig von mir, anzunehmen, dass Ärzte sich immer einig seien.

Endlich kommt Frau Dr. Ebel-Klein zur Visite. Gelassen, als wäre dies ihr tägliches Brot, nimmt sie die Ergebnisse meiner Recherchen zur Kenntnis.

»Hören Sie auf Ihren inneren Arzt und darauf, wie stark Ihr Sicherheitsgefühl ist«, sagt sie, nach einer Pause, mit ihrer vom vielen Reden rau gewordenen Stimme.

»Mein Sicherheitsgefühl ist wahnsinnig groß«, sage ich.

»Ich würde mich am wohlsten fühlen, wenn Sie die empfohlene Chemotherapie und eine etwas abgespecktere Form der Bestrahlung machen würden«, sagt sie.

Aber entscheiden müsse letztlich ich. Wir könnten auch noch eine weitere Meinung einholen.

»Nein, danke«, sage ich.
Ich entscheide mich, ihr zu glauben.

»Das Einholen einer zweiten Meinung ist heute fast schon zum Qualitätsmerkmal eines Patienten geworden«, sagt der Freiburger Onkologe Gerd Nagel. »Immer mehr Patienten werden mündiger und in eigener Sache fachkompetenter: Sie treten damit weit mehr als früher aus der Rolle eines passiven Mitglieds im Gesundheitswesen heraus.[12] Doch Information pur ist eine Katastrophe. Es gibt Patienten, die sich mit Informationen zuschütten und immer weniger beurteilen können, was für sie selbst wirklich wichtig ist. Sie brauchen jemanden, der ihnen einen Kompass an die Hand gibt; sie brauchen Orientierung.«[13]

Als erste Einrichtung in Deutschland bietet die Klinik für Tumorbiologie in Freiburg im Rahmen eines Forschungsprojektes Krebspatienten die Möglichkeit zum Einholen einer Zweitmeinung (Second Opinion). Die zweitägige Beratung durch ein Team aus Onkologen, Psychoonkologen, Ernährungsberatern und Physiotherapeuten soll Krebskranken eine zusätzliche Entscheidungshilfe für diagnostische oder therapeutische Maßnahmen geben.

Als ich nachts wach liege, fällt mir die Empfehlung von Oberarzt Friedrich in München wieder ein. Er ist Strahlentherapeut und hält in meinem Fall eine Bestrahlung nicht für nötig. Merkwürdig. Das ist das, was mich in diesem Verwirrspiel am meisten verwirrt. Irgendwie war ich davon ausgegangen, dass jeder Arzt seine Sparte für die wichtigste hält. Und warum rät Oberarzt Friedrich dennoch ab? Da muss doch etwas dran sein.

Wenn ich wieder zu Hause bin und sein Chef, Professor Möller, aus dem Urlaub zurück ist, möchte ich mit beiden sprechen.

Peter ist gekommen, um mich abzuholen.

Als ich erst die fröhliche Schwester Helene mit dem vor Eifer glänzenden Gesicht umarme, dann Frau Dr. Ebel-Klein in die Arme falle, ist es, als verließe ich ein Nest und ginge hinaus in eine Welt, von der nichts Gutes zu erwarten ist.

»Eine Brustkrebsoperation ist für mich wie eine Adoption auf Lebenszeit«, sagt meine Chirurgin beim Abschied.

Ich sei ab jetzt adoptiert, ich könne jederzeit wiederkommen.

Peter trägt mein Gepäck die Treppen zur Wohnung hinauf. Ich muss meinen linken Arm schonen, hatte mir die Krankengymnastin in der Klinik bei ihrem letzten Besuch eingeschärft. Ich darf keine schweren Lasten tragen und mich nicht von Rosen oder Mücken stechen lassen. Auch Verbrennen sei sehr gefährlich. Die Feuerwehr unter meiner Achselhöhle kann nicht mehr eingreifen, die Lymphknoten sind weg.

Wie im Nebel trete ich ein. Erkenne den alten Bauernschrank aus meiner Heimat, links davon ein Aquarellbild meines Vaters, auf dem ein herbstlicher Weg über Lärchenwiesen führt, das Schlernmassiv mit Euringer- und Santnerspitze im Hintergrund. Der Rest ist stumm. Spricht mich nicht an, spricht nicht zu mir. Ein endlos scheinender Flur aus Ahornparkett, zwei helle Ahorntreppen, die zwischen hohen gotischen Spitzbögen in Galerien münden. Eine Kathedrale aus Ahorn.

Nein, diese Wohnung ist zu hoch für mich. Ich brauche eine Höhle.

Die Mammographiebilder meiner Schwester sind in Ordnung. Auch der Ultraschall hat nichts Verdächtiges ergeben. Beunruhigt hatte sich Krista an Frau Dr. Flach, meine Radiologin, gewandt und von ihrer Angst erzählt, auch an Brustkrebs zu erkranken.

Bevor ich zur Operation nach Regensburg fuhr, hatte ich sämtliche Aufnahmen meiner Brüste angefordert. Der »väterliche Radiologe« Dr. Feichtlbauer, dem ich mich 1990 und 1994 anvertraut hatte, war in den Ruhestand getreten, wie ich hörte, und hatte seine Praxis einem Kollegen übergeben. Nach einigem Drängen und gegen Übersendung von Porto bekam ich die Aufnahmen zugeschickt.

Zur Operation hatte ich die Bilder mitgenommen, die Frau Dr. Flach kurz vor meiner Operation gemacht hatte. Die schrecklichen Mammographiebilder. Das Knotenbild. »Mit der Bitte um Rückgabe«, steht auf dem braunen Kuvert. Es sind die letzten Bilder von meiner linken Brust. Ich werde sie behalten.

III. Die Zeit der Behandlung

Morgen, 27 Tage nach der Operation, werde ich mit der Chemotherapie beginnen. Der niedergelassene Onkologe hat mich für heute zur Besprechung bestellt.

Ich fahre nach München. »Onkologe und Hämatologe«, steht auf dem Schild vor der Haustür. Hört sich komisch an, denke ich, als ich im Erdgeschoss auf den Aufzug warte. Onkologe klingt ein wenig wie ein rundlicher, gemütlicher Onkel, Hämatologe eher wie ein hämisch grinsender Heini. Dabei hat alles nur mit der Wissenschaft vom Blut und von den Geschwülsten zu tun.

Eine Glastür führt zum Empfang. Diese kühle Leder-und-Chrom-Praxis könnte auch ein exklusiver Friseursalon sein. Schnell werfe ich einen Blick in den Raum, in dem bleiche Menschen in schwarzen Ledersesseln neben silberfarbenen Infusionsständern sitzen, die, mit Flaschen behängt, wie kahle Bäume nach dem atomaren Vernichtungsschlag aussehen.

Eine zierliche Frau mit netten Kaffeebohnenaugen kommt mir entgegen, stellt sich vor, gibt mir die Hand und nimmt mir die mitgebrachten Unterlagen ab. Sie will wissen, ob ich meinen Schwerbehindertenausweis schon beantragt hätte, ob ich bereits mit dem passenden BH und einer Prothese versorgt sei, fragt, ob ich Probleme mit dem linken Arm hätte, stellt mir ein Rezept für Lymphdrainagen aus und ein zweites für eine Perücke, nur für den Fall, dass mir die Haare ausfielen.

»Sollten Sie irgendwann das Gefühl haben, Sie müssten mit jemandem sprechen, kann ich Ihnen gerne eine Adresse geben«, sagt sie. »Wenn Sie möchten, können auch wir ein bisschen miteinander reden.«

»Das ist unsere Frau Lux«, sagt der Onkologe schon von weitem und geht auf mich zu. »Sie ist bei uns für den Sozialkram zuständig.«

Er bittet mich in sein edel eingerichtetes Sprechzimmer, das wohltuend von der Farbe Blau beherrscht wird. Wir sitzen uns gegenüber. Das also ist der Mann, der mit mir den Weg des heilenden Giftes gehen wird. Der rundliche Onkologe mit dem bayerischen Akzent, der mich eher an Kraut und Knödel denken lässt als an Giftstoffe für Krebszellen, wirkt kompetent und zugleich menschlich.

Mir fällt der gemütliche Onkel wieder ein.

Er nimmt sich sehr viel Zeit für das Gespräch mit mir. Den Gedanken, die strittige Frage nach der Bestrahlung nochmals mit dem Strahlentherapeuten Professor Möller zu besprechen, hält er für sehr vernünftig.

»Ich schlage Ihnen eine Sandwichtherapie vor«, sagt er. Drei Zyklen Chemotherapie, an jeweils einem Tag im Abstand von drei Wochen, dazwischen die Bestrahlung, dann wieder drei Zyklen Chemotherapie, an jeweils einem Tag im Abstand von drei Wochen.

Während ich die Einverständniserklärung für die Chemotherapie lese, die aus den drei Wirkstoffen Cyclophosphamid (C), Methotrexat (M) und 5-Fluorouracil (F) bestehen wird, während ich lese, wie, warum, wie oft und in welcher Dosierung ich diese Gifte bekommen werde und welche Komplikationen damit verbunden sein könnten, spielt der Onkologe fix auf ein paar Tasten seines Computers.

»Ein tolles Programm, ganz neu«, sagt er, ergriffen über die Technik, und druckt mir ein paar zusätzliche Seiten aus.

»Das können Sie sich dann aufs Nachtkästchen legen«, meint er und schiebt mir die Porträts der drei Substanzen über den Glastisch. Ich überfliege sie oberflächlich. Bei Cyclophosphamid ist von Schädigungen des Knochenmarks und des Herzmuskels die Rede, bei Methotrexat neben Haarausfall, was das Geringste wäre, von Gefäßentzündung und Nierenschäden. Bei 5-Fluorouracil von Bewegungsstörungen, Abwehrschwäche, Blutungen der Magen- und Darmschleimhaut, Gicht und Herzinfarkt.

»Der Hersteller ist verpflichtet, alles aufzuführen, und wenn es nur einmal unter zehntausend Patienten passiert«, sagt der

Onkologe zu meiner Beruhigung und fügt hinzu: »Sie unterschreiben hier schon nicht Ihr Todesurteil.«
Ich unterschreibe.
So genau wollte ich es nicht wissen.

1. Heilende Gifte

Bevor ich heute Morgen mit dem Zug zum ersten Zyklus Chemotherapie in die Praxis des Onkologen gefahren bin, habe ich mich bei meinem Körper dafür entschuldigt, dass ich ihm das antue, was heute passieren wird.

Erst wurde mir von einer freundlichen Schwester Blut abgenommen, jetzt sitze ich in einem schwarzen Ledersessel und warte, bis ich nach und nach an immer wieder neue Flaschen angeschlossen werde, die bedrohlich vom Infusionsständer herunterbaumeln.

Auf meinen Wunsch hat man mir eine Eishaube aufgesetzt – ich hatte gehört, dass dies Haarausfall verhindern soll. Ich muss bescheuert aussehen mit diesem Ding auf dem Kopf, denke ich mir, aber probieren möchte ich es.

Frau Lux kommt herein und fragt, ob ich Salbeitee oder Apfelsaftschorle trinken möchte und ob ich vielleicht ein Stück Käsekuchen dazu haben möchte. Käsekuchen. Käsekuchen und Chemotherapie. Es klingt fast wie eine Blasphemie. In meiner Phantasie war Chemotherapie immer mit einem Bild von Frauen verbunden, die ihren Kopf aus der Kloschüssel nicht mehr herausbekommen vor Erbrechen.

Ob Frau Lux weiß, dass diese Frage nach dem Käsekuchen ein kleines Wunder bei mir gewirkt hat, mir ein bisschen die Angst nimmt? Wenn Frau Lux Käsekuchen und Chemotherapie für möglich hält, das Wort Käsekuchen an diesem Giftort ganz gelassen ausspricht, kann es wirklich nicht so schlimm sein mit dem Erbrechen. »Machen Sie sich darüber keine Sorgen«, sagt Frau Lux, »Sie bekommen vorweg ein Mittel, das jede Übelkeit verhindert.« Ich entscheide mich dann doch lieber nur für Salbeitee.

Als der Onkologe gut gelaunt mit seinem blauen Plastikkasten, in dem Braunülen, Nadeln, Desinfektionsspray, Scheren und Verbandmull liegen, den Behandlungsraum betritt, muss ich an einen Handwerker denken.

Aus den Designer-Boxen neben der großen Fächerpalme in Hydrokultur kommt klassische Musik. Mit Hocker und Werkzeugkasten geht der Onkologe von schwarzem Ledersessel zu schwarzem Ledersessel, von Infusionsständer zu Infusionsständer, von Perückenträgerin zu Perückenträgerin, spricht mal deftiges Bayerisch, mal akzentfreies Hochdeutsch, hält jeden bei Laune, schließt jeden an sein Gift an.

Dann kommt er zu mir. Wie in einem letzten Versuch, meinen Körper doch noch vor diesem bedrohlichen Eingriff zu bewahren, frage ich den Onkologen nach dem Medikament, das Peters Vetter Ulrich empfohlen hatte; nach dem schützenden Mittel, das die guten Zellen ummantelt. »Ist schlecht recherchiert, ganz schlecht recherchiert, das Medikament«, winkt der Onkologe ab, »man weiß nicht, ob es auch die Tumorzellen vor der Chemotherapie schützt.« Nein, das möchte ich auf keinen Fall.

Ich blicke zu den Infusionsflaschen hinauf, sehe, wie das Zellgift Tropfen für Tropfen durch einen durchsichtigen Schlauch in meine Vene fließt. Was wird mein Körper von mir denken? In meiner Nase hat sich ein süßlicher Giftgeruch festgesetzt.

»Die leeren Ampullen kommen zum Sondermüll«, sagt Schwester Hertha beim Wechseln der Infusionsflasche. Sondermüll. Gehöre ich ab sofort zum Sondermüll?

Jetzt ist der Super-GAU über meine Zellen hereingebrochen. Das Unheimliche dieses Eingriffs in meinen Körper liegt in seiner Unerbittlichkeit. Ein bisschen ist es wie eine Entjungferung. Die kreatürliche Unschuld ist mir genommen. Ich bin aus der Schöpfung gefallen. Aus der göttlichen Ordnung herausgefallen.

Ich schließe die Augen, höre die Musik, die aus den Lautsprechern kommt, vielleicht Vivaldi. Ich habe mich für die Straße des Giftes entschieden, bin auf ihr schon unterwegs, Tropfen für Tropfen, der durch meine Venen rinnt. Es gibt kein Umkehren mehr. Ich muss mich ergeben, dem Gift hingeben, das Beste daraus machen.

Vielleicht hilft es, mich unter den Schutz meines Schöpfers zu stellen, er soll meine gesunden Zellen vor dem Schlimmsten bewahren. Hinter meinen geschlossenen Augenlidern kommen Bilder in Bewegung: Ich sehe ein gleißendes Licht, das Tropfen für Tropfen durch meine Venen fließt, die noch versprengten Tumorzellen im Dunkeln aufsucht und ihnen befiehlt, umzukehren auf ihrem Irrweg. Plötzlich leuchten Millionen von Tumorzellen in meinem Körperinneren auf wie ein Sternenhimmel im August. Der Lichtfluss, der jetzt durch alle Gefäße meines Körpers strömt, reißt sie mit und bringt sie zum Schmelzen. Heiß steigt es in mir auf, hinter dem Brustbein, in der Mulde, wo der Knoten saß, in den Lungenflügeln, in meinem Bauch, in meinem Kopf.

»Darf ich Ihnen noch ein bisschen Salbeitee bringen?«

Ich öffne die Augen und sehe Frau Lux.

»Dass von religiösem Glauben und anderen persönlichen Überzeugungen eine Heilwirkung ausgeht, ist inzwischen erwiesen«, sagt Herbert Benson, Medizinprofessor an der Harvard Medical School. »Bedauerlicherweise wird in unserer Gesellschaft der Begriff geistiges Heilen immer noch mit jenen Scharlatanen in Verbindung gebracht, die nur auf persönlichen Profit bedacht sind.«[1] Mit dem Einfluss innerer Vorstellungsbilder auf den Verlauf einer Krebskrankheit beschäftigt sich seit vielen Jahren der amerikanische Strahlentherapeut Carl Simonton. Bereits Anfang der Siebzigerjahre setzten er und seine damalige Frau bildhafte Phantasiereisen gegen Krebszellen als Zusatztherapie bei Krebskranken ein.[2] Die nach ihm benannte Methode wird von vielen Patienten angewandt, von der Wissenschaft jedoch kritisch beurteilt.

Als gesichert gilt, dass sich Frauen durch gezielte Entspannungstechniken während einer Chemotherapie besser fühlen.[3]

Bevor ich in ein Taxi steige, das mich zum Münchner Hauptbahnhof bringen wird, versorgt mich Frau Lux mit Zäpfchen und Tabletten gegen Übelkeit. »Gehen Sie heute unbedingt noch ein bisschen an die Luft«, sagt sie. Ein wenig benommen steige ich in den Wagen. Ob der Fahrer die Giftfahne riecht, die ich verströme?

Im ICE habe ich mir einen Platz in der Nähe des WC gesucht,

habe Zeit, zu dösen, zu beobachten, nachzudenken. Die Seele ist kurios, wenn sie in Not ist, sie sieht immer das, was ihr gerade in den Kram passt. »Wir kümmern uns um Sie«, verspricht mir ein Werbeslogan, als der Zug die Bahnhofshalle verlässt. Meine Augen, so scheint es, sind geradezu geeicht auf Signalworte wie Tumor, Brust und Krebs. Sie springen mich an. Und da kommt es schon mal vor, dass aus Humor ein Tumor und aus täglich tödlich wird.

Ein Taxi bringt mich vor das eiserne Tor, das bereits geschlossen ist. Hochsicherheitstrakt hat Florian, der sich von Anfang an gegen diesen Umzug gewehrt hatte, das einmal genannt. Ich betrete den Garten, gehe mit wackeligen Knien über die mit Gras bewachsenen Kieswege, die einst ein Kreuz gebildet hatten, schreite zuerst den Querbalken, dann den Längsbalken ab, immer wieder, vor und zurück, und atme tief ein. Atme das jahrhundertealte Grün dieses Gartens ein und gebe ihm meine Giftfahne ab. Er wird es verkraften.

Heute Nacht kroch die Angst zu mir ins Bett. Es war, als griffe die Hand des Todes, eine eiskalte und riesige Todeshand nach mir. Ich lag da und spürte, wie mein Herz raste, davongaloppierte wie ein aufgescheutes Pferd. Erschrocken weckte ich meinen Mann, stand auf, zähneklappernd, setzte Teewasser auf, nahm ein paar Tropfen Baldrian. Nach einer Stunde war wieder Stille eingekehrt.

Ich kenne die Angst aus meiner Zeit in der Depression. Doch diese Angst ist eine andere als die vor dreizehn Jahren. Sie ist nicht anonym. Sie hat einen Namen. Es ist das Vorspiel des Todes, es ist die Todesangst.

Mit benebeltem Kopf wache ich am nächsten Morgen wieder auf, versuche, klar zu denken, irgendwie ein Konzept zu entwickeln, das mir hilft, diesen Tag zu überstehen.

Ich setze mich auf mein Meditationskissen im Schlafzimmer, vor die alte Ikone mit der Schwarzen Madonna und dem Kind, die ich von meinem Vater bekam, zünde eine Kerze an, versuche, ruhig zu werden. Mit jedem Atemzug merke ich, wie auch meine Muskeln aufatmen. Ich war die ganze Nacht von Kopf bis Fuß auf Angst eingestellt. Während ich einatme und ausatme, einatme und ausatme, mein Bauch sich hebt und senkt, galoppieren meine wild gewordenen Gedanken quer durch meine Seele: Jetzt lasse ich sie einfach laufen und renne ihnen nicht mehr hinterher.

Diese Angst ist eigentlich verrückt. Nehmen wir an, es bliebe mir wirklich nur mehr kurze Zeit zu leben – ich kann doch nicht die ganze Zeit mit Angst vergeuden.

Manchmal erzählen mir Menschen, die es nur gut mit mir meinen, die Geschichte vom Ziegelstein. Leben an sich sei lebensgefährlich, sagen sie, und jedem von uns könne jeden Tag ein Ziegelstein auf den Kopf fallen. Der Trost, der von dieser Lebensweisheit ausgeht, ist zwiespältig, gebe ich dann immer zu bedenken. Krebskranke müssen mit zwei Ziegelsteinen leben: dem allgemeinen Ziegelstein der Endlichkeit und dem besonderen Ziegelstein des Rückfalls.

Zum zweiten Zyklus Chemotherapie ist meine Mutter mitgekommen. Erst hatte ich überlegt, ob es klug ist, ihr Angebot anzunehmen – ich wollte sie nicht belasten. Dann dachte ich mir, ein klein wenig Kind sein wird mir gut tun, das werde ich mir jetzt erlauben.

Lillchen, wie mein Mann seine geliebte Schwiegermutter nennt, die ihn wiederum als ihren Lieblingsschwiegersohn bezeichnet, auch wenn er ihr einziger ist, Lillchen lässt sich die Angst nicht anmerken, als wir die Praxis betreten. Wenn es ernst wird, verbirgt meine Mutter ihre Gefühle gerne hinter einer mit Charme vorgetragenen Tapferkeit, die auch oberflächlich wirken könnte. Aber wenn es ernst und eng wird, kommt ihr echtes und tiefes Wesen durch. Dann ist sie da, herzensgut, handfest und hilfsbereit.

Frau Lux begrüßt uns freundlich, bittet uns, im Behandlungsraum Platz zu nehmen, in einem großen Ledersessel und einem kleineren, der dazugestellt wird. Wir sprechen nicht viel in der Zeit, als lautlos das Gift durch meine Venen rinnt, meine Mutter und ich. Sie ist einfach da.

Florian hat ein paar Tage Heimaturlaub bekommen. Erst stürmt er die Treppe hinauf, dann platzt er in mein Zimmer. »Du hast ja gar keine Glatze«, schreit er vor Erleichterung. Glatze, das wäre das Schlimmste für ihn gewesen. Denn Glatze ist die Vorstufe von Tod.

Er setzt sich auf mein Bett, streichelt mir über die Haare und sagt: »Du darfst jetzt einfach noch nicht den Abgang machen.«

»Und wenn Gott es so für mich vorgesehen hätte?«

»Hat er nicht, das weiß ich«, sagt er.

»Danke, Flo, dass du für mich an mich glaubst, ich selbst kann es im Moment nicht so gut.«

Er senkt den Kopf und starrt zu Boden.

»Hast du mal gedacht, du könntest schuld an meiner Krankheit sein?«, frage ich vorsichtig in das Schweigen hinein.

»Kurz schon mal, weil wir uns halt so oft wegen der Scheißschule geknatscht haben«, sagt er leise.

»Ich will nicht, dass du das denkst, Florian. Du hast keine Schuld, ich habe keine Schuld. Und wenn, dann ist es mein Problem, dass ich mir den ganzen Stress die ganzen Jahre über aufgehalst habe. Ich hätte dich auch schon viel eher loslassen können. Ich habe es nur nicht gekonnt, Florian, einfach nicht gekonnt.«

»Fidelio nervt wieder mal«, sagt Florian und steht auf, »ich muss die Katze rauslassen.«

»Ein wichtiges Anliegen des Therapeuten muss es sein«, sagt der Amerikaner Lawrence LeShan, Pionier der psychologischen Begleitung von Krebskranken, »die Kinder auf den möglichen Tod der kranken Mutter vorzubereiten, sodass sie später nicht das Gefühl haben: Wäre ich doch nur ein ›liebres‹ und gehorsameres Kind gewesen – dann hätte meine Mutter mich nicht verlassen. Allein dieses bedrückende Gefühl kann später einen Menschen zu Selbstverachtung und Furcht vor engen mitmenschlichen Beziehungen prädestinieren.«[4]

Es gibt ein Nachthemd, das mein Mann besonders gern hat. Darauf sind viele kleine grüne Jäger mit Hut und Flinte und viele fröhliche Jagdhunde, die vor ihnen herlaufen.

Als ich heute am frühen Morgen im Jägernachthemd vor dem

Schrank stand, weil ich nicht mehr schlafen konnte und nicht wusste, was ich anziehen sollte und ob ich überhaupt aufstehen wollte, so zäh war mir im Kopf zu Mute, sagte Peter, der mich von seinem Bett aus sah: »Ich glaube, wenn du tot wärest, würde ich dir dieses Nachthemd anziehen.« Für einen Augenblick war ich wie erstarrt, noch erstarrter, als ich es ohnehin schon bin mit der Kälte des Giftes im Blut und in den Knochen – neuerdings trage ich immer Socken, auch nachts, wie eine alte Frau. Dann aber spürte ich, wie eine Schwere von mir abfiel. Wie dieser Satz zu mir herübergeflogen kam, mir das Nachthemd auszog und mich unbeschwert machte, für ein paar Minuten nur.

»Ich bin froh, dass ich mit dir über den Tod sprechen kann«, sagte ich und kroch ganz schnell zu ihm ins Bett.

»Stinke ich wieder nach Gift?«, frage ich Peter, als ich bei ihm liege. »Ein bisschen schon«, sagt er, »aber es macht nichts.«

»Ich würde mir wünschen, dass du die Stelle an meiner linken Seite küsst«, sage ich ganz leise und ganz zärtlich zu ihm und schaue ihn an, ob ich nicht zu weit gegangen bin.

Bevor ich einschlafe, denke ich an das erste Jahr unserer Liebe und daran, wie mein Mann mich oft »Misterchen« genannt hatte. Er konnte es mir nie genau erklären, warum ihm gerade dieser Name und nicht Schatzi oder Mausi bei mir einfiel. Vielleicht wegen meines energischen Ganges oder des Anfluges von Haarflaum über meinen Lippen, sagte er dann manchmal, wenn ich nicht lockerließ. Jetzt bin ich Misterchen auf meiner linken Seite.

Ich will leben.

Ich werde kämpfen wie eine Amazone.

2. Gibt es eine Zauberformel für das Überleben?

Vielleicht sollte ich auf die Suche nach Menschen gehen, die für mich beten, fiel mir heute Morgen beim Aufwachen ein. Vielleicht können die Gebete anderer mein Herz gegen die Trostlosigkeit wappnen. Ich brauche jetzt einfach einen Schwung Gebete. So etwas wie ein festes Gebetsabonnement.

Wenn es nicht so teuer und auch ein wenig seltsam wäre, gäbe ich am liebsten in der Zeitung eine große Anzeige auf: »Ich habe Brustkrebs«, würde ich schreiben, »und habe ein hohes Risiko. Wer hat Zeit und Lust, täglich für mich zu beten?« – »Ich bete auch für meine Beter«, könnte ich noch hinzufügen. Die Anzeige müsste vielleicht doch nicht ganz so groß sein. Eine preiswerte Kleinanzeige im Vermischten würde den Zweck genauso erfüllen.

Ich suche Betroffene.

Betroffene, die einen ähnlich großen Knoten hatten wie ich und die immer noch am Leben sind, am besten schon seit zehn Jahren. Leidensgenossinnen, von denen ich lernen kann.

Ich recherchiere. Erfahre von Ute P. aus München. Noch während der Chemotherapie bekam sie Tochtergeschwülste in der Leber, nachdem ihr Professor Eichinger an die Stelle ihres vier Zentimeter großen Knotens wieder ein hübsches Brüstchen, wie er sagte, hingebaut hatte.

Bis auf den einen Zentimeter Unterschied war die Formel unserer Tumoren identisch: hohe Wachstumsgeschwindigkeit, kein Befall der Lymphknoten, keine Fühler für Hormone.

Auf eigene Faust habe sie bei einem Radiologen eine Aufnahme ihres Oberbauches machen lassen, weil ihr schon so etwas schwante.

»Lassen Sie sich nur nie beschwichtigen«, sagt sie am Ende unseres Telefongesprächs, »und wenn Sie die Untersuchung selbst bezahlen.« Es kam mir vor wie ein Vermächtnis. Ich habe nie wieder bei Ute P. angerufen.

»Musst du denn ausgerechnet solche Frauen anrufen«, sagt mein Mann, »das macht dich doch noch ganz verrückt.«

Mein Wissensdurst ist stärker als meine Angst. Meine Angst ist so groß, dass ich sie in einem Meer von Wissen ertränken muss.

Ich recherchiere weiter, höre von Dr. Anna H. Die 36-Jährige war zwei Jahre vor mir an Brustkrebs erkrankt. Als Ärztin kann sie mir Informationen aus erster Hand geben. Beim Telefonat mit ihr stellt sich heraus, dass auch ihr Tumor meinem ähnelt: 2,4 Zentimeter, hohe Wachstumsgeschwindigkeit, keine Antennen für Hormone, kein Befall der Lymphknoten.

Nur sechs Millimeter trennen uns voneinander.

Sie lebt. Ohne Rückfall. Das lässt mich hoffen. Eine Psychotherapeutin sei ihr bei der Bewältigung ihrer Erkrankung zur Seite gestanden. Seit Beendigung der Chemotherapie würde sie mit Spurenelementen, Vitaminen und Mistelspritzen behandelt. Auch ihre Ernährung habe sie auf Vollwertkost umgestellt. Auf Fleisch und weißes Mehl würde sie fast völlig verzichten.

Ein Kontakt zu Gertrud S. in Starnberg wird hergestellt. Ihr wurde vor fünf Jahren im Alter von 43 ein fünf Zentimeter großer Tumor aus der rechten Brust entfernt, der sieben von fünfzehn entfernten Lymphknoten befallen hatte und zu ihrem Glück so gestrickt war, dass er auf Hormonblocker ansprach. Sie lebt. Immer noch. Ohne Rückfall.

Ihre Chemotherapie habe sie in einer Klinik gemacht, die konventionelle und biologische Heilmethoden miteinander verbindet, sagt sie. Dann sei sie auf die Suche nach allen möglichen Verfahren der Naturheilkunde gegangen, die ihre Selbstheilungskräfte unterstützen sollten. Neben einer Therapie mit Mistel- und Thymusextrakten habe sie ihren Darm sanieren und Zahnherde beseitigen lassen, eine Behandlung mit Sauerstoff und Eigenblut gemacht, Enzyme genommen, sich mit Bachblüten und Schüssler Salzen beschäftigt, Vitaminpräparate und Spurenelemente eingenommen. Nach einigem Zögern erzählt sie mir, sie habe auch eine Trinkkur mit ihrem Morgenurin gemacht. Das soll die Abwehrkräfte stärken.

Ich suche nach der Zauberformel für mein Überleben.

Ich telefoniere viel, sammle, notiere, sauge wie ein trockener Schwamm alles auf, was ich von meinen Leidensschwestern erfahre, bin unfähig, auszuwählen, kritisch zu beurteilen, was für mich richtig ist.

Die vielen Hinweise auf Zetteln und Fotokopien geben mir ein wenig Halt im Dschungel der Angst und verwirren mich zugleich. Aber ich muss diese Zettel haben.

Als ich in dem Sprechzimmer der jungen, hübschen, etwas hektischen anthroposophischen Ärztin in München sitze und auf sie warte, die vielen Pflanzen in den Fenstern und die Aquarelle an den Wänden sehe, muss ich an das edelblaue Zimmer meines Onkologen denken.

Frau Dr. von Rohde hat Charisma. Und einen heilkundigen Blick, dem nichts entgeht. Sie nimmt sich Zeit für mich, stellt – ergänzend zur Chemotherapie – einen umfassenden Behandlungsplan auf: Mistelspritzen, ein Leber-Milz-Extrakt, Enzyme, Spurenelemente. Sie empfiehlt mir, meine Zähne auf Herde und meinen Schlafplatz auf Belastungen durch Wasseradern oder sonstige Störfaktoren untersuchen zu lassen. Auch Heilsteine hätten ihre Wirkung.

Sie nimmt mir Blut ab, das an einen Mistelspezialisten in Stuttgart geschickt wird. Der könne durch einen Bluttest herausfinden, auf welches Präparat ich am besten anspreche.

Der Anthroposoph Rudolf Steiner hatte Anfang der 20er Jahre erstmals die Mistel in die Krebsbehandlung eingeführt.

Mistelextrakte sind inzwischen als immunstimulierende und möglicherweise auch krebshemmende Wirkstoffe anerkannt. Sie stehen auf der »Ausnahmeliste« (www.g-ba.de) jener Medikamente, deren Kosten nach wie vor von den Krankenkassen zur Erhaltung der Lebensqualität von Krebspatienten getragen werden.

Einige Forscher führen die Hauptwirkung der Mistel auf die in ihr enthaltenen Eiweißstoffe, die Mistellektine, zurück. Sie bevorzugen Mistelpräparate, die eine genau festgelegte Menge an Mistellektin enthalten. »Mistellektin 1 ist das bekannteste; es kommt in Misteln von Laubbäumen vor. Mistellektin 2 wird vorwiegend in Misteln der Nadelbäume nachgewiesen«, sagt Professor Joseph Beuth, Leiter des Instituts zur Evaluation von Naturheilverfahren der Universität Köln.[5] Das erste gentechnisch hergestellte Mistellektin, das Viscumin (Handelsname: »Aviscuminum«), wird von der Viscum AG in Bergisch Glabbach derzeit in klinischen Studien getestet.

Andere Mistelforscher bevorzugen den vollständigen Extrakt der Pflanze. Unter den zahlreichen anderen Inhaltsstoffen der Mistel finden sich die so genannten Polysaccharide, die zu den Kohlehydraten gehören. Sie befähigen Immunzellen, sich untereinander zu verständigen. »Unter anderem haben wir in Laborversuchen auch eine das Erbgut stabilisierende Wirkung des Gesamtextrakts der Pflanze entdeckt, die mit den Lektinen nichts zu tun hat«, sagt Dr. Arndt Büssing, Leiter der Abteilung für angewandte Immunologie am Gemeinschaftskrankenhaus Herdecke.[6, 7]

Das könnte erklären, warum Patienten und Ärzte berichten, dass Mistelinjektionen die Nebenwirkungen von Chemotherapie und Bestrahlung verringern. Am Tag der Behandlung selbst sollte jedoch keine Mistel gegeben werden. Eine Misteltherapie muss genau überwacht werden: Krebszellen können durch ein zu starkes Anheizen des Immunsystems auch zu weiterem Wachstum angeregt werden.[8]

Fünfzig Kilometer und Krebs, das ist doch nicht zu weit.

Tina geht mit mir zur dritten Chemotherapie, die ich gut vertrage, fährt mit mir nach Hause, umsorgt mich. Tina ist unerschrocken und kennt die Grenzgänge zwischen Leben und Tod, seit ihr einziges Kind an Leukämie gestorben ist.

Ute und Axel fahren mich zu einem Heilpraktiker in Bad Tölz. Sylvia begleitet mich zu einer Ärztin für Naturheilverfahren am Tegernsee, die bekannt ist für ihre guten Regulationsthermogramme; ein Verfahren, das durch Messungen der Körpertemperatur Störungen der inneren Organe anzeigen soll. Martha empfiehlt mir eine Behandlung bei einem Therapeuten für Bioresonanz, die das gestörte Gleichgewicht zwischen den Zellen durch elektromagnetische Schwingungen wieder ins Lot bringen soll. Krista schickt mir die Adresse einer weltbekannten Geistheilerin in der Schweiz. Ilse nennt mir eine Reiki-Therapeutin. Die Heilerinnen arbeiten kostenlos, allenfalls Spenden dürfen es sein. Das andere kostet Geld.

Der Rat von Hedwig, täglich Saft von Roter Bete zu trinken, ist der billigste. Ich werde einigen Spuren nachgehen, wenn mir das Geld dazu reicht und die Zeit dazu bleibt.

Am besten würde ich auf Extrakte aus der Mistel reagieren, die auf einer Eiche gewachsen ist, abwechselnd mit der österreichischen Kiefernmistel, hat der Stuttgarter Mistelexperte herausgefunden. Bei Brustkrebs kommt traditionell die Mistel vom Apfelbaum zum Einsatz, während die Eichenmistel beim Krebs der Prostata angewandt wird.

Ein heilsames Bild, die Vorstellung von tief wurzelnder Zirbelkiefer, an der ich mich beim Abrutschen festhalten, und von deutscher Eiche, an die ich mich anlehnen kann. Ich brauche keinen Apfelbaum, ich brauche starke Bäume.

Im Rahmen der so genannten Heidelberger Prospektiven Interventionsstudie hat sich der Soziologe und Mediziner Ronald Grossarth-Maticek unter anderem auch mit den Langzeiteffekten der medizinischen Behandlung von Krebserkrankungen befasst.[9] Dabei wertete der Spezialist für präventive Medizin die Krankenakten von 10 226 Krebspatienten aus. In die 1971 begonnene und 1996 abgeschlossene Untersuchung wurde neben den konventionellen Therapien wie Operation, Bestrahlung und Chemotherapie auch die Wirkung verschiedener ergänzender Krebsbehandlungen mit einbezogen. Ergebnis: Im Vergleich zu einer unbehandelten Patientengruppe lebten die mit dem Gesamtextrakt »Iscador« behandelten Mistelpatienten im Durchschnitt um 16 Monate länger und hatten eine bessere »Selbstregulation«. Mit diesem Schlüsselbegriff bezeichnet Grossarth-Maticek die Fähigkeit eines Menschen, so eigenständig zu denken, zu fühlen und zu handeln, dass dies auch günstige Auswirkungen auf sein körperliches Gleichgewicht hat.[10]

3. Strahlen: die unsichtbare Macht

Zur Strahlenabteilung im Münchner Klinikum Rechts der Isar kommt man auf einem langen Weg durch unterirdische Tunnelgänge mit vielen Warnhinweisen an rostigen Eisentüren und unverputzten Röhren an der Wand. Frauen in grünen Kitteln schieben in träger Routine Wagen vor sich her, Männer in blauer Arbeitskleidung treten aus Türen heraus, verschwinden in anderen. Mein Mann geht den Weg mit mir, er hat sich frei genommen. Wir werden erst vom Assistenten von Professor Möller, dann vom Strahlentherapeuten selbst zum Gespräch erwartet.

Der Tunnel mündet überraschend in einer Insel aus weißem Marmor; in Stuhlreihen sitzend warten Menschen auf ihre Bestrahlung. In einer Ecke ist ein Krankenbett auf Rollen geparkt, in dem jemand schläft. Während wir auf den Aufzug warten, der uns in das Zwischengeschoss bringen soll, schaue ich hinüber zu dem hellen Fenster, hinter dem großformatige Filmbilder an Leuchtschirmen hängen, die von Frauen und Männern in weißen Kitteln erst studiert, dann abgehängt und mit einem Ruck gegen die Halterung durch neue ersetzt werden.

»In unserem Haus würden wir in einem Fall wie dem Ihren nicht bestrahlen«, sagt der Assistent von Professor Möller, nachdem er sich die Befunde angesehen hat. Bevor ich die Klinik in Regensburg verließ, hatte ich darum gebeten, die Dokumentation meiner Katastrophe mitnehmen zu dürfen – vom Operationsbericht bis zu den Röntgenbildern.

Der Strahlenprofessor Möller bittet uns in sein Zimmer. Ich hatte ihn mir anders vorgestellt, ein bisschen so, wie seine Strahlen sind: ein agiler Mann mit penetranter Stimme, dynamisch, vielleicht im Sternzeichen Schütze geboren. Professor Möller ist mittelblond, zierlich, spricht leise, in einem Ton wie ein Landarzt, der beinahe ein wenig pastoral klingt. Es gebe eine sanfte und eine scharfe Schule unter den Strahlentherapeuten, sagt er, und er zähle sich zu den Sanften. Ich sei ein Kannfall und kein Mussfall für eine Strahlentherapie, weswegen es gelte, Schaden und Nutzen sorgfältig abzuwägen. Nachdem Professor Möller alle Argumente für und wider eine Bestrahlung auf dem Blatt vor ihm notiert hat, kommt er zu dem Schluss, dass eine zusätzliche Strahlentherapie bei mir vielleicht doch angezeigt sein könnte. Er schlage jedoch eine sanftere Form vor, die nur die Brustwand beträfe. Ich solle mit seinem Assistenten einen Termin für die Ausmessung des Bestrahlungsfeldes vereinbaren.

»Sie haben sich jetzt also doch für eine Bestrahlung entschieden«, sagt der Assistent, als wir ihm wieder gegenübersitzen.

»Ich nicht«, antworte ich ein wenig verwirrt, »aber Ihr Chef.«

Genau zwei Monate sind seit dem Einschnitt in Regensburg vergangen. Vor drei Tagen war die Generalprobe für meine Bestrahlung. Beim »Simulationsverfahren« musste ich mich mit entblößtem Oberkörper in einem dunklen Raum auf eine Pritsche legen. Die Brustwand war zuvor von einer Schwester mit dicken schwarzen und roten Filzstiften bemalt worden: Kreise,

Linien, Kreuze auf meiner Haut, ein wenig an Fadenkreuze erinnernd. Über die Zeichen wurden durchsichtige Pflaster geklebt, damit sie nicht verwischen. Baden und Waschen sind an dieser Stelle strengstens verboten, zur Kühlung von Rötungen darf die Haut künftig mit einem Hauch Kamillenpuder bestäubt werden. Meine Position muss immer unverändert bleiben, damit die Strahlen auch sicher treffen können. Ein Mann kam und fotografierte. Man wird auf eine schmerzliche Weise schamlos mit der Zeit.

Als ich abends in den Spiegel sah, kam ich mir vor wie eine Zielscheibe.

Um 11.15 Uhr bin ich zur Bestrahlung bestellt. Tina geht mit mir den langen Weg durch die unterirdischen Tunnelgänge. Wir erreichen die Marmorinsel, setzen uns, schweigen. Wir sind uns auch wortlos nahe. Links von mir ist das Glasfenster mit den geschäftigen Menschen in weißen Kitteln, die im gleich bleibenden Rhythmus die großformatigen Röntgenbilder auf dem Leuchtschirm erst studieren, dann abhängen, um sie mit einem Ruck gegen die Halterung durch neue zu ersetzen; rechts von mir ist eine hübsch gestaltete Wand mit Farben, die an Urlaub erinnern.

Neben mir hustet eine Frau mit Perücke. Mir fällt das Aufklärungsgespräch mit der jungen Oberärztin in der Strahlenabteilung von Regensburg wieder ein. Ist das der Husten, dem die Entzündung und Vernarbung ganzer Lungenabschnitte folgen? Davor möchte ich meine Lunge bewahren. Ich möchte frei atmen können. Sie soll nicht auch noch schlappmachen. Für einen Moment bin ich versucht, die Hustenfrau anzusprechen. Doch hier spricht niemand. Die Wartenden sind stumm, feindselig abgeschirmt. Abgeschottet hinter der Sprachlosigkeit ihres Leidens.

Ich denke an die Strahlenfrau mit dem Big Mac. Beim Umhören, wie es bei der Bestrahlung sei, hatte mir eine Frau erzählt, dass sie nach der Strahlentherapie regelmäßig erst von einem Heißhunger nach Hamburgern überfallen wurde, sich dann zu Hause übergab und schließlich in einen dreistündigen Tiefschlaf versank.

Ich werde aufgerufen. Als ich eintrete, um mich in einer der vielen schmalen Garderoben auszuziehen, vor mir die mit dem schwarzen Strahlenpropeller auf gelbem Dreieck gekennzeichnete Türe zum Sperrbereich, durch die ich gleich gehen werde, darüber eine rot blinkende Lampe mit dem Hinweis »Vorsicht Strahlung«, fühle ich mich wie im Vorraum zum Hades. Hinter einem Vorhang warte ich, bis ich aufgerufen werde. Meinen Pullover habe ich wieder angezogen. Dieses bisschen Würde möchte ich mitnehmen, wenn ich in die Strahlenhölle gehe; so viel Zeit wird noch sein, um ihn erst dort abzulegen.

Eine freundliche Schwester öffnet mir die Türe zum Bestrahlungsraum, ohne sich ihre Verwunderung über den Pullover anmerken zu lassen. Mein erster Blick fällt auf die Bank mir gegenüber, auf der – wie in einem Leichenhaus – lauter weiße Kopfmasken aus Verbandmull gestapelt sind. Auf jeder Maske steht ein Name, und jeder Name steht für Leid.

Die Schwester nimmt mir den Pullover ab. Ich brauche einen Schemel, um die Liege zu besteigen, über der das Bestrahlungsgerät wie eine fliegende Untertasse hängt. Die Genauigkeit, mit der die Schwester meinen Körper in die richtige Position bringt, ein kleiner Rutsch nach oben, nein, nicht so weit, ein bisschen zurück, und jetzt rechts bitte, noch weiter bitte, und den Oberkörper dabei leicht schräg halten – die Genauigkeit lässt mich die Bedrohung erahnen.

Als die Schwester hinausgeht, überkommt mich ein tiefes Gefühl von Verlassenheit. Für einen Augenblick ist es, als wäre ihre ganze Freundlichkeit nur ein Täuschungsmanöver gewesen, damit ich still halte. Es ist, als hätte sie mich verlassen, um vor dem zu flüchten, was gleich über mich hereinbrechen würde. Vielleicht hilft beten. Damit die Zeit und die Angst vergehen. Das unsichtbare Sirren aus einem kreisenden Apparat dauert genau ein Vaterunser und ein halbes Gegrüßetseistdumaria. Dann ist es still im Raum, die freundliche Schwester kommt wieder. Es ist alles vorbei. Für heute.

Die halbe Dosis Strahlen ist bereits in meinem Körper. Für den Gesprächstermin zur Halbzeit beim Strahlenprofessor bekomme ich meine Krankenakte ausgehändigt, ein braunes Kuvert, das mit zwei Heftklammern verschlossen wurde. Während ich allein in der langen Reihe mit den grauen Stühlen sitze und warte, bis ich aufgerufen werde, schaue ich mich erst um und versuche dann diskret und schnell, die Heftklammern zu entfernen. Blut rinnt aus meinem Zeigefinger, hinterlässt Spuren der Verlegenheit auf dem Papier. Ich stecke den Finger in den Mund, zupfe die Akte aus dem Kuvert, lege sie auf meine Knie, blättere mit ausgestrecktem Zeigefinger, ungeschickt, überfliege schnell, was geschrieben steht, sehe die zwei eingeklebten Fotos meines Oberkörpers, der mit roten und schwarzen Filzstiften markiert ist – Kreise, Linien, Fadenkreuze für Photonen –, schiebe die Mappe wieder in den braunen Umschlag zurück.

Ich schäme mich ein wenig. Dornröschen in der Strahlenabteilung. Warum sind Krankenakten mit Heftklammern verschlossen?

Die »blaue Bibel« nenne ich das Buch, das jetzt immer griffbereit in meiner Nähe liegt. Eigentlich heißt es *Mammakarzinome – Empfehlungen zur Diagnostik, Therapie und Nachsorge*. Mein Mann hatte es in der Geschäftsstelle des Tumorzentrums München angefordert, wo es in regelmäßigen Abständen herausgegeben wird. Es sei für seine Frau, die Brustkrebs hat. Die Dame am Telefon hatte Zweifel geäußert, ob diese Lektüre jetzt sinnvoll für mich sei.

Ich verschlinge die blaue Bibel, obwohl sie mir eine Heidenangst macht.

Ich lese, dass ich kein geringes, kein mittleres, sondern ein hohes Risiko habe, obwohl meine Lymphknoten nicht befallen sind. Gnadenlos steht es rechts außen in einer Tabelle.

Mir wird klar, dass es neben den bisher üblichen Untersuchungen von Brustkrebsgewebe, die Aufschluss über die Gefahr eines Rückfalls geben, auch weitere Tests gibt, die unter dem Namen »neue Prognosefaktoren« noch nicht überall gemacht werden. Sie können noch genauere Auskünfte darüber geben, ob ich gute oder schlechte Karten habe; ob eine Chemotherapie bei mir wirkt oder nicht.

Ich verstehe, dass es Chemotherapien für schwere und leichte Fälle gibt und dass Frauen wie ich, deren Lymphknoten nicht befallen waren, immer als leichte Fälle zu gelten haben und daher keine oder höchstenfalls eine leichte Chemotherapie erhalten, nämlich eine, die bereits seit 30 Jahren angewandt wird.

Ich verstehe nicht, warum eine Frau, der die Tabelle ein hohes Rückfallrisiko bescheinigt, ein leichter Fall sein soll.

Ich erfahre, dass es ein viel versprechendes Zellgift aus der Eibe gibt, das unter den Handelsnamen »Taxol« oder »Taxotere« zu haben ist, sehr viel Geld kostet und zurzeit nur bei Rückfällen eingesetzt wird.

Ich begreife nicht, warum dieser Wirkstoff nicht sofort nach der Operation verabreicht wird.

Ich ahne, dass Frauen, deren Lymphknoten frei von Krebszellen waren, häufig durch das Netz der Therapien fallen, weil man noch nicht so recht weiß, in welche Schublade man sie stecken soll.

Ich denke, dass es nicht genügt, Zellgifte nur nach der Anzahl der befallenen Lymphknoten zu verteilen.

Ich glaube, dass jeder Brustkrebs sein ganz persönliches biologisches Gesicht hat und seine ganz persönliche Behandlung braucht.

Ich frage mich, warum vor einer Chemotherapie nicht grundsätzlich die Wirkung von Zellgiften am Tumorgewebe getestet wird.

Ich hoffe, dass meine Chemotherapie die richtige für meinen Krebs ist.

»Chemotherapie wird bei den meisten soliden Tumoren immer noch nach dem so genannten Gießkannenprinzip verabreicht«, stellt der Münchner Gynäkologe Michael Untch fest. »Schema XY für Tumor A und Schema XZ für Tumor B. Der individuellen Tumorbiologie wird praktisch nicht Rechnung getragen.«[11]

Wie die Brustkrebstherapie der Zukunft aussehen wird, macht Professor José Baselga, Leiter der Klinik für Onkologie am Herbron Hospital in Barcelona, deutlich:

»Man wird nicht mehr sagen: Ich habe Brustkrebs; die Krankheit wird so heißen wie die Trägerin selbst. Das Profil des Tumors und sein biologisches Verhalten werden ganz individuell unter die Lupe genommen werden. Schon jetzt sind wir dabei, die molekularen Eigenschaften eines jeden einzelnen Tumors ausfindig zu machen und die Angriffspunkte zu erkennen, die ihm erlauben weiterzuwachsen. Es wird ähnlich sein wie bei der Behandlung von

Infektionskrankheiten, wo wir auch erst eine Kultur anlegen, bevor wir das richtige Antibiotikum auswählen.«[12]

Bis auf eine bleierne Müdigkeit, die mich zur Schnecke macht, ist die Bestrahlung eine unscheinbare Behandlung. Das Unsichtbare der Behandlung verwirrt mich manchmal, macht mich unsicher. Ich verliere keine Haare, brauche keine Hamburger und muss nicht erbrechen.

»Sie sehen aus wie eine Managerin«, sagt der Onkologe, als ich mit meinem schwarzen Aktenkoffer, in dem einige Befunde liegen, sein Sprechzimmer betrete. »Und ich traue mich zu wetten, dass Ihre Blutwerte besser als die meinen sind«, fügt er hinzu.

Ein Klang von Fanfaren aus dem Computer zeigt an, dass er gestartet wurde. Der Onkologe klimpert auf den Tasten, ruft meinen Namen auf und hat schon die Bestätigung: »Alles in bester Ordnung.«

»Ich unterstütze meinen Körper auch nach Kräften«, sage ich und erzähle ihm von meinen Zusatztherapien.

»Nützt alles nur dem Portmonee der Hersteller«, sagt er kopfschüttelnd und mit einem Ausdruck des Bedauerns über so viel Unwissenheit. »Ehe Sie sich Mistel spritzen, können Sie genauso gut den Kalk von den Wänden kratzen und einnehmen.«

Ich schweige, wage keine Widerrede. Was sollte ich auch vorbringen mit meinem Halbwissen.

»Und eine Psychotherapie«, frage ich verhalten, »kann eine Psychotherapie den Heilungsprozess sinnvoll unterstützen?«

»Ich weiß nicht, warum die Leute bei Krebs immer gleich so metaphysisch werden«, antwortet er und schaut augenrollend zur Decke.

»Weil es nicht nur um das Leben, sondern auch um den Tod geht«, entgegne ich mit fester Stimme. »Können Sie das hier alles so wegstecken?«

Jetzt schweigt er, wagt keine Widerrede.

Nach einer Pause erzählt er mir von seiner Mutter, die früh an Krebs starb.

»Wir haben in der Medizin keine angemessene Kultur, um Fragen von Spiritualität so zu erörtern, dass sich daraus ganz konkrete Handlungsanleitungen für den Umgang mit Menschen in Bezug auf das Sterben ergeben«, schreibt der Arzt und Psychologe Rolf Verres, der sich seit zwanzig Jahren vor allem den seelischen Aspekten lebensgefährlicher Erkrankungen und der psychologischen Ausbildung von Ärzten widmet.

»Die Spezialisierung innerhalb der Medizin in körperbezogene Ärzte und seelenorientierte Ärzte« führt nach Ansicht des Heidelberger Forschers dazu, »dass existenziell wesentliche Themen, wie beispielsweise das Thema Hoffnung, in der medizinischen Wissenschaft oft in einer Weise abgehandelt werden, die den Charakter von hohlen Phrasen hat«. Verres: »Uns interessiert das Denken von Menschen, uns interessieren die Gefühle von Menschen meistens mit dem Ziel, sie irgendwie unter Kontrolle zu bringen. Sie sollen keine Angst haben, sie sollen rational funktionieren, irrationales Verhalten darf ein Arzt gar nicht zeigen. Das muss er aus seinem eigenen Gehirn ausradieren, weil er der Rationalität verpflichtet ist, zur Rationalität verurteilt ist, und am allerwenigsten finden wir in der Medizin eine konkrete Thematisierung dessen, was ich als spirituelle Suche bezeichnen möchte.«[13]

Ich wäre so gerne aus Glas.

Ich möchte so gerne eine gläserne Patientin sein.

Täglich taste ich mich ab. Da, am Hals, ein geschwollener Lymphknoten. Oder ist es nur ein Mückenstich? Und warum zwickt in letzter Zeit so oft der Ischiasnerv? Immer wieder dieser ziehende Schmerz den rechten Oberschenkel hinunter bis in die Ferse. Ischiasschmerzen sollen ein frühes Anzeichen für Knochenmetastasen sein. Sind sie bereits im Anmarsch? Und die Leber? Dieses Kneifen in der Leber macht mir Sorgen. Oder sollten es wirklich nur die kleinen Gallensteine sein? Und der Kopf? Ich war noch nie ein Kopfwehtyp. Jetzt habe ich manchmal Kopfschmerzen. Könnten es nicht erste Hinweise auf Hirnmetastasen sein?

Ich wäre so gerne aus Glas.

Ich möchte einen Körper haben, den ich durchschauen kann. Am liebsten wäre mir einer mit Lämpchen, die rot aufleuchten, sobald es auch nur einer Tumorzelle gelungen ist, sich auch nur an einer Stelle im Körper einzunisten und zu vermehren.

Manchmal nehme ich meine rechte Brust in die Hände, senke den Kopf zu ihr hinunter und küsse sie, weil sie jetzt so allein ist. Will sie trösten, besänftigen, bewahren. Es soll ihr nicht so ergehen wie ihrer Schwester. Ich werde auf sie Acht geben, sie ist zum Unikat geworden.

Es gibt Momente, da komme ich mir auch ganz schön bescheuert vor. Aber es hilft mir. Ich nehme es so, wie es kommt. Aus meinem Innersten. Und muss darüber manchmal sogar lachen.

Die Liste der Ärzte, die ich in den letzten Wochen aufgesucht habe, könnte Molières eingebildetem Kranken Konkurrenz machen: Erst ließ ich meinen kalten Knoten an der Schilddrüse punktieren, den ich seit Jahren nie mehr beachtet hatte und der jetzt zu schmerzen begann. Ohne Befund. Dann war ich beim Darmspezialisten zur Darmspiegelung, weil ich Blut im Stuhl fand. Ohne Befund. Auch ein Notfalltermin beim Zahnarzt, dem ich in panischer Angst zwei plötzlich aufgetretene Knochenwucherungen im Unterkiefer zeigte, ergab kein Ergebnis. Ein Muttermal, das sich vermutlich unter dem Einfluss der Chemotherapie blauschwarz verfärbt hatte, versetzte mich in einer Weise in Aufregung, dass ich sofort zu meiner Chirurgin nach Regensburg fuhr, um es entfernen zu lassen. Ohne Befund.

Gestern war ich zum ersten Mal wieder bei Frau Dr. Prosser, meiner Frauenärztin, die jetzt, nach unserem Umzug, zu weit weg ist, als dass ich sie regelmäßig aufsuchen könnte. Sie ist schon seit geraumer Zeit müde, meine Frauenärztin, hat die ständigen Einschränkungen durch immer neue Gesundheitsreformen satt, wie sie mir sagte, will bald Schluss machen mit dem täglichen Stress, sich nur mehr der Homöopathie und ein paar Privatpatientinnen widmen.

Frau Dr. Prossers sanfte Art mag ich sehr. Ich möchte mit ihr in Verbindung bleiben. Auf Dauer aber werde ich mir noch einen anderen Frauenarzt suchen müssen, der schneller zu erreichen ist.

Er an meiner Stelle würde bei ihr bleiben, riet mein Onkologe.

Meine Frauenärztin würde sich doch jetzt die Beine für mich ausreißen; ausreißen müssen, nachdem sie im Januar versäumt hatte, mich nach zwei Jahren wieder zur Mammographie zu schicken, was in meinem Alter und mit einer so schwer zu durchtastenden großen Brust wie meiner unbedingt angezeigt gewesen wäre.

Als ich das Sprechzimmer von Frau Dr. Prosser betrete, umarmen wir uns lange und fest. So, als gelte es, ein Schuldgefühl und ein Wutgefühl zwischen unseren Oberkörpern zu zermalmen. Dann schauen wir uns in die Augen. Ich frage sie, warum sie mich an jenem 18. Januar nicht zur Mammographie geschickt hatte, nach zwei Jahren. Sie sagt: Es habe keine Verdachtsmomente gegeben. Und auch der Radiologe habe beim letzten Befund vor zwei Jahren keinen Kontrolltermin genannt.

Es ist, weil wir damals beide nur mit einer kleinen Zyste in meinem Unterleib beschäftigt waren, sage ich. Die Brüste standen irgendwie im Hintergrund. Es ist Schicksal, sagt sie.

Seit Jahrzehnten bieten Großbritannien, Finnland, Schweden, England und die Niederlande gesunden Frauen Mammographie gestützte Reihenuntersuchungen (Brustkrebs-Screening) an. Deutschland konnte sich erst am 28. Juni 2002 zur Einführung eines qualitätsgesicherten, flächendeckenden Screening-Früherkennungsprogramms nach den Europäischen Leitlinien (EUREF) entschließen. Von den jährlich rund sechs Millionen Röntgenuntersuchungen (Mammographien) der weiblichen Brust waren bis dahin schätzungsweise drei Millionen echte »Verdachtsmammographien«, die von den Krankenkassen – unabhängig vom Alter einer Frau – erstattet wurden. Bei den anderen drei Millionen Brustaufnahmen handelte es sich um »graue Mammographien«, Früherkennungsmammographien, die der Arzt verbotenerweise bei gesunden Frauen machte, um ihnen eine Späterkennung von Brustkrebs zu ersparen. Doch ein »graues Screening« ohne Qualitätssicherung richtet nach Meinung von Experten mehr Schaden als Nutzen an.[14] Dieser Wildwuchs im System kann »auch ein Grund sein, warum hier Fehldiagnosen in einer Häufigkeit gestellt werden, wie sie ansonsten in Europa nicht auftritt«, kritisiert

Dr. Gerd Glaeske vom Zentrum für Sozialpolitik (ZES) der Universität Bremen.[15]
Seit Jahresbeginn 2003 wird in Deutschland stufenweise eine Früherkennungsmammographie für die zehn Millionen gesunden Frauen zwischen 50 bis 70 Jahren eingeführt. Sie sollen jetzt alle zwei Jahre zum kostenlosen Brust-Check eingeladen werden. Das Angebot mit bundesweit 80 bis 100 Screening-Zentren soll spätestens bis Ende 2005 stehen. Vier bereits arbeitende Modellprojekte – Bremen, Mittelfranken, Weser-Ems und Wiesbaden – sollen in das nationale Früherkennungsprogramm integriert werden. Für das Mammographie-Screening rechnet man mit einem dreistelligen Millionenbetrag.

An einem Frühlingsanfang hatten wir uns verlobt. Mir war das fremd, und ich fand es etwas albern, aber Peter wollte es so; an einem Herbstanfang feierten wir Hochzeit in Bozen, ein Bruder meines Vaters hatte uns getraut. Unser Brautvater war mit einer weißen Brautkutsche aus der Jahrhundertwende vorgefahren, worüber ich zunächst sehr erschrocken war, weil Peter größten Wert auf eine schlichte Feier gelegt hatte. Das Mittagessen hatte auf einem Schloss im Überetsch stattgefunden, das einen Ausblick bot auf ein Feuerwerk aus selbstverständlicher Fruchtbarkeit, auf rot beladene Apfelbäume und blaue Trauben, die schwer von den Weinreben hingen. Für die neuen Verwandten aus Norddeutschland war es eine Hochzeit wie im Märchen gewesen.

Ich bin froh, dass unsere Silberhochzeit zeitlich so fällt, dass die Bestrahlung fast zu Ende ist und die vierte Chemotherapie noch nicht begonnen hat. Wir wollten groß feiern am 23. September. Jetzt feiern wir mit wenigen Menschen. Florian ist im letzten Moment abgefahren und hat uns einen Brief hinterlassen. Wir sollten ihm nicht böse sein, bat er, aber irgendwie sei er von der Rolle. Die ganze Sache mit Heike hinge ihm noch in den Knochen, die Freundin weg, der beste Freund weg, nur mehr Wache schieben und aus dem Flugzeug springen, das sei auf Dauer auch nicht der Bringer. Und jetzt auch noch die Brust der Mutter weg wegen Krebs, nach Feiern sei ihm wirklich nicht zu Mute.

Florian wirkt bedrückt in letzter Zeit. Ich hätte mich gefreut, wenn er bei unserer Silberhochzeit dabei gewesen wäre, doch ich spüre keinen Schmerz, nur ein wenig Traurigkeit. Und erst recht keinen Schmerz der Konvention. Einziger Sohn nicht bei der Silberhochzeit dabei. Ich fahre auf der Autobahn des Abschiednehmens, ein paar Baustellen mehr oder weniger, was macht es schon aus?

Wir feiern erst in der Krypta des Hohen Doms zu Augsburg, dann wird uns der Partyservice ein vegetarisches Menü in die Wohnung bringen.

Den Gottesdienst hält der Dompfarrer. Peter und ich sitzen allein in der ersten Reihe. Auf einer Bank, über die eigens für das Jubelpaar ein weinrotes Samttuch ausgebreitet wurde. Vor uns ein Blumenstrauß aus Rosen, Brombeeren und Holunder und der karge Steinkubus als Altar. Dahinter eine tiefe Fensternische, die sich zu einem gelblich schimmernden Alabasterglas verjüngt. So muss Sterben sein. Der Gang durch den Tunnel in ein unbeschreiblich schönes Licht.

Als Glaubensbekenntnis haben wir einen Text von Dietrich Bonhoeffer ausgesucht, der am 9. April 1945 im Lager Flossenbürg umgebracht wurde.

> *Ich glaube,*
> *dass Gott aus allem,*
> *auch aus dem Bösesten,*
> *Gutes entstehen lassen kann und will.*
> *Dafür braucht er Menschen, die versuchen,*
> *aus allem das Beste zu machen.*
>
> *Ich glaube,*
> *dass Gott uns in jeder Notlage*
> *so viel Widerstandskraft geben will,*
> *wie wir brauchen.*
> *Aber er gibt sie nicht im Voraus,*
> *damit wir uns nicht auf uns selbst,*
> *sondern allein auf ihn verlassen.*
> *In solchem Glauben müsste alle Angst*
> *vor der Zukunft überwunden sein.*

Ich glaube,
dass auch unsere Fehler und Irrtümer
nicht vergeblich sind,
und dass es für Gott nicht schwerer ist,
mit ihnen fertig zu werden,
als mit unseren vermeintlichen Guttaten.

Ich glaube,
dass Gott kein zeitloses Schicksal ist,
sondern dass er auf aufrichtige Gebete
und verantwortliche Taten wartet
und antwortet.
Amen

Ich würde es so gerne glauben.[16]

»Sie werden doch nicht glauben, dass Ihre Lymphknoten hinter dem Brustbein nicht befallen sind, und wenn es nur Mikrometastasen sind«, sagt Dr. Wilms. Im Unterschied zu einem internistischen Onkologen ist er ein gynäkologischer Onkologe, also eine Mischung aus Frauenarzt und Onkologe.

Ein Erdbeben geht, unbemerkt, durch das Sprechzimmer. Es trifft zielgenau die Schneise meiner Angst und meines Zweifels.

»Sie sollten zusätzliche Prognosefaktoren aus Ihrem Tumorgewebe bestimmen lassen: Urokinase und PAI-1.«

Ich kannte die Begriffe aus dem blauen Tumormanual. Sie sind die fatalen Helfer von Krebszellen, unterstützen diese bei ihrer tödlichen Arbeit, befähigen sie, im Körper auf Wanderschaft zu gehen, um sich an anderer Stelle niederzulassen. Festzukrallen.

Die neuen Erkenntnisse seien besonders wichtig für Patientinnen, deren Lymphknoten nicht befallen sind, sagt der Arzt. Dadurch sei es möglich herauszufinden, welche Frauen aus dieser Gruppe wirklich gefährdet seien und welche nicht. Welche Frauen tatsächlich eine starke Therapie benötigen und welche nicht.

Dr. Wilms rät mir zu einer Knochenmarkpunktion. Professor Schiller vom Augsburger Zentralklinikum habe damit die größten Erfahrungen. Auch gebe es dort Experimente mit radioaktiven Kontrastmitteln, die bereits winzige Tumorzellen in den Lymphknoten anzeigten.

Langsam krieche ich unter den unsichtbaren Trümmern heraus, die das Erdbeben überall im Sprechzimmer versprengt hat. Sage: Ich bitte um einen Überweisungsschein. Nein, den könne er mir für diesen Zweck nicht ausstellen, entgegnet Dr. Wilms. Es handle sich nur um Studien, an denen nur einige wenige Patientinnen teilnähmen. Doch als Journalistin, da sei er sich sicher, würde es für mich ein Leichtes sein, die nötigen Kontakte herzustellen.

Am besten wäre es ohnehin, meint er, allen Brustkrebspatientinnen mit hohem Risiko, egal ob mit oder ohne befallenen Lymphknoten, von vornherein vier oder sechs Zyklen einer eibenhaltigen Chemotherapie zu geben. »Aber das bezahlt Ihnen ja keine Kasse«, fügt er in einem Tonfall von Resignation hinzu, »weil alles erst in Erprobung ist.«

Ein Gefühl von Fleischhappen, die, vor eine Hundeschnauze gehalten, im letzten Augenblick dem Zuschnappen entzogen werden, steigt in mir auf.

Ich habe es geahnt, dass es vielleicht noch eine bessere Therapie geben könnte. Eine, die tragfähiger ist für die Zukunft. Jetzt bin ich mitten in der Chemotherapie. Die kann man doch nicht einfach abbrechen. Oder umstellen. Oder kann man? Kann man einfach sagen, o. k., Herr Doktor, ich habe mich inzwischen eingelesen, es gibt hier ein paar Studien, die bessere Ergebnisse versprechen, ich setze jetzt noch ein paar neuere Gifte drauf. Nur zur Sicherheit.

Dr. Wilms erklärt mir, dass seine Frau, die Brustkrebs hat und von ihm behandelt wird, eine stärkere Chemotherapie als ich benötigte, weil drei Lymphknoten betroffen waren. Sie habe zunächst vier Zyklen einer relativ neuen Zellgiftkombination namens EC bekommen, eine Verbindung aus dem anthrazyklinhaltigen und leicht herzschädigenden »Epirubicin« und dem »Cyclophosphamid«, gefolgt von sechs weiteren Zyklen CMF.

Ich schaue den Mann an, der mich nicht anschaut. Der die Augen auf merkwürdige Weise gesenkt hält, während er spricht, als meditiere er.

Ich fühle, er hat Angst um mich, weil er Angst um seine Frau hat. Das macht mir Angst. Und ist mir dennoch lieber als Beschwichtigung.

Zu spät. Die Weichen des Giftes sind gestellt.

»Alles Gute für Ihre Frau«, wünsche ich Dr. Wilms beim Abschied.

Grundlage für jede Krebsentstehung sind entgleisende Antriebssysteme und versagende Bremsen. Dann kommt es vor allem in zwei Gengruppen zu fatalen Veränderungen: bei den Proto-Onkogenen (Wachstumsgene, die sich zu Krebsgenen entwickeln können) und den Tumorsuppressorgenen (tumorunterdrückenden Genen). Beide steuern im Normalfall die komplizierte Abfolge von Zellteilung und Zelldifferenzierung, wie man die Spezialisierung der Zelle auf eine bestimmte Funktion nennt. Die Proto-Onkogene entsprechen dem Gaspedal, die Tumorsuppressorgene dem Bremspedal. Nur ein harmonisches Zusammenspiel beider Pedale garantiert, dass es beim Zellwachstum nicht zum Super-GAU kommt.

Jede der etwa 300 Billionen Körperzellen trägt – ob sie nun normal wächst oder bösartig verändert ist – eine Sicherungskopie der gesamten Erbsubstanz (DNS) mit rund 140 000 Genen in sich. Jedes Gen empfängt in seinem Zellkern die nur an es adressierten, verschlüsselten Botschaften des Erbguts, liest sie ab, übersetzt den für es bestimmten Teil und entnimmt daraus genaue Arbeitsanweisungen zur Herstellung eines Eiweißstoffes, der als Dolmetscher dieses Gens Verbindung mit anderen Zellen aufnimmt.

Nimmt eines dieser Gene Schaden und versagen die Reparaturmechanismen, kommt eine Kettenreaktion in Gang, an deren Ende unausweichlich die Diagnose Krebs steht. So hat ein fehlerhaftes Proto-Onkogen zur Folge, dass zu viel von seinem wachstumsfördernden Eiweißstoff gebildet wird und aus dem Proto-Onkogen das krebsfördernde Onkogen wird. Ein prominentes Beispiel dafür ist das erbB2-Onkogen, das auch HER2-Onkogen genannt wird. Neu ist auch der Proliferationsmarker Cyclin E_1, der auf spätere Metastasen hinweist.

Als Gegenspieler treten die Tumorsuppressorgene auf, die als Wächter der Zellteilung fungieren oder die Erbsubstanz reparieren können. Bekannt sind das p53-Gen und das Anti-Apoptose-Gen Bcl2. Sie sind auf die Erkennung von Genschäden in der Zelle spezialisiert und können bei schwer wiegenden Fehlern sogar den Befehl zum Selbstmord (Apoptose) der geschädigten Zelle geben. Auf diese Weise wird meistens verhindert, dass sich Fehlentwicklungen (Mutationen) in Genen stillschweigend auf die nächste Generation von Zellen weitervererben. Ist durch eine Genveränderung diese wichtige Wächterfunktion ausgeschaltet, wird der Zelltod behindert und der Krebs hat ein leichtes Spiel.

4. Forschen auf eigene Faust

Die Angst ist eine Kraft. Eine Seelenspirale beginnt sich zu drehen, wirbelt die letzten Energien durch den von Gift und Strahlen geschwächten Körper und bündelt sie auf nur ein Ziel hin: Ich will leben.

Ich schreibe an Professor Hoffmann und bitte ihn, die von dem Frauenarzt genannten Risikofaktoren zu testen. Und wenn er schon dabei sei, könne er doch bitte auch noch ein paar andere Merkmale untersuchen, die das Profil meines Tumors besser erkennen lassen. Die Faktoren, die auf ein kurzes Leben nach Brustkrebs hinweisen, fand ich in der blauen Bibel. Ich muss doch wissen, ob der »Rezeptor für den epidermalen Wachstumsfaktor«, EGF-R genannt, auf meinem Tumorgewebe zu finden ist oder nicht.

Mit Schaudern lese ich, dass »der Nachweis des Rezeptors für den epidermalen Wachstumsfaktor EGF (EGF-R) mit frühem Rezidiv und Tod beim Mammakarzinom« verbunden ist. Wenn Krebszellen dieses aggressive Merkmal besitzen, haben sie leichtes Spiel, auch in andere Organe einzudringen.

Und was ist, wenn eines Tages ein Brief von der Universitätsklinik Regensburg, Direktor der Abteilung für Pathologie, kommt, und ich öffne ihn und lese, dass der epidermale Wachstumsfaktor im Gewebe meines Tumors gefunden wurde? Was mache ich dann? Aus dem Fenster springen? Nein. Erst recht leben? Vielleicht. Besonders schnell leben? Alles nur Mögliche unternehmen, um einen Rückfall zu verhindern? Ja.

Ich bin kein Vogel-Strauß-Typ. Die Phantasien, die sich um

das ranken, was ich nicht weiß, sind viel schlimmer als das, was ist.

Der epidermale Wachstumsfaktor EGF ist ein Eiweißstoff, der zur grossen HER-Familie gehört. Sie beherrscht die Szene der Bösartigkeit in der Krebszelle dadurch, dass es der seltsame Ehrgeiz aller Familienmitglieder ist, zu viele Gene und Eiweißstoffe zu produzieren, falsche Signale innerhalb der Zelle weiterzuleiten, die Zellteilung ausufern zu lassen und sich dabei noch gegenseitig zu unterstützen.

Der epidermale Wachstumsfaktor wird als Familienmitglied Nummer 1 auch HER1 genannt. Dann kommen die Verwandten HER2, HER3, HER4 dazu. Und, wer weiß, eines Tages auch noch 5 und 6 und 7. Es ist in jedem Fall ein Komplott. Von HER3 weiß man bisher nur so viel, dass er die graue Eminenz dieser Familie ist: Er tritt bei dem Zerstörungswerk nicht selbst in Erscheinung, sondern treibt die anderen an. Auch die Aufgaben von HER4 sind noch weitgehend unerforscht. Er soll die Wirkung von Strahlentherapie beeinträchtigen. Bestens bekannt hingegen ist der Übeltäter mit der Nummer 2: Er heißt c-erbB2 oder erbB2 oder auch HER-2/neu, kurz HER2, eine Abkürzung für den »Human epidermal growth factor receptor«. Die Namen sind austauschbar, die Wirkung ist fatal.

Wenn Krebszellen mit diesem Merkmal in Aktion treten, entsteht das Szenario einer bitterbösen Genialität:

Wenn alles normal läuft, sitzen im Inneren einer gesunden Brustzelle, dem Zellkern, zwei Kopien eines Gens mit dem Namen HER2. Sie sind wie zwei Wächter, die unentwegt das Überleben und das Entstehen neuer Zellen kontrollieren. Dazu benötigen sie eine Art Telefonleitung, die das Innere der Zelle mit ihrer Oberfläche verbindet. Deshalb haben die beiden Wächter auf der Außenhaut der Zelle in Form von Eiweißstoffen zusätzlich rund 50 000 HER2-Antennen aufgestellt, die wiederum den Kontakt zu anderen Helfershelfern im Körper aufrecht halten sollen. Weil diese Hilfsstoffe Signale für das Wachstum der Zelle aussenden, heißen sie Wachstumsfaktoren.

Gerät das HER2-Gen aus dem Gleis, findet man im Inneren einer einzigen Brustkrebszelle nicht nur zwei Genkopien, es sind bis zu 50 vorhanden. Entsprechend groß ist auch die Anzahl der aufgestellten Außenantennen an der Oberfläche der Zelle. Es können zwischen 500 000 und zwei Millionen solcher Fühler sein.

Diese Zelle ist jetzt gut gerüstet für ihren Amoklauf. Wachstumsfaktoren stoßen ein Feuerwerk von Signalen aus, stacheln die mit einem gigantischen Antennenwald übersäte Außenhaut der Zelle pausenlos dazu an, Signale der Teilung in ihr Inneres weiterzuleiten. Immer schneller, immer mehr. Die Nachricht ist angekommen: Teilung, Teilung, Teilung, und immer wieder neue Teilung der Krebszelle. Aus ihrem Inneren heraus antwortet nun die Krebszelle mit einer endlosen Flut von Botschaften: Der Weg in andere Gewebe ist ein Klacks für eine solche Zelle. Sie bricht aus, sie bricht ein in die Gefäße. Machtvoll. Wie ein Dieb. Wie ein Mörder.

Rund 30 Prozent der Frauen mit Brustkrebs tragen diese mörderischen Antennen auf ihrem Tumorgewebe. Und können daran sterben.

Ich muss doch wissen, ob zu viele HER2-Gene in meinen Zellen sitzen, ob zu viele HER2-Antennen in meinem Tumorgewebe zu finden sind. Ich muss doch wissen, ob ich HER2-positiv oder HER2-negativ bin.

Und was ist dann? Ich hätte eine Angst mehr. Aber auf eine Angst mehr oder weniger kommt es jetzt auch nicht an. Und ich könnte mich mit dem Gedanken trösten, dass es einen Abwehrstoff gegen HER2 gibt, ein Krebsmittel mit dem Namen Herceptin. Das neu entwickelte Medikament soll in der Lage sein, den HER2-Antennenwald auf der Krebszelle zum Schweigen zu bringen. Je mehr Antennen, desto besser kann es wirken. Herceptin kann die vielen Fühler auf der Außenhaut zwar nicht vernichten, sie aber lahmlegen. Zum Teil wenigstens und für einige Zeit.

So lange, bis sich die Krebszelle einen neuen Trick zum Überleben ausgedacht hat.

Immer mehr Bedeutung für die Erklärung und Behandlung von aggressivem Brustkrebs kommt einem Gen zu, das den Namen c-erbB2 oder HER2 trägt. Diesem Gen untersteht ein ganzes Netzwerk von Signalen, die zwischen den Zellen ausgetauscht werden.

Sind zu viele dieser Gene im Inneren und der dazugehörigen Eiweißstoffe auf der Außenhaut der Brustkrebszelle vorhanden, handelt es sich um eine Form von Krebs, die schnell Tochtergeschwülste (Metastasen) bildet.

Auch bei Magen-, Darm-, Lungen- und Eierstockkrebs, bei bösartigen Erkrankungen der Bauchspeicheldrüse, der Prostata und der Speiseröhre ist dieses ansonsten harmlose Merkmal einer normalen Zelle im Übermaß zu finden.

»Bei diesem aggressiven Tumortyp wirken selbst hoch dosierte Chemotherapien nicht«, sagt HER2-Experte Michael Untch vom Klinikum Großhadern. »Solche Zellen reagieren auch schlecht auf Hormonblocker, besonders auf Tamoxifen.«[17,18]

»Die Bestimmung dieses Gens ist heute nicht nur ein wichtiges Werkzeug geworden, um das Risiko von Brustkrebspatientinnen richtig einzuschätzen, sondern auch die Therapie richtig zu planen«, sagt Professor Wolfgang Eiermann, Leiter der Frauenklinik vom Roten Kreuz in München. »Das Tumorgewebe von Frauen mit Brustkrebs sollte daher routinemäßig bereits nach der Operation auf das Vorhandensein von HER2 getestet werden.«[19]

In Deutschland erkranken jedes Jahr rund 15 000 Patientinnen an diesem Tumortyp. Der deutsche Genforscher Axel Ullrich aus München hat in Zusammenarbeit mit dem amerikanischen Krebsarzt Dennis Slamon aus Los Angeles eine neue Form der Krebstherapie zur Behandlung von Brustkrebs mit einem HER2-Merkmal entwickelt.[20] Der Antikörper Herceptin unterbricht die fehlerhafte Kommunikation der Brustkrebszelle und verzögert für einige Zeit die Weiterentwicklung von Metastasen. Die Bildung von Hirnmetastasen kann dadurch jedoch nicht verhindert werden, da Herceptin nicht in der Lage ist, die Blut-Hirn-Schranke zu überwinden.

»Neueste Forschungen zeigen, dass bei HER2-positivem Brustkrebs auch eine ganze Reihe anderer Zellgifte in Verbindung mit Herceptin wirksamer zu sein scheinen als allein, wie jetzt Laborversuche beispielsweise mit Vinorelbine und Carboplatin gezeigt haben«, sagt Michael Untch.[21]

Besonders brisant wird es, wenn sich die beiden Mitglieder aus derselben Familie, der Rezeptor für den epidermalen Wachstumsfaktor (EGF-R) und HER2, verbünden. Sind beide Faktoren auf Brustkrebszellen zu finden, verdoppelt sich auch die Gefahr eines Rückfalls. Dr. Burkhard Brandt vom Institut für Klinische Chemie

der Universität Münster konnte beobachten, dass Brustkrebszellen mit dieser zweifachen Ausstattung verstärkt die Fähigkeit besitzen, aus der Blutbahn auszubrechen und in Gewebe einzudringen.[22]
HER2 ist erst der Anfang. Die Großfamilie, zu der diese vier Eiweißstoffe gehören, ist dabei, zur Zielscheibe neuer Antikörper zu werden.

Im Kern und auf der Haut von Brustkrebszellen gibt es viele weitere Merkmale: Spuren der teuflischen Überlebensstrategien von Krebs. Es sind fehlgebildete und fehlgesteuerte Gene, tausende von Eiweißstoffen oder Mini-Substanzen, die sich im Zellinneren mit ihren Wachstumssignalen oder Bremssignalen zur falschen Zeit einschalten oder ausschalten, durch falsche Signale wiederum andere Eiweißstoffe zum Amoklauf verführen oder mit in den Untergang reißen und die Zelle in das Krebs-Chaos stürzen.

Zur Trickkiste von Brustkrebs gehört ein umfunktionierter Eiweißstoff. Er heißt Suppressorprotein p53. Dieser unterdrückende Eiweißstoff, wie der Name sagt, ist nach dem für die Zellteilung zuständigen Gen p53 benannt. Läuft bei der Teilung der Zellen nicht alles so, wie es laufen sollte, tritt dieses Gen auf die Zellteilungsbremse und setzt ein rettendes Selbstmordprogramm unter den fehlerhaften Zellen in Gang. Doch häufig verändert es sich im Laufe einer Krebsentwicklung und mit ihm auch sein Botschafter, der für die Kontakte zu den anderen Zellen zuständig ist: der Eiweißstoff p53. Die Folge: Der kaputte Eiweißstoff kann nicht mehr dafür sorgen, dass Zellen absterben, wenn sie außer Kontolle geraten. Der Krebs hat freie Bahn. Auch eine Chemotherapie können p53-Krebszellen lässig verkraften. Sie sterben nicht ab, wie sie sollten. Sie bleiben am Leben.

Ich muss doch wissen, ob mein p53-Gen Schaden genommen hat und wie viel von seinem Eiweißstoff auf meinem Tumorgewebe zu finden ist.

»Wir wissen«, sagt der amerikanische Krebsforscher Robert A. Weinberg, »dass p53 einen entscheidenden Hinweis für die Prognose liefern kann, welche Arten von Tumorzellen auf eine Chemotherapie mit der Aktivierung ihres eingebauten Selbstmordprogramms reagieren werden. Zellen, die noch normale Kopien des p53-Tumorsuppressor-Gens enthalten, neigen dazu, rasch auf eine Chemotherapie anzusprechen und in großer Zahl abzusterben. Zellen, die bereits mutierte Versionen des Gens enthalten, scheinen relativ unberührt von dem Medikament zu bleiben. Damit wird vielleicht eine Krebstherapie möglich, die auf einen bestimmten Tumor maßgeschneidert ist.«[23]

»Ich freue mich«, schreibt Ende Oktober Professor Hoffmann, »dass es Ihnen gut geht und Sie sich aktiv, sachkundig und realistisch mit der Krankheit auseinander setzen. Wie ich in dem damaligen Gespräch ausgeführt habe, bin ich zu jeder mir möglichen Hilfestellung gerne bereit.«

Realistisch. Was er damit meinen mag? Vermutlich, dass es gut sei, wenn ich wüsste, wie ernst es um mich bestellt ist.

Das Wort realistisch kriecht in meine Seele, deren Tore sperrangelweit für die Angst geöffnet sind. Für den Zweifel. Für die Verzweiflung. Für Misstrauen. Für den vollkommenen Verlust von Sicherheiten.

Ich denke an das kleine Zimmer des Pathologie-Professors im Erdgeschoss des Regensburger Klinikums und an den Besuch bei ihm. Das Aquarell aus Tumorzellen unter dem Mikroskop taucht wieder auf in der Erinnerung: blassblau, violett, rot und rosa, mit seepferdchenförmigen Inseln dazwischen.

Die vom Frauenarzt empfohlenen Untersuchungen könnten mit sicherer Aussagekraft leider nur kurz nach der Operation im frischen Tumorgewebeextrakt gemacht werden, teilt mir der Pathologe mit. Die anderen biologischen Risikofaktoren würde er gerne aus einem der verbliebenen Gewebeschnitte bestimmen, die jetzt in Wachs eingebettet sind und aufbewahrt werden.

Der Brief liegt in Reichweite. Wenn mich die Angst überfällt, diese blinde Angst, greife ich danach, lese nur den einen Satz und fühle Erleichterung: »… ich bin zu jeder mir möglichen Hilfestellung gerne bereit.«

Der Gedanke, dass der Hüter meines Tumors hinter mir steht, ist wie ein Netz, das sich ausspannt unter dem Seil, auf dem ich gehe.

Diesmal ist Peter mitgekommen. Wir sitzen im Zimmer von Professor Schiller im Augsburger Zentralklinikum. Früh am Morgen hat er sich Zeit für uns genommen.

Er ist ein Mann in meinem Alter, mit einem Grübchen im Kinn, das man energischen Menschen nachsagt. Er wirkt elegant, feinnervig und konzentriert. Ich versuche, ihn mir mit dem blauen Werkzeugkasten meines Onkologen in einem Chemotherapieraum vorzustellen; es gelingt mir nicht.

Sachlich zählt er uns meine Risiken und meine Chancen auf, ohne zu beschwichtigen. Sagt, dass die Forscher ständig neue Merkmale in Brustkrebsgeweben ausfindig machen würden, die für sich beanspruchen, Aufschluss über das Risiko eines Rückfalls zu geben. Aber es sei alles noch im Fluss.

Er bestätigt, dass meine Chemotherapie nach heutigem Wissen der Standard sei. Ein paar Monate nach Abschluss der Behandlung dürfe ich mich gerne wegen einer Knochenmarkpunktion bei ihm melden.

»Und forschen Sie nicht zu viel, sonst verpassen Sie noch das Leben«, sagt er am Ende des Gesprächs. Ich könne genauso gut 95 Jahre alt werden wie alle anderen Menschen auch.

Vielleicht hat Professor Schiller Recht. Vielleicht sollte ich mir wirklich nicht so viele Gedanken machen. Vielleicht sollte ich einfach nur leben. Auf einer Wolke der Hoffnung fahre ich über die Rolltreppe in die große Eingangshalle des Klinikums hinunter.

Und dabei möchte ich nur 81 werden. Aber das in jedem Fall.

Bis zur dritten Chemotherapie hatte sie durchgehalten. Und kam pünktlich, wie immer. Wie ein Lebenszeichen von innen. Wie ein Zeichen, dass es weitergeht. Jetzt ist meine Periode weggeblieben.

Es war ihr wohl zu viel geworden, das ganze Gift. Jetzt hat sie sich zurückgezogen.

Nie konnte ich verstehen, warum meine italienischen Mitschülerinnen so verächtlich über sie sprachen; sagten, dass sie wieder einmal »ihre Sachen« bekommen hätten. Sie war keine Sache, sie war meine Periode und damit auch ein Stück meiner Weiblichkeit.

Vielleicht lag es daran, dass ich beim ersten Mal einen Blumenstrauß von meinem Vater geschenkt bekam und wir alle in ein Restaurant zum Essen gingen. Großeltern, Eltern, meine Schwester und ich.

Jetzt bin ich eine Frau ohne Periode. Es ist ein seltsames Gefühl, plötzlich älter als meine Schwester zu sein. Nicht mehr das Nesthäkchen zu sein. Als Kind hatte ich mir manchmal gewünscht, die Große, die Ältere zu sein, wir waren oft Konkurrentinnen gewesen.

Jetzt bin ich alt geworden.

Ein großer Teil der günstigen Wirkung von Chemotherapie ist bei jungen Brustkrebspatientinnen vor allem auf die damit verbundene künstlich herbeigeführte Ausschaltung der Eierstöcke zurückzuführen. In einer groß angelegten Studie mit 1045 österreichischen Frauen konnte der Wiener Chirurg Professor Raimund Jakesz nachweisen, dass Patientinnen mit hormonsensiblen Brustkrebszellen, bei denen die Monatsblutung aufgrund einer adjuvanten Chemotherapie mit CMF für immer ausblieb, weniger Rückfälle bekamen und auch insgesamt länger lebten.[24] Vor allem das C (Cyclophosphamid) von CMF gilt als Eierstock-Bremse.

Gab man den Patientinnen von vornherein statt Chemotherapie eine Kombination aus Zoladex und Tamoxifen, zwei Medikamente, die einerseits die Produktion der Eierstöcke lahmlegen und andererseits die Östrogen-Antennen im Körper blockieren, sah das Ergebnis sogar noch besser aus als nach einer Behandlung mit sechs Zyklen CMF.

Diese Erkenntnis wurde inzwischen von mehreren anderen Studien bestätigt.[25,26]

Am liebsten gehe ich ohne Prothese, bin sichtbar einseitig. Sehe nicht ein, warum ich etwas vortäuschen sollte, das nicht mehr da ist. Ich möchte meinen Schmerz nicht abpuffern mit einem Ding aus rosarotem Gummi über meinem Herzen. Dieses Feld der Verletzlichkeit soll den Schutz, aber auch den Raum bekommen, der ihm zusteht.

Ich könnte es in die Welt hinausschreien, dass ich Brustkrebs habe. Dass ich die Fünfundvierzigtausendachthundertzweiundachtzigste in diesem Jahr in Deutschland bin und eine von einer Million neu erkrankten Frauen in der Welt.

Die Selbsthilfegruppe trifft sich in der Geschäftsstelle des »Verbandes der Kriegs- und Wehrdienstopfer, Behinderten und Rentner Deutschlands«. An jedem zweiten Dienstag im Monat, um 17 Uhr. Dort suche ich nach Frauen, die mein Schicksal teilen. Die mehr wissen wollen und notfalls auch unbequem sind. Die ihre Umwelt mit ihrer Not behelligen. Beunruhigen. Die dafür kämpfen, dass sich etwas ändert. Nach drei, vier Treffen verabschiede ich mich wieder. Ich finde sie nicht, in dieser Gruppe jedenfalls nicht. Es wird sie geben. Wo sind sie? Vermutlich Einzelkämpferinnen, irgendwo verstreut in der Republik.

Wir sollten uns unbedingt finden.

»Von den Ärztevertretungen und auch von den nationalen Krebsgesellschaften geht leider viel zu wenig Druck aus«, sagt Frauenarzt Michael Untch aus dem Klinikum Großhadern. »Jetzt müssen die Patientinnen Druck machen. Druck auf die Gesundheitspolitiker, mehr Geld für Vorsorge und Forschung zur Verfügung zu stellen. Druck auf die forschende Industrie, kreativer zu forschen. Druck auf die Arzneimittelzulassungsbehörden, schneller und unbürokratischer die Zulassung neuer Krebsmedikamente zu genehmigen. Druck auf die Universitäten, das Wissen rascher in die klinische Anwendung umzusetzen.«[27]

Seit sich aktive Brustkrebspatientinnen in Amerika zur »National Breast Cancer Coalition Group« zusammengeschlossen und in zahlreichen Aktionen auf sich aufmerksam gemacht haben, ist der Gesamtetat des Landes für Brustkrebsforschung von jährlich 90 Millionen auf fast 700 Millionen Dollar emporgeschnellt.

Wir Frauen mit Brustkrebs müssen unsere Not wenden. Und das so schnell wie möglich. 70 000 Brustkrebstote jedes Jahr in Europa, davon 18 000 Frauen allein in Deutschland, und rund 400 000 auf der ganzen Erde, das sind zu viele Tote.

Es ist schade, dass die Not von Brustkrebspatientinnen und die Notwendigkeiten von Wissenschaftlern so weit auseinander klaffen.

Bis ein neuer Krebswirkstoff als Arzneimittel in der Apotheke verkauft wird, dauert es Jahrzehnte. Er muss einen harten Probelauf (Arzneimittelprüfung) hinter sich bringen.

Bis neuartige Behandlungsprinzipien sich im Vergleich zu den bestehenden als wirksamer oder unwirksamer erweisen (Therapieoptimierungsprüfung), vergehen Jahre.

Arzneimittelbehörden und klinische Forscher haben viel Zeit und eiserne Gesetze. Zur Sicherheit der Patientinnen. Doch wenn es um das eigene Überleben geht, wird dieses Eisen zu einer Fessel aus Blei.

5. Leben Patientinnen, die an Studien teilnehmen, länger?

Ein fester Ablauf regelt die Prüfung neuer Strategien gegen Brustkrebs.

Ich musste mich erst kundig machen, was hinter den Begriffen Phase I, Phase II, Phase III und Phase IV steckt und wie eine klinische Studie funktioniert.

Viel versprechende Mittel im Kampf gegen Brustkrebs müssen erst in Studien geprüft und mit anderen verglichen werden.

Studien sind ein Härtetest für die Hoffnung.

Patientinnen, die an Tests für die Forschung teilnehmen, sind keine Versuchskaninchen, sondern Pionierinnen. In Amerika gehören Studien zum Klinikalltag. Vor dem Beginn der Behandlung müssen die daran interessierten Frauen durch ihre Unterschrift bestätigen, dass sie freiwillig an einer Studie teilnehmen, deren Ausgang noch offen ist.

In einem Schreiben, Protokoll genannt, werden Sinn und Zweck, Nebenwirkungen und der genaue Ablauf des Forschungsvorhabens dargestellt. Denn für jede Prüfung dieser Art wird ein ausgeklügelter Plan (»Studiendesign«) entworfen, der das Behandlungsziel festlegt und beschreibt, welche Patienten-gruppe in welcher Krankheitsphase für welchen Zeitraum in die Studie aufgenommen wird. Es gibt eine Versicherung gegen Spätfolgen und die Garantie, jederzeit aus einer Studie ausstei-gen zu können.

Ein großer Anteil von so genannten Drittmitteln für die klinische Forschung in Deutschland kommt von der oft zu Unrecht gescholtenen Pharmaindustrie.

Größter privater Förderer von Therapiestudien in Deutschland ist die Deutsche Krebshilfe e.V.

Rund eine Million Klinische Studien wurden seit 1945 weltweit durchgeführt. Bei einem Drittel dieser Studien wurden keine Ergebnisse veröffentlicht. »Schlechte Ergebnisse werden damit ausgeblendet. Das kostet in der Konsequenz Menschenleben«, sagt Dr. Gerd Antes vom Deutschen Cochrane Zentrum, Freiburg, das sich mit beweisgestützter (evidenzbasierter) Medizin beschäftigt. Deshalb fordern zunehmend auch die Subjekte der Forschung, die Patientinnen selbst, eine gesetzliche Verpflichtung zur öffentlichen Ausschreibung, Registrierung und Veröffentlichung sämtlicher Therapiestudien in Deutschland.

»Das Fehlen guter Strukturen für Studien in Deutschland ist der Grund, warum inzwischen 70 Prozent der führenden internationalen Arzneimittelhersteller ihre klinischen Studien in anderen Ländern machen, wo es besser geschultes Personal und bessere Rahmenbedingungen gibt als bei uns«, sagt Professor Klaus-Michael Debatin, Ärztlicher Direktor der Universitäts-Kinderklinik, Ulm. »Das muss sich dringend ändern.«[28]

Bevor alte und neue Behandlungsprinzipien miteinander verglichen werden, müssen erst Erfahrungen mit einem einzelnen Brustkrebsmedikament gewonnen werden. Das geschieht in den vier üblichen Testphasen einer Arzneimittelprüfung, wenngleich eine scharfe Abgrenzung der einzelnen Prüfschritte untereinander nicht immer möglich ist.

Sind die verschiedenen vorklinischen Laborversuche (Präklinischen Studien) Erfolg versprechend verlaufen, kann in einem ersten Schritt (Phase-I-Studie) die Verträglichkeit des Krebsmittels an einer kleinen Gruppe von Patientinnen getestet werden. In dieser Phase versucht man festzustellen, in welchen Mengen das neue Medikament am besten gegeben werden sollte und wie es vom Körper aufgenommen und wieder ausgeschieden wird.

In einer zweiten Erprobungsstufe (Phase-II-Studie) wird die als optimal ermittelte Dosierung und Verträglichkeit der neuen Arznei weiter geprüft. Die klinischen Forscher wollen jetzt herausfinden, wie der neue Stoff gegen Brustkrebs wirkt.

In einem dritten Moment (Phase-III-Studie), der für die Zulassung des Arzneimittels entscheidend ist, muss die neuartige Methode ihre Wirksamkeit bei einer größeren Anzahl von Patientinnen (zwischen hundert und tausend) unter Beweis stellen. Und nicht nur das: Sie wird auch mit der bisherigen allgemein anerkannten Behandlung (Standardtherapie) verglichen. Dazu werden verschiedene Gruppen gebildet, die unterschiedliche Behandlungen bekommen. Erst wenn der Beweis erbracht ist, dass die neue Strategie den bewährten Behandlungen überlegen ist, darf die neue Waffe gegen Brustkrebs bei allen Frauen eingesetzt werden.

Nach Zulassung des Medikaments werden in einem vierten Studienvorhaben (Phase-IV-Studie) nochmals Wechselwirkungen mit anderen Medikamenten und seltenere Nebenwirkungen beobachtet, die bei den vorangegangenen Probeläufen noch nicht offensichtlich wurden.

Eine Phase-II-Studie dauert rund fünf Jahre. »Das ist ein Zeitraum, den ich bei der Flut von neuen Krebswirkstoffen und ihrer Kombinationen untereinander für äußerst problematisch halte«, sagt der gynäkologische Onkologe Dr. Christian Kurbacher, Oberarzt an der Universitäts-Frauenklinik Köln. »Die Industrie verschleudert extrem viel Geld, es treibt die Preise der Medikamente in die Höhe, wir verlieren zu viel Zeit, bis wir den Patientinnen wirksamere Therapien zur Verfügung stellen können, weil wir erst auf die Ergebnisse warten müssen; und vor allem, wir verlieren Patientinnen.«[29] »Das Problem ist, dass es in den letzten 20 Jahren für Krebskranke nichts anderes gab als Zellgifte, Strahlentherapie und Hormontherapie. Und darauf waren diese Phasen aufgebaut«, sagt Dr. Joachim Drews, der in der Freiburger Klinik für Tumorbiologie die erste deutsche Studie mit einem Medikament zur Hemmung der Blutversorgung von Krebszellen (Angiogenese-Hemmer) betreut. »In den nächsten fünf Jahren werden so viele neuartige Therapieansätze klinisch erprobt werden, dass vermutlich für jeden Ansatz ein eigenes Konzept entwickelt werden muss.«[30]

Beim Vergleich von neuen Therapien mit bereits bestehenden Behandlungsmethoden werden die Teilnehmerinnen so ausgewählt, dass diese Auswahl möglichst neutral zu Stande kommt. Patientinnen werden dafür nach dem Zufallsprinzip (Randomisation) ausgesucht. Oft wird auf ein Losverfahren zurückgegriffen. Die erste Gruppe bekommt die neue Behandlung, die zweite die bisher übliche, eine dritte Gruppe manchmal ein Scheinmedikament, Placebo genannt. Dann spricht man von Placebokontrolle.

Wissen weder die Auswählenden noch die Auswerter der Studie, weder der behandelnde Arzt noch die Patientinnen, wer die experimentelle und wer die bisher übliche Behandlung bekommen hat, spricht man von einer Doppel-Blind-Studie. Wenn es sich um ein viel versprechendes Medikament handelt, ist es manchmal schwierig oder ethisch nicht vertretbar, Patientinnen ein solches Studienkonzept anzubieten.

Der weitere (»prospektive«) Krankheitsverlauf von Studienteilnehmerinnen wird nach Abschluss der Behandlung über viele Jahre beobachtet. Weniger aufschlussreich sind die Folgerungen, die durch die rückblickende (»retrospektive«) Betrachtung des Krankenschicksals von ausgewählten Patientinnen für die Wirkung von Therapien oder Krebsmedikamenten gezogen werden.

Findet die Studie an mehreren Behandlungszentren gleichzeitig statt, spricht man von einer »multizentrischen« Studie.

Zum Schutz von Patientinnen gibt es bei der Planung und Durchführung von klinischen Studien Leitlinien, die unter dem Begriff »Good Clinical Practice« (Gute Klinische Praxis) zusammengefasst sind.

Bevor eine neue Behandlung erprobt wird, muss die dafür zuständige Ethikkommisssion eingeschaltet werden. In einem langwierigen Verfahren entscheidet sie vorher über den Entwurf einer Studie und wacht darüber, dass die Interessen der Patientinnen nicht verletzt werden.

Sind alle von der Naturwissenschaft geforderten Voraussetzungen für eine Therapiestudie auf einmal gegeben, kommt ein Wortwurm mit folgendem Namen heraus: »Multizentrische prospektiv randomisierte doppelblinde placebokontrollierte Studie zur Prüfung der Effizienz und Verträglichkeit von …«

»Der doppelblinde, randomisiert kontrollierte Versuch, der noch immer als Goldstandard gilt, hat bedeutende Schwächen«, sagt der Ulmer Medizininformatiker Dr. Ulrich Bothner, an der amerikanischen Utah-Universität in Salt Lake City tätig. Das medizinische Wissen verdoppelt sich alle fünf Jahre. Für Bothner steht fest, dass »die wissenschaftliche Medizin möglicherweise das Ende dieses lange gültigen experimentellen Dogmas erreicht« hat.

»Medizinisches Wissen ist nicht statisch«, sagt er. »Resultate langwieriger klinischer Studien sind oft schon bei deren Veröffentlichung durch technologische Veränderungen in Diagnostik und Therapie veraltet. Die zunehmende Anwendung umfassender klinischer Datenbanken und eine universell zugängliche elektronische Patientenakte können eine wissenschaftliche Revolution und einen Paradigmenwechsel bewirken.«[31]

Einen Weg durch den Informationsdschungel könnte auch die Einrichtung eines »Wissensservers« in allen Kliniken und Arztpraxen weisen. Aus Anlass der 44. Jahrestagung der Deutschen Gesellschaft für Informatik, Biometrie und Epidemiologie in Heidelberg stellte der Biometriker Dr. Reinhold Haux erstmals ein nutzerfreundliches Computersystem vor, das helfen soll, medizinisches Wissen rund um die Uhr in gut aufbereiteter Form abzurufen und schwierige Therapieentscheidungen zu erleichtern.[32]

Brustkrebskranke Frauen, die an klinischen Studien teilnehmen, leben länger, heißt es. Das komme daher, vermutet man, weil sie unter besserer Beobachtung stehen.

Brustkrebskranke Frauen scheuten sich, an Studien teilzunehmen, aus Angst, Versuchskaninchen zu sein, heißt es. Doch viele Patientinnen in Deutschland wären bereit, bei qualitativ hochwertigen, zukunftsweisenden Behandlungsstudien mitzumachen, wenn sie davon wüssten.

Die deutsche Studienlandschaft ist zu zerklüftet; zu undurchsichtig für Patientinnen mit Brustkrebs. Es gibt verwirrend viele Studiengruppen, die sich mit dem Thema Brustkrebs beschäftigen: DGHO, NOGGO, AGO, AIO, ARO, GABG. Noch sind wir weit entfernt vom amerikanischen Vorbild, wo Patientinnen sich per Mausklick im Internet über die neuesten Studien in den Krebszentren des Landes informieren können; alles erfahren über die Voraussetzungen für eine Studienteilnahme, einschließlich Ansprechpartner, Fax und Telefon. Mit einem »Deutschen Krebsstudienregister« (www.studien.de) will die Deutsche Krebsgesellschaft in Frankfurt Krebskranken und Ärzten im Internet mehr Überblick verschaffen. Bis dahin müssen Patientinnen von Webseite zu Webseite springen und sich mühsam die Studienangebote einzelner fortschrittlicher Kliniken oder Fachgesellschaften in Deutschland zusammensuchen.

Wenn Transparenz an die Stelle von Herrschaftswissen tritt, wenn nicht mehr um Brustkrebspatientinnen, sondern für sie gekämpft wird, wenn die damit betrauten Spezialisten aus ihrer Vereinzelung heraustreten, wenn eine Brücke zwischen Helfern und Hilfe Suchenden geschlagen wird, hat Brustkrebs eine Chance weniger.

»Problemorientierte klinische Krebstherapiezentren« nach dem Beispiel der fachübergreifenden amerikanischen »Clinical Cancer Centers« könnten nach Ansicht von Professor Jörg Rüdiger Siewert, Chef der Chirurgischen Klinik des Klinikums Rechts der Isar der Technischen Universität München, einen Ausweg darstellen, »die unzureichende Situation für die klinisch-onkologische Forschung in Deutschland zu verbessern«. Diesen angegliedert müssten »klinische Studienzentren« sein, die »die organisatorische Infrastruktur für klinische Studien und Prüfungen zur Verfügung stellen und die zeitgerechte Durchführung bis hin zur Publikation derartiger klinischer Studien sicherstellen«.

Bisher blieben solche Vorschläge »in der Diskussion außen vor«, sagt Siewert, »weil die Diskutanten vorwiegend an der Sicherung ihres Besitzstandes interessiert sind und nicht am medizinischen Fortschritt«.[33]

Viele Brustkrebsstudien zu brennenden Fragen kommen in Deutschland viel zu schleppend zu Stande, weil die nötige Anzahl von Teilnehmerinnen fehlt, heißt es. Doch leider dümpeln viel zu viele kleine Studien mit derselben oder einer ähnlichen Fragestellung vor sich hin. Leider gibt es viel zu viele Kämpfe um Vorherrschaft unter den deutschen Studiengruppen. Leider sind fachübergreifende Krebstherapiezentren, an denen eine lückenlose und optimale Behandlung von Brustkrebspatientinnen unter Studienbedingungen erfolgt, rar und groß angelegte Studienprojekte mit anderen europäischen Ländern die Ausnahme.

Wenn Markt- und Machtkämpfe wichtiger sind als Patientinnen, wenn onkologische Kirchturmpolitik die Not der Betroffenen aus den Augen verliert, hat der Brustkrebs eine Chance mehr.

»Im Vergleich zu den nicht nur wissenschaftlich äußerst erfolgreichen Vereinigten Staaten von Amerika nutzen die europäischen Staaten die Möglichkeit der Zusammenarbeit zu wenig«, sagt Professor Lothar Weissbach, ehemaliger Präsident der Deutschen Krebsgesellschaft, die mit rund 4500 Mitgliedern die größte wissenschaftlich-onkologische Fachgesellschaft in Deutschland ist. »Der Hang zum nationalen Einzelgängertum ist umso mehr zu bedauern, als in den verschiedenen Ländern durchaus Modelle existieren, von denen wir lernen könnten.« Außerdem böten, so Weissbach, »die schwierigen und aufwändigen, aber dafür hochwertigen multizentrischen Studien wenig Raum für Veröffentlichungen mit einer Erstautorenschaft, was für die eigene Karriere nicht förderlich ist«.[34]

»Ich habe schon mit Engelszungen auf Mediziner eingeredet, damit sie an einem Strang ziehen und sich auf gemeinsame Studienkonzepte einigen«, weiß die Statistikexpertin Dr. Claudia Schmoor aus praktischer Erfahrung. Sie betreut rund fünfzehn Brustkrebsstudien am Institut für Medizinische Biometrie und Medizinische

Informatik des Klinikums der Albert-Ludwigs-Universität Freiburg.[35]

»Bisher haben die nationalen wissenschaftlichen Gesellschaften nur eine Rolle als Mauerblümchen gehabt und besaßen international gesehen keine durchschlagende Bedeutung«, sagt der Pathologieprofessor Manfred Dietel, Charité Berlin. »Dies wird sich künftig nicht ändern, eher noch verstärken«, prophezeit er, »sodass eine grundlegende Neuorientierung in einem effektiven europäischen Verbund ohne egoistische Länderinteressen notwendig erscheint.«[36]

Verglichen mit den USA hat ein forschender Onkologe in Deutschlands Kliniken weniger als die Hälfte der Zeit für die Wissenschaft zur Verfügung.

Zwei neue Einrichtungen der Deutschen Krebsgesellschaft sollen künftig die Weiterentwicklung von Krebstherapien in Deutschland verbessern:

Das »Studienhaus Onkologie« hat die Aufgabe, durch gezielte Fortbildung von Ärzten und Pflegepersonal für mehr Qualität bei der klinischen Prüfung von Therapien und Arzneimitteln zu sorgen. Erfolgreiche Behandlungsmethoden sollen dadurch schneller alle Krebskranken in Deutschland erreichen.

Um den medizinischen Fortschritt bei knappen Ressourcen auch finanziell besser absichern zu können, hat die Deutsche Krebsgesellschaft im Verbund mit der Deutschen Krebshilfe, den Krankenkassen und den Gesundheitsbehörden ein »Clearing house« geschaffen. Dieses Instrument soll klären, wie Therapievorhaben zur Verbesserung der Patientenversorgung am sinnvollsten in den klinischen Alltag umgesetzt werden können.

Inzwischen kenne ich sie schon. Kann sie ausmachen in Menschenansammlungen. Mit den Augen der Betroffenheit, der Angst und der Solidarität. Meine Blicke suchen sie geradezu, diese Frauen, die ich meine »Onko-Schwestern« nenne. Wenn ich durch Bahnhofshallen laufe oder im Kino sitze oder durch Fußgängerzonen gehe, schaue ich mich um. Halte Ausschau nach diesen jungenhaften Sommerfrisuren mitten im Herbst, die nur ein Konzept haben: dass die Haare, meist in Locken, wieder zu wachsen beginnen nach einer Chemotherapie. Oder sie tragen noch Perücken. Dann sind die Gesichter unter den Perücken noch müde und bitter vor Anstrengung. Man sieht keinen Haaransatz im Nacken und keine Kopfhaut durch die Kunststoffhaare schimmern, die stets in tragischer Tadellosigkeit auf dem Kopf der Trägerin sitzen.

Der ICE nach München hat Verspätung. Ich vertreibe mir die Zeit mit Beobachten. Auf dem Poster am Bahnsteig gegenüber lädt prallbrüstig die Zigarettenfrau zum »Taste it« ein.

Eine Frau kommt die Treppe herauf, bleibt zwischendurch stehen, um zu verschnaufen. Dann stellt sie sich zum Warten neben mich. Als hätte sie den Krebs gerochen.

Sie hat eine Perücke auf dem Kopf und das übliche müde Chemotherapiegesicht. In ihrer halb geöffneten Reisetasche sehe ich ein Stoffmuster, typisch für Morgenmäntel. Vielleicht ist sie auf dem Weg in eine Klinik.

Natürlich könnte sie auch Darmkrebs oder Eierstockkrebs haben, überlege ich mir. Ich weiß nicht, warum ich weiß, dass sie Brustkrebs hat. Die Deckhaare ihrer Perücke sind aprikotfarbene Strähnchen, die Nackenhaare etwas dunkler. Vermutlich hat das Kortison, als Beigabe zur Chemotherapie, ihre Wangen so glatt gemacht. Nur die lila Schatten unter ihren Augen und ein Rest von Doppelkinn, das als Haut vom Unterkiefer herunterhängt, lassen mich wissen, dass diese Frau in diesen Wochen sich auf der Straße des Giftes fortbewegt.

Was ist los mit uns Frauen in den Industrienationen? Warum erkranken immer mehr Frauen an Brustkrebs? An einem zentralen Organ, das Symbol des Nährenden, Symbol des Weiblichen, Symbol des Lebens ist?

Unsere Brüste sind bedroht. Von Umweltgiften, Hormonen von innen, Hormonen von außen und einem rasanten Lebensstil. Unsere Brüste sind zu Endlagerstätten von immer mehr Schadstoffen geworden, mit denen sie fertig werden müssen. Es ist, als wäre eine stille Revolution unter den Brüsten ausgebrochen, die sich weigern, so weiterzumachen wie bisher.

Ein Windstoß kommt. Mit beiden Händen greift sich die Frau in ihre Nackenhaare.

Sie tragen ihre Blattlosigkeit mit Würde und der Weisheit, dass es auch einen Frühling gibt. Die Bäume im Park, durch den ich gehe, sind kahl geworden. Der vierte Zyklus Chemotherapie fällt in den Totenmonat. Die fünfte Runde ist während einer Kur in einer Klinik in Freiburg angesetzt. Die sechste Attacke auf versprengte Tumorzellen wird eine Woche vor Heiligabend sein.

Gehen Sie so viel wie möglich an die frische Luft, hatte mir Frau Lux, die Assistentin des Onkologen, am Anfang der Behandlung eingeschärft.

Ich mache mich zu Fuß auf den Weg zum Bahnhof, zur vierten Chemotherapie. Von ferne höre ich die Straßenbahn, die um die Domkurve fährt, dann das Glockenspiel vom Perlachturm, das blechern die ausgeleierte Melodie aus Mozarts Don Giovanni hämmert: Reich mir die Hand, mein Leben.

Wo bist du geblieben, mein Leben? Ich spüre dich nicht. Bist du abgesackt, irgendwo zwischen Strahlen und Giften? Ist mein Tod bereits vorprogrammiert, unsichtbar abgelegt, im Systemordner meiner Zellen?

Ich sitze immer etwas abseits und kann dennoch den ganzen Raum mit den Patienten überblicken. Inzwischen habe ich einen festen Platz im Chemotherapieraum. Das Wort Chemo ist zwar kürzer, dem Ernst jedoch nicht angemessen. Es klingt verharmlosend, anbiedernd, fast ein wenig wie Verbrüderung mit Gift. Ich möchte bei Chemotherapie bleiben.

Den rechten Arm ausgestreckt, warte ich, bis ich angelegt werde. So heißt im Sprachgebrauch der Krankenschwestern der Anschluss einer Vene an Infusionsflaschen, die von Chromständern herunterbaumeln und Gift spenden. Zum Schluss werde ich immer abgestöpselt. Angelegt und abgestöpselt.

Im schwarzen Sessel neben mir hat eine Frau Platz genommen. Ich versuche, Blickkontakt mit ihr aufzunehmen. Sie lehnt sich zurück, schließt die Augen, wartet, hoffnungslos unter einer rötlichen Kunsthaarperücke, bis sie angelegt wird. Warum müssen Perücken so matt sein? Könnten sie nicht glänzen, wie gesunde Haare glänzen? Vielleicht stellvertretend glänzen für ihre Trägerinnen und ein wenig frech wirken? Warum muss der Scheitelpunkt so tief liegen, dass es den Anschein hat, als wüchsen die Haare aus der Stirne heraus? Nur die junge Frau neben der Türe aus Glas hat eine glänzende Perücke. Wie Lametta bewegen sich die Haare bei jeder Kopfbewegung hin und her. Wie gut, dass es auch solche Perücken gibt.

Meine Augen wandern durch den Raum, von Gesicht zu Gesicht. Einige Menschen dösen, andere unterhalten sich. Niemand kommt auf die Idee, aufzuspringen und zu schreien: Hilfe, ich habe Hirnmetastasen. Oder: Ich will verdammt noch mal nicht krepieren an diesem elenden Krebs. Stattdessen die lammfromme Ergebenheit an das lebensnotwendige Gift.

Mir schräg gegenüber sitzt ein älterer Mann, der bald zum Abstöpseln bereit sein wird. Seine Frau steht neben ihm, prüft von Zeit zu Zeit den Pegel der gelben Flüssigkeit in der Flasche, der immer schneller absinkt. Der Onkologe sitzt auf seinem Hocker, den blauen Werkzeugkasten zur Rechten, und legt gerade einen neuen Patienten an. Die Arzthelferin kommt herein, teilt dem älteren Mann mit, dass der Sohn nicht zum Abholen kommen könne, weil der Marder schon wieder die Bremsschläuche vom Auto durchgebissen habe. Einige der Mitpatienten im Raum lachen. Andere sind zu müde dazu. Der Mardermann spricht in die Runde und lässt seinen Unmut darüber aus, dass der Nager sich nun schon zum dritten Mal an den Bremsschläuchen seines Wagens vergriffen habe. Da hebt der Onkologe kurz seinen Kopf, schaut zum Mardermann hinüber und sagt: »Geben Sie ihm doch was von Ihrer Chemo.«

Als ich nach Hause komme, muss ich zum ersten Mal erbrechen.

6. Seelenarbeit

Das Erste, was mir an ihr auffällt, sind ihre großen Brüste und die langen, leicht gewellten Haare, die sie, wie um einen Ernst zu wahren, im Nacken zusammengebunden hat. Dr. Heide Kai, Ärztin und Psychotherapeutin, soll große Erfahrung haben im Umgang mit den Innenwelten von Krebskranken, weswegen sie nicht nur Psychotherapeutin, sondern auch Psychoonkologin ist. Also eine Onkologin für die Seele.

Sie arbeitet im Untergeschoss des Augsburger Zentralklinikums, direkt neben der Strahlenabteilung. Ich trete ein in ihren schmalen, fensterlosen Raum, der ein wenig wie eine Katakombe wirkt. Bevor ich mich auf einen der zwei Stühle setze, schaue ich mich um: ein Schreibtisch, zwei Stühle, ein grauer Spind, ein Waschbecken und Wände, die mit zahlreichen Zeitungsausschnitten, Zeichnungen und Plakaten tapeziert sind. Auf einem Regal über dem Schreibtisch sind Ansichtskarten aufgestellt und eine Vase mit getrockneten Blumen, vielleicht von dankbaren Patienten.

Bevor ich mich auf eine Seelenarbeit einließ, hatte ich mich umgehört: Von einer Münchner Professorin, ebenfalls Psychoonkologin, bekam ich den Tipp mit Frau Kai in Augsburg; von meiner Freundin Ilse den Hinweis, dass Frau Kai Österreicherin ist und mit ihr von Zeit zu Zeit im Chor gesungen hatte; und von einer Bekannten, Psychiaterin in Göttingen, den dringenden Rat, keine Psychoanalyse zu machen. Alles, was zu sehr in die Tiefe ginge, sei im Moment schädlich. Wenn ich schon glaubte, auch etwas für die Heilung meiner Seele tun zu müssen, dann wäre eine Gesprächspsychotherapie das richtige Verfahren für mich.

Verwundet wie ich bin, kann ich mir keine Experimente leisten. Ich hätte im Moment auch nicht das Selbstbewusstsein, mich gegen irgendeinen Psycho-Schnösel zur Wehr zu setzen, der noch nie mit Krebspatienten gearbeitet hat, aber glaubt, er könne mir, unbedacht und unbarmherzig, seine grauen Theorien überstülpen.

Ich will nicht auseinander genommen, sondern wieder zusammengefügt werden. Ich wünsche mir einen Menschen, der vorsichtig mit mir dem nachspürt, was geschah und was reif für Veränderung ist; der mir Mut macht, wiederzuentdecken, was ich aus den Augen verloren hatte; der mir hilft, das zu bewahren, was unumstößlich zu mir gehört. Der dort Sprache verleiht, wo mir die Worte fehlen. Und in der Not auch mal sprachlos mit mir durch die Wüste geht.

Ich wollte eine Frau als Gesprächspartnerin. In Zeiten der Bedrängnis sollte man sich in vertrauten Gefilden aufhalten. Auf gemeinsame Werkzeuge von Denken und Fühlen zurückgreifen, die sich durch die Jahrtausende hindurch bewährt haben.

Jetzt sitzt mir Frau Kai in ihrem offenen Arztkittel gegenüber, eine ebenso mütterlich wie auch weiblich wirkende Frau mittleren Alters. Die leicht österreichische Färbung ihrer Sprache hilft, meine Seele zu öffnen.

Wir beginnen, laut miteinander nachzudenken.

»Wir gehen als Analytiker davon aus, dass Patienten durch seelische Veränderung ihre realen Lebensumstände verändern können«, sagt die Münchner Psychoonkologie-Professorin Almuth Sellschopp. »Krebskranke aber sind mit Realitäten konfrontiert, die letztlich absolut feststehen. Ändern lässt sich die Einstellung zur Gewissheit der Krankheit, oft auch des Todes. Als Psychoanalytiker kann man sein psychotherapeutisches Wissen nutzbar machen, aber man muss sich bescheiden. So habe ich aus meinem analytischen Wissen und der damit verbundenen Erfahrung im Umgang mit Patienten sehr viel über Trennung und Abschied gelernt, aber auch über Lebensrückblick und seine Bedeutung für die Wahrnehmung von Krankheit.«[37]

Verschiedene Studien gehen heute davon aus, dass bei rund 30 Prozent aller Krebskranken im Verlauf ihrer Erkrankung eine behandlungsbedürftige Beeinträchtigung ihres seelischen Befindens auftritt.

Das wöchentliche Nachdenken mit Frau Kai empfinde ich wie den regelmäßigen Verbandwechsel einer großen, blutenden Wunde, ihren Raum im Untergeschoss des Klinikums wie einen Bunker in Bombennächten.

Schade, dass wir unsere kaum begonnenen Gespräche jetzt für vier Wochen unterbrechen müssen. Ende November bin ich in der Klinik für Tumorbiologie in Freiburg zur Kur angemeldet. Drei Tage zuvor treffen wir uns nochmals.

Wir sprechen über den Adventskranz. Der Adventskranz macht mir Sorgen. Eine Banalität, bedeutsam für mich. Das Besorgen des Adventskranzes war bisher immer meine Aufgabe gewesen. Und ich weiß nicht, ob Peter oder Florian von allein auf die Idee kommen werden, in dieser traurigen Situation, und überhaupt, einen Adventskranz zu kaufen, und wenn, einen so schönen zu kaufen, wie ich ihn immer gekauft hatte, nein, ich glaube nicht.

Ich würde gerne wegfahren mit der Gewissheit, dass hier, auf dem Bauerntisch in der Küche, ein Adventskranz steht mit vier dicken Kerzen, vielleicht blau in diesem Jahr, und blau-grüngold karierten Bändern. Mit Kerzen, die für Peter und Florian brennen, Woche für Woche, wenn ich nicht da bin.

Ich würde gerne wegfahren mit der Vorstellung, dass ein Adventskranz da sein wird, wenn ich wiederkomme, auf dem Bauerntisch in der Küche, in einer geschmückten Wohnung zur Vorweihnachtszeit, wie jedes Jahr.

Ich würde gerne wegfahren und zurückkommen und alles so vorfinden, wie es vorher war und wie es immer war.

Es hat mir richtig Spaß gemacht, unsere Wohnung zum Leuchten zu bringen gegen die dunklen Abende der Winterzeit. Jetzt ist Eiszeit. Nichts leuchtet mehr.

Es ist schmerzlich, von einem Adventskranz Abschied zu nehmen.

Aus dem Protokoll der Psychoonkologin vom 18. November 1996: Es verblüfft mich, dass die Patientin, Frau G.-P., die ich heute zum zweiten Mal sehe, in etwas mehr als einer Stunde alles thematisiert, was zur Bearbeitung, und möglicherweise Veränderung, anstehen könnte.

Am Beispiel ihrer besorgten Gedanken um den Adventskranz in diesem Jahr wird uns deutlich, dass dieser Abschied von der Rolle der alles könnenden und alles vollbringenden Mutter (Omnipotenz) Wut und Trauer in ihr auslöst. Sie begreift das Erkranktsein jetzt als Chance, sich in ihren Beziehungen zu hinterfragen: zur Ursprungsfamilie, zum Partner und zum Kind; in Gegenwart, Vergangenheit und Zukunft.

Ich spüre kraftvoll zwei Strebungen: Einerseits die Not und den Druck durch die Erkrankung sowie den eisernen Willen, sie zu überleben; andererseits ist da auch eine Fähigkeit, Veränderungen für möglich zu halten und zu wagen. Was in mir – bei aller Verzweiflung – das innere Bild eines fröhlich-aggressiven Teufelchens aufkommen lässt.

7. Mit Krebs in die Kur

Rechts in der Eingangshalle der Klinik für Tumorbiologie stehen in einem türkisen Pavillon ein paar griechische Gipsgöttinnen mit weißen Brüsten. Vermutlich hat der Architekt sich nichts dabei gedacht. Außer vielleicht, dass das Ideal von Schönheit und Gesundheit auch in einer Klinik für Krebskranke seinen Platz haben sollte. Göttinnen mit rosaroter Brustprothese oder auch nur einem Busen wären mir im Augenblick dennoch lieber.

Peter hat mich nach Freiburg gefahren. Wir sprachen wenig auf der Reise. Stumm sitzt er auch jetzt da, starrt aus einem großen Fenster in einen verschlafenen Innenhof mit Teich hinunter, der im Sommer grün sein muss, während ich die Koffer auspacke und auf einer Lichtkonsole hinter dem Bett meine Lieblingsfotos aufreihe: Florian mit seinen Kinderaugen unter einem weinroten Fallschirmjägerbarett. Peter, in sich versunken, auf dem Mönchsgipfel sitzend, einem Berg im Trentino, wo er, wie er immer sagt, gerne sterben würde, wenn er es sich aussuchen dürfte, weil er dort die Nähe zum Himmel besonders spürt. Peter und Florian, jeder eine Katze auf dem Arm, in die Kamera grinsend. Der Blick aus dem Zimmer, in dem wir unseren letzten Südtirolurlaub vor der Katastrophe verbrachten: weiße Bergketten am Horizont, davor – wie ein Igel mit Tannen statt Stacheln – das Trudener Horn und Lärchenwiesen im frühen Morgennebel, die sich im Fensterglas einer halb geöffneten Balkontür spiegeln. Krista, meine Schwester, beim letzten gemeinsamen Weihnachtsfest, zur Gitarre singend, die langen Haare dauergewellt. Meine Mutter, geheimnisvoll lächelnd, die rote Brillenfassung hochgeschoben in ihr silbergraues Haar, mit einer Spur von Lippenstift auf ihrer rechten Wange, vermutlich von einem Begrüßungskuss. Von meinem verstorbenen Vater habe ich eine Karte mit dem Aquarell »Sonnenaufgang« mitgenommen. Zwischen Peter auf dem Mönchsgipfel und der sich spiegelnden Bergwelt in der Balkontür stelle ich auch noch meine Brust aus Keramik auf, die inzwischen gebrannt und weiß glasiert wurde.

Eine Krankenschwester steckt den Kopf zur Tür herein. Sie würde in der nächsten halben Stunde gerne vorbeikommen, um mich in den Alltag in der Klinik einzuweisen.

»Ich muss jetzt fahren«, sagt Peter, »es wird schneien unterwegs.« Und ich fühle, wie er flüchtet.

Peter notiert:
Als wir in Freiburg ankamen in der Reha-Klinik, glaubte ich zunächst, in ein Hotel der oberen Preiskategorie zu kommen. Wir gingen zur Rezeption, und meine Frau checkte ein. Um uns herum standen Männer und Frauen, junge und alte, und plötzlich fiel mir der Kopf einer Frau auf. Etwas an ihr stimmte nicht. Die junge hübsche Frau trug eine Perücke, die offensichtlich leicht verrutscht war. Ich betrachtete die anderen Köpfe; auf vielen saß eine Perücke. Wir waren in einer Krebsklinik.
Ich brachte meine Frau auf ihr Zimmer. Als sie ihren Koffer öffnete und ihre Habseligkeiten im Schrank verstaute, ging es bei mir los. Ich wurde unruhig. Ich merkte, dass meine Frau sehr unglücklich war. Sie fühlte sich verlassen und weinte ein wenig. Mein Trost war hölzern, ich hatte es eilig, mich zu verabschieden, und setzte mich ins Auto. Ich erreichte die Autobahn Richtung Karlsruhe und begann zu weinen. Ich weinte so sehr, dass ich mehrmals auf Parkplätze fahren musste, weil ich nichts mehr sah. Ich weinte von Freiburg über Karlsruhe und Stuttgart bis nach Augsburg. Ich konnte den Fluss der Tränen nicht stoppen.
Als ich in unserer Wohnung ankam, rief ich sofort Uschi an. Ich weinte verzweifelt und stammelte ins Telefon: Verlass mich nicht. Uschi, du darfst mich nicht verlassen.
Ich schluchzte so sehr, dass ich nichts mehr sagen konnte. Und meine Frau tröstete mich. Sie sagte, was ich am liebsten höre in ihrem Südtiroler Dialekt: Liebele, sagte sie, ich verlasse dich nicht.

Die ersten Tage in diesem Haus voll Krebs und voll fragiler Hoffnungen, die ersten Tage in dieser Klinik, die auf mehreren Etagen zerstörte Lebenspläne beherbergt von Menschen, die manchmal sogar lachen – diese ersten Tage sind ein Crash-Kurs für meine Seele. Und ich weiß nicht, wie ich sie überstanden habe.
Als ich zum ersten Mal den Speisesaal betrat, um Ausschau nach dem Platz zu halten, der mir zugewiesen worden war,

wollte ich am liebsten umdrehen und die Flucht ergreifen. Erst zog ich an der Schnur für Rollstuhlfahrer, die beide Flügel einer Tür mit schwungvollem Rauschen aufstößt, dann stand ich neben dem schwarzen Brett, in dem die Kärtchen für Schonkost, Diätkost, Normalkost und vegetarische Kost stecken. Vor mir ein eleganter Marmorsaal in Grau und Terracotta, durch den Tellergeklapper und Stimmen hallten. Rechts das riesige Büffet. Ein Augenschmaus, dachte ich, wenn mir nicht der Appetit vergangen wäre. Ich wagte nicht, mich den Tischen zu nähern, an denen Frauen und Männer mit kahlen Köpfen oder Perücken, mit Frotteehauben auf dem Kopf oder auch normalen Haaren saßen; an denen Patienten auf Stühlen oder in Rollstühlen saßen, mit Krücken, an Tischkanten gelehnt, oder auch ohne. Denn diese Annäherung wäre gleichsam auch die Anerkennung der Wirklichkeit gewesen.

Ich bin hier nicht im falschen Film.

Das Panorama der Patienten im Speisesaal gibt Ausblick auf eine düstere Zukunft, die mich erwarten könnte.

Könnte.

Erst die Operation, gefolgt von Chemotherapie, dazwischen die Bestrahlung. Dann ein Weiterleben in der trügerischen Illusion, dass damit alles überstanden ist. Und zwei, drei Jahre später, es können auch fünf sein, der Rückfall: die unheilbaren Knochenmetastasen, die tödlichen Lungenmetastasen, die unkontrollierbaren Tochtergeschwülste in Leber oder Gehirn. Nun ist der Weg frei für eine langsame Vergiftung mit immer neuen, immer anderen Zellgiften in immer rascherer Abfolge, die den Krebs zur Besinnung bringen sollen, ihn aber nur noch rasender machen. Bis der Körper klein beigibt und aufgibt.

Allmählich beginne ich, mich an den Anblick meiner Leidensschwestern und Leidensbrüder zu gewöhnen. Nur daran nicht, dass die Frauen an meinem Tisch entweder stumm sind oder kichern. Es wird gealbert, aber nicht gesprochen. Schon gar nicht über die Erkrankung. Das scheint ein eisernes Gesetz an unserem Tisch zu sein, das ich noch nicht kenne. Ich war noch nie auf Kur. Dafür musste ich erst Krebs bekommen.

Die Frau rechts neben mir hat Lungenkrebs und kann jetzt, nach Abschluss der Bestrahlung, nur Astronautenkost zu sich nehmen. Die Frau neben ihr ist mein Lichtblick an diesem Tisch.

Sie heißt Helge, ist Buchhändlerin, hat Brustkrebs und wurde vor einem Jahr an Lebermetastasen operiert. Wie es der Zufall will, an den ich nicht glaube, kennt sie zufällig meine Bücher; kennt auch zufällig eine Bekannte aus meiner Heimatstadt Bozen, weil sie mit ihr vor zwei Jahren das Zimmer in einer anthroposophischen Krebsklinik in der Schweiz geteilt hatte. Es könnte etwas zwischen uns entstehen. Die Frau mir schräg gegenüber trägt den außergewöhnlichen Namen Babette und hat kurze rote Haare, die gerade wieder zu sprießen beginnen. Auch sie hat Brustkrebs mit Lebermetastasen. Die Frau neben ihr, eine Zeugin Jehovas, kann nur auf Krücken gehen und nimmt Morphiumtabletten gegen die Schmerzen, die ihre Knochenmetastasen in den Hüften verursachen. Auch sie hatte gedacht, dass mit der Entfernung ihrer Brust alles wieder in Ordnung sei. Die Frau links neben mir muss etwas mit dem Magen, vielleicht auch mit dem Darm zu tun haben. Ich meine, ein Täschchen an ihrer Seite gesehen zu haben, das vermutlich ein künstlicher Ausgang ist. Sie spricht nicht mit mir, bekommt eine besondere Diät. Mehr weiß ich nicht.

Helge und ich unterhalten uns beim Essen in der stummen Runde immer hinter dem Rücken der Astronautenfrau, die zwischen uns sitzt. Wir wissen, es ist nicht höflich, kann sogar sehr lästig sein, aber irgendwie müssen wir an diesem stillen Tisch überleben. Irgendwann nehme ich meinen ganzen Mut zusammen und frage, in Absprache mit Helge, die abweisende Astronautenfrau neben mir, ob sie bereit wäre, mit ihrer Tischnachbarin den Platz zu tauschen, damit wir nicht immer hinter ihrem Rücken sprechen müssen. Noch ehe sie eine Antwort geben kann, überkommt Helge ein unvorhergesehenes Mitleid – sie macht einen Rückzieher; sagt zu ihr, es müsse nicht sein, dass wir nebeneinander säßen, wir könnten uns ja auch nach dem Essen unterhalten.

Die Sitzordnung bleibt bis zuletzt so, wie sie ist. Helge und ich treffen uns regelmäßig in meinem Zimmer, bilden eine Notgemeinschaft. Wir erzählen viel, lachen viel, weinen auch, essen schon mal Plätzchen, die nicht aus Vollkornmehl gebacken sind, und zünden gemeinsam das erste, das zweite und das dritte Teelicht meines kleinen Reiseadventskranzes an.

Inzwischen lerne ich auch andere Frauen näher kennen.

Zum Beispiel Karin, die Helge und ich »die Leberfrau« nennen.

Sie ist so alt wie ich, hat Humor und eine Kämpfernatur. Vor zwei Jahren Operation, wie ich. Kein Lymphknotenbefall, wie ich. Sechs Zyklen CMF, wie ich. Gute Prognose, wie ich. Sogar noch eine bessere, weil ihre Krebszellen positiv auf Östrogenblocker reagieren. Jetzt haben sich Tochtergeschwülste in ihren rechten Leberlappen eingeschlichen. Sie wurden vor zwei Monaten in einer Operation entfernt.

In Düsseldorf wollte man nicht operieren. Es würde sich nicht mehr lohnen, sagte der Arzt. Karin ging nach Dortmund. Jetzt ist sie ihre Metastasen los und nimmt Hormonblocker.

An einem Nachmittag besuche ich Karin in ihrem Zimmer. Sie zeigt mir ihre große Wunde am Bauch. Erst oben die lange Brustnarbe. Und nun die lange Narbe am Bauch. Sie will jetzt neue Kraft schöpfen.

Auch Doris aus Augsburg ist da. Sie hat zwei kleine Kinder und einen Mann, der sich kurz nach der Brustentfernung abgeseilt hatte. Gestern war sie beim Friseur, um eine Perücke auszusuchen. Sie bekommt hier ihre erste Chemotherapie. Ihre langen, blonden Haare werden die Behandlung mit vier Zyklen »Epirubicin« und »Cyclophosphamid« nicht überstehen.

Ich suche nach einem Halt für meine zerstreute Seele.

In dieser Klinik wird Musik als Heilmittel eingesetzt. Eine Therapeutin spielt auf ihrem Monochord und summt dazu in hohen, geheimnisvollen Tönen; wie eine gute Fee an der Wiege eines Neugeborenen, während wir auf Matten am Boden liegen. In solchen Augenblicken kann ich abheben, beginne ich sogar, ein wenig herabzuschauen auf meine Angst.

Auch Ton kann Therapie sein: Mit verbundenen Augen knete ich an einem Batzen Tonerde, spüre das kühle Material in meinen Händen, horche formend in das Material hinein, halte mich an ihm fest, höhle es aus, versuche, meiner aufgelösten Seelenlandschaft wieder Gestalt zu geben.

Ich melde mich zur Schreibtherapie, obwohl der Psychologe, der bei der Auswahl helfen sollte, mir davon abriet. Ich sei im

Schreiben ja bereits zu Hause. Wie gut, hielt ich dagegen, dass ich in einer Zeit der Unbehaustheit wenigstens im Schreiben zu Hause bin.

Ganz allmählich beginne ich, diese Klinik zu mögen. Sie ist von einer Atmosphäre der Sorgfältigkeit geprägt. Nichts, so scheint es, bleibt dem Zufall überlassen. Der Blumenschmuck, die weihnachtliche Dekoration an unseren Türen, und jeden Tag ein ermunternder Text auf einem Plakat im Flur. Auch Großmutters Hausrezepte kommen zum Tragen: Als eine Schwester mir zum ersten Mal den Lavendelwickel auf die Leber legte, war es, als breitete sich in meinem Zimmer eine blauviolette Lavendelwiese aus, die nach Gesundheit duftete.

Seit einigen Tagen laufe ich jeden Morgen in den nahen Park, zum See hinunter. Ich renne mir die Angst vom Leib. Dieses Joggen war mir früher verhasst, weil mir beim Laufen immer meine schweren Brüste im Weg waren.

Jetzt ist es nur noch halb so schlimm.

Eine schmale Holzbrücke führt über das Wasser. Ich nehme Anlauf und laufe. Stelle mir vor, wie ich jetzt vom Ufer der Krankheit, die mich festhalten will, zum Ufer der Gesundheit hinüberlaufe. Zu ihr überlaufe. Und wie ich mit jedem Schritt, den ich laufe über die schmale Holzbrücke in der frischen Morgenluft, der rettenden Gesundheit ein Stück näher komme. Dann gehe ich wieder, tief einatmend und ausatmend, den See entlang zum Ausgangspunkt zurück, nehme Anlauf, fixiere das andere Ufer am Ende der schmalen Holzbrücke, laufe los, rechts und links von mir nur Wasser, schüttle schrittweise die verbliebenen Krebszellen ab, die wild in meinem Körper erst durcheinanderwirbeln und dann auf der Strecke bleiben.

Helge hat ein Seidentuch über den Gipsbusen einer Göttin geworfen.

Während die letzte Flasche der fünften Chemotherapie durch meine Venen tropft, klingelt das Telefon. Ich setze mich auf und greife, am Infusionsständer vorbei, mit der linken Hand zum Hörer. Florian ist am Apparat, hat Knatsch mit seinem Vater, ist auf der Suche nach einer Verbündeten. Erzählt, dass er weg will vom Bund und von den Fallschirmjägern zum Jahresende. Sagt, dass er auf Dauer nicht der Typ sei für ein Leben unter Kameraden in einer Kaserne. Ist sauer auf seinen Vater, der ihn schon wieder einmal nicht verstehen würde. Peter habe ihm abgeraten. Die Lage auf dem Arbeitsmarkt sei ohnehin nicht rosig, die Bundeswehr eine todsichere Sache. Er solle sich wenigstens so lange weiterverpflichten, bis er einen ordentlichen Anschlussjob gefunden habe.

Er habe keine Angst, er würde schon etwas finden. Und man müsse nicht immer auf Nummer Sicher gehen.

Was ich dazu meine, will Florian wissen.

»Eine schwierige Entscheidung«, sage ich, weil es so ist und um Zeit zu gewinnen für einen klaren Kopf.

Ich bin so weit weg von den häuslichen Sorgen, will sie auch nicht mehr, kann sie nicht mehr ertragen.

»Hallo, Mama, bist du noch da?«, fragt Florian.

»Höre auf dich und den Rat deines Vaters«, sage ich zu ihm, obwohl ich weiß, wie leer solche Äußerungen sind.

Wir schweigen. Ich lege nicht auf, sondern warte, was kommt. Fühle mich schuldig für die Armseligkeit meiner Antworten. Ich habe im Moment nicht mehr zu bieten. Mein Füllhorn, dieses Südtiroler Füllhorn, ist leer.

»Ich werde schon etwas finden«, sagt Florian.

»Etwas finden ist ein bisschen wenig«, sage ich noch. Dann lege ich schnell auf.

Florian muss seinen Weg gehen. Und wir werden, wenn es so kommen sollte, zusätzlich zu meinem ungesicherten Leben auch noch seine ungesicherte Existenz ertragen müssen. Florian hat ein Recht auf Risiko. Auch wenn die Mutter Brustkrebs hat.

Und dennoch: Ein großes Fragezeichen würde mir genügen. Ich frage mich, warum es plötzlich zwei sein müssen.

Untersuchungen von Kindern brustkrebskranker Mütter zeigen, dass sich die Beziehungen zwischen Müttern und Kindern in 25 Prozent der Fälle im Verlauf der Erkrankung verschlechtern. Bei Kindern von Eltern mit Krebs finden sich in allen Altersgruppen Verhaltensauffälligkeiten. Beeinträchtigt sind vor allem das Gefühl von Selbstwert und sozialer Kompetenz. Zu den Symptomen gehören auch Angst und Depression.

»Es handelt sich um ein millionenfach auftretendes Phänomen, das in unserem Versorgungssystem bislang weder klinisch oder wissenschaftlich noch im Hinblick auf Vorsorgekonzepte ausreichend berücksichtigt worden ist und als ein Querschnittsthema für die gesamte klinische Medizin erhöhter Aufmerksamkeit bedarf«, sagt der Hamburger Professor Peter Riedesser, Leiter der Abteilung für Psychotherapie des Kindes- und Jugendalters im Universitätskrankenhaus Eppendorf. »Die durch eine schwere Erkrankung eines Elternteils hervorgerufenen Veränderungen erfordern bei Kindern verschiedenster Altersstufen eine große Anpassungsleistung.«

In Übereinstimmung zu Schätzungen in den Vereinigten Staaten kann man davon ausgehen, dass auch in Deutschland zwischen fünf und 15 Prozent aller Kinder und Jugendlichen einer chronischen Belastung durch die chronische Erkrankung eines Elternteils ausgeliefert sind. Riedesser: »Angesichts des Ausmaßes der Problematik der Kinder körperlich kranker Eltern entsteht ein dringender Handlungsbedarf, der beispielsweise zum Aufbau von kinder- und jugendpsychiatrischen Konsiliardiensten in somatischen Kliniken führen sollte.« Das medizinische Versorgungssystem und auch die Öffentlichkeit müssen »dafür Sorge tragen, dass Kinder an den Krankheiten ihrer Eltern psychisch nicht zusammenbrechen und erkranken, sondern durch Vermittlung geeigneter Hilfen diese Belastungen verarbeiten können«.[38]

Beim Laufen über die Holzbrücke heute am frühen Morgen habe ich mir die ganze Beunruhigung von gestern von der Seele gerannt, eingeatmet und ausgeatmet, die Zellen mit Sauerstoff gefüllt, damit das Zellgift dort optimal wirken kann. Morgen reise ich ab. Jetzt mache ich zum letzten Mal die Runde um den See. Er ist in den Winterschlaf abgetaucht.

Inzwischen habe ich mich zu dem hilfreichen Gedanken durchgerungen, dass es auch Frauen mit Brustkrebs geben muss, denen es gut geht. Nur sind die nicht hier, weil es ihnen so gut geht. Was ich verstehe und doch wieder bedaure. Ich hätte sie so gerne kennen gelernt, haufenweise.

Meine Hoffnung liegt im vierten Stock. Dort hat die Klinik für

Tumorbiologie ihren Forschungsturm. Kein Elfenbeinturm der Wissenschaft, sondern 800 Quadratmeter Forschungsfläche in vier Etagen. Hier zerbrechen sich 90 Menschen jeden Tag den Kopf, wie man diesen irrsinnig cleveren Brustkrebs und auch andere Krebse endlich austricksen kann. Zum Beispiel, indem man ihn ganz einfach verhungern lässt.

»Angiogenese-Hemmer« heißen die neuen intelligenten Waffen im Kampf gegen Krebs. Sie stoppen die Bildung neuer Blutgefäße, die so genannte Angiogenese, und blockieren so alle Versorgungsstraßen, die den Krebs mit Sauerstoffen und Nahrung beliefern. Krebszellen bedienen sich bestimmter Stoffe, um Anschluss an die umliegenden Blutgefäße zu bekommen. Einer der wichtigsten ist der VEGF (Vascular Endothelial Growth Factor), der kleinste Blutgefäße anlockt und sie dazu verführt, in den Tumor hineinzusprießen. Das ermöglicht Krebszellen, weiterzuwachsen und über die neu geschaffenen Gefäßwege in der Blutbahn auf Wanderschaft zu gehen, um an anderer Stelle des Körpers wieder auszutreten und dort Tochtergeschwülste zu bilden.

»Die Ergebnisse unserer Phase-I-Studie bei Krebskranken mit einem Medikament zur Hemmung der Tumorangiogenese haben uns ermutigt, in dieser Richtung weiterzumachen«, sagt Joachim Drevs, leitender Prüfarzt in der Klinik für Tumorbiologie.[39] »Bei 36 Prozent der Patienten mit unterschiedlichen Krebsarten ist es zu einem vorübergehenden Stillstand der Erkrankung gekommen.« Demnächst wird der monoklonale Antikörper »Arastin« Krebspatienten zur Verfügung stehen.

Weltweit werden rund 30 Angiogenese-Hemmer getestet.

Ein paar Tage vor dem Ende meiner Kur kaufe ich zwanzig Blätter eines japanischen Baumes, die in Gold getaucht wurden. Die Blätter sollen werben für die Förderung der Tumorforschung in meinem Hoffnungsturm. Sie sind filigran, fast durchsichtig, mit einer Öse versehen und stehen für die Schutzbedürftigkeit von Krebskranken.

Ich schicke sie an Menschen, die mir wichtig sind. Und bitte sie, ein Blatt zu sein an den kahlen Ästen meines Lebensbaums.

Als ich unsere Wohnung wieder betrete, hängt vom Geländer der Galerie eine elektrische Weihnachtslichterkette herunter. Ich bin sehr gerührt. Florian hat sie auf dem Speicher gefunden und angebracht. Auf dem Bauerntisch in der Küche steht ein Adventskranz. Peters Sekretärin, deren Schwester jung an Brustkrebs gestorben war, hat ihn meinem Mann geschenkt. Drei Kerzen müssen irgendwann gebrannt haben.

Florian wird zum Jahresende bei der Bundeswehr ausscheiden. Eine Stelle ist noch nicht in Sicht.

8. Die Tumorzellen sind tot, doch die Angst bleibt am Leben

Fünf Tage vor Weihnachten bekomme ich die letzte Chemotherapie.

Im Wartezimmer des Onkologen hängt ein Plakat, das mir Angst macht, fast Panik auslöst. Unser Gesundheitssystem ist in Gefahr, wird mitgeteilt. Bitte haben Sie Verständnis, ist sinngemäß zu lesen, wenn wir Ärzte Ihnen jetzt nur mehr das Allernötigste verordnen können. Aber wir dürfen nicht anders. Der Gesundheitsminister hat es verboten. Unterzeichnet von der Kassenärztlichen Vereinigung.

»Dieses Land ist hoffnungslos verloren«, sagt mein Onkologe, als ich ihn auf das Plakat in seinem Wartezimmer anspreche. Praxisuntergangsstimmung beim Krebsarzt. Jetzt ist nicht nur meine Gesundheit in Gefahr, sondern auch noch das ganze Gesundheitssystem, das meine Gesundheit verwaltet.

Beim Warten auf die Blutabnahme im Labor bin ich für ein paar Minuten allein. Vor mir der Schrank, in dem die Schachteln mit den Zellgiften sind. Die Tür ist halb offen, man könnte sich daraus bedienen. Ich stehe auf, gehe langsam durch den Raum auf den Schrank zu, schaue hinein, sehe übereinander gestapelt die Schachteln mit der Aufschrift Taxol, öffne eine, entnehme rasch den Beipackzettel, bevor ich sie wieder verschließe, lehne die Tür wieder an, setze mich wieder hin, so als wäre nichts geschehen, lasse den Zettel schnell in der Handtasche verschwinden und warte weiter.

Krebs macht ganz schön beknackt, denke ich mir dann wieder; ein Kind, das in der Speisekammer des Onkologen nascht. Nicht aus Lust, aus Verzweiflung. Und alles nur, weil mir gerade Dr. Wilms und sein Meditationsblick wieder einfiel und sein nicht wirklich greifbares Heilmittel aus der Eibe, das mir vielleicht gerade deshalb so begehrenswert erscheint.

Ich hätte nie gedacht, dass es je ein Ziel für mich sein könnte, ein Gift aus der Eibe zu erhalten.

Nach neuen Empfehlungen[40] bekommen alle Frauen mit Brustkrebs nach der Operation eine unterstützende (adjuvante) Chemotherapie und bei hormonsensiblen Knoten alternativ oder zusätzlich eine Hormon-Entzugsbehandlung. Und dies auch ohne Metastasen in den Lymphknoten der Achselhöhle. Nur wenn es sich um einen Tumor im Miniformat oder um einen ohne großes Risiko handelt, wird von dieser Regelung abgesehen. »In 92 Prozent der Fälle sind solche unterstützenden Maßnahmen allerdings völlig unnötig oder ohne Erfolg«, sagt Professor Fritz Jänicke vom Universitätsklinikum Hamburg-Eppendorf. »Leider wissen wir noch viel zu wenig, welche Frauen zu den acht Prozent gehören, die dadurch wirklich geheilt werden können.«
Neue Zellmarker wie PAI 1 und uPa (www.uPA-PAI-1.de) helfen, so Jänicke, die Notwendigkeit und den Erfolg der Therapie genauer abzuschätzen.[41]

Frau Lux ist die Seele dieser Praxis. Dass der Onkologe sich eine Frau wie sie leistet, spricht für ihn. Sie versteht etwas von Fußzonenreflextherapie. Für eine Weile massiert sie meine Füße, während die drei Gifte nacheinander in mich hineintropfen. Wohltuend spüre ich ihre warmen Hände an meinen kalten Fußsohlen, die sie an jenen Punkten durchknetet, von denen es heißt, dass sie mit den verschiedenen Organen des Körpers in Verbindung stehen. Merkwürdig, seit Frau Lux da ist und mich berührt, fühle ich mich nicht mehr so allein gelassen mit dem Gift, obwohl ich weiß, dass es nur durch meine Venen rinnt. Vielleicht wirkt Berührung während einer Chemotherapie entgiftend.

»Geht es Ihnen gut?«, fragt sie.

»Ja, danke«, sage ich und lege dankbar meine Hand auf ihren

Arm, die Nadel im Handrücken, weil diesmal keine andere Vene zu finden war.

»Dass wir Tumorerkrankungen allein durch eine Behandlung mit Infusionen oder Tabletten heilen oder beherrschen können, ist unwahrscheinlich«, sagt der Immunologe Professor Frank H. Falkenberg, Abteilung für Medizinische Mikrobiologie an der Ruhr-Universität Bochum. Den »abartigen Krebszellen« müsse man mit biologischen Therapieansätzen begegnen, die genauso kompliziert und aufwändig sind, wie es die Tumorerkrankung selbst ist. »Ich halte es für eine Illusion zu meinen, wir könnten alle Tumorzellen mit Hilfe von Zellgiften oder Strahlen vernichten«, meint Falkenberg. »Und wenn, dann müssten diese so hoch dosiert sein, dass wir dadurch auch gleich den ganzen Menschen mitvernichten. Das Einzige, was wirklich in der Lage sein könnte, jede Tumorzelle in jeder Nische des Organismus aufzuspüren und zu beseitigen, ist unser Immunsystem. Daher ist eine spezifische Impfung gegen Tumorzellen der einzig gangbare Weg, um auch noch die verborgenen Keimzellen künftiger Metastasen auszumerzen.«
Frank Falkenberg leitet an der Ruhr-Universität Bochum eine Arbeitsgruppe, die sich mit neuen Ansätzen zur Tumorvakzinierung beschäftigt.[42]
Gegenwärtig wird in Amerika und Europa an unterschiedlichen Strategien gearbeitet, die körpereigene Abwehr gegen Krebs mobil zu machen.

»Ich kaufe dir zu Weihnachten einen warmen Mantel«, sagt meine Mutter, so, als wolle sie mir etwas Schützendes schenken.
»Nein danke«, sage ich und denke mir, dass es sich nicht mehr lohnt. Ich brauche nichts mehr. Den Garantieschein, dass ich ohne Rückfall bleibe, kann mir niemand schenken.
Die Innenstadt ist im Last-Minute-Rausch. Ein dicker Weihnachtsmann aus Pappmaschee klettert neben dem Eingang zu einem Uhrengeschäft die Hauswand hinauf. Das Gift in meinen Zellen passt nicht zu dem Glanz, der auf den Einkaufsstraßen ausgebrochen ist. Das Weihnachtstalmi war mir schon immer fremd; jetzt ist es mir unerträglich geworden.

Margret aus Berlin kommt seit Jahren zum Weihnachtsfest zu uns, auch in diesem Jahr. Meine Mutter ist da, wie jedes Jahr. Meine Schwester wird mit ihrem Lebensgefährten vorbeikommen und ihren Sohn mitbringen. Florian will in diesem Jahr nur kurz vorbeischauen, zur Bescherung, wenn es uns nichts ausmacht, sagt er, weil er mit seiner neuen Freundin feiern wolle, Ewa aus Polen. Sie sei 17, gehe noch zur Hauptschule und übernachte, sagt er, zwischendurch auch schon mal bei der Mutter ihres ehemaligen Freundes, dem Roland. Wie zum Beispiel jetzt, in den Weihnachtsfeiertagen, wo ihre Eltern nach Polen gefahren sind. Und im Übrigen hätte ihm Rolands Mutter ein Flugticket in die Türkei angeboten, über Silvester, zum Sonderpreis. Ursprünglich wollte sie mit Ewa und Roland und ein paar Bekannten in die Türkei fliegen. Doch jetzt, wo Roland wieder einmal beim Vater in die Ladenkasse gegriffen hat, sei Rolands Ticket frei geworden.

Die Weihnachtsmappen am Heiligen Abend haben Tradition bei uns. Es hatte mir großen Spaß gemacht, jedes Jahr für jeden Gast eine Mappe mit Weihnachtsmotiven, Weihnachtstexten und Weihnachtsliedern zu gestalten. Das Herumstottern spätestens nach der dritten Strophe von Stille Nacht gab es bei uns nicht, weil jeder seine Mappe hatte. Im vorigen Jahr stellte ich auf Farbe um.

»Das ist die schönste Weihnachtsmappe, die du je gemacht hast«, sagte meine Mutter, »die sollten wir ab jetzt immer verwenden.«

»Vielleicht sterbe ich ja bis zum nächsten Weihnachtsfest«, kam es einfach so aus mir heraus, »dann hättest du Recht behalten.«

»Hör auf mit dem Blödsinn«, sagte meine Mutter.

Das Weihnachtsfest ist so, dass alle sich alle Mühe geben, nicht zu weinen.

Ich sitze im Morgenmantel in der Küche wie eine Kranke und schaue unbeteiligt zu, wie die Frauen irgendwelche Fische braten und Peter Salate putzt. Zwischendurch greife ich immer wieder an eine Stelle rechts am Hals, wo ich meine, einen Lymphknoten zu tasten, den ich früher noch nie getastet habe. Ich bitte Margret zu tasten. Sie ist Ärztin, sie muss es doch wissen.

Der Dompfarrer und Claudia, seine Hausfrau, wünschen ein gesegnetes Weihnachtsfest mit ihren beiden Katzen im Arm und Plätzchen in einer Tüte. Ich kann den Segen nicht erkennen. Die Obdachlosigkeit und die Erbärmlichkeit des göttlichen Kindes, vielleicht. Die Kerzen am Weihnachtsbaum brennen, und ich bestehe darauf, dass aus meinen Mappen vom vorigen Jahr das Weihnachtsevangelium und ein paar Texte gelesen und ein paar Lieder gesungen werden, wie um den Anschein des Gewohnten gewaltsam zu retten. Doch dringt es nicht wirklich in uns ein.

Florian kommt nur kurz vorbei, zeigt uns sein ausgezeichnetes Zeugnis, das er von der Bundeswehr erhielt, und geht dann wieder. Er ist verliebt.

Es wurden viele Fotos gemacht, am meisten von mir, obwohl ich aus dem Morgenmantel nicht herauskam an jenem Weihnachtsabend. Wahrscheinlich, damit alle noch ein paar letzte Bilder von mir haben.

Seit ich in Deutschland lebe, macht mir die Zeit des Übergangs zwischen Winter und Frühling zu schaffen. Es sind die viel zu langen viel zu dunklen Monate. Meine Seele ist dann immer so wackelig.

In Bozen duftet der mediterrane Calycanthus, ein Strauch, der wie das Parfum Opium riecht, bereits Mitte Januar hinter den Villenhecken in der Runkelsteinstraße auf den Gehweg heraus. Er ist ein richtiger Mitten-im-kalten-Winter-Strauch, einer, der zur Unzeit blüht. Blätter trägt er erst im Sommer. Mein Calycanthus aus Bozen, den ich erst in Fürstenfeldbruck eingrub, wieder ausgrub und dann in Augsburg wieder eingrub, schläft noch tief.

Ich falle in ein tiefes Loch.

Die Zeit des Giftes und der Strahlen ist vorbei. Eines Giftes, von dem ich mich bedroht und zugleich auch beschützt gefühlt hatte. Jetzt beginnt ein Alltag ohne Therapien. Jetzt wird sich erweisen, ob und wie lange diese Chemotherapie tragfähig ist.

»Ich entlasse Sie nun als geheilt«, hatte der Onkologe bei der Besprechung nach der letzten Chemotherapie gesagt, obwohl die Blutuntersuchungen darauf hindeuten, dass mein Immunsystem am Boden zerstört ist. Jetzt müsse ich nur noch zum Arztgespräch, zum Abtasten und zu den regelmäßigen Blutkontrollen im Abstand von drei Monaten nach München kommen.

Ich fühle mich nicht nur entlassen, ich fühle mich allein gelassen. Allein gelassen mit einem miserablen Immunsystem. Allein gelassen mit einem Körper, dem ich nicht mehr trauen kann. Allein gelassen mit den noch verbliebenen Krebszellen in meinem Körper, von denen ich nicht sicher sein kann, ob sich einige von ihnen nur schlafend gestellt haben, um der Giftkeule zu entgehen. Sich nicht geteilt haben, um nicht erwischt zu werden. Sie könnten jetzt, da der Giftstrom in meinen Venen versiegt ist, aufwachen und sich, klammheimlich und umso erboster, zum tödlichen Zweitschlag zusammenrotten. Langsam Tochtergeschwülste zu bilden beginnen, in den Knochen, in der Lunge, in der Leber, im Gehirn. Einen Guerillakrieg in meinem Körper führen, ohne mich zu fragen. Wenn die teuflische Brut der Mutterkrebszelle in mir aufgeht, kann ich die Hoffnung auf Heilung begraben: erst Mamma, dann Tochter, dann Tod.

Ich fühle mich allein gelassen mit meiner riesengroßen Angst.

»Nach fünfzehn Jahren lebt selbst aus der Gruppe von Krebskranken mit den besten Überlebenschancen oft nur noch die Hälfte«, stellt der Bochumer Immunologe Frank H. Falkenberg fest. »Ursache für dieses späte Sterben von so genannten geheilten Patienten ist die Fähigkeit von Tumoren, Zellen zu streuen.«[43]

Brustkrebs streut seine Zellen nicht nur über die Filterstationen in den Achsellymphknoten in den Körper, sondern auch direkt in die Blut- und Lymphbahnen. Dort rauschen Milliarden von Krebszellen mit dem Blutstrom durch den Körper, wechseln zwischen Blut und Lymphe hin und her, können aber auch sehr schnell in das Knochensystem gelangen.

»Viele von ihnen bleiben in den Kapillaren stecken und verhungern regelrecht«, sagt Falkenberg, »und einige wenige dringen durch die Gefässwand in das umliegende Gewebe ein.«

Diese einzelnen Tumorzellen können mit der Zeit zu kleinen Kolonien des ursprünglichen Tumors (Primärtumor) heranwachsen. Es sind die so genannten Mikrometastasen, aus denen später die richtigen Tochtergeschwülste, die sogenannten Makrometastasen werden.

»Diese Mikrometastasen sind die Zielscheibe der vorsorglichen Chemotherapie und der Hormontherapie«, sagt Dr. Ingo J. Diel, Universitäts-Frauenklinik Heidelberg. »Ein Problem, das wir hingegen noch nicht gelöst haben, sind die Einzelgänger unter den Krebszellen, die sich nicht teilen. Die können wir nicht durch Zellgifte killen, weil wir damit nur sich teilende Zellen erwischen. Die liegen in der Ecke und schlafen, weswegen sie auch »dormant cells« genannt werden. Und in ein paar Jahren klingelt der Wecker und dann wachsen sie.

Ich glaube, wir werden eine Verbesserung der Überlebenszeiten von Frauen mit Brustkrebs nur dann erreichen, wenn wir neue Therapieformen, entweder immunologische oder molekularbiologische Verfahren einsetzen, die sich genau gegen diese einzelnen Zellen richten.«[44]

»Die Entwicklung der minimalen Tumor-Resterkrankung ist nicht zufällig, es müssen die passenden Gene mitspielen, damit sich erst Mini-Metastasen und dann Maxi-Metastasen entwickeln können«, sagt Dr. Christoph Klein, Institut für Immunologie, Universität München, der an einem der interessantesten Projekte dieser Art arbeitet und versucht, Licht in die Entstehung von Tochtergeschwülsten zu bringen. Mit Hilfe genetischer Laboruntersuchungen vergleicht er die aus dem Knochenmark entnommenen, noch lebenden Tumorzellen von Frauen mit Brustkrebs, die noch keinen Rückfall hatten, mit denen von Patientinnen, die bereits Tochtergeschwülste in anderen Organen haben. Klein hofft, auf diese Weise, dem Stoff, aus dem die Metastasen sind, auf die Spur zu kommen.

An der Universitäts-Frauenklinik in Tübingen wird derzeit unter Leitung der Studienkoordinatorin Dr. Brigitte Gückel ein neuer Impfstoff in der frühesten Phase einer Arzneimittelprüfung (Phase I/II) an etwa 35 Patientinnen erprobt. Zielscheibe sind verschiedene bekannte Oberflächenmerkmale auf Brustkrebszellen, die bereits entschlüsselt wurden.

IV. Die Nachsorge

Diese großen Schwärme aus winzigen Fischen, die wie eine Wolke durch das Wasser gleiten, so müssen Krebszellen sein. Ob sie in diesem Augenblick gerade durch meine Blutbahn schwimmen? Anfangs werden sie noch ein wenig schläfrig sich treiben lassen im roten Strom, wie um keine Aufmerksamkeit zu erregen. Und wenn sie dann doch etwas reizt auf ihrem Weg, werden sie anhalten, sich festhalten, ein paar bösartige Stoffe versprühen, die ihnen freie Bahn verschaffen, und in das umliegende Gewebe eindringen.

Krebszellen wollen genauso überleben wie ich.

Wie soll mein niedergeschlagenes Abwehrsystem es schaffen, diesen Krebszellen die Stirn zu bieten? Wie soll es im richtigen Augenblick den Feind als Feind erkennen und ihn sich schnappen?

Und wie soll ich die Vorstellung aushalten, dass in mir sich täglich eine neue Katastrophe anbahnen, ein neuer Absturz im Betriebssystem meiner Zellen sich ereignen könnte, ohne dass ich davon auch nur die geringste Ahnung habe?

Und das lebenslänglich?

Aber vielleicht dauert mein Leben nicht mehr lang. Dann wäre die Zeit mit der Angst überschaubar.

Viel ist in den letzten Jahren darüber gerätselt und geforscht worden, was das Auffinden von Krebszellen im Knochenmark von Frauen mit Brustkrebs vor und nach der Operation, vor und nach einer Chemotherapie bedeutet.[1,2] Krebszellen können durch eine Punktion des Beckenkamms mit so genannten immunhistochemischen Methoden, also durch das Anfärben von Zellen mit bestimmten Substanzen, aufgespürt werden. Sie werden bei 30 bis 45 Prozent der Patientinnen gefunden. »Nicht alle dieser Frauen entwickeln Knochenmetastasen«, sagt der Heidelberger Experte für Knochenmetastasen Dr. Ingo Diel. »Aber das Risiko, an solchen zu erkranken, ist deutlich gesteigert.« Das Wesen, die Funktion und die genetische Ausstattung dieser Zellen sind noch nicht vollständig entschlüsselt. Diel: »Bis heute ist es nicht gelungen, zwischen den Krebszellen im Knochenmark zu unterscheiden, die untergehen, und denen, die verbleiben und teilungstüchtig sind.«

Einen ersten Anhaltspunkt dazu gibt eine Studie an 52 Patientinnen mit Brustkrebs, die einen lokal begrenzten Rückfall erlitten. Die in ihrem Knochenmark gefundenen Krebszellen wurden daraufhin auf das Merkmal HER2 untersucht. Es wurde bei 60 Prozent der Frauen gefunden. In den darauf folgenden fünf Jahren konnte man beobachten, dass diese Gruppe dreimal so häufig Fernmetastasen entwickelte wie die Frauen ohne dieses Merkmal.[3] Möglicherweise ergeben sich auch daraus Konsequenzen für eine vorsorgliche Behandlung mit dem Antikörper Herceptin.

Noch immer unklar ist auch die Bedeutung von Krebszellen im Blut. »Wir haben Verfahren entwickelt, wie wir durch Genmessungen verstreute Brustkrebszellen im Blut entdecken und auch ihr biologisches Profil beschreiben können«, sagt der Molekularbiologe und Labormediziner Professor Giesing vom Institut für Molekulare Nanotechnologie (IMNT), Recklinghausen. Die molekularbiologische Bestimmung von Krebszellen im Blut vor und nach einer Chemotherapie könnte, so Giesing, zur Erfolgskontrolle der Chemotherapie und für die Abschätzung des Rückfallrisikos von großer Bedeutung sein. Leider würde sie in Deutschland, im Unterschied zu Amerika, aus Kostengründen noch zu wenig genutzt.[4] »Dabei muss gerade die erste, vorsorglich gegebene Chemotherapie sitzen«, sagt Giesing. »Wenn sie nicht sitzt, züchtet man bei den verbliebenen Krebszellen im Körper nur eine Widerstandsfähigkeit gegen bestimmte Zellgifte.«

In einer langjährigen Verlaufsbeobachtung bei Patientinnen mit Brustkrebs konnte Professor Giesing eine deutliche Verlängerung der Rückfallfreiheit bei den Frauen feststellen, die nach der adjuvanten Chemotherapie keine oder keine teilungsfähigen Zellen mehr im Blut hatten.[5]

Dieses Verfahren zum Nachweis und zur Analyse vagabundierender Krebszellen im Blut wird jetzt an zehn europäischen Behandlungszentren in klinischen Studien erprobt.

1. Die Sorge mit der Nachsorge

Gespannt warte ich alle drei Monate auf die Ergebnisse meiner Blutuntersuchung. Am meisten interessieren mich meine Tumormarker. Ich wollte mich dazu schlau machen und habe wieder einmal in der blauen Broschüre des Tumorzentrums München geblättert. Krebszellen können im Blut eine Art »Duftmarke« hinterlassen, die in der Fachsprache Tumormarker genannt werden. Jede Krebsart hat ihre eigenen Tumormarker. Bei Brustkrebs heißen sie CEA und CA 15-3.

Ich stelle mir vor, dass Tumormarker die Sprechblasen von Krebszellen sind, die sich bei ihrer vernichtenden Arbeit untereinander oder auch mit anderen Stoffen im Körper verständigen. Kurz vor meiner ersten Chemotherapie hatte der Onkologe meine Tumormarker bestimmt. Damit man sehen kann, ob und wie die Werte nach der Entfernung des Knotens und im Laufe der Chemotherapie wieder herunterpurzeln.

»Eigentlich ist das Wort Tumormarker falsch«, sagt Dr. Petra Stieber, Fachfrau für Tumormarker am Institut für Klinische Chemie im Klinikum Großhadern München, »es sind vielmehr Produkte, die einen Tumor begleiten können, aber nicht müssen.« Diese Produkte werden tumorassoziierte Antigene genannt. »Wir gehen davon aus, dass ein Tumor die Freisetzung dieser Stoffe im Blut ankurbelt«, sagt die Wissenschaftlerin, »wissen aber leider nicht, wie dieser Wert vor Ausbruch der Brustkrebserkrankung ausgesehen hätte.«[6]

Jede Brustkrebspatientin habe, so Stieber, ihren ganz persönlichen Ausgangswert auf einer nach oben offenen Tumormarkerskala. Daran müsse man sich bei der Beurteilung der Messergebnisse orientieren. Nur wenn Tumormarker immer mit denselben Labormethoden, am besten schon vor der Operation, ermittelt würden, sei die Verlaufskontrolle der Erkrankung mit dieser Blutuntersuchung sinnvoll. Tumormarker, die plötzlich ansteigen oder kontinuierlich in die Höhe gehen, zeigten mit ziemlicher Sicherheit den Beginn eines Rückfalls an.

Die Duftmarken meiner Krebszellen haben sich auf ein Maß eingependelt, das zufrieden stellend ist. Es muss ihnen die Sprache verschlagen haben nach dem Holzhammer mit der Chemotherapie. Ich kann froh sein, sagt mein Onkologe, dass er zu den Ärzten gehöre, die noch regelmäßig die Tumormarker im Labor bestimmen lassen. Manche Ärzte machten das lediglich in Ausnahmefällen, weil sie der Meinung sind, dass es nichts bringe und sich manche Patientinnen dadurch ganz verrückt machen ließen.

Nichts bringt. Verrückt. Verstehe. Die Abnahme von Tumormarkern kostet Geld und obendrein den Arzt noch einiges an Nerven. Verrückt. Wie kann man nur auf diese Seismographen im Blut verzichten?

Im Februar 1995 wurde in Berlin eine Änderung der Nachsorgerichtlinien für Krebskranke beschlossen. Außer einer jährlichen Mammographie, heißt es, seien bildgebende Untersuchungen nur beim Auftreten von Symptomen sinnvoll. »Warum mit der ganzen bildgebenden Nachsorge auch noch die Tumormarker gestrichen wurden, ist uns schleierhaft«, sagt Dr. Petra Stieber.[7] Dem pflichtet auch Professor Dr. Siegfried Seeber, Direktor der Inneren Klinik und am Westdeutschen Tumorzentrum in Essen, bei: »Es mehren sich Fälle, dass Patientinnen mit Leber- oder Lungenmetastasen lange überleben können«, sagt der Experte. Voraussetzung sei, dass die Metastasierung frühzeitig erkannt und umgehend mit einer maßgeschneiderten Tumortherapie auch außerhalb zugelassener starrer Behandlungsregime angegangen werde.

Dem Drängen der deutschen Patientinnen-Initiative mamazone e. V. ist es zu verdanken, dass jetzt Bewegung in das Thema »Nachsorge« kommt. Ein Experten-Panel unter Beteiligung der Autorin dieses Buches soll klären, ob eine »Nachsorge-Studie« machbar ist.

Meine blaue Bibel hat mich geschockt. Ich halte viel von ihr, doch die Lektüre des Kapitels »Nachsorge« hat mich in Panik versetzt. Bei einer Sitzung in Berlin haben Fachleute beschlossen, dass die Art der Nachbetreuung von Frauen mit Brustkrebs künftig anders ablaufen soll: Das feste Untersuchungsprogramm in den ersten fünf Jahren nach der Operation, vor allem durch aufwändige Apparate, wurde abgeschafft. Keine regelmäßige Röntgenaufnahme der Lunge, kein Ultraschall der Leber, keine Untersuchung des Knochenskeletts, keine Bestimmung von Tumormarkern im Blut. Nur bei Schmerzen oder irgendwelchen anderen Anzeichen für einen Rückfall sollte der Arzt mit Apparaten in Aktion treten und versuchen, den Feind durch Kontrastmittel oder Schichtaufnahmen aufzuspüren, irgendwo im Körper. Ansonsten sei es völlig ausreichend, wenn eine Frau mit Brustkrebs sich immer wieder selbst untersucht und alle drei Monate zu ihrem Arzt geht; von ihm an der Narbe und an der Brust abgetastet wird, von ihm abgehört wird, von ihm gefragt wird, wie sie denn so zurechtkomme mit ihrer Krankheit und mit ihrem Leben.

Diese Experten in Berlin hatten mit Sicherheit noch nie Brustkrebs in ihrem Leben.

»Durch die Analyse neuen Wissens ist in den letzten Jahren klar geworden, dass der technische Nachsorgeaufwand gegenüber früheren Empfehlungen deutlich reduziert werden kann«, steht da. Die Begründung lässt mich schaudern: »Zahlreiche Hinweise in der Literatur gehen davon aus, dass eine routinemäßige apparative Nachsorge für die Patientinnen keinen Vorteil im Sinne einer Verbesserung der Heilungschancen, einer Verbesserung der Überlebenszeit oder einer Verbesserung der Lebensqualität ergibt.«

Grausam sticht der Strich unter dem keinen, dritter Absatz von oben, heraus. Verstanden. Egal, ob die Tochtergeschwülste in meiner Leber, in meiner Lunge, in meinem Gehirn oder in meinen Knochen noch klitzeklein oder schon zu richtig großen Bollermännern herangewachsen sind – sind sie erst einmal da, wird die Lebensuhr gnadenlos auf den Tod hinticken. Und diese Todesstunde errechnet sich auch nicht nach Millimetern oder Zentimetern Tumormasse. Sie schlägt mir in jedem Fall, zum selben Zeitpunkt.

Ich will es nicht glauben. Ich mag nicht glauben, dass es bei einem Rückfall völlig unerheblich ist, ob es gilt, nur ein paar Minimetastasen in Schach zu halten oder gleich eine ganze Schar von Tochtergeschwülsten. Das muss doch einen Unterschied ausmachen. Zumindest in der Dauer des Überlebens. Drei Monate mehr oder weniger Lebenszeit sind nicht zu verachten, wenn man zu früh stirbt.

Ohnmächtige Wut steigt in mir auf. Erst auf den Krebs, dann auf die dreizehn Experten aus dem Tumorzentrum München, die diesen Bericht verfasst haben. Die nüchtern feststellen, dass frühzeitig »aufgespürte Herde ... nur zu einer Vorverlegung der Erkennung« eines Rückfalls führen, »wodurch die Zeitspanne mit dem subjektiven Gefühl der Sicherheit (des ›Wohlbefindens‹) verkürzt« und entsprechend die Krankheitsphase verlängert wird.

Wohlbefinden in Anführungszeichen. Ich habe verstanden. Also alles nur eine Farce. Die Nachsorge von Brustkrebs – ein Possenspiel mit dem obersten Prinzip, sich nur keine Sorgen zu machen, weil im Falle eines Rückfalls ohnehin alles gelaufen ist. Frauen mit früh erkanntem Brustkrebs überleben auch ohne großen Nachsorgeaufwand, Frauen mit ungünstigen Befunden sterben trotz großem Nachsorgeaufwand. Eigentlich ganz logisch. Deshalb Augen zu und durch: Die Kosten für die Todgeweihten in Grenzen und diese bei Laune halten.

Für Sekunden schießt mir beim Weiterlesen ein Gedanke durch den Kopf: Sollte »die Analyse neuen Wissens in den letzten Jahren« und die Verschlankung des »technischen Nachsorgeaufwands gegenüber früheren Empfehlungen« auch etwas mit den knappen Kassen im deutschen Gesundheitswesen zu tun haben?

Das kann doch wohl nicht sein. Wahrscheinlich ist es wirklich nur meine Unfähigkeit, Abschied von einer Illusion zu nehmen und die Krankheit so anzunehmen, wie sie ist: nämlich unkontrollierbar.

Immerhin können die Verfasser dieses Berichts sich vorstellen, dass unauffällige Ergebnisse nach einer Untersuchung »bei manchen Patientinnen zu einem Angstabbau und damit zu einer Verbesserung der Lebensqualität führen«. Doch ein paar Zeilen weiter kommt die unerbittliche Forderung: »Die Patientinnen sollten aber psychologisch so geführt werden, dass sie verstehen, dass bei Beschwerdefreiheit aufwändige apparative Untersuchungen nicht erforderlich sind.«

Ich verstehe. Das mag für andere gut sein. Ich bin nicht der Typ, der sich führen lassen will. Ich möchte selber gehen.

»Wir brauchen ein schlankeres Modell und neue Zielsetzungen für die systematische Nachsorge«, sagt Dr. Robert Schäfer, geschäftsführender Arzt der Ärztekammer Nordrhein (ÄKNo) in Düsseldorf. Da eine Lebensverlängerung dadurch bisher nicht nachgewiesen werden konnte, müsse die Verbesserung der Lebensqualität das Ziel sein. »In Nordrhein geben wir für die onkologische Nachsorge mehr Geld aus als für die Qualitätssicherung im Übrigen. Da darf die Frage gestellt werden«, begründet Schäfer die Reformbestrebungen, »ob das Geld richtig investiert wurde.«[8] Kein Geld investiert werden soll, so scheint es, auch in die Klärung einer Frage, die sich für Frauen mit Brustkrebs als lebensnotwendig erweisen könnte: Ob Patientinnen durch die frühzeitige Erkennung und Behandlung eines drohenden Rückfalls, der bei regelmäßiger Bestimmung von Tumormarkern im Blut meist sechs bis acht Monate vor dem Sichtbarwerden von Metastasen auf Röntgenbildern abzulesen ist, länger leben. Eine kleine Studie in Deutschland konnte dies bereits zeigen.[9]

Von Mitgliedern der Projektgruppe Mammakarzinom im Tumorzentrum München war im Juni 1998 eine große Tumormarkerstudie zu dieser Fragestellung initiiert worden. Nach einem Testlauf sollte die Studie Anfang 2000 am Klinikum Großhadern beginnen. Der Antrag auf Finanzierung (fünf Millionen Euro für eine Laufzeit von zehn Jahren) wurde von der Deutschen Krebshilfe abgelehnt.[10] »Keine gute Idee«, kommentierte zynisch ein international bekannter deutscher Gynäkologe und Gutachter im kleinen Kreis die Forderung nach einer solchen Studie. Und fügte hinzu: »Für dieses Geld sollte man lieber jeder Frau in der Nachsorge eine Flasche Rotwein spendieren.«

Ich bin froh, dass die Gespräche mit Frau Kai weitergehen.

Die Termine bei ihr stehen wie Rettungsanker in meinem Kalender, wenn es Sturm läutet in meinem Herzen. Und es läutet oft Sturm. Einmal in der Woche fahre ich über die Rolltreppe des Augsburger Klinikums in den Keller, gehe durch Glastüren den langen Flur entlang in Richtung Strahlenabteilung, aber nicht ganz. Kurz vorher biege ich nach links ab, klopfe an die Tür von Frau Kai, die manchmal bereits offen steht. Bei der Begrüßung schaue ich ihr immer in die Augen, wie um zu überprüfen, ob alles zwischen uns noch so ist, wie es vergangene Woche war. Als gelte es, uns durch Blickkontakt wieder aufeinander einzustimmen für diese schwere Arbeit an der Seele. Dann setze ich mich in diesem schmalen, fensterlosen Raum auf einen Stuhl und rede, schweige auch mal, oder weine.

Es ist jedes Mal wie die Rückkehr in eine schützende Höhle. Es ist jedes Mal ein Wagnis, den Seelenvorhang hochzuziehen und ungeschützt dazusitzen. Zu Beginn unserer Gespräche beschlich mich sogar einmal der Gedanke, ob Frau Kais Aufgabe vielleicht in erster Linie darin bestehen könnte, die Patientinnen in Sorglosigkeit einzulullen, damit sie den Betriebsablauf des Krankenhauses nicht störten. Doch je tiefer wir mit unserer Arbeit einstiegen, desto mehr wuchs mein Vertrauen in sie.

Ich fühle, dass Frau Kai es ernst mit mir meint, die Ausgesetztheit nicht benutzt. Auch nicht, um sich darzustellen. Sie ist eine Frau, mit der ich Pferde stehlen könnte, hätte ich nicht Krebs. Jetzt geht sie halt mit mir durch die Wüste.

Ich erzähle Frau Kai, wie es mir gegangen ist im Lauf der Woche. Mit den Ärzten, meinem Mann, unserem Sohn, meinem Beruf, mit mir selbst. Ich spreche mit Frau Kai über meine Angst, obwohl sie glaubt, ich würde vor allem über die vielen Aktionen sprechen, die ich unternehme, um meine Angst in Schach zu halten. Und manchmal ringen wir auch sanft miteinander. Sie darum, dass ich ein bisschen öfter den Bauch und nicht nur den Kopf sprechen lasse; mich nicht in meinem Sicherheitsbedürfnis verheddere; nicht nur den Krebs als Lebensthema habe; und Florian ein bisschen mehr aus meiner Fürsorglichkeit entlasse.

Ich darum, dass das eben mein Weg ist, die Angst vor Metastasen zu bannen. Und dass diese Angst angesichts meiner aggressiven Tumorbiologie auch berechtigt ist. Dass ich meine Angst um Florian nur schwer aufgeben kann, weil er mir durch sein Verhalten immer wieder anzeigt, dass ich allen Grund zur Sorge, zur Fürsorge und zur Kontrolle dessen habe, was er macht. Oder eben nicht macht.

Ich versuche, ihr auch ein Bild zu geben von der Frau, die ich vor der Erkrankung war. Damit sie weiß, wo ich mich wiederfinden möchte nach diesem Alptraum. Nur um dem Krebs einen Tribut zu zollen, möchte ich meine Seele nicht zerknüllen. Ich mag mich ja, so wie ich bin. Diese magische Vorstellung, einen Ablass vom Krebs zu erwerben, wenn ich künftig alles besser und alles anders mache als früher, diese verlockende, weil so einfache Idee, dass er dann auf ewig und immer verschwinden und überhaupt die große Erlösung ausbrechen würde – ich glaube, sie ist nur eine Illusion.

Das Schöne an Frau Kai ist, dass sie mir Raum gibt in diesem unscheinbaren Kämmerchen, wo unsere Gespräche stattfinden. »Sie sind die Regisseurin unserer Gespräche«, hatte sie von Anfang an gesagt und mir damit ein Gefühl von Freiheit geschenkt, das Offenheit ermöglicht. Weder sagt sie nach exakt fünfzig Minuten mitten in meinen Satz hinein: Wir sehen uns am nächsten Dienstag um neun, noch bohrt sie argwöhnisch in irgendwelchen Sätzen und betreibt eine Form von selbstgerechter Seelenzerfledderei, die ich widerlich finde.

Frau Kai kann viel aushalten, ohne ein Mülleimer zu sein. Sie sitzt nicht da wie ein Guru und lässt mich einfach reden, damit ich etwas loswerde; wie ein Seismograph schwingt sie mit im Rhythmus meiner Seele. Wirft mir ein Wort zu, das mir noch fehlte. Legt ihren Finger zielgenau und dennoch barmherzig an die Stelle, wo es hakt und nicht mehr weitergeht.

Ich kenne sie kaum, obwohl mich kaum jemand so gut kennt wie sie. Schade. Es muss wohl so sein.

Ich kenne sein Klingeln, Florian klingelt an der Tür. Es ist wie er: vergnügt und vital. Er hat Ewa mitgebracht, möchte sie uns vorstellen. Ein blondes Kind auf Plateausohlen. Der schwarze Kajalstift am unteren Lidrand ihrer blauen Augen und das beigerosa Make-up, das ihr Gesicht zudeckt, machen sie nur wenig älter. Sie sei gerade 16 geworden, im Januar, sagt Florian, ein Jahr auf oder ab, was macht es schon. Sie gehe in die Sonderschule, der deutschen Sprache wegen, die sie noch nie so richtig erlernt hatte, seit sie vor sechs Jahren von der Oma aus Polen zu ihrer Mutter nach Deutschland geschickt worden war.

Florian ist nicht wieder zu erkennen. Ist wie getrieben. Fährt mit Ewa, die ihre Schule schwänzt, in unserem inzwischen voll gequalmten Golf in der Gegend herum, statt sich um einen Job zu bemühen. Kommt nachts nicht mehr nach Hause. Pennt, wie er sagt, mit Ewa bei Freunden. Wenn Ewas Stiefvater oder Ewas Mutter spätabends bei uns anrufen und versuchen, sich in einem Kauderwelsch aus Polnisch und Deutsch zu verständigen, um zu erfahren, wo ihre minderjährige Tochter sich aufhält, müssen wir sagen, dass auch wir nicht mehr wissen als sie, ratlos sind, zutiefst beschämt sind.

Florian sprengt die Grenzen, die wir ihm zu setzen versuchen. Koste es, was es wolle.

Jetzt ist Schluss. Unser Auto steht für Lustfahrten nicht mehr zur Verfügung, sagt Florians Vater.

Peters Verbot, unseren VW zu benutzen, kümmert ihn kaum; es gibt Leihwagen, es gibt eine Visa-Card, über die er noch aus besseren Zeiten verfügt. Die Vereinbarung, dass er mit Ewa bei uns übernachten dürfe, wenn eine schriftliche Einverständniserklärung der Eltern vorläge und Ewa jeden Tag zur Schule ginge, was bisher sporadisch der Fall gewesen war, bricht er, übernachtet auswärts. Auch in Hotels. Bezahlt mit der Visa-Card, die endlich eingezogen wird. Meine drei Versuche, die Bank in aller Dringlichkeit zu einer Sperrung zu veranlassen, weil unser Sohn in nächster Zeit mit keinerlei Einkommen rechnen kann, schlagen fehl. Leider ein Missverständnis, wird mir gesagt, Sie wissen ja, die Weihnachtsfeiertage.

Geblieben sind die Schulden, auf deren pünktliche Rückzahlung der Geschäftsführer des Geldinstituts großen Wert legt. Für die ein Darlehen aufgenommen werden muss. Für das wir bürgen. Ich könnte jedes Mal Bomben legen, wenn ich an dieser Bank vorbeigehe.

Ich hatte die kindliche Vorstellung, dass das Schicksal Krebs immun macht gegen andere Schicksalsschläge. Dass das Leben mir jetzt eine Schonzeit schenkt, die mich vor allem anderen bewahrt. Damit ich mich einzig und allein auf den Kampf für mein Überleben konzentrieren kann.

2. Der Stoff, aus dem die Metastasen sind

Der Pathologe Professor Hoffmann hat mir die Ergebnisse der nachträglichen Gewebeuntersuchung meines Brustknotens zugeschickt. Um zu verstehen, musste ich mir die ungewohnten Namen wieder in Erinnerung rufen, diese Merkmale, die jeden Krebs so einzigartig machen wie einen Fingerabdruck.

Der »Rezeptor für den epidermalen Wachstumsfaktor«, kurz EGF-R genannt: 20 Prozent. Das ist die tödliche Antenne, die den Weg frei macht für Tochtergeschwülste. Sie ist auf 20 Prozent meines Tumorgewebes zu finden.

Das Suppressorprotein p53, ein weiteres Werkzeug aus dem Waffenarsenal des Krebses: 40 Prozent. Das ist der Stoff, der alle körpereigenen Rettungsversuche bei der Entstehung von Krebs gnadenlos verhindert und dazu auch noch die Wirkung von Chemotherapie behindert. Er hat sich in 40 Prozent meiner Tumorzellkerne eingenistet. Reizend.

Eine Überproduktion der fatalen HER2-Antennen konnte Professor Hoffmann mit dem von ihm verwendeten Testverfahren auf meinem Brustkrebsgewebe nicht entdecken. Bald aber gebe es weitere Nachweismethoden, die noch genauer nach den HER2-Eiweißantennen auf Tumorzellen fahnden. Zusätzlich würde man in nächster Zeit auch die exakte Anzahl der HER2-Genkopien im Inneren der Zelle mit einer Gensonde aufspüren können.

Wenn der neue Test kommt, werde ich diese Untersuchung wiederholen.

»Wichtig sind zuverlässige Spezialmethoden, die es uns ermöglichen, diese Bestimmung sogar an Brustkrebsgewebe durchzuführen, dessen Entfernung bereits längere Zeit zurückliegt und das in Wachs eingebettet aufbewahrt wurde«, sagt die Pathologin Dr. Annette Lebeau vom Pathologischen Institut der Ludwig-Maximilians-Universität München.[11]

Inzwischen kann man HER2 durch verschiedene Tests nachweisen: Es gibt Verfahren, mit denen man die Anzahl der HER2-Fühler an der Außenhaut der Krebszelle sichtbar machen kann. Dafür werden die Reste des eingefrorenen oder in Paraffin aufbewahrten Knotens aus der Brust mit Antikörpern (beispielsweise CB-11-Test oder Hercept-Test) beträufelt. Will man wissen, wie viele HER2-Gene im Inneren der Zelle sitzen, kommt die so genannte FISH-Methode (Fluoreszenz-in-situ-Hybridisierung) oder PCR-Technik (Polymerase Chain Reaction) zum Einsatz.[12,13] Ein neuer HER2-Spezial-Tumormarker (HER2 im Serum) misst dieses besondere Merkmal einer Krebszelle durch einen Blut-Test und kann zur Kontrolle während der Behandlung herangezogen werden.[14-20]

Und wieder nehme ich das blaue Buch zur Hand. Lese noch einmal nach, dass »der Nachweis des Rezeptors für den epidermalen Wachstumsfaktor EGF (EGF-R) mit frühem Rezidiv und Tod beim Mammakarzinom korreliert« ist. Muss mir diesen unerhörten Satz einfach immer wieder reinziehen. Nicht aus Masochismus. Aus Entsetzen.

Was hat er überhaupt bei mir zu suchen, dieser EGF. Es ist, als würde ich meine Todesanzeige in der blauen Bibel lesen. Schwarz auf weiß. Und dann Trick p53. Auch nicht viel besser. Auch ein Zeichen von ganz miesem Krebs. Was habe ich denn bitte für eine Chance gegen ihn? Mit so einem Kerl in mir?

Die Beunruhigung ist da, sie kann nicht mehr rückgängig gemacht werden. Ich hatte mich entschieden, es wissen zu wollen, und muss jetzt Wege finden, mit diesem Wissen fertig zu werden. Es würde eine Gratwanderung werden, das wusste ich.

Mein Onkologe ist ausgebucht mit Gesprächsterminen; der nächste ist erst in vier Wochen möglich. Ich rufe Frau Dr. Ebel-Klein an, fahre zu ihr nach Regensburg, flüchte mich regelrecht zu ihr. Ich muss meine Klinik wiedersehen, in der ich mich so geborgen gefühlt hatte. Muss Schwester Helene mit dem fröhlichen Glanzgesicht wieder sehen. Muss meine Chirurgin wieder in die Arme schließen. Ihr in die blauen, klugen Augen schauen, denen Frauentrauer nicht fremd zu sein scheint.

Sie ist mit der Zeit so etwas wie eine »Busenfreundin« geworden.

Die Chirurgin schreibt:

Liebe Frau Goldmann-Posch, damals, als wir erkannten, dass das Schicksal eine andere Beziehung für uns vorgesehen hat als die flüchtige Begegnung bei einer Tasse Tee, war ich, bei aller Sorge um Sie, auch erleichtert, so viele Eigenschaften bei Ihnen vorzufinden, die Sie schützen, die für Ihr Überleben wichtig sind: Ihr starker Glaube, Ihre bedingungslose Entschlossenheit zu kämpfen, und Ihr spontanes Vertrauen zu mir.

Mit Ihrem kompromisslosen Vertrauen haben Sie mir aber auch viel Verantwortung übertragen: Welchen Weg sollte ich Ihnen aufzeigen? Der Weg, den ich für mich wählen würde, muss für Sie nicht gleichermaßen der richtige sein. Wir haben uns dann gemeinsam für den sichersten Weg entschieden, und das war gut so. Es war schwer für mich, Sie zu operieren. Amputationen (was für ein hässliches Wort) sind mir noch nie leicht gefallen. Daran haben 25 Jahre Routine in der Chirurgie nichts geändert. Musste die Amputation sein? Wissen wir wirklich genug, um sicher sagen zu können, dass wir die Grenzen der Brust erhaltenden Behandlung nicht doch noch erweitern können? Wäre dies nicht doch ein Weg für Sie gewesen?

Sie haben es mir leicht gemacht: Es gab keinen Rückzug, kein Sichverschließen. Ohne zu zögern haben Sie den Kampf aufgenommen. Als Sie ankündigten, dass Sie Ihren Tumor sehen wollten, war ich sicher, dass Prof. H. souverän mit Ihrem außergewöhnlichen Ansinnen umgehen würde, dass er auf Ihrer Seite sein würde. Der Kreis der Verbündeten konnte ab jetzt nicht groß genug sein.

Jetzt aber, als Sie mir gestern gegenübersaßen, kamen mir Zweifel, ob diese Orientierung immer noch die richtige für Sie ist. Wie nachhaltig ist das Vertrauen in Ihren Körper erschüttert, wie dünnhäutig sind Sie geworden!

Jetzt ist die Zeit, wo Sie das blaue Buch beiseite legen sollten. Mehr Wissen wird Sie nicht schützen, sondern schwächen. Fangen Sie bald an zu schreiben. Sie werden erst nach vorne schauen können, wenn alles aufgeschrieben ist.

Sie sind stärker als Ihr Tumor und wissen es. Sie dürfen nicht mehr zulassen, dass Ihnen dieses Wissen abhanden kommt.

Ich bin da, um Sie daran zu erinnern.

Herzlichst Ihre Dr. med. Marita Eisenmann-Klein

Ich telefoniere mit Professor Jakobs in Hamburg, einem Onkologen, der sich viele Jahre besonders mit der Rückfallgefahr von Brustkrebspatientinnen befasst hat, deren Lymphknoten nicht befallen waren. Sein Urteil ist sachlich, aber nicht beruhigend. Ich hatte schließlich um eine Auskunft und nicht um eine Beruhigung gebeten: Die Biologie meines Tumors ist so, dass er sich nicht furchtbar anstrengen müsste, um irgendwo in meinem Körper ein neues Chaos anzuzetteln.

Mein Knoten ist aus dem Stoff, aus dem die Metastasen sind.

Ich surfe im Internet. Mache mich auf den Weg in diesen Kosmos der schwerelosen Kommunikation, entdecke deutsche und internationale Suchmaschinen, in die man Stichwörter eingeben kann. Zum Beispiel EGF. Oder p53. Die mir dann prompt und präzise 405 732 Antworten in Form von Texten servieren, die irgendwer irgendwo in der Welt geschrieben hat – in Neuseeland, China, Oslo oder dem M.D. Anderson Krebszentrum in Houston, wo ich mich gestern Nacht plötzlich hingelinkt hatte.

Ich muss erst lernen, den ganzen Krebswust, der da mit einem Schlag über die Telefonleitung auf den Bildschirm des Computers in meinem Arbeitszimmer kommt, zu sichten, ohne die Übersicht zu verlieren. Muss wissenschaftliche Studien erst lesen lernen. Erkennen können, ob eine Studie auf festen oder tönernen Füßen steht.

Es macht richtig Spaß. Das Thema Medizin lag mir immer schon am Herzen. Nur Krebs eben nicht. Jetzt schon.

Mit der Maus in der Hand lande ich bei einer virtuellen Selbsthilfegruppe. Lese, erst scheu und mit einem Gefühl von Indiskretion, gleichsam als elektronischer Zaungast, was sich die unsichtbaren Krebspatienten in ihren E-Mails zu sagen haben. Was die Angehörigen von Krebspatienten verzweifelt wissen wollen. Und welche Antworten sie bekommen. Bis ich selbst bereit bin für diese masselose Begegnung mit wildfremden Menschen. Und zu fragen wage, ob bitte jemand etwas wüsste über EGF und p53 und HER2. Aus persönlicher Erfahrung. Warum kommt keine Antwort? Vielleicht, weil es niemand überlebt hat. Nur Marco aus Barcelona lässt mich in schlechtem Englisch wissen, dass Weihrauch bei Hirnmetastasen von Brustkrebs helfen würde. Was ich im Moment noch gar nicht wissen wollte.

Aus dem Protokoll der Psychoonkologin vom 9. Januar 1997:
Die Patientin Frau G.-P. berichtet von der sich in ihr festigenden Überzeugung, ihre Erkrankung recherchieren und es genau wissen zu wollen. Das heißt für mich, achtsam zu sein auf die Motive dieser Recherchearbeit. Dabei zeichnet sich das Bedürfnis der Patientin ab, sich vor überwältigenden Ängsten zu schützen und vor etwaigen Selbstvorwürfen gefeit zu sein, irgendetwas Wichtiges verpasst oder noch nicht vollständig genug nach allen Richtungen hin abgeklopft zu haben. Das verführt mich heute ein bisschen dazu, als Bremsklotz zu fungieren.
Andererseits könnte es gerade für eine Patientin mit diesem Beruf und diesem Engagement eine sinnstiftende Bewältigungsstrategie sein.

Eine Woche lang gehe ich wie in Watte gewickelt durch den Tag, habe nur noch EGF und p53 im Kopf. Zwischendurch geschieht es, dass ich mich beim Einordnen der Informationen aus dem Internet in Hängemappen selbst beobachte und oft nicht mehr weiß, ob ich darüber lachen oder weinen soll. Ob das alles nur ein gigantischer Abwehrzauber ist oder wirklich eine ernsthafte Beschäftigung. Mitte der Woche fällt mir ein, dass 20 Prozent EGF und 40 Prozent p53 nicht so schlimm sein können wie 100 Prozent. Ende der Woche bin ich mit dem Thema durch. Es ist, als hätte ich mich überessen an EGF und p53, ich kann es schon nicht mehr lesen. Aber diese Woche musste ich haben. So wie sie war, musste ich sie haben, von Anfang bis zum Ende. Damit ich ruhig werden konnte. Damit die Angst wie ein Vogel wieder fortfliegt.

In dieser Woche habe ich täglich meditiert. Beim Sitzen in Stille kam mir die Idee, dass ich einen eigenen Faktor flottmachen könnte gegen den epidermalen Wachstumsfaktor: einen erfundenen Faktor für inneres, geistliches Wachstum. Ich könnte ihn meinen transzendentalen Wachstumsfaktor nennen, ihm vielleicht auch eine Abkürzung geben, TGF-R statt EGF-R.
Warum eigentlich nicht?

Nach Sex führt Information zu Gesundheitsfragen die Hitliste der am meisten nachgefragten Themen im World Wide Web an. Von den derzeit rund sechs Millionen Webseiten im Netz kommen mindestens 150 000 aus dem Gesundheitsbereich. Studien belegen jedoch, dass 70 bis 80 Prozent der Gesundheitsinformationen im Internet falsch, einseitig oder veraltet sind. 50 Millionen von rund 170 Millionen Menschen, die weltweit zur Online-Gemeinde gehören, suchen dort regelmäßig medizinische Informationen.[21] Rund 80 Prozent der elektronischen Patienten (E-Patienten) sind chronisch Kranke, die im Internet nach einer »zweiten Meinung« suchen oder nach Leidensgefährten Ausschau halten.[22] »Die Verletzlichkeit des Patienten durch falsche oder missverständliche Information aus dem Internet aufzufangen, könnte in Zukunft eine neue Aufgabe für Menschen in Gesundheitsberufen werden«, sagt Hilke Stamatiadis-Smidt, Autorin und ehemalige Leiterin der Pressestelle am Deutschen Krebsforschungszentrum (DKFZ) in Heidelberg.[23]

Während in den meisten europäischen Ländern die Mediziner im Umgang mit der elektronischen Gesundheit (E-Health) Nachholbedarf haben, steigt die Zahl der »Internet-Patienten« ständig. 68,5 Prozent der Ärzte sehen sich nach einer Umfrage der Health on the Net Foundation (HON) mit Patienten konfrontiert, die vorher bereits Informationen zu ihren Beschwerden und Krankheiten im Internet gesucht haben.

Seit Jahren bieten Deutschlands größte Patientinneninitiative im Kampf gegen Brustkrebs »mamazone« und die ehemalige Krebspatientin Anja Forbriger Internet-Kurse für Krebskranke und ihre Angehörigen an. Im Internet hat die Hamburger Bibliothekarin ein Austausch- und Informationsnetz von Patienten für Patienten aufgebaut (http://www.inkanet.de).

Wir wollen von Florian wissen, wie er sich seine weitere Zukunft vorstellt. Wann er beabsichtigt, sich endlich ernsthaft um einen Job zu bemühen.

Als Peter mit ihm spricht, gehe ich bewusst für einige Zeit aus dem Zimmer in der Hoffnung, dass die Güte und die Klarheit seines Vaters in seinem Inneren etwas in Bewegung bringen würden. Dann komme ich wieder, schweige viel und höre meinem Mann zu.

Es ist ein faires Gespräch. Peter bietet Florian an, ihm bei der Suche nach Arbeit zu helfen, ihm die Miete für ein kleines Appartement zu bezahlen, die ersten Monate, bis er finanziell wieder auf die Beine gekommen ist. Ob er dort mit Ewa wohne oder nicht, das sei vor allem das Problem von Ewas Eltern.

»Wir müssen dringend Luft zwischen uns bringen«, sagt Peter. »Luft. Das ist das Beste für uns alle. Damit du in Ruhe deine Erfahrungen machen kannst. Und wir hier Ruhe haben. Denn ich muss mich jetzt vor allem um deine Mutter kümmern. «

Florian steht auf, gibt seinem Vater die Hand, dankt ihm, richtig feierlich, wirklich mit Anstand. »Das werde ich dir nie vergessen«, sagt er erleichtert.

Wir helfen ihm bei der Suche nach einer kleinen Wohnung und überprüfen den Mietvertrag, den der Vermieter lieber mit uns abschließen möchte, weil unser Sohn und seine Freundin doch noch recht jung aussähen, wie er meinte. Florian darf in einem Versandhaus anfangen, am Fließband. Auch gut. Hauptsache, er fängt endlich irgendwo an.

Aus dem Protokoll der Psychoonkologin vom 16. Januar 1997:
Heute ist sichtbar geworden, dass unsere Differenzierungsarbeit langsam auch anderen Themenbereichen zugute kommt. Zur Zeit gibt es Auseinandersetzungen in der Familie der Patientin, die berufliche Zukunft des Sohnes betreffend. Frau G.-P. beginnt zu realisieren, dass sie sich keine Schuld auflädt, wenn sie sich aus gelegentlichen Konflikten zwischen Ehemann und Sohn emotional heraushält. Nicht mehr weiter die Rolle der Schlichterin übernehmen zu müssen scheint neu für sie zu sein.
In dieser Zeit der Bodenlosigkeit äußert die Patientin das Bedürfnis, sich ganz klar mit ihren Gefühlen konfrontieren zu wollen; sie spüre dadurch, mit sich selbst in Kontakt zu sein.
Diese innere Kongruenz scheint ihr bei aller Mühsal Kraft zu vermitteln.

Das Singen im Chor hat etwas Heilendes. Ich sang bereits als Kind sehr gern, allein oder mit meiner Schwester. Der Vater begleitete uns oft auf der Gitarre. Meist waren es alte Mundartlieder, die Kinder in den Schlaf wiegen sollten, die von der Schnee-schmelze auf der Alm erzählten, von unerreichbaren Dirndln oder erschrockenen Hirten auf dem Feld.

Es ist kein todernster Chor in Schwarzweiß, der auf der Orgel-empore steht und einen Dirigenten mit wedelnden Taktstöcken vor sich hat. Wir sind ein Laienchor, der gelegentlich im Dom singt.

Bevor Frau Römer, die junge Chorleiterin, ihre Notenblätter austeilt, müssen wir mit einem Wuwuwuwuwu auf den Lippen auf und ab wippen, mit der rechten Faust das Wort »Herr-lich-keit« in den Kreis hineinstoßen, die Arme nach oben recken und dabei hell denken, auf der Suche nach dem richtigen Ton.

Manchmal erscheint auch Sophie, eine der beiden Katzen des Dompfarrers, im offenen Fenster. Springt herunter und setzt sich auf einen Stuhl. Oder spaziert über Klaviertasten.

Langsam lerne ich, wieder hell zu denken.

Von Zeit zu Zeit fahre ich zu Frau Dr. Voll, der Tegernseer Ärztin für Naturheilverfahren. Bei meinem letzten Besuch hatte mir Frau Dr. Voll ein aufwändig hergestelltes Thymuspräparat ver-ordnet, weil mein Immunsystem seit der Chemotherapie ziem-lich zerzaust ist. Leider nur auf Privatrezept. Weil sie leider nur Privatpatienten behandelt. Weil sie das Hickhack mit den Kas-sen leid war. Ich sollte versuchen, einen Antrag auf Erstattung der Kosten bei meiner Krankenkasse zu stellen, was ich tat. Doch der wurde jetzt abgelehnt.

»Die Verordnung des beantragten Arzneimittels zu Lasten der Krankenkassen über Kassenrezept kann von den Vertragsärzten nur in speziellen Ausnahmefällen vorgenommen werden«, heißt es in der Begründung der Kasse. »Ein solcher Ausnahme-fall besteht insbesondere dann, wenn zur Linderung, Besserung und Heilung der bestehenden Erkrankung keine kausale Be-handlungsmöglichkeit bekannt ist, die allgemein anerkannten Behandlungsverfahren erfolglos ausgeschöpft wurden (so ge-nannte austherapierte Fälle), kontraindiziert oder nicht an-wendbar sind und keine andere Alternative im Rahmen der The-rapie geboten erscheint und aus ärztlicher Sicht mit mehr als nur geringer Wahrscheinlichkeit ein Therapieerfolg erreicht werden kann (günstige Nutzen-Risiko-Abwägung).«

Ein langer Satz für ein Nein.

»Ein solcher Ausnahmefall liegt bei Ihnen nicht vor«, stellt die Kasse fest. »Bitte setzen Sie sich diesbezüglich mit Ihrem behandelnden Vertragsarzt in Verbindung. Die Verordnung kann bei Vorliegen eines Ausnahmefalles über Kassenrezept erfolgen; eine gesonderte Genehmigung durch die Kasse ist nicht notwendig.

Ob diese Voraussetzungen speziell bei Ihnen gegeben sind, kann allein Ihr behandelnder Arzt entscheiden. Mit freundlichem Gruß.«

Ich verstehe die Herausforderung. Der schwarze Peter wird an den Kassenarzt weitergereicht. Soll er doch wissen, was zu tun ist. Soll er doch sehen, was passiert.

Meinen Onkologen brauche ich gar nicht erst zu bemühen. Er steht nicht zu den ergänzenden Behandlungsformen einer biologischen Krebsbehandlung.

Ich nehme Kontakt zur Herstellerfirma des Thymuspräparates auf und fordere medizinische Literatur zum Thema an. Der Name eines Außendienstmitarbeiters für die Region München-Augsburg wird mir genannt. Ich bitte ihn, mir zwei Kassenärzte zu nennen, die dieses Präparat verordnen. Er nennt mir einige. Bei zweien von ihnen werde ich vorstellig, erzähle die Odyssee eines Privatrezeptes, das umgeschrieben werden soll auf ein Kassenrezept für eine Krebspatientin, die gerade eine massive Behandlung hinter sich gebracht hat und die ihr Immunsystem genauso massiv wieder in Schwung bringen möchte. Tut mir Leid, bekomme ich zu hören. Ein Privatrezept kann ich Ihnen gerne ausstellen, wenn Sie möchten. Reichen Sie es bei Ihrer Kasse ein. Nein danke, das hatte ich schon. Deshalb bin ich ja bei Ihnen.

Die Angst vor Honorarkürzungen beim Überschreiten des Budgets scheint bei manchen Ärzten stärker zu sein als die Überzeugung, dass eine Thymustherapie etwas taugt.

Ich lege Widerspruch bei der Krankenkasse ein. Mache deutlich, dass mich in den letzten zwölf Jahren, außer zur Vorsorge, kein Arzt zu Gesicht bekommen hat. Dass ich nicht zu den Kassenpiratinnen gehöre, die mit ihrem Anspruchsdenken das Gesundheitssystem ausbeuten. Dass es in der Behandlung von Brustkrebs immer noch keine wirklich »kausale Behandlungsmöglichkeit« gibt. Dass nach den vorausgegangenen Therapien mein Immunsystem wieder gestärkt und mein Wohlbefinden verbessert werden soll. Dass ich ein hohes Rückfallrisiko habe, weil mein Tumor aggressiv ist.

Ich stelle in Aussicht, dass durch eine Fortsetzung der Thymustherapie meine Arbeitsfähigkeit und meine Zahlungsfähigkeit als Kassenmitglied bald wieder hergestellt werden können. Dass ich in wenigen Wochen meine Teilzeitarbeit wieder aufnehmen werde.

Vielleicht war es das letzte Argument, das eine Sachbearbeiterin meiner Krankenkasse bewogen hat, zum Hörer zu greifen. Sie teilt mir mit, dass der Ausnahmefall jetzt doch auf mich zuträfe; ich solle mir das Präparat von einem Kassenarzt verschreiben lassen. Ich erzähle ihr, dass ich schon mehrfach vergeblich versucht hätte, einen Arzt dafür zu finden. »Wenn der nächste Arzt sich weigern sollte«, rät sie mir, »drohen Sie einfach mit der Landesvertretung der Krankenkasse.«

Einfach. Ich stelle mir vor, wie ich im Sprechzimmer eines Arztes auftauche und einfach mit der Landesvertretung meiner Krankenkasse drohe. Und vielleicht von einem Doktor mit Gebrüll der Praxis verwiesen werde. Alles wegen einer Klinikpackung Thymusspritzen à 50 Stück. Nein, dazu werde ich mich nicht hergeben. Ich bitte die Sachbearbeiterin, mir ihre Kostenzusage schriftlich zu geben. Nein, das sei nicht möglich. Ich notiere mir ihren Namen und den Tag unseres Telefongespräches. Das ist das Einzige, worauf ich mich vielleicht berufen kann.

Frau Dr. Prosser, meine Frauenärztin, hatte schließlich Erbarmen. Sie setzte sich erst mit der Sachbearbeiterin von der Kasse in Verbindung, dann mit einem Kollegen, der nicht im Verdacht steht, etwas von ergänzender Krebsmedizin zu verstehen. Der aber noch ein paar Kapazitäten in seinem Arzneiverordnungshaushalt frei hatte, weil er vor allem ambulante Operationen macht. Der besorgte mir das Mittel über seine Apotheke. Ein langer Weg.

Draußen riecht es schon ein wenig nach Frühling. Auch nach Calycanthus, wenn ich meine Nase ganz dicht an die wenigen Blüten halte, die aus kahlen Ästen sprießen. Da und dort spitzen zwischen grau melierten Schneeklecksen Tulpenblätter aus dem Rasen des Gartens an unserem Haus.

Ich werde Widerstand leisten. Nicht nur gegen Krebszellen. Auch das stärkt mein Immunsystem.

»Aus der Sicht der Medizin denkt man bei Abwehr in erster Linie an die Immunabwehr von Krebs«, stellt der Freiburger Onkologe Gerd A. Nagel fest. »Aus der Sicht des Patienten hingegen hat der Begriff Abwehr noch andere Bedeutungen. Das Wort Abwehr ist schlechthin *der* Schlüsselbegriff zum Verständnis von Patienten auf ihrer Suche nach unkonventionellen Mitteln in der Krebstherapie oder so genannten alternativen Behandlungsformen. Abwehr ist einerseits Ablehnung, Verleugnung, Ausblenden von Tatsachen, andererseits das Sich-aktiv-zur-Wehr-Setzen. Je stärker seelische Belastungen für einen Menschen sind, desto eher laufen Abwehrreaktionen ab. Solche Abwehrreaktionen sind natürliche Vorgänge und helfen dem Menschen, seine seelische Stabilität zu wahren. Indem der Mensch eine Position einnimmt, in der er sich aktiv mit seinem Schicksal auseinander setzt und sich mit seinen Selbsthilfekonzepten in den Genesungsprozess einbringt, verlässt er die Rolle des passiven Opfers. Aus dem Betroffenen wird ein Handelnder.«[24]

Ich habe meine Ernährung umgestellt. Nicht fanatisch, ein bisschen Lust sollte noch bleiben. Nicht drastisch, ich war gesundes Essen gewohnt. Jetzt esse ich noch mehr Vollkornprodukte, vor allem aus Dinkelmehl. Auf Fleisch zu verzichten fällt mir nicht sonderlich schwer; ich hatte auch vorher kaum Fleisch gegessen.

Die bei Krebs empfohlene Mittelmeerkost nahm ich schon mit der Muttermilch auf, etwas anderes als Olivenöl gab es bei uns nicht. Dieses schöne grüne Öl gehörte zu unserem täglichen Leben. »Das Meer ist glatt wie Öl«, sagte meine Mutter immer. Oder: »Dünn wie ein Ölfaden«.

Nur der grüne Tee ist neu in meinem Ernährungsprogramm. Ich trinke ihn morgens heiß, tagsüber kalt, schütte ihn literweise in mich hinein und könnte auch gleich in einen Heuhaufen beißen, denke ich mir manchmal, so schmeckt er. Doch die Vorstellung, dass grüner Tee in der Lage sein soll, den Krebszellen durch ein Enzym die praktischen kleinen Scheren aus der Hand zu nehmen, mit denen sie sonst munter durch die Gefäße marschieren und immer wieder mal versuchen, sich durchzuschneiden und einzuwandern in andere Organe, ist einfach überzeugend.

Das Anti-Krebsscheren-Enzym heißt Epigallocatechingallat. Es beschwingt mich. Ich werde weiterhin in den Heuhaufen hineinbeißen.

Vierzehn Tage hat Florian durchgehalten, dann hat er das Handtuch geschmissen, ist einfach nicht mehr an seinem Arbeitsplatz erschienen. Sitzt mit Ewa in einem Appartement ohne Möbel herum. Lässt sich am Telefon von Ewa mit ihrer Kindchenstimme verleugnen. Macht einfach die Tür nicht auf, wenn Peter und ich unten klingeln, immer wieder klingeln.

Gestern Abend haben wir uns zum ersten Mal mit Ewas Eltern getroffen. Sie kamen in einem silbergrauen BMW, um ihre Tochter abzuholen. Der Stiefvater, ein Autohändler, ist zehn Jahre jünger als Ewas Mutter, die kaum Deutsch spricht. Ein nettes Ehepaar. Ganz anders als wir, aber genauso in Sorge wie wir.

Als wir gestern Nacht gemeinsam dort hingefahren sind, wo Florian und Ewa jetzt wohnen, haben wir erst das beleuchtete Fenster von unten gesehen. Dann haben wir im Erdgeschoss geläutet, wo Licht war und wir den Hausmeister vermuteten, uns für die späte Störung entschuldigt, doch wir müssten in den vierten Stock zu unseren Kindern, die unser Klingeln nicht gehört hätten, vielleicht ein Defekt. Ein Murren aus der Sprechanlage und ein Surren an der Tür.

Leise gehen wir die Treppe hoch. Ein Überfallkommando aus zwei Müttern und zwei Vätern, beschämend, grotesk. Wir läuten an der Wohnungstür, ich sehe, wie erst das Guckloch sich verfinstert, dann das Licht im Flur erlischt. Ewas Vater hämmert gegen die Tür, droht, die Polizei zu rufen. Florians Vater erklärt, er würde jeden Augenblick die Tür eintreten; wir Mütter stehen schweigend daneben. Die Tür öffnet sich. Wie zwei Kinder, die Strafe erwarten, stehen Ewa und Florian da. Wir gehen in das Wohnzimmer, wo außer einer Matratze, einem vollen Aschenbecher und einem großen Fernseher, der läuft, sich nichts befindet.

Ewas Mutter spricht sehr energisch auf Polnisch, unterbrochen von der Tochter, die Widerrede gibt. Florian steht verloren daneben. Dann fordert Ewas Stiefvater das Mädchen auf, sie solle sofort ihre Sachen packen und mit nach München fahren, er würde sie morgen persönlich in der Schule abliefern. »Was denken Sie sich eigentlich bei der ganzen Aktion, junger Mann«, sagt er zu Florian gewandt, »Sie wissen, dass Sie sich strafbar machen.«

Langsam tauche ich ab in eine Narkose aus Wut, Scham und Trauer. Wo sind wir überhaupt gelandet? Mein Florian. Strafbar. Und außerdem ist dieses Biest von Ewa freiwillig hier. Mein lieber Florian. Warum müssen wir uns hier so anreden lassen?

Während Ewas Mutter im Wohnzimmer ein polnisches Wortgewitter auf ihre Tochter herunterdonnern lässt, packt Peter unseren Sohn am Arm und schiebt ihn unsanft in den Hausflur hinaus. »Wie lange hast du eigentlich noch vor, mit diesem Flittchen blauzumachen?«, höre ich ihn zischen. »Falls du meinst, dass wir das auch noch finanzieren, hast du dich gründlich getäuscht. Wenn du dich nicht umgehend auf deinen Arsch setzt und dir wieder einen Job suchst, wird die Wohnung zum nächsten Quartal von uns gekündigt, wir haben uns ja leider breitschlagen lassen, als Mieter aufzutreten.«

Ich versuche, ruhig zu bleiben. »Wenn du wieder einen klaren Plan für dein Leben hast, darfst du bei uns vorbeikommen, dann können wir über alles reden«, sage ich zu Florian im Tonfall einer Sozialarbeiterin.

Ewa packt ihre Sachen und wird, so sieht es aus, von ihren Eltern abgeführt. Florian wirft sich auf die Matratze. Ohne ein Wort des Abschieds lassen wir ihn zurück in dieser leeren Wohnung.

Wortlos fahren wir nach Hause, Peter und ich. Es gibt nichts mehr zu sagen. Er hat seinen Beitrag als Vater geleistet, ich meinen als Mutter. Jeder so, wie er es in diesem Augenblick konnte. Mehr geht im Moment nicht.

Erschöpft liege ich im Bett. Mein Herz pocht laut, dann stolpert es, wie so oft seit der Bestrahlung. Ich habe keine Nerven mehr für solche Nacht-und-Nebel-Aktionen. Doch das hieße, den Rest meines Lebens unter der Glasglocke zu verbringen. Sagen, pardon, ich hatte Krebs, und die Welt draußen weiterwursteln lassen.

Ich muss mich hüten vor dem Muttersog. Vor dem Sog, der mich, aber auch Florian in der Vergangenheit immer wieder in die Nähe eines gefährlichen Strudels gezogen hatte. Unser Sohn ist jetzt alt genug, um selbst zu wissen, welche Risiken er auf sich nehmen möchte. Und ich bin krank genug, um daraus wenigstens so etwas wie eine Berechtigung zu ziehen, dass ich mich endlich heraushalten darf. Ihn auch nicht mehr immer vor etwas bewahren oder vor etwas retten muss.

Ein Krebs als Krankenschein? Das wäre eine Katastrophe. Eine Katastrophe als Entlastung? Das wäre das Letzte.

Ich brauche keinen Krebs, bei dem ich in die Schule gehen kann.

Das sage ich mir, während ich erschöpft im Bett liege. Das sagt mein Kopf. Doch mein Mutterbauch sagt etwas ganz anderes. Es sind Zerreißproben.

In meinem Körper ist alles in Aufruhr. In meinen Därmen rumort es. Können Wut und Sorge Tumorzellen in Rage bringen? In einer Weise, dass sie sich vermehren und wie ein Feuerwerk durch meine Blutbahnen zischen auf der Suche nach neuen Angriffspunkten? Die Vorstellung, Florian jetzt in dieser leeren Wohnung zu wissen, in der er sich mit Ewa wie in einer selbst errichteten Festung verbarrikadiert hat, ist schmerzlich. Und dann unser Auftritt. Dieser furchtbare Übergriff.

Ich muss die Nabelschnur durchbeißen. Es wird mir nichts anderes übrig bleiben.

Aus den Protokollen der Psychoonkologin vom 21. und 30. Januar 1997:
Die letzten zwei Januarstunden waren sehr bewegt. An der Patientin, Frau G.-P., zeigt sich zunehmend eine Tendenz schuldfreier Ablösung vom Sohn, mit dem sie sich doch »in eine recht enge Festung eingebaut« hat, wie sie es ausdrückt.
Dieses neue Eintreten für sich selbst bestimmt auch die Beziehung zum Ehemann. Dabei bekommt die Patientin zu Hause gespiegelt, dass sie sich jetzt ganz schön aggressiv verhalte.

Frau G.-P. will diesen Vorwurf nicht weiter vermeiden und riskiert damit Auseinandersetzung. Sie beginnt Zorn zuzulassen und Überlastungen nicht mehr klaglos wegzustecken. Dabei wird auch ein großes Bedürfnis nach eigener Ganzheitlichkeit und Abgrenzung sichtbar.

Sie will nicht mehr alles für alle machen und findet sich ganz okay dabei.

Heute hat es zum ersten Mal seit meiner Erkrankung wieder Krach zwischen Peter und mir gegeben, einen wunderbar erfrischenden Knatsch. Dabei gehe ich meist ruhig und zynisch argumentierend in die Schlacht, was er nicht ausstehen kann, und er cholerisch polternd, was ich nicht ausstehen kann.

Es war ein heftiger Streit. Als gäbe es einige Kräche nachzuholen, die im vergangenen Jahr pietätvoll dem Krebs geopfert wurden.

Der Anlass war wie üblich eine Kleinigkeit, doch dieses Streiten und Ringen um die eigene Meinung heute Morgen war bedeutsam für mich.

Ich habe wieder gewagt, Peter gegenüber meinen Standpunkt zu vertreten. Nicht als Kranke, die in einer gewissen Abhängigkeit von ihrem Partner steht und glaubt, Wohlverhalten zeigen zu müssen. Als Gesunde. Als Gleichberechtigte. Als eine, die wieder beginnt, Boden unter den Füßen zu spüren.

Peter hat sich wieder getraut, auch mal barsch, auch mal laut und aufbrausend zu mir zu sein, statt seine Aggressionen stumm zu schlucken unter dem Fragezeichen meines baldigen Todes. Weil er mir zutraut, dass ich überlebe. Weil er glaubt, dass ich es aushalte.

Weil ich keinen Krebs als Krankenschein brauche.

3. Unachtsamkeit bei der Mammographie: eine tödliche Angelegenheit

Ein Ziehen in der rechten Brust beunruhigt mich. Die letzten Aufnahmen, die den Knoten entlarvt hatten, waren im vergangenen Juni gemacht worden. Jetzt ist März, und es fehlen noch drei Monate bis zur Routinekontrolle. Jetzt ist Frühling, Zeit des Wachstums.

Immer wieder taste ich meine rechte Brust ab. Diese merkwürdig bedrohlich gewordene Brustlandschaft unter der Haut ist meinen Fingerkuppen sehr vertraut geworden. Jedes Knötchen, jeder Hubbel, jedes Stück Gewebe. War da nicht etwas, das gestern noch nicht da war? Eine kleine Zyste vielleicht? Und warum ist diese eine Stelle so druckempfindlich?

Tut mir Leid, dass ich dir nicht mehr trauen kann, sage ich zu meiner rechten Brust, ich will dich nicht auch noch verlieren.

Nein, ich will nicht bis Juni warten. Packe meine Mammographien von 1990, 1994 und 1996 ein und bitte meinen Onkologen, mich in eine Gemeinschaftspraxis für Radiologie zu überweisen. Bei dieser Gelegenheit wirft er selbst einen Blick auf die Bilder. Klemmt sie an seinen Leuchtschirm. Vergleicht die von 1994 mit denen von 1996.

»Beim genauen Hinsehen«, sagt er, »erkennt man bereits auf den Bildern von 1994, dass da etwas im Kommen ist; vielleicht sogar schon etwas war.«

Ich bin wie vom Donner gerührt. Mein Herz stolpert, etwas Schweres legt sich auf meine Brust.

»Und warum hat der Radiologe nicht genau hingesehen?«, frage ich ihn mit einer seltsam piepsigen Stimme.

»Im Nachhinein ist man natürlich immer schlauer«, versucht er mich zu beruhigen. Ich trete vor den Leuchtschirm und schaue mir die Bilder an. Mit dem Wissen, wo der Knoten später gewachsen ist, kann auch ich den Unterschied erkennen. Es sind Bilder vom leisen Werdegang einer nicht wieder gutzumachenden Nachlässigkeit.

»Aber ich bin ja kein Radiologe«, sagt der Onkologe ein wenig resigniert und auch mit einem Hauch von Triumph in der Stimme in die Stille seines Sprechzimmers hinein.

Die Ergebnisse der Deutschen Mammographiestudie von 1994 haben immense Defizite bei der Qualität von Röntgenbildern der Brust in Deutschland zu Tage gefördert.[25]

»Nach dieser Veröffentlichung hätte sehr viel früher reagiert werden können, zum Beispiel seitens des Bundesgesundheitsministeriums, wo die Aufsicht für die Leistungen innerhalb der gesetzlichen Krankenversicherung liegt«, sagt Gerd Glaeske vom Zentrum für Sozialpolitik der Uni Bremen. »Auf der anderen Seite hätten auch Ärztinnen und Ärzte zusammen mit den Kassen ein solches Früherkennungsprogramm erstellen können. Man hätte aus den Erfahrungen anderer Länder lernen können. Dies ist damals jedoch leider nicht geschehen.«[26]

Der Versuch der Techniker Krankenkasse, bereits 1996 ihren weiblichen Mitgliedern ab 50 eine qualitätsgesicherte Brustkrebs-Vorsorge im Abstand von zwei Jahren zu ermöglichen, wurde wegen eines Formfehlers per Gerichtsurteil von der Kassenärztlichen Bundesvereinigung beim Sozialgericht Köln gestoppt. Projektleiter Enno Bialas: »Die anderen Kassen haben mit dem Hinweis abgewunken, warum denn schon wieder etwas für die reichen Radiologen getan werden sollte. Und die Kassenärztliche Bundesvereinigung wollte nicht mitziehen mit dem Argument, sie würden das holländische Modell bevorzugen. Von den betroffenen Frauen war nicht die Rede.«[27]

Zur Mammographie der Brust, nicht der Brüste, gehe ich in eine Radiologenpraxis in München, die ich bereits kenne.

Noch ehe meine rechte Brust zwischen zwei Platten geklemmt wird, noch ehe der Arzt weiß, wo mein Tumor saß, bitte ich den Radiologen, sich die mitgebrachten Aufnahmen der Vorjahre anzusehen. Ob ihm an irgendeiner Stelle etwas auffiele, unvoreingenommen. Aufmerksam mustert er die Bilder. Eine jüngere Radiologin betritt den Raum, stellt sich ebenfalls zum Leuchtschirm und schaut interessiert auf die Serie der Mammographien.

Der Radiologe zuckt die Achseln, kann nichts Verdächtiges erkennen. Weder 1990 noch 1994. Nun tasten die Augen der Radiologin die Bilder ab. Bis ihr Zeigefinger plötzlich an jene Stelle in der Innenseite der linken Brust deutet, an der zwei Jahre später ein drei Zentimeter großer Knoten sichtbar sein wird.

»Ich würde eine diskrete Aufmerksamkeit an diese Stelle richten«, sagt sie.

»Bingo«, sage ich zu ihr und gebe ihr jetzt auch die letzten Aufnahmen meiner linken Brust. Die Knotenbilder von 1996. Die bittere Ironie ist in diesem Augenblick wie ein Knebel für die Seele. Ich kann und will hier nicht in Tränen ausbrechen.

Ein radiologisches Preisrätsel. Mit einer Frau als Gewinnerin. Ich wollte es so. Weil ich es wissen wollte. Weil ich vielleicht gegen den Radiologen Dr. Feichtlbauer klagen, ihn aus seiner Pensionierung wach rütteln will. Damit so etwas nie mehr passiert.

Betreten stehen die beiden Röntgenärzte da. Ein dritter kommt jetzt in den Raum. Schaut auf die Dokumentation einer – vielleicht tödlichen – Unachtsamkeit, die jetzt in chronologischer Abfolge vom Leuchtschirm leuchtet. »Das kann jedem von uns passieren«, sagt der Radiologe leise. »Jeden Tag. Und das ist tragisch.«

Die neue Mammographie und auch der Ultraschall sind ohne Befund. Was sollte ich einklagen, denke ich auf dem Heimweg. Mein Leben?

»Die Qualität von Mammographien in Deutschland ist in den letzten Jahren zwar besser geworden, lässt aber vielfach immer noch zu wünschen übrig«, kritisiert Krebsspezialist Michael Untch, Oberarzt im Klinikum Großhadern. »Bei uns müssen regelmäßig 30 bis 50 Prozent der von Patientinnen mitgebrachten Mammographien wegen unzureichender Qualität wiederholt werden.« Der Gynäkologe hat pro Jahr »ein Dutzend Patientinnen, die eigentlich klagen könnten. Aber es klagt niemand.«[28]

»Erschütternd ist vor allem nach wie vor die Diagnosenverschleppung«, sagt die Münchner Mammographie-Professorin Mareike Kessler vom Institut für Radiologische Diagnostik am Klinikum Großhadern, »und die Tatsache, dass Patientinnen monatelang mit Karzinomen herumlaufen, bevor sie mit riesigen Tumoren in der Brust zur Operation gehen.«[29]

Dr. Feichtlbauer sitzt wie ein Stachel in meinem Herzen. Ich wache auf mit Dr. Feichtlbauer im Kopf und schlafe ein mit Dr. Feichtlbauer im Kopf. Ich habe im Telefonbuch geblättert, seine Privatadresse herausgefunden. Er wohnt in einem Vorort von München. Ich stelle mir vor, wie er jetzt auf seiner Terrasse oder im Garten sitzt und gemütlich frühstückt, wahrscheinlich mit seiner Frau und vermutlich ohne lebensbedrohliche Krankheit. Vielleicht reist er zwischendurch auch mal auf die Seychellen im Indischen Ozean, sorglos. Und ahnungslos, dass ich hier sitze mit einem Damoklesschwert über dem Kopf und nur mehr einer Brust am Körper. Warum hatte er sich nicht bei meiner Frauenärztin gemeldet und gesagt, da könnte etwas nicht in Ordnung sein: Neue Kontrolle in einem Jahr erbeten? Was bei einer großen, schwer zu durchtastenden Brust durchaus üblich gewesen wäre. Warum hat sich Frau Dr. Prosser auf diesen Dr. Feichtlbauer verlassen? Warum habe ich ihm geglaubt, dass alles in Ordnung sei? Warum habe ich damals nicht einfach die Bilder von ihm verlangt und gesagt: Ich möchte sie noch einem anderen Radiologen zeigen?

Damals, undenkbar. Es wäre mir wie eine Provokation vorgekommen. Wie ein unerhörtes Misstrauen, das einer Patientin nicht ansteht.

Damals.

Immer noch werden in Deutschland siebzig bis achtzig Prozent aller Knoten nicht auf dem Röntgenbild, sondern von den Frauen selbst entdeckt. Wenn Brusttumoren erst zu tasten sind, haben sie oft schon eine ungünstige Größe von über zwei Zentimetern erreicht, was weniger gute Aussichten auf Heilung verspricht.

Anders in Holland. »Achtzig Prozent aller gesunden Frauen, die dort an der systematischen Brustkrebsvorsorge teilnehmen, haben Tumore von unter zwei Zentimetern Durchmesser«, sagt Dr. Angela Spelsberg, ärztliche Leiterin des Tumorzentrums Aachen.[30]

Bei jungen Frauen ist eine rechtzeitige Entdeckung von bösartigen Knoten besonders wichtig. »Deutschland ist noch Entwicklungsland in der Früherkennung von Brustkrebs«, sagt Professor Manfred Kaufmann, Direktor der Universitäts-Frauenklinik in Frankfurt am Main. »Solange das so ist, müssen die Frauen ihr

Röntgenbild unter den Arm klemmen und auch mal eine zweite Meinung bei einem anderen Arzt einholen. Denn Brustkrebs ist eine zu ernste Erkrankung, als dass man sie nur dem Urteil eines einzigen Arztes überlassen sollte.«[31]

Ich beschließe, mir das Denken an Dr. Feichtlbauer zu untersagen. Immer wenn es kommen will, das Hätte, das Wäre und das Warum, sage ich: Stopp. Weigere mich, auf dieses Karussell der Kausalitäten aufzuspringen, bis ich schwindlig werde. Ich brauche die Kraft, nach vorne zu sehen. In Richtung Heilung.

Vielleicht ist es auch eine Form von Heilung, einem Arzt, der auch nur ein Mensch ist, zu vergeben.

Umso wachsamer werde ich künftig sein. Extrem wachsam sogar.

Das wird Kraft kosten. Doch ich fühle sie kommen.

»Es ist eine tägliche Gratwanderung«, sagt eine Radiologin, die ihren Namen nicht nennen möchte, »diese Bilder anzuschauen und zu entscheiden, ob da etwas ist oder nicht. Man muss den Braten fast schon riechen. Vielleicht haben wir Frauen ein besseres Händchen dabei, weil wir einfach leibhaftig wissen, worum es geht.

Schadenersatzklagen von Patientinnen sind oft nur Kräfteverschleiß: Es sind lange, unschöne Verfahren mit unsicherem Ausgang. Vielleicht liegt es auch daran, dass die damit betrauten Gutachtergremien unbewusst mehr zur Seite ihrer Kollegen tendieren. Denn jeder von uns muss damit rechnen, irgendwann einmal in die gleiche Situation zu kommen.«[32]

Ewas Mutter ruft an, will wissen, ob ich etwas von ihrer Tochter wüsste; sie ginge jetzt überhaupt nicht mehr zur Schule und sei auch schon seit einer Woche nicht mehr zu Hause aufgetaucht. Nur einmal kurz, um ein bisschen Geld, Lebensmittel, Töpfe, Wäsche und den Videorecorder aus ihrem Zimmer zu holen – sie könne Ewa schließlich nicht festbinden, obwohl die Schule neuerdings für jeden Fehltag mit Bußgeldern drohe. Und Ewa müsse auch noch ihre Sozialarbeit ableisten, wegen Kaufhaus-diebstahl. Wann die anderen zwei Anzeigen vor Gericht ver-handelt würden, sei noch nicht ganz klar.

Wenig später meldet sich Florian am Telefon, um sich zu er-kundigen, ob er kurz vorbeikommen dürfe; er bräuchte einige Sachen aus seinem Zimmer.

Ich stehe in der Wohnungstür. Florian kommt die Treppe hoch, ohne Ewa. Sie wartet unten. Er gibt mir, wie üblich, einen schnellen Kuss, saust an mir vorbei über die Holztreppe in sein Zimmer – ganz so, als wäre das Überfallkommando vorige Wo-che nie bei ihm gewesen – und kommt nach zehn Minuten mit seinem grünen Seesack und einer prallen Sporttasche wieder herunter.

»Weißt du, wo unser Monopoly hingekommen ist?«, fragt er mich.

»Hast du jetzt vor, dein Leben mit Spielgeld zu bestreiten?« sage ich in einem zynischen Ton, der bei mir immer kurz vor dem Explodieren kommt.

Schweigend steht er da, ein Riesenkind. Merkwürdig unzu-gänglich. Wie von einem unsichtbaren Panzer umgeben. Ich könnte ihn schütteln. Wach rütteln. Ohrfeigen.

»Florian, ist dir eigentlich klar, dass du auf einem verdammt gefährlichen Weg bist? Keine Arbeit, kein Geld, Schulden.«

»Mama, ich weiß nicht, ob du das verstehst«, sagt er und wirkt plötzlich wieder erwachsen. »Bisher bin ich immer auf einer ganz breiten Straße gegangen. Auf einer Straße, wo ich total sicher war. Jetzt möchte ich mal den schmalen Weg aus-probieren, verstehst du? Einen, wo man auch abstürzen kann.«

»Und das muss unbedingt jetzt sein«, sage ich, »vielleicht ist es dir lange Zeit zu gut gegangen. Vielleicht haben wir dich lange Zeit zu sehr verwöhnt. Allerdings kenne ich interessantere Lebensziele, als abzustürzen.«

»Ich bin ja nicht du«, sagt er und hebt seinen schweren See-sack auf die Schulter.

Florian gibt mir den Haustürschlüssel, den er immer noch bei sich trug. Ich gebe ihm 50 Euro und umarme ihn. Und ich weine, als ginge er fort für immer.

Es ist wie im »Lore«-Roman, aber wahr: Ewa ist schwanger, teilt Florian kurz vor Mitternacht am Telefon mit. Die Nachricht lässt mich merkwürdig ruhig, fast kalt. Er habe jetzt wenigstens eine Stelle, als Lagerist in München, sagt Florian. Ein neuer Freund, mit dem er nächtelang Gespräche über den Sinn des Lebens führt, habe ihm den Job verschafft.

Langsam tauen die Gefühle auf, dringen durch den verschlafenen Kopf.

»Darf ich morgen vorbeikommen, damit wir alles besprechen?«, fragt Florian ein wenig kleinlaut. Ewas Mutter möchte, dass das Kind sofort verschwindet. Florian und Ewa wollen Eltern werden, sogar heiraten vielleicht.

»Ich finde es gut, dass du diesen Mut hast«, sage ich zu ihm, »aber verlasse dich nicht auf unsere Hilfe. Es ist eure Entscheidung, eure Verantwortung und euer Kind. Gute Nacht.«

Inzwischen ist auch Peter aufgewacht. Wie elektrisiert lege ich mich ins Bett und sage: »Ewa ist schwanger.«

Peter knipst das Licht an. Starrt mich an, als wäre ich ein Gespenst, das sich neben ihn gelegt hat.

»Ja, sie ist schwanger«, wiederhole ich. »Guten Morgen, Opa.«

Es ist kurz nach Mitternacht, und ich spüre, wie ein Lachen, ein Verzweiflungslachen sich anbahnt in mir, das ich schnell wieder schlucke, weil es nicht wirklich angemessen ist.

»Finde ich alles andere als witzig«, brummt Peter und knipst das Licht wieder aus.

»Es ist zumindest tragikomisch, dass das Kind, das ich mir immer noch gewünscht hatte, jetzt als Enkelkind zur Unzeit daherkommt«, sage ich in den dunklen Raum hinein.

Der Gedanke, dass Florian Vater wird und wir Großeltern werden, bewegt mich tief. Im Angesicht des Todes und der Todesangst kommt jetzt ein neues Leben, ein kleines Leben, auch wenn die Umstände widrig sind. Ich werde darauf achten müssen, dass dieses Kind nicht zu meinem Nachholkind wird. Es ist Florians und Ewas Baby. Und es könnte sogar sein, dass dieses Kind aus zwei Kindern zwei Erwachsene macht.

Florian nimmt seine Rolle als werdender Vater mit sehr viel Selbstvertrauen an. Seit drei Wochen fährt er jeden Tag nach München zur Arbeit. Wir unterstützen ihn mit Monatskarte, Lebensmitteln und Taschengeld, bis sein erstes Gehalt kommt. Ewa verweigert nach wie vor den Schulbesuch. Ich biete ihr an, zu uns zu kommen, wenn Florian nicht da ist; ein bisschen Hausarbeit gegen Taschengeld, vielleicht, und Nachhilfe in Deutsch, kostenlos. Wenn sie das möchte, könne sie sich auch von einem Jugendpsychotherapeuten helfen lassen.

Ewa ist wie ausgewechselt, wenn sie bei uns ist: hilfsbereit, interessiert, vernünftig; keine Leuchte, aber clever. Ich weigere mich auch zu glauben, dass sie lüge wie gedruckt, wie ihre Eltern behaupten. Sie hatte es einfach zu schwer, von Anfang an.

Am Ostersonntag gehen wir in den Augsburger Dom zum Gottesdienst: Peter, Florian, Ewa und ich. Ein Kind wird getauft, wie jedes Jahr zu Ostern. Und ich bete zu Gott, er möge dieses klitzekleine Wesen, das da gerade in Ewas Bauch heranwächst, bewahren.

Ewa hat eine polnische Fischspezialität von ihrer Mutter mitgebracht, Florian einen kleinen Blumenstock und ein selbst gefertigtes Ei mit Eierbecher aus altem Kerzenwachs, das aussieht wie Marmor.

»Liebe Mama, lieber Papa«, steht auf einem kleinen quadratischen Zettel, »danke für Eure Unterstützung.«

Am Abend gehe ich in den Keller, hole eine der drei Flaschen »Barolo« Jahrgang 1974 herauf. Meine Mutter hatte sie uns zu Florians Taufe für besondere Anlässe geschenkt. Ich wische den grauen Staubfilm von ihr ab, öffne sie, schütte den Inhalt vorsichtig in eine Karaffe, um zum ersten Mal seit langem wieder ein Glas Rotwein zu trinken. Auf Florian, auf das Jahr seiner Geburt, auf die Hoffnung.

Peter möchte nicht. Er ist skeptisch. Möchte lieber nüchtern abwarten. Ich aber kann die Zuversicht, die in den Startlöchern meines Herzens steht, nicht mehr bremsen. Ich will glauben, dass dieser Alptraum, der doppelt und dreifach über unsere Familie gekommen ist, jetzt ein Ende hat.

4. Kann man sich gegen Rückfälle wappnen?

Als ich unlängst bei dem Gyn-Onkologen Dr. Wilms war, ließ er, eher beiläufig, eine Bemerkung fallen, die mich elektrisierte. Ein Wissenschaftler aus Heidelberg vermutet, dass die Entstehung von Knochenmetastasen, wie sie häufig einige Jahre nach Brustkrebs auftreten, durch die vorsorgliche Gabe von ganz bestimmten Stoffen hinausgezögert oder vermieden werden könne. Diese Medikamente heißen Bisphosphonate. Es wäre sogar denkbar, dass durch die frühzeitige Behandlung mit solchen Substanzen die Bildung von Tochtergeschwülsten auch in anderen Organen verhindert wird.

Bisphosphonate würden jedoch bisher nur dann eingesetzt, wenn die Krebszellen bereits in die Knochen eingewandert sind, sagt Dr. Wilms. Die vorbeugende, im Fachjargon adjuvante, Anwendung dieser Stoffe ist noch nicht gesichert. Sie würde derzeit erprobt. Doch dafür seien Bisphosphonate noch nicht offiziell zugelassen.

»Und inoffiziell?«, frage ich.

Dr. Wilms schmunzelt ein wenig. Ich solle mal im Augsburger Zentralklinikum nachfragen, wo Patientinnen mit einem hohen Rückfallrisiko diese vorbeugende Behandlung in Studien bereits bekämen.

Ich bin dankbar für den Tipp. Wenigstens für den Tipp.

Jede vierte Brustkrebspatientin in Deutschland bekommt eines Tages Knochenmetastasen. Die durchschnittliche Überlebenszeit nach dem Eintritt von Tochtergeschwülsten in den Knochen liegt zwischen zwei und drei Jahren. Das Knochenskelett gehört zu den bevorzugten Orten, an denen sich Brustkrebszellen niederlassen. Normalerweise ist der Knochenstoffwechsel ein harmonisches Miteinander von zwei hoch spezialisierten Knochenzellen: Die Osteoblasten sind für den Knochenaufbau zuständig, die Osteoklasten bauen hingegen Knochengewebe ab. Damit Brustkrebszellen sich erfolgreich im Knochenskelett als Metastasen niederlassen können, feuern sie mit verschiedenen Lockstoffen die Knochen abbauenden Zellen zum Abbau an. Die Knochen bildenden Zellen strengen sich zwar an, den Schaden wieder zu beheben, haben aber keine Chance. Denn die Tumorzellen maskieren sich und rufen noch weitere Komplizen herbei: Es sind die Wachstumsfaktoren und Botenstoffe, die bisher in den Knochen eingelagert waren. Durch den Knochenabbau werden sie freigesetzt und beschleunigen so noch zusätzlich die Teilung der Krebszellen.[33]

»Diesen bösartigen Dialog zwischen den Tumorzellen und den Knochen können Bisphosphonate unterbrechen«, sagt der Heidelberger Krebsforscher und Gynäkologe Ingo Diel.[34] Bisphosphonate sind Salze, die sich am Knochen anlagern. Besonders dort, wo die Osteoklasten wüten. Sie treiben die Knochen abbauenden Zellen in den Selbstmord, verändern die Knochenoberfläche und sogar die Eigenschaften der Tumorzelle.

»Studien haben gezeigt, dass Bisphosphonate möglicherweise Knochenmetastasen verhindern können, wenn sie vorsorglich verabreicht werden«, sagt Diel.[35,36] Aber es gäbe noch weitere Gründe, Frauen mit Brustkrebs Bisphosphonate früher zu verabreichen. »Viele onkologische Therapien begünstigen das Auftreten einer Osteoporose. Und viele Chemotherapeutika, unter anderem auch CMF, haben sogar einen direkten negativen Einfluss auf den Knochenstoffwechsel.«[37]

Bisphosphonate. Eine neue Spur, der ich nachgehen werde.

Warum sagt einem das niemand? Wahrscheinlich, weil alles noch in Studien ist.

Nächste Woche ist wieder ein Nachsorgetermin bei meinem Onkologen. Ich werde ihn fragen.

Im Internet suche ich nach den Begriffen »adjuvant«, »Therapie« und »Bisphosphonate«. Finde prompt auch einige Ergebnisse, die ich ausdrucke. Studien, die darauf hindeuten, dass die vorsorgliche Gabe von Bisphosphonaten bei Brustkrebskranken gegen Rückfälle vorbeugen könnte.

Bis-phos-pho-nate. Klingt melodisch, denke ich abends vor dem Schlafengehen. Eine Überlebensmelodie. Und dennoch muss ich mich hüten, mehr an die Wissenschaft als an mich selbst zu glauben. Jetzt, wo die unmittelbare Bedrohung vorüber ist, wird der Balanceakt darin bestehen, immer wieder von neuem den angemessenen Standort zwischen den Polen meiner äußeren und inneren Wirklichkeit einzunehmen: dem Krebs mit seiner ganzen Trickkiste genauso viel Aufmerksamkeit zu widmen, wie er verdient, ohne meine gesunden Anteile zu vernachlässigen. Die Angst als Signal ernst zu nehmen, ohne mich von ihr einengen zu lassen. Mein Leben noch viel mehr als bisher im Wissen um die vielen Schattierungen der Vergänglichkeit zu gestalten, damit ich die Gegenwart nicht verschwende.

Wer einmal in seinem Leben Chemotherapie bekommen hat, wird diesen süßlichen Geruch nie wieder vergessen. Ich muss nur durch den langen Flur auf die Eingangstür zur Praxis des Onkologen zugehen, schon erinnert sich meine Nase an die Zeit mit dem Gift. Frau Lux sitzt hinter der Empfangstheke und guckt über ihre randlose Lesebrille hinweg, die sie ein wenig vorwitzig wirken lässt. Wenn sie mich aus ihren fröhlichen braunen Augen anlacht, ein paar nette Worte mit mir wechselt, ist der Geruch von Chemotherapie wieder weg.

Ohne Umschweife lege ich dem Onkologen die Ausdrucke aus dem Internet auf den Schreibtisch und frage ihn nach den Bisphosphonaten.

Er wirft einen kurzen Blick darauf, nimmt die Arme hinter den Kopf, streckt sich und lehnt sich tief in seinen schwarzen Ledersessel zurück.

»Die Kasse«, stöhnt er nach einer Denkpause, »die Kasse wird mich noch umbringen, und im Übrigen ist das alles noch experimentell.« Für die vorsorgliche Anwendung von Bisphosphonaten gebe es noch keine Zulassung seitens der Arzneimittelbehörde, außer in kontrollierten Studien.

»Ich bin es wert«, entgegne ich ihm und bin im selben Augenblick erschrocken über diese schräge Logik ohne jegliche Berechtigung, außer der, dass ich so lange wie möglich leben will.

»Gott sei Dank recherchieren nicht so viele Patientinnen so gut wie Sie im Internet«, sagt er, »das käme unser Gesundheitssystem teuer zu stehen.«

Und als wolle er die Aufmerksamkeit von meiner Not ablenken und zu seiner Not hinlenken, seufzt er: »Diese Praxis ist ohnehin nur noch mein Hobby, weil man mit den hohen Kosten und den läppischen Vergütungen der Krankenkassen kein Geld verdienen kann.«

Hoppla, ich bin ein Hobby. Verwirrt sitze ich da und weiß

nicht, ob ich beschämt oder wütend sein soll. Sein kostenloses Hobby.

»Für das Gespräch mit Ihnen beispielsweise«, fährt der Onkologe fort, während er per Mausklick die entsprechenden Abrechnungsziffern in seinem Computer aufruft, »für das Gespräch mit Ihnen würde ich derzeit einen Punktwert bekommen, der ungefähr 1,75 Euro entspricht.«

Das Hobby steht auf. Seit dreißig Minuten sitzt es im Sprechzimmer des Onkologen und stiehlt ihm die Zeit. Ich bin wütend, weil ich mich beschämt fühle. Doch ich schweige, denn schließlich möchte ich meine Bisphosphonate.

»Aber ich habe schon dafür gesorgt, dass sich das hier alles trägt«, sagt der Onkologe, als hätte er meine Irritation gemerkt. Und er erzählt mir von der Gründung einer Arzneimittelfirma gemeinsam mit seiner Frau und davon, dass bald ein neuer Kollege in die Praxis kommen würde.

»Dann werde ich auch mehr Zeit haben, mich in das Mammakarzinom hineinzubaggern«, sagt er und steht jetzt auch auf.

»Und die Bisphosphonate?«, wiederhole ich, als ich ihm an der Tür gegenüberstehe.

»Bekommen Sie«, sagt er, »vorbeugend, als Infusion, alle sechs Wochen.«

Ich bin dankbar und erleichtert. Jetzt hat auch mein Onkologe einen Weg zum Überleben gefunden.

»Patienten sollten mit angewandter Psychologie vorgehen und auch Verständnis für ihren Arzt aufbringen, wenn sie mit Internetausdrucken in die Praxis kommen«, rät der in Toronto lehrende Sozialmediziner Gunther Eysenbach. »Viele Medizinerkollegen, insbesondere der älteren Generation, sind es gewohnt, die Führungsrolle innezuhaben, und sehen das traditionelle Arzt-Patienten-Verhältnis auf den Kopf gestellt, wenn der ›überinformierte‹ Patient plötzlich meint, alles besser zu wissen.« Hinzu kämen die häufig anzutreffende Unvertrautheit mit dem Medium Internet (Eysenbach: »Dass jeder Automechaniker inzwischen mehr über das Internet weiß als der durchschnittliche Arzt, ist ein Skandal.«) sowie die Tatsache, dass oftmals »der Patient Spezialist in eigener Sache ist und etwa von neuen Forschungsergebnissen oder klinischen Studien gehört hat, die dem Arzt noch nie begegnet sind«.[38]

Eine Gesundheitsforscherin von der Fakultät für Sozialwissenschaften in Augsburg meldet sich am Telefon. Frau Dr. Jänel fragt mich, ob ich als Brustkrebspatientin bei der Planung einer Studie mitmachen möchte. Die Universität und Professor Schiller vom Zentralklinikum wollen wissen, wie es den betroffenen Frauen geht, möchten ihre echten Bedürfnisse erforschen und herausfinden, was besser gemacht werden könnte im Krankenhaus und bei den Ärzten draußen, bei der Früherkennung, der Operation und in der Zeit danach.

Mir sei nicht ganz klar, was ich dazu beitragen könne, gebe ich zu bedenken. »Genau daran hakt es ja«, sagt Frau Dr. Jänel, »die Stimme von Patientinnen muss in Zukunft lauter werden.« Warum eigentlich nicht? Wir wollen uns demnächst zum Frühstück treffen.

Bis auf die Brille sieht sie nicht wirklich aus wie der Prototyp einer Forscherin oder dessen, was ich mir darunter vorstelle. Dr. Gerlinde Jänel, Strähnchen im braunen Kurzhaarschnitt und honiggelbe Augen, ist zierlich und vermutlich zäh. Das Frühstück dauert bis zum Mittag. Wir fühlen uns wohl miteinander.

Sie ist mit viel Energie bei der Sache. Bei einem Thema, das sie selbst nicht betrifft, aber betroffen gemacht zu haben scheint. Sie spricht gerne mit den Händen, wie ich. Dabei fuchteln meine Arme eher asymmetrisch durch die Luft. Bei ihr hat das Armwedeln System. Erst streckt sie die angewinkelten Arme nach vorne, legt dann die Daumen auf die Zeigefinger und schwingt die zu Körbchen geformten Handflächen im Rhythmus ihrer Worte auf und ab.

Nach einigen Treffen rutscht ihr ein Du heraus. Ich sage ihr, das sei ein Zeichen, dass es von Herzen kommt. Sie könne es so lassen.

Wir telefonieren viel, Gerlinde und ich. Machen uns gemeinsam Gedanken zu ihrem Projekt. Entwerfen Visionen, was sich in unserem Gesundheitssystem alles ändern müsste für Frauen mit Brustkrebs. Legen Grundsteine für einen Fragebogen, der von Herzen kommt. Der die Not von Brustkrebspatientinnen wirklich erfassen und nicht nur einen weiteren Datensalat erzeugen soll.

Eine Public-Health-Studie über die »Ambulant-stationäre Versorgungsqualität von Frauen mit Brustkrebs« im Raum Augsburg/ Schwaben zeigte bei nahezu allen befragten Patientinnen einen großen Mangel an Information auf.
Während gebildetere Frauen vor allem das Wissensdefizit beklagten sowie den enormen Zeitdruck, unter dem Entscheidungen in Hinblick auf Operation und Therapie getroffen werden mussten, vermissten Frauen mit geringerer Schulbildung die Einfühlsamkeit des Arztes bei der Eröffnung ihrer Diagnose.
Während wenige Tage nach der Operation 24 Prozent der Patientinnen fanden, dass ihnen die nötige Zeit gefehlt habe, sich über ihre Erkrankung zu informieren, waren ein halbes Jahr später 58 Prozent der befragten Frauen dieser Meinung. »Vielen Patientinnen mit Brustkrebs scheint erst nach Abklingen der Akutphase aufzugehen, dass ihnen wichtige Informationen als Entscheidungsgrundlage gefehlt haben«, stellt Dr. Gerlinde Jänel, die Leiterin der Studie, fest.
Weiterhin zeige sich, so die Augsburger Public-Health-Forscherin, dass es immer noch zu sehr dem Zufall überlassen bleibe, welche Informationen an die jeweilige Patientin herangetragen würden. Jänel: »Im hektischen Alltag eines Krankenhauses scheint sich niemand wirklich verantwortlich zu fühlen, Informationen zu vermitteln, die über die notwendige, gesetzliche Aufklärung hinausgehen. 45 Prozent der von uns befragten Pflegekräfte sind der Ansicht, dass selbstsicher auftretende Patientinnen mehr Information erhalten. Doch leider ist nicht jede Patientin in der Lage, selbstbewusst Informationen einzufordern.«[39]
Die lange Zeit des Wartens auf die endgültige Diagnose sowie die Art ihrer Mitteilung bemängelten nahezu ein Viertel der jüngeren Brustkrebspatientinnen in Deutschland, die im Rahmen der europaweiten Initiative »Caring about Women and Cancer« (CAWAC) zu ihrer Befindlichkeit befragt wurden.[40] Kritisiert wurden dabei vor allem die spärliche oder wenig hilfreiche Information sowie

die fehlende Möglichkeit, ausreichend Fragen zu stellen. Die meisten Frauen, und auch hier vor allem die jüngeren, wären gerne intensiver in die Entscheidung über ihre Behandlung einbezogen worden. Doch nur 61 Prozent der Patientinnen gaben an, mit ihnen sei vor Behandlungsbeginn über die verschiedenen Therapiemöglichkeiten gesprochen worden. Als unzureichend wurden in diesem Zusammenhang auch die Informationen über zu erwartende Nebenwirkungen sowie über die Möglichkeit der Teilnahme an Behandlungsstudien empfunden.

Die von dem internationalen Pharmaunternehmen Bristol-Myers Squibb finanzierte und von 16 Expertenräten in den jeweiligen Ländern gestaltete Umfrage unter mehr als 13 000 Frauen mit Brustkrebs und Unterleibstumoren ist die bisher größte europäische Frageaktion dieser Art.

Ob ich ihr ein paar Informationen aus meiner Erfahrung geben könne, sagt Gerlinde. Eine Sybille Winter, sie kenne sie nur flüchtig, liege frisch operiert und verzweifelt im Krankenhaus Dachau: gerade erst 39 und Mutter von zwei kleinen Kindern.

Sybille Winters Stimme ist jung und melodisch, doch das Entsetzen ist unüberhörbar. Die Tatsache, dass sie Psychotherapeutin sei, nütze ihr jetzt wenig, sagt sie, sie stände noch so unter Schock, sei auch nicht fähig, jetzt alles aufzunehmen, was ich ihr sagen würde. Und dennoch möchte sie wissen, ob ich ihr raten kann. Die Therapieempfehlungen, die man ihr gab, seien so verwirrend unterschiedlich: Von sechs Zyklen CMF bis zur Hochdosis-Chemotherapie mit Stammzelltransplantation.

Ihr Unbehagen, dass mit ihrer Brust etwas nicht stimmen könnte, habe sie schon neun Monate vor der Diagnose ihrer Frauenärztin beizubringen versucht, zumal auch noch Sekret aus der Brustwarze geflossen war. Es wurde ihr ausgeredet. Sie wurde beschwichtigt. Immer wieder. Auch von anderen Ärzten. Sie wurde erst ernst genommen, als der Brustkrebs unübersehbar war: zwei unterschiedliche Tumoren in einer Brust und sieben befallene Lymphknoten.

Sie habe gerade ihre Tochter gestillt, als der Brustkrebs kam. Lucie, ein Wonneproppen. Dieses Bösartige, das sich da plötzlich unter das Nährende gemischt hat, mache sie fassungslos.

Wir schweigen, für kurze Zeit. Ich fühle, dass es da nichts zu sagen und zu trösten und vermutlich auch wenig zu raten gibt. Etwas tun zu können hilft manchmal gegen Hilflosigkeit.

Ich empfehle ihr, sich das blaue Tumormanual *Mammakarzinome* zu besorgen, sich da einzulesen, damit sie mitreden kann. Das sei zwar auch nicht das Ei des Kolumbus, gebe aber immerhin einen guten Überblick über den neuesten Stand der Therapie. Ich rate ihr, den Pathologen um eine Nachuntersuchung ihres Tumorgewebes zu bitten: auf die gefährlichen HER2-Antennen und den Selbstmordverhinderer p53. Daraus könnten weitere Schlüsse auf ihre Rückfallgefährdung gezogen werden. Und auf den Einsatz der richtigen Chemotherapie.

Wir kennen uns nicht. Frau Winter ist mir dennoch nahe. Wir wollen uns treffen, sobald sie aus dem Krankenhaus entlassen ist.

Und wieder habe ich eine neue Onko-Schwester hinzugewonnen.

Die Vorstellung, dass mich jemand ins Mark trifft, ist seltsam. Ein paar Monate nach dem Ende meiner Chemotherapie sollte ich mich bei Professor Schiller zur Knochenmarkpunktion melden.

Heute ist es so weit. Mit einer langen Nadel wird er durch die schmalen Zwischenräume der Wirbelsäule in das Knochenmark stechen, Flüssigkeit entnehmen und darin nach Tumorzellen fahnden. Nach Tumorzellen, die schlafen, jedoch dabei sind, aufzuwachen und wieder auf Wanderschaft zu gehen. Oder bereits aufgebrochen sind.

Mit Tüchern abgedeckt liege ich bäuchlings auf einer Liege. Nervös klappert eine Schwester mit Besteck herum, in Erwartung des Chefs. Mit dem linken Auge sehe ich, wie Professor Schiller hereinkommt; er wechselt ein paar freundliche Worte mit mir und bekommt die Nadel angereicht. Ich schließe die Augen und stelle mir vor, auf einer duftenden Almwiese zu liegen, höre Kuhglocken bimmeln, spüre erst den Stich und dann den Sog in der Wirbelsäule.

In einer Woche könne er mir sagen, ob Tumorzellen in meinem Knochenmark gefunden wurden, sagt Professor Schiller. Sollte dies der Fall sein, würde er mir eine Behandlung mit einem ganz bestimmten Abwehrstoff empfehlen. Der nehme vor allem die schlummernden Krebszellen im Knochenmark aufs Korn und vernichte sie, ehe sie sich wieder zu teilen beginnen.

Zumindest bei Darmkrebspatienten habe diese Form der Immuntherapie Erfolge erzielt, sagt Professor Schiller und erklärt mir den Vorgang: Nach Entfernung der Geschwulst erhielten die Kranken Infusionen mit einem künstlich hergestellten Eiweißstoff, den man als »monoklonalen Antikörper 17-1A« bezeichnet. Er sei auf die Erkennung eines ganz bestimmten Merkmals mit dem Namen EpCam an der Oberfläche von Krebszellen geeicht. Wird der Antikörper durch die Vene gegeben, docke er zielgerichtet an diesen Erkennungsantennen an, kralle sich dort fest und signalisiere anderen Abwehrzellen im Körper, dass es sich hier um feindliche Zellen handle. Die strömten umgehend herbei und machten den Eindringlingen den Garaus. Professor Schiller habe Grund anzunehmen, dass dies auch bei Brustkrebszellen funktioniere, weil das EpCam-Kennzeichen sehr häufig auf diesen Zellen zu finden sei.

»Das wäre dann so etwas wie die Kür nach der Chemotherapie«, höre ich Professor Schiller sagen. Erst die Pflicht, dann die Kür. Das ist genau das, was ich brauche. Wenn ich jetzt nicht eine Stunde unbeweglich auf dem Bauch liegen bleiben müsste, würde ich am liebsten aufspringen und ihn umarmen, diesen Professor Schiller. Die Kür. Der Überraschungscoup für die Tumorzellen, die vielleicht noch irgendwo in meinem Körper herumgeistern. Eine wunderbare Vorstellung.

Seit ich seine Waffen kenne, traue ich meinem Krebs nicht mehr über den Weg. Wie ein Hase werde ich immer wieder mal blitzschnell einen Haken schlagen müssen, wenn er mir zu nahe kommt und bereits glaubt, nach mir greifen zu können. Ich werde ihn immer wieder neu zu überraschen wissen.

Antikörper sind körpereigene Eiweißstoffe, die als Antennen auf der Oberfläche von Zellen sitzen oder frei im Körper herumschwirren. Ihre Spezialaufgabe besteht darin, sich an unerwünschte Eindringlinge oder entartete Zellen zu heften und beim Immunsystem Alarm zu schlagen. Merkmale, die ein Signal bei der körpereigenen Abwehr auslösen, heißen Antigene.

Produktionsstätte der natürlichen Antikörper des Körpers ist eine Gruppe von weißen Blutkörperchen, die man B-Lymphozyten nennt. Mit Hilfe von Mäusen und deren Zellen kann man diese Antikörper jedoch auch künstlich herstellen. Dabei entstehen Mausantikörper, die in der Lage sind, auch das Immunsystem des Menschen auf die typischen Kennzeichen der Tumorzelle aufmerksam zu machen. Einer dieser monoklonalen Antikörper heisst 17-1A (Handelsname »Panorex«). Trotz guter Erfolge wurde der gegen das Ep-CAM-Antigen gerichtete Antikörper inzwischen vom Markt genommen. Das Zellmerkmal Ep-CAM ist ein viel versprechender Angriffspunkt. Es kommt zu etwa 90 Prozent auf Brustkrebszellen vor.

»Wir vermuten«, sagt der Ep-CAM-Experte Günter Schlimok, Chef der II. Medizinischen Klinik am Klinikum Augsburg, »dass die zusätzliche Gabe eines gegen Ep-CAM gerichteten Antikörpers in der Lage ist, einzelne chemotherapieresistente Zellen im Knochenmark zu beseitigen«.[41]

Mit den Verfahren der Gentechnologie ist es heute möglich geworden, Antikörper immer mehr zu »vermenschlichen«, damit sie vom Immunsystem noch besser erkannt werden. Mit einem solchen, gegen Ep-CAM gerichteten Antikörper (mit dem Namen MT201) hat die Münchner Firma Micromet (www.micromet.de) eine internationale Studie (Phase II) zur klinischen Erprobung an rund 100 Patientinnen mit Brustkrebsmetastasen gestartet.

5. Widerstand leisten auf allen Ebenen

Die Vor-OP-Zeit und die Nach-OP-Zeit kann ich inzwischen an ganz bestimmten Situationen festmachen. Fahre ich nach Fürstenfeldbruck, um Freunde zu besuchen, fühle ich bereits kurz vor der Ausfahrt von der Schnellstraße ein aufgeregtes Kitzeln im Bauch, als hätte ich ein Rendezvous. Es ist die Begegnung mit der Zeit davor. Der Zeit, als das Nachdenken über den Tod noch philosophischen Charakter hatte. All das verdichtet sich in dieser Stadt, die jetzt zum Inbegriff von heiler Welt für mich geworden ist, ganz unverdient.

Kehre ich zurück nach Augsburg und fahre den Berg hinauf, die alte Stadtmauer entlang und durch das Fischertor in die kopfsteinbepflasterte Enge der Stadt hinein, überkommt mich Beklemmung. Weil ich weiß, das ist meine Krebsstadt, ganz unverdient.

Peter notiert:

Seit mehr als 20 Jahren habe ich eine Standardrunde in den Wäldern bei Blumenthal, einer ehemaligen Deutschordenskommende zwischen Augsburg und München. Hier waren Uschi und ich schon, als sie mit unserem Sohn schwanger war und sich mit ihrem Bauch beziehungsreich unter dem Wirtshausschild vom Storchen-Bräu im Biergarten von Blumenthal fotografieren ließ. Von hier schickten uns Freunde Bilder der verfallenden alten Mauer rund um die Anlage, als wir zwei Jahre in Bonn lebten. Hier zog ich mit meinem Sohn und seinen Freunden durch die Wälder, wir machten Tannenzapfen-Weitwurf und stöberten durch eine geheimnisvolle uralte Holzhütte mitten im Wald, in der ein Uhu nistete.

Diese Wege kannte ich in- und auswendig, zu jeder Jahreszeit. Hier hatte ich einen Hochsitz am Waldrand, von dem aus ich weit über die Felder bis zu einem Einödhof schauen konnte.

Nun laufe ich diese Wege ab und meine Frau hat Brustkrebs. Ich komme an dem verlassenen Stall vorbei, in dem Uschi mit ihrer Vorliebe für originelle Ideen einmal den Weihnachtsabend verbringen wollte. Das war vor dem Krebs. Hier laufe ich und kann auch manchmal schluchzen, ohne dass mich jemand hört.

Diese jahrelang vertrauten Wege helfen mir von Anfang an, die Zeit in eine Vorkrebszeit und Nachkrebszeit einzuteilen. Auf diesen Wegen beginne ich zu lernen, dass wirklich nichts selbstverständlich ist. An diesen Bäumen und Wegbiegungen war ich vorbeigekommen, als meine Frau noch keinen Krebs hatte. Jetzt hat sie Krebs, und alles hier im Wald ist wie vorher. Nichts hat sich verändert, und doch nehme ich alles anders wahr. Intensiver, mit noch mehr Respekt vor der wunderbaren Schöpfung in den kleinsten Dingen. Auch vorher flogen Schmetterlinge durch die Luft, jetzt schaue ich ihnen minutenlang zu und bin fasziniert von ihrer Vollkommenheit.

Ich beziehe Kraft aus der Anmut, mit der sie sich bewegen, und denke mir dann, wie glücklich sie eigentlich sein müssen in ihrem sehr kurz bemessenen Leben. Ich kannte die Tannen, von denen wir im Winter den Schnee geschüttelt hatten, vor dem wir dann wegrannten. Jetzt stehen sie da im dichten Grün, und in neun Monaten wird wieder Schnee auf ihnen liegen.

Dass sich das alles wiederholt in der Natur, Jahr für Jahr durch alle Zeiten, lässt mich die Zäsur, die Uschis Krebs in meinem Leben ausgelöst hat, leichter ertragen lernen.

Es geht weiter, alles geht weiter, es wird auch mit uns weitergehen – auch wenn die Krankheit weitergehen sollte.

Dass ich meinen ersten Geburtstag nach der OP allein und ausgerechnet auf einem »Kongress der Gesellschaft für Biologische Krebsabwehr« in Heidelberg verbringen möchte, kann niemand in meiner Familie so recht verstehen. An diesem 26. April werde ich 47 Jahre alt. Und ich lebe seit neun Monaten ohne Rückfall.

Ich hätte mir gewünscht, dass Peter an diesem Wochenende mitgekommen wäre. Wahrscheinlich hatte er Scheu, so viele Krebskranke auf einmal zu erleben.

Der Krebs trennt uns jetzt manchmal. Er kann mir nicht immer folgen.

Auf der Hinfahrt im Zug steigt ein bisschen Schwermut in mir hoch. Eigentlich hättest du etwas Besseres zu tun gehabt, denke ich, als an deinem 47. Geburtstag auf einem Krebskongress herumzutoben. Wenn ich nicht Krebs hätte.

Aber ich habe ihn nun mal. Oder besser: Ich hatte ihn. Ängstlich betrete ich die Stadthalle. Vorsichtshalber ließ ich mich als Berichterstatterin für den Kongress registrieren. Die Doppelrolle hilft mir. Wenn ich merke, wie die Angst in mir aufsteigt, versuche ich mein Expertengesicht aufzusetzen und so zu tun, als wäre nichts gewesen.

Dass es hier so heiter ist, hätte ich nicht gedacht. Es ist wie im Supermarkt des Krebses: Hersteller biologischer Heilmittel stellen ihre neuen Produkte aus, Kliniken präsentieren sich mit eigenen Ständen, ein großer Büchertisch informiert über Neuerscheinungen zum Thema, Kassetten mit den Mitschnitten der

Vorträge werden zum Verkauf angeboten, und zum Mittagessen gibt es ein vegetarisches Büffet.

Mit vielen anderen Krebskranken sitze ich im Parkett des Festsaals, höre fasziniert den beiden Frauen auf der Bühne zu, die trotz eines Rückfalls nach Brustkrebs leben; schaue auf die Runde der Totgesagten, die munter erzählen, wie es ihnen durch unkonventionelle Krebsbehandlungen gelang, doch noch am Leben zu bleiben.

Ich habe Mühe, es zu glauben. Weil es einfach zu schön ist, um wahr zu sein. Es könnte eine verkappte Werbekampagne von Pharmafirmen sein. Doch in den folgenden Tagen festigt sich das Gefühl in mir, dass die ergänzende Krebstherapie kein gefälliger Bio-Schnuller für Hoffnungslose ist, sondern eine ernst zu nehmende Medizinrichtung. Dass Krebs vielleicht doch nicht so hoffnungslos tödlich ist, wie ich bisher immer dachte.

Unter den vielen Menschen treffe ich ein paar Frauen aus der Klinik für Tumorbiologie wieder, wir gehen indisch essen, der Krebs tritt in den Hintergrund.

Mein erster Geburtstag nach Krebs wird zu einem Fest der Zuversicht.

Die partnerschaftliche Art, wie Ärzte und Patienten hier miteinander umgehen, ist außergewöhnlich. Diese Gleichberechtigung scheint auch für Körper, Geist und Seele von Krebskranken zu gelten. Ein immunbiologisch arbeitender Onkologe spricht, ein Musiktherapeut berichtet, ein Psychoonkologe stellt sein Konzept vor, und eine Geistheilerin erzählt von ihren Erfahrungen mit Krebskranken. Als die Geistheilerin, die sich spirituelle Psychotherapeutin nennt, von kosmischen Energieströmen spricht und von den messbaren Auswirkungen, die das Bewusstsein der Verbundenheit mit Gott auf das innere Heilsystem des Menschen hat, muss ich unwillkürlich an meinen Onkologen und die intellektuelle Kühle klassischer Krebskongresse denken.

Alles Paramediziner, alles keine harten Daten, würde mein Onkologe sagen, wenn er hier wäre. Müssen diese bitterbösen Gräben zwischen den Vertretern der klassischen Krebsmedizin und den unkonventionellen Krebstherapien immer noch sein? Könnten sich nicht beide gemeinsam an einen Tisch setzen, sich anhören, einander Raum geben, voneinander lernen, ohne Vorurteil und Vorverurteilung?

Ich weiss nicht, wer Recht hat, werde als Patientin beiden Richtungen treu bleiben. Werde kritisch auswählen, was mein innerer Arzt, die oberste Instanz, mir rät. Egal, um welche Schulrichtung es sich handelt.

Meine Lehrmeinung heißt: Überleben.

Ich erfahre Neues über das Netzwerk Immunsystem, das bei Menschen nach einer Krebserkrankung immer wieder gepflegt und gestärkt werden muss, damit es seine Wächterfunktion wahrnehmen und die noch im Körper verbliebenen Krebszellen in Schach halten kann.

Man muss das Abwehrsystem immer wieder wach rütteln, damit es Krebszellen als Feinde erkennen und vernichten kann. Doch leider erfahre ich auch, dass es manchmal blind ist oder schläft.

Krebszellen sind clever und verstecken sich gerne.

Krebszellen können sich einen Mantel überziehen, der sie als Tatverdächtige für Immunzellen nicht erkennbar macht.

Krebszellen können Immunzellen mit Stoffen besprühen, die sie außer Gefecht setzen.

Krebszellen können die Abwehrzellen so an der Nase herumführen, dass diese sich unwissentlich sogar zu ihren Komplizen machen. Dann können tierische oder pflanzliche Reizstoffe, die das Immunsystem anregen sollen, manchmal sogar das Wachstum von Krebszellen anheizen.

Es ist wie im Krimi.

»Tumorzellen haben eine Reihe von faszinierenden Mechanismen entwickelt, die es ihnen ermöglichen, Immunzellen zu hemmen, zu täuschen oder gar zu zerstören«, sagt Dr. Nadja Prang, Direktor für Bioanalytik, Micromet AG, München. »Um dennoch das Immunsystem bei der Bekämpfung dieser aggressiven Zellen zu unterstützen, müssen neue Konzepte in der Tumordiagnostik und Tumortherapie entwickelt werden.«[42]

Ein hoffnungsvoller Ansatz, auch jene Brustkrebszellen dauerhaft zerstören zu können, die es geschafft haben, eine Chemotherapie zu überleben, ist die Behandlung mit so genannten bispezifischen Antikörpern. Zielscheiben dieser Immuntherapie sind bisher die tumortypischen Merkmale HER2 und EpCam auf der Oberfläche der Krebszelle. Bispezifische Antikörper verbünden sich in einem komplizierten Vorgang mit den verschiedenen Immunzellen und bewirken so die totale Mobilmachung des Abwehrsystems gegen den Tumor. Im Unterschied zu den einarmigen, monoklonalen Antikörpern sind die so genannten bispezifischen Antikörper mit ihren beiden Armen in der Lage, die T-Zellen, als Spezialisten der körpereigenen Abwehr, und die Tumorzellen, als Angriffsziel, regelrecht miteinander zu verschweißen. »Aufgrund der besonderen Zusammensetzung unseres bispezifischen Antikörpers«, sagt der Münchner Antikörper-Experte Dr. Horst Lindhofer von der »Klinischen Kooperationsgruppe Bispezifische Antikörper« München-Großhadern, »kommt zu den zwei Armen auch noch ein Bein des Antikörpers dazu, ein so genannter Fc-Teil, der sich an weitere Immunzellen heftet.« Dieses dritte Standbein im Kampf der T-Zellen gegen Krebszellen lockt durch verschiedene Signale eine hoch spezialisierte Kampftruppe aus zusätzlichen Abwehrzellen an: Makrophagen, Monozyten, Killerzellen und dendritische Zellen.[43]

Die bispezifischen Antikörper von TRION-Pharma, München, werden derzeit in verschiedenen klinischen Studien, allein oder auch in Verbindung mit einer Hochdosis-Chemotherapie, an Brustkrebspatientinnen mit Metastasen erprobt.[44]

Die Tatsache, dass man Krebszellen auch mit den eigenen Waffen schlagen kann, fasziniert mich. Aus dem frisch herausoperierten oder keimfrei eingefrorenen Brustknoten lässt sich, wenn er groß genug ist, auch ein Impfstoff herstellen, der Patientinnen mehrfach unter die Haut gegeben wird. Dadurch kann man die nach der Operation noch verbliebenen Krebszellen zwingen, ihre Maske abzunehmen und sich dem Abwehrsystem zu stellen.

Verschiedene Tumorimpfungen mit eigenen, unschädlich gemachten Krebszellen sind jetzt in Erprobung. Es soll aber auch Scharlatane geben, die ein Geschäft daraus machen. Sie zu erkennen ist für Patientinnen genauso schwierig, wie es die verkappten Tumorzellen für das Immunsystem sind.

Wie gut, dass Professor Hoffmann ein Stück meines Knotens frisch eingefroren hat und dieses tragische Teil jetzt in flüssigem Stickstoff bei minus 180 Grad aufbewahrt.

Die neuen Immuntherapien sind noch im Fluß. Es ist alles noch ein Experiment mit ungesichertem Ausgang. Doch es könnte sein, dass ich eines Tages den Spieß umdrehe und mir diesen Krebs, diesen völlig überflüssigen Krebs, durch eine Impfung nutzbar machen werde.

Erste Versuche zur Impfung (Vakzinierung) von Krebspatienten reichen bis zum Anfang des 20. Jahrhunderts zurück. Sie blieben ohne Erfolg. Und dennoch wurden seither immer wieder Überlegungen angestellt, wie man das Abwehrsystem gegen Krebszellen so aufhetzen kann, dass es ihm ewig in Erinnerung bleiben wird. Durch die Anwendung der Gentechnologie ist es möglich geworden, Krebszellen im Labor auf eine Art und Weise zu »verfremden«, dass sogar das blindeste Immunsystem darauf reagieren kann. Das Problem dabei ist, dass es ausschließlich auf Tumorzellen und nicht auch auf andere Strukturen im Körper losgehen soll. Als Hilfsstoffe für die Mobilmachung des Abwehrsystems gegen Tumorzellen dienen speziell präparierte Gene, Viren, Bakterien oder Botenstoffe des Immunsystems (Zytokin-Depots),[45] die auf Krebszellen übertragen werden, ehe sie, durch Bestrahlung unschädlich gemacht und in kleine Stücke zerhackt, Krebskranken wieder durch die Haut zurückgegeben werden.[46] Umgekehrt können auch ganz bestimmte Kennzeichen, die häufig an der Oberfläche von Krebszellen vorkommen (Tumorantigene) und vom Immunsystem nicht als lebensbedrohlich erkannt werden, im Labor nachgebaut und als Lockvögel auf die Trägerzellen des Immunsystems, auf die dendritischen Zellen, gepackt werden.

Am Deutschen Krebsforschungszentrum Heidelberg wurde eine Tumorimpfmethode entwickelt, die als Verstärker für die Erkennung von Krebszellen ein Hühner-Pest-Virus mit der englischen Bezeichnung Newcastle-Disease-Virus (NDV) benutzt. Das Virus steckt auch menschliche Zellen an, ohne sie wirklich krank zu machen. Beim Eindringen in die Krebszellen hinterlässt es auf seiner Außenwand eine Virusspur mit völlig fremden Merkmalen, die dem Abwehrsystem Handlungsbedarf anzeigen.

»Voruntersuchungen mit verschiedenen Aufbereitungen unseres Impfstoffes zeigen ermutigende Ergebnisse«, sagt der Heidelberger Tumorimmunologe Professor Volker Schirrmacher vom Deutschen Krebsforschungszentrum (DKFZ), »und machen deutlich, wie wichtig eine qualitativ hochwertige, reine Vakzine für den Erfolg dieser Behandlungsmethode und damit für das rückfallfreie Überleben von Brustkrebspatientinnen ist.«[47,48,49] Der Leiter der Abteilung Zelluläre Immunologie am DKFZ entwickelte dieses Verfahren gemeinsam mit dem Frauenarzt Dr. Thorsten Ahlert.[50]

Eine weitere Variante der Impfung gegen Krebs besteht in, ebenfalls noch experimentellen, verschiedenen Behandlungsversuchen mit dendritischen Zellen, wie sie beispielsweise an den Abteilungen für Hämatologie/Onkologie des Zentralklinikums Augsburg und an den Universitätskliniken Tübingen, Regensburg und Köln erprobt werden.[51,52,53,54]

»Dendritische Zellen sind besonders gute Partner für Immuntherapien, weil sie ausgesprochene Scharfmacher für das Abwehrsystem sind«, sagt der Augsburger Krebsexperte Professor Günter Schlimok.[55] Dabei rühren die dendritischen Zellen bei der Attacke gegen Tumorzellen keinen einzigen Finger. Sie lassen zerstören. Auf ihrer Oberfläche tragen sie wie professionelle Oberkellner zahlreiche Präsentierteller, auf denen sie den Killerzellen alles, was suspekt ist, servieren.

Eine Möglichkeit der Therapie mit diesen Zellen besteht darin, Krebskranken Blut zu entnehmen, die darin enthaltenen dendritischen Zellen herauszufiltern, ihre Präsentierteller im Labor mit Bruchstücken aus tumortypischen Erkennungsmerkmalen zu belegen und sie wieder durch die Haut an die Patienten zurückzugeben. Die kluge Zelle mit dem Aussehen einer Qualle schluckt und verdaut diese Eiweißstoffe sofort und übergibt sie mundgerecht den Abwehrzellen zum weiteren Vorgehen gegen Krebszellen.

»Man kann in dendritische Zellen auch ganz bestimmte Gene wie beispielsweise das HER2-Gen einschleusen oder sie mit Tumorzellen zu einer künstlichen Zelle verschmelzen«, sagt Oberarzt Dr. Wolfgang Brugger, Universitätsklinik Tübingen, der dort die klinische Studie mit dendritischen Zellen leitet.[56] Solche Kunstzellen tragen die guten Eigenschaften der dendritischen Zelle und die typischen Kennzeichen von Krebszellen, die vorher durch Bestrahlung abgetötet werden. »Wir sind allerdings erst am Anfang und wollen keine zu hohen Erwartungen wecken«, dämpft Professor Lothar Kanz, Leiter der II. Medizinischen Klinik der Uniklinik Tübingen, übertriebene Hoffnungen auf Heilung.[57]

»Wirklich greifbare Durchbrüche bei den vielen experimentellen biologischen Krebstherapien haben bisher nur die Immuntherapien mit Antikörpern gebracht«, sagt der Innsbrucker Onkologie-Professor Heinz Zwierzina, Vorsitzender der »Studiengruppe biologische Krebstherapien« innerhalb der europäischen Krebsforschungsgemeinschaft EORTC (European Organization for Research and Treatment of Cancer). »Wir werden die Holzhammermethoden der Zytostatika in den nächsten zehn Jahren sicher nicht überwinden. Aber ich hoffe, dass die neuen biologischen Substanzen in der adjuvanten Therapie und in der Nachbehandlung der so genannten minimalen Tumorlast zusätzlich ihren Platz finden werden.«[58]

Mit vier großen Stofftaschen Informationsmaterial für mein kleines Brustkrebsarchiv komme ich aus Heidelberg zurück. Peter steht am Bahnsteig. Er hat eine der 47 roten Geburtstagsrosen in der Hand, die zu Hause auf mich warten.

»Beim Immunsystem steige ich aus, da sind schon Nobelpreisträger ausgestiegen«, sagt mein Onkologe, als ich ihm nach meiner Rückkehr vom Heidelberger Kongress erzähle.

Inzwischen habe ich nicht nur einen Arzt; langsam beginnt so etwas wie ein Behandlungsteam mit unterschiedlichen Schwerpunkten Gestalt anzunehmen. Dieser großen Krankheit Brustkrebs muss die geballte Kraft unterschiedlicher ärztlicher Kompetenzen wie eine Mauer gegenüberstehen: internistische Onkologie, onkologische Gynäkologie, komplementäre Onkologie, Psychoonkologie, Naturheilkunde.

Ich hatte mich zuvor ausführlich bei Ärzten und Betroffenen informiert, um mir unnötige Wege zu ersparen, die Kraft und Geld kosten würden. Doch zunächst musste ich meine innere Vorstellung von der Idee ablegen, dass ein Arzt für eine Erkrankung ausreichen und alle damit verbundenen Bedürfnisse abdecken muss. Das mag für andere Erkrankungen gelten. Für Krebs gilt das nicht, glaube ich.

Zu Beginn meiner Suche hatte ich Schwierigkeiten mit der heute oft propagierten Empfehlung, an die Auswahl von Ärzten mit dem nüchternen Konsumentenbewusstsein heranzugehen, wie etwa beim Kauf von Mozzarella. Bei aller Mündigkeit als Patientin neige ich manchmal dazu, diesen Brustkrebs und den damit betrauten Heiler mit dem Nimbus von Magie und Mythos zu überfrachten. Und dennoch ist gute Krebsmedizin nur dann Dienstleistung, wenn sie Dienst am ganzen Menschen leistet. Ein Puzzle aus vielen Einzelteilen. Wer sie finden will, muss sich auf den Weg machen.

Ich bin noch auf der Suche nach einem Hausarzt mit onkologischer Erfahrung, möglichst in meiner Nähe. Ansonsten ist mein kleines »Tumorboard« komplett. Ich achte darauf, immer alle Befunde in Kopie zu bekommen, damit ich sie zur Information an meine Ärzte weitergeben kann.

Ich habe zwei Prototypen von Ärzten kennen gelernt. Der eine kann keine anderen Götter neben sich haben, kann es nicht ertragen, wenn man selbstständig denkt und mitentscheiden möchte, fühlt sich in seiner Rolle als Helfer infrage gestellt, möchte lieber beschützen und belehren und seine Ausstrahlung wirken lassen.

Der andere Typus ist viel zu beschäftigt, um sich Gedanken über sein Selbstbild als Arzt zu machen; er findet es zumindest unterhaltsam, wenn nicht gar anregend, eine wissbegierige Patientin vor sich zu haben. Eine, die mitdenkt und hinterfragt, neugierig ist und manchmal nervt, weil sie auf ihrem Standpunkt beharrt, dafür aber hin und wieder selbst etwas zum Thema beiträgt: die unverbildeten Bauchgefühle einer Patientin, geboren aus der Narrenfreiheit der Not. Die es sich leisten kann, jenseits von gesundheitspolitischen Rücksichtnahmen, Studienprotokollen, Ergebnissen aus Konsensuskonferenzen und wissenschaftlichen Theorien, aus ihrer Sicht über Therapie und Erforschung von Brustkrebs nachzudenken.

Natürlich wäre mir ein väterlicher Arzt mit Bart und Charisma am liebsten. Einer, dem ich blind vertrauen kann, weil er das gebündelte Wissen im Kampf gegen Brustkrebs und die heilsame

Weisheit im Umgang mit Krebskranken auf sich vereinigt. Und weil ich den noch nicht gefunden habe, halte ich mich lieber an den zweiten Typ.

Manchmal trage ich dieses gegen die Angst erworbene Wissen wie einen Schutzschild vor mir her: Stopp, steht in Signalfarbe darauf geschrieben, mit mir nicht, ich weiß Bescheid. Das wirkt, hat aber einen Preis, den ich nicht vorhersehen konnte. Es ist der Verlust der Schutzbedürftigkeit. Häufig reden Ärzte mit mir, als wäre ich vom Fach. Genauso nüchtern und mit jenem drastischen Galgenhumor, den manche Ärzte für ihr Überleben zu benötigen scheinen. Als ginge es gar nicht um mich, sondern um die Sache. Mit meiner bruchstückhaften Kenntnis dieser Erkrankung gebe ich ihnen, unausgesprochen, die Erlaubnis zu gnadenloser Nüchternheit. Das kommt ihnen entgegen, weil es ungemein entlastend ist. Ob es mir entgegenkommt, darüber habe ich jetzt manchmal meine Zweifel.

In solchen Momenten frage ich mich, ob es ein Fehler war, mich in allen Einzelheiten über meine Krankheit zu informieren, möchte ich mich gerne wieder in das Schneckenhaus der Unwissenheit zurückziehen.

Eine einfache Patientin bin ich nicht. Man muss mich aushalten können.

»Das ist das Problem vieler Ärzte«, sagt Christian Kurbacher, Oberarzt in der Frauenklinik Köln, »dass sie eine aufgeklärte Patientin eher als Gefahr empfinden, weil man sich nicht mehr so leicht gegen sie durchsetzen kann. Dabei ist gerade in der Onkologie eine gut aufgeklärte, informierte, auch interessierte Patientin Gold wert. Das sind Patientinnen, die teilweise sehr anstrengend sind, für die man auch viel Zeit braucht. Aber diese Zeit, die lohnt sich dann auch. Man darf nicht vergessen, dass der wichtigste Therapeut der Patient selbst ist.«[59]

Ein Bild entsteht von Zeit zu Zeit vor meinen Augen: Ich hole das Damoklesschwert, das über meinem Kopf schwebt, herunter und schmiede es um zu einer Machete. Sommerlich, mit einem weißen, leichten Hemd bekleidet, schlage ich mich durch den Busch. Als Einzelkämpferin. Schritt für Schritt, Schnitt für Schnitt stoße ich vor durch das Dickicht bis tief in den Urwald hinein. Jede Bewegung, die ich ausführe, kostet Kraft und ist von jenem Grasrauschen begleitet, wie ich es von Bergbauern beim Heuen auf Südtiroler Almen in Erinnerung habe.

Am Anfang meiner Erkrankung glaubte ich, ein Recht darauf zu haben, dass einer mir die Wege ebnet. Ich dachte, dass meine Gesundheit einem Arzt genauso wichtig sein müsse wie mir selbst. Ich sehnte mich nach einem Heiler, dem ich die Hampelei um mein Leben getrost übergeben kann. Bis mir klar wurde, dass niemand, nicht einmal meine Familie, so stark an meinem Überleben interessiert ist wie ich selbst. Bis mir einfiel, dass ein Arzt rein rechnerisch gar nicht so viele Energien auf mich verwenden kann, wie ich sie für mich übrig habe; er hat ja schließlich viele andere Patientinnen mit Brustkrebs, die sich genau dasselbe von ihm wünschen. Bis ich verstand, dass dieser Anspruch von der Wirklichkeit nicht eingelöst werden kann.

Es ist mein Leben, das auf dem Spiel steht. Und es ist meine Verantwortung, in der ich an diesem Spiel mitwirke.

Es gibt immer wieder Augenblicke, in denen ich bereit bin, meine Heilung Gott zu überlassen. Mich bedingungslos in diesen kosmischen Arzt hineinfallen zu lassen. Dieses Abgeben fällt mir verdammt schwer. Es sind Momente des Glücks und der Gnade. Vielleicht bin ich deshalb mit einer unkontrollierbaren Krankheit konfrontiert worden, weil ich die Kontrolle über alles liebe, denke ich manchmal. Es macht zumindest Sinn, auch wenn ich sicher bin, dass es unsinnig wäre zu glauben, dass ein Schicksal oder ein Karma oder Gott mir diesen Brustkrebs als gelbe oder rote Karte des Himmels geschickt hat.

Die meiste Zeit aber bin ich Einzelkämpferin mit der Machete in der Hand. Fällt sie mir aus der Hand, schwebt sie wieder als Damoklesschwert über meinem Kopf.

Professor Schiller ist am Telefon. Er fand keine Tumorzellen in meinem Knochenmark.

»So gesehen ist das prognostisch günstig«, sagt er.

»So gesehen«, wiederhole ich. »Und anders gesehen?«, frage ich.

»Es ist alles in Ordnung«, betont er nochmals.

Er muss mich für verrückt halten, dieser äußerst zuvorkommende Professor Schiller.

Bei Krebs höre ich das Gras wachsen. Arztworte, und seien sie noch so unschuldig, werden seziert, interpretiert, umgedeutet, missverstanden, auf die Waage gelegt. Wortspielereien der Angst, die nur die verstehen können, die ein Leben mit Krebs leben müssen.

Ich wage nicht zu fragen, ob ich seine Therapie mit Antikörpern auch ohne Nachweis von Tumorzellen im Knochenmark machen darf. Noch nicht einmal ein Jahr ist vergangen seit meiner Operation, und ich fühle mich alles andere als auf der sicheren Seite.

Seit einiger Zeit habe ich eine Strategie gegen meine Angst entwickelt, die schon fast zu einem kleinen, immer wiederkehrenden Ritual geworden ist.

Wenn ich merke, dass die Angst kommt und sich wie eine Krake meiner Seele bemächtigt, sich ausbreitet in meinem Körper und in meinem Geist, mir einflüstern will, dass meine Tage gezählt sind und mein vorzeitiges Sterben von Siechtum begleitet sein wird, atme ich tief durch und versuche mit beiden Fußsohlen Kontakt zum Boden zu bekommen, bis ich ein Kribbeln darin spüre. Wenn Peter da ist, stelle ich mich vor ihn hin, schaue ihm in die Augen und frage ihn: »Kämpfst du für mich, wenn ich nicht mehr kämpfen kann?« – »Wie ein Löwe«, antwortet er immer und nimmt mich in die Arme.

Dann macht jeder wieder weiter.

Neuerdings hat Peter eine Variante in das Löwe-Spiel hineingebracht. Wenn ich sage:»Kämpfst du für mich, wenn ich nicht mehr kämpfen kann?«, kommt sein Wie-ein-Löwe jetzt mit tiefer, lang gezogener Stimme und rollenden Augen, als käme er gerade aus dem Urwald.

Die ernste Fassung war mir lieber.

Dass ich für Professor Schillers Behandlung mit den Antikörpern nicht infrage komme, lässt mich nicht los. Ich schreibe ihm einen Brief, bitte ihn, mir diese Therapie dennoch angedeihen zu lassen, auch ohne Tumorzellen im Knochenmark. Wer weiß, ob nicht zufällig dicht neben der Einstichstelle im Knochenmark eine Krebszelle gelauert hat, die sich im letzten Augenblick dem Sog durch die Nadel entzogen hat.

Ein paar Tage darauf meldet sich Professor Schiller am Telefon. Einverstanden. Es könne natürlich nur ein Versuch sein, sagt er. Ich solle am Montag zu einem persönlichen Gespräch vorbeikommen. Als ich den Hörer aufgelegt habe, tanze ich durch die Wohnung.

Gespannt sitze ich vor dem Schreibtisch von Professor Schiller. Er klärt mich über Wirkungen und Nebenwirkungen des Antikörpers auf. Sagt, es handle sich um einen Eiweißstoff, der gentechnisch hergestellt wird und aus den Zellen von Mäusen gewonnen wird. Man könne auch mit Schüttelfrost, Gelenkschmerzen, Hautausschlägen oder Fieber darauf reagieren.

»Meine Katzen werden sich freuen«, sage ich.

Die erste Runde mit Antikörpern beginnt eine Woche später in einem schlichten fensterlosen Raum des Krankenhauses, den ich mit vier anderen Patienten teile. Die Abläufe sind eingespielt in diesem Mikrokosmos der Chemotherapie: In braunen Plastiksesseln, die man auch nach hinten kippen kann, warten krebskranke Menschen mit entblößtem Unterarm geduldig, bis ein Arzt vorbeikommt, ein paar freundliche Worte mit ihnen wechselt und in ihre Vene sticht. Meine Stuhlnachbarin, eine junge Frau mit Perücke, muss den Ärmel ihres Pullovers nicht mehr hochschieben, sondern nur den Halsausschnitt ein wenig dehnen; sie zeigt mir den »Port«, der ihr vor wenigen Tagen in die Hohlvene unterhalb der Schulter eingepflanzt wurde. Das ist jetzt ihr Tor zum Blutkreislauf, weil ihre Venen vom vielen Stechen schon verhärtet sind.

Während die Schwester mich an die Infusionsflasche mit dem Antikörper anstöpselt, schaue ich in ihr Gesicht, und es scheint, als hätten sich in ihren melancholischen Augen, den flusigen Haaren und den Falten um den Mund unzählige Abschiede von Patienten verdichtet.

Die Tatsache, dass diesmal kein Gift durch meine Venen tropft, erfüllt mich mit einem stillen Triumphgefühl. Es ist ein

Killertrupp aus monoklonalen Antikörpern, der in diesem Moment in Richtung Knochenmark aufgebrochen ist, um meine schlummernden Krebszellen dort im Schlaf zu übermannen. Und damit die ganze Prozedur doppelt und dreifach wirkt, werde ich sie mit einer Phantasiereise begleiten:

Ich schließe die Augen, begleite die künstlichen Antikörper liebevoll auf ihrer Mission durch die roten Tunnelgänge. Neugierig geworden, eilen jetzt auch die Wächter der körpereigenen Abwehr herbei. Wir planen einen Überfall auf Krebszellen mit einem ganz bestimmten Kennzeichen auf der Hülle, flüstern ihnen die Eindringlinge zu. Top secret. Wir können sie nicht selbst erledigen, nur festhalten können wir sie mit unseren langen Armen. Ihr müsst uns im entscheidenden Moment Schützenhilfe leisten. Höchste Alarmbereitschaft. Wir melden uns wieder, wenn wir im Knochenmark angelangt sind. Ich fühle eine angenehme Müdigkeit, blinzle kurz zur Infusionsflasche hinauf, schließe dann schnell wieder die Augen.

Als der Killertrupp dort landet, geht alles sehr schnell. Die schlummernden Krebszellen werden im Schlaf übermannt. Gefesselt, geknebelt und so lange festgehalten, bis eine Spezialeinheit sie restlos vernichtet hat.

»Glaubst du, dass jetzt Mäuse durch meinen Körper toben?«, frage ich Peter, als ich aufgedreht im Bett liege und nicht einschlafen kann.

»Ich höre sie fiepen«, sagt er, beugt sich zu mir herüber und nimmt mich in die Arme.

Beim Aufwachen am Morgen kommt mir blitzartig ein Gedanke: Ich habe nicht mit Krebs gerechnet, der Krebs hat nicht mit mir gerechnet. Wie ein großes Plakat steht dieser Satz vor meinem inneren Auge. Ein Geschenk der Seele, übrig geblieben aus der Nacht. Warum bin ich nicht schon eher darauf gekommen?

Vielleicht habe ich bisher viel zu viel an diesen Krebs geglaubt und viel zu wenig an mich. Okay, der Krebs ist in mir gewachsen, ich war seine Wirtin, doch das kann in Zukunft anders werden. Er hat die Rechnung ohne die Wirtin gemacht. Sein Programm hat die vielen gesunden Anteile der Krebswirtin nicht ins Kalkül gezogen. Vielleicht sollte ich auch aufhören, so statistikgläubig und wissenschaftshörig zu sein. Lieber auf mich selber hören und an mich glauben.

Ich werde mir den Satz merken für die Zeit, wenn die Angst wieder kommt.

Ich springe aus dem Bett und könnte Bäume ausreißen. Setze mich hin und schreibe dem Krebs einen Brief:

Krebs!

Ich weiß nicht, ob ich Sie duzen oder siezen soll, ob Sie männlich, weiblich oder sächlich sind, ich weiß nur, dass du mir gestohlen bleiben kannst. Und vielleicht gestern Nachmittag für immer erledigt wurdest.

Es gibt auch noch andere, die clever sind. Um 12.42 Uhr, ich habe auf die Uhr gesehen, ging's los. Die monoklonalen Antikörper hatten es auf deine eiserne Reserve im Knochenmark abgesehen. Auf versprengte Krebszellen, die du irgendwo horten wolltest, um dich in mir zu verewigen. Irgendwann, wenn niemand mehr daran denkt, wolltest du deine Bataillone wieder sammeln, um dein größenwahnsinniges Werk in mir fortzusetzen. Vielleicht in der anderen Brust, vielleicht in der Lunge, der Leber, den Knochen oder sogar jenseits der Blut-Hirn-Schranke, in meinem Kopf.

Daraus wird nichts, Krebs. Zumindest im Moment nicht. Tropfen für Tropfen aus der Infusionsflasche habe ich mir die Vorstellung auf der Seele zergehen lassen, dass deinen verborgenen Restbeständen, irgendwo in meinem Körper, jetzt der Garaus gemacht wird.

Du kannst dich darauf verlassen, ich habe dir jede Menge entgegenzusetzen.

Ich habe nicht mit dir gerechnet. Du hast nicht mit mir gerechnet. Eine faire Sache.

Es bleibt offen, wer von uns gewinnt. Aber eine Chance haben wir beide.

Mit äußerst unfreundlichen Grüßen
Uschi

Ich muss mir endlich den Glauben abschminken, mein Onkologe sei auch ein Psychoonkologe.

Als ich kürzlich gut gelaunt in seine Sprechstunde komme und ihm spontan von der Erkenntnis erzähle, dass es eins zu eins steht zwischen mir und dem Krebs, schweigt er. Er lacht auch nicht. Lässt meinen Hoffnungssatz in der Luft verpuffen.

Eine peinliche Spannung bleibt im Raum zurück. Als hätte ich soeben seinen Krebs beleidigt. Etwas Unerhörtes gegenüber einer Respektsperson geäußert.

Merkwürdig, habe ich mir auf der Rückfahrt gedacht. Und ein seltsames Gefühl des Zweifels beschlich mich, ob er wirklich auf meiner Seite oder auf der Seite des Krebses steht.

Erst später fiel mir wieder ein, dass seine Mutter 34 war, als sie starb, und ich konnte ihn verstehen. Aber langsam weiß ich nicht mehr, ob er mich verstehen kann.

»Wir müssen in der Forschung und Lehre mehr Unruhe stiften und das medizinische System aufrütteln, indem wir versuchen … durch überzeugende Forschungen zu einer spürbar besseren Kultur des Umgangs miteinander beizutragen«, sagt der Heidelberger Psychoonkologe Rolf Verres. Das allgemeine Klima im Medizinbetrieb sei »zu einseitig am Machbarkeitsmythos orientiert«, da bliebe »kaum noch Zeit für das Eingehen auf die individuelle Lebenswirklichkeit und die existenzielle Sorge von Patienten. Wenn der Psychoonkologe dann im Einzelfall dem weinenden Patienten hilft, ändert sich noch nichts an dem grundsätzlichen Defizit von Ärzten. Es gibt inzwischen hervorragende Fortbildungsmodelle, aber sie wirken auf mich, politisch gesehen, noch immer wie Tropfen auf heißen Steinen. Nach meiner Meinung sollte diese politische Dimension der mangelnden Berücksichtigung des Seelischen viel entschiedener und konfrontierender als bisher auch in der Forschung bearbeitet werden.«

Psychoonkologen sollten sich künftig, so Verres, »an dem Ziel orientieren, sich letztendlich wieder überflüssig zu machen, indem wir die Verantwortung für das seelische Wohl der Patienten zwar teilweise auf uns nehmen, aber gleichzeitig ebendiese Verantwortung unerbittlich an diejenigen zurückgeben, die sie ebenfalls haben, nämlich in erster Linie die Ärzte«.[60]

Der Herzschlag des Babys wollte nicht einsetzen, Ewa musste ins Krankenhaus zur Ausschabung. Ich weiß nicht genau, ob ich erleichtert oder traurig darüber sein soll, vermutlich ist es ein bisschen von beidem.

Florian hat zum dritten Mal seine Arbeit aufgegeben, es fing ganz harmlos an. Nach einer Mandeloperation im Mai hatte er Peter eine Karte zum Vatertag geschickt: »Lieber Papa, alles Gute zum Vatertag und einen guten Rutsch ins neue Vater-Jahr, wünscht Dir Dein Mandelkind Florian.« Dann ließ er sich immer wieder krankschreiben, von wechselnden Ärzten, und ging einfach so lange nicht mehr zur Arbeit, bis die Kündigung kam.

Jetzt sitzt Florian mit Ewa in der Wohnung und bittet mich, als säße er auf einem anderen Stern, ich möge ihm doch etwas Ton besorgen. Sie wollten ein bisschen töpfern und nicht nur fernsehen.

Dieses unfassbar Weltferne befremdet mich derart, dass ich nicht einmal mehr wütend sein kann. Es ist fast unheimlich.

Peter hat die Nase endgültig voll. Solange Florian dieses Bummelleben führt, möchte er mit ihm nichts, und zwar absolut nichts mehr zu tun haben, wie er sagt. Aus. Basta. Amen. Schluss. Nun sei Florian dran. Nun müsse erst ein ernsthaftes Zeichen von ihm kommen, ehe er wieder Lust verspüre, sich für ihn zu engagieren. Florian würde mich doch nur um den Finger wickeln. Verarschen, sagt er. Ob ich das nicht sehen würde. Er könne mich zwar nicht daran hindern, mich um ihn zu kümmern, aber bitte ohne unser Geld. Ein paar Lebensmittel, höchstens.

Ich weiss nicht, ob ich Peter um diese klare Einstellung beneiden soll. Sie ist in jedem Fall mit weniger Aufwand verbunden. Man kann ihn doch nicht einfach abstürzen lassen, argumentiere ich. Das einzige Kind dem freien Fall ins soziale Abseits preisgeben.

Zwei Standpunkte auf dem Weg zur Quadratur des Kreises: Peter ist tief verletzt und ich bin tief traurig.

Ich horche in mich hinein, fühle, dass ich das so nicht schaffen werde. Der Stress, Florian die innere Kündigung auszusprechen, auf Tauchstation zu gehen und abzuwarten, was passiert, wäre größer als der Stress, mit Florian im Gespräch zu bleiben.

Ich muss jetzt das tun, was mir am besten tut. Nämlich der Stimme meines Herzens folgen. Konsequent werde ich sein, beschließe ich, mich nicht übermäßig für ihn verausgaben, aber weiterhin Kontakt zu ihm halten.

Meine Liebe zu ihm kann ich mir ohnehin nicht abgewöhnen.

Als ich spätabends auf Florians Türklingel drücke, um ihm den Ton vorbeizubringen, antwortet der Türöffner sofort mit einem Surren. Ich betrete diese Wohnung, in der jetzt außer dem Fernseher und einem Videorecorder eine schwarze Sitzgarnitur vom Sperrmüll steht.

Er verstünde sich manchmal selbst nicht mehr, sagt Florian. Er habe sich einfach geschämt, wieder an seinen Arbeitsplatz zurückzukehren nach der Erkrankung.

Ob er irgendwelche Drogen nähme, will ich von ihm wissen, Pillen oder Pulver, die ihn von Zeit zu Zeit von der Wirklichkeit abkoppeln.

Nie im Leben, er sei doch nicht verrückt, sagt Florian entrüstet.

Ich bin geneigt, ihm zu glauben. Er ist kein Drogen-Typ.

Wenigstens arbeitslos will Florian sich jetzt melden, sagt er, und sich ab sofort ernsthaft um eine Stelle als Steinmetz bemühen.

Ich würde ihm gerne beim Schreiben von Bewerbungen helfen, biete ich an. Mehr können wir nicht mehr für ihn tun.

Florian bringt mich hinunter, setzt sich zu mir in das dunkle Auto und hört nicht mehr auf zu reden, es sprudelt nur so aus ihm heraus. Wir sprechen zwei Stunden. Er erzählt von dem, was war, und von dem, was er sich für die Zukunft wünschen würde. Er spricht über sich, seinen Vater, über mich. Ich bin immer wieder erstaunt, mit welcher Tiefe und Schärfe, paradoxerweise auch mit welcher Reife Florian sich, seine Welt und seine Beziehungen sieht. Bevor ich fahre, umarme ich ihn, sage ihm, dass ich ihn liebe und stolz auf ihn bin. Trotz allem und einfach so. Weil er der ist, der er ist.

In den vergangenen Wochen sprachen Frau Kai und ich viel über Florian. So viel, dass Frau Kai am Ende einer Stunde sagte, ob ich nicht auch noch etwas über mich selbst zu berichten hätte. Diese klare, ohne jeglichen Vorwurf ruhig ausgesprochene Frage hat mich auf eine stille Weise verwirrt und erschüttert. Wie könnte ich das Schicksal meines Kindes losgelöst sehen von meinem, fragte ich nach einer langen Pause zurück.

Mehr wusste ich nicht. Ich hatte keine Antwort darauf.

Es ist nicht so, dass Frau Kai ohne Mitgefühl ist. Ihr Mitgefühl lag vielleicht gerade in dieser Frage. Manchmal rühre ich sie an, das sehe ich. Dann legt sich ein Tränenschleier über ihre Augen. Vielleicht hat sie sogar, irgendwann, ähnliche Erfahrungen gemacht. Ich fragte sie einmal nach ihren Kindern, wollte wissen, wie es ihr ergangen ist. Wie es ihr ergeht oder ergehen würde in meiner Situation. Ich wollte, dass sie es absegnet, dieses Leiden an Florian.

Frau Kai spürt, wie ich kämpfe. Wie ich wahnsinnig kämpfe um dieses einzige Kind und um das Loslassen von ihm.

Und es lohnt sich, für ihn zu kämpfen, das weiß ich ganz genau. Er ist vermutlich nur im falschen Jahrhundert geboren, wo die Nischen für kuriose Menschen knapp geworden sind. Die positiven Energien, die wir glauben, ihm mitgegeben zu haben, können sich doch nicht einfach so in nichts aufgelöst haben.

In letzter Zeit habe ich oft lebhafte Träume. Manchmal sind es auch nur Traumfetzen, die sich wie Nachtwolken vom Morgenhimmel verziehen. Aus den letzten vier Wochen sind mir zwei Träume in Erinnerung geblieben, die ich nicht aufschreiben muss. Sie haben etwas Endgültiges. Als ließen diese Träume nicht mit sich reden.

Wenn es eng wird, wenn meine Muttergefühle wieder zu eng werden, hole ich mir diesen Auto-Traum ins Gedächtnis:

Im Rückwärtsgang fahre ich in einem blauen VW-Golf durch eine Allee. Die Straße ist schmal und auf beiden Seiten von einer alten Mauer begrenzt. Durch den Rückspiegel sehe ich in der Ferne Florian wie eine Statue im Nebel stehen. Nur seine Hände winken mich langsam und gleichmäßig zu sich heran, wie ein Lotse. Follow me, follow me. Mein Fahrzeug wird immer schneller. Schon fürchte ich, die Kontrolle über den Wagen zu verlieren. Verzweifelt hantiere ich am

*Schaltknüppel herum – es muss mir gelingen, doch noch nach vorne
zu kommen, bevor es kracht. Im Rückspiegel sehe ich Florian im
Nebel stehen und ungerührt weiterwinken. Im letzten Augenblick gelingt es mir, den Vorwärtsgang einzulegen. Mit einem Ruck fährt das
Auto nach vorn, streift dabei nur leicht die Mauer.*

Ich wache auf.

Wie eine Erlösung kam auch der zweite Traum daher. Er entließ
mich in den Tag mit demselben Gefühl fordernder Klarheit wie
der erste. Nur war er nicht so vordergründig:

*Ich betrete eine Kathedrale mit Ewa und Florian, die noch Kinder
sind. Unbefangen spielen sie dort Fangen und laufen um die hohen
Säulen herum. Ihr Verhalten ist mir peinlich; doch ich brauche nicht
einzugreifen, weil ein Menschenstrom mich von ihnen wegführt und
mich in einer feierlichen Prozession über eine breite Treppe nach oben
geleitet.*

*Auf einem Treppenabsatz trete ich aus der Menschenmenge heraus.
Ich stehe allein einem schwarz gekleideten russischen Popen mit der
typischen schwarzen Kopfbedeckung gegenüber. Ich setze mich auf
seinen Schoss. Eine kleine, alte, mütterliche Frau kommt von rechts,
stellt sich vor ein hohes gotisches Kirchenfenster, durch das Licht ein-
fällt, und segnet mich. Es ist, als ginge dieser Segen wie ein Blitz durch
mich hindurch und setzte sich fort durch die Oberschenkel des Popen,
die mich trugen, bis in die Erde hinein.*

*In diesem Augenblick kippt der Pope nach hinten und ist tot. Ich
aber stehe auf, ohne umzufallen. Stehe auf mit einem körperlich spür-
baren Gefühl des Gesegnetseins. Mit einem wunderbaren Gefühl von
Kraft und Wiederbelebung. Als wäre ein Alptraum von mir abgeblät-
tert.*

*Dann drehe ich mich um und sehe, ein wenig bedauernd, den blei-
chen Mann da liegen.*

Ich wache auf.

Aus dem Protokoll der Psychoonkologin vom 12. Juni 1997:
In dieser Stunde scheint es, als würde die Patientin einige rote Fäden aus dem Beziehungsgeflecht ihres Lebens klarlegen: im Kathedralentraum die Auseinandersetzung mit den Elternfiguren; im
Autotraum die geleistete Abgrenzung zum Sohn.

Diese traumhafte Selbstabgrenzung zum Sohn ist für die Patientin ein Signal, achtsam zu sein und ihr Verhältnis zu ihm immer wieder neu zu klären.

Im Kathedralentraum überwindet die Patientin die Beschämung für das Fehlverhalten des Sohnes in Kindergestalt, indem sie sich vom Strom der anderen Menschen wegführen lässt; das heißt, sie kann auch loslassen, obwohl sie sich der Konvention bewusst ist. Mit dem Prozess, der dadurch in Gang kommt, wird Frau G.-P. auch fähig, ihren persönlichen Standpunkt einzunehmen: sich dem väterlichen Prinzip zu stellen und sich zugleich mit dem Segen der Mutter ohne Schuldgefühle zu Eigenem zu befreien.

Bald rundet sich das Jahr des Einschnitts.

Das erste Jahr nach Krebs war das Jahr des Anschauens dessen gewesen, was ist, auch wenn es manchmal wehgetan hat. Das Jahr der gnadenlosen Recherche, auch wenn sie mich manchmal in Panik versetzt hat.

Ich besuchte meinen Krebs bei einem Pathologen, damit er weiß, dass er mit mir rechnen muss. Ich schlug mich durch den Urwald der Wissenschaft, um Ausschau nach den neuesten Behandlungsstrategien zu halten.

Ich sah in meine Seele und fand die Knoten hinter meinem Knoten.

Es war ein Jahr der Wachsamkeit.

Ich fühle, wie der Krebs langsam seine Macht über mich zu verlieren beginnt, auch wenn er mir immer wieder ganz schön Angst macht.

Ich merke, mein Herz ist hellhöriger denn je. Und dennoch wächst langsam ein Schutzfilm über die siebzehn Zentimeter lange Narbe.

Ich weiß, dass ich dabei bin, aus dem Krebskokon zu krabbeln und aufzuatmen. Ich habe eine Neigung, wieder in Richtung Zukunft zu denken.

V. Das erste Jahr erleben

Den 10. Juli feiere ich mit 70 Menschen, die sich freuen, dass ich lebe, die mir auf irgendeine Weise geholfen haben aufzustehen. Ich musste dieses Zeichen setzen, auch wenn jemand sagte, es sei noch zu früh zum Feiern, nach einem Jahr.

Es kann nicht früh genug sein zum Feiern, wer weiß, wie lange ich noch feiern kann. Ich werde jetzt jedes Jahr feiern. Nun habe ich zwei Geburtstage im Jahr.

Im Garten sind unter Bäumen weiße Tische mit Sonnenblumen aufgestellt. Es gibt gefülltes Spanferkel mit bayerischem Krautsalat. Vor einem Jahr lag ich noch mit zwei blutigen Redonflaschen und der Angst in einem Bett im Krankenhaus. Jetzt sitze ich mit meiner Chirurgin und der Krankenschwester Helene an einem Biertisch, esse Krautsalat und fische die Knödelfüllung aus dem Spanferkel.

Wie ein Sprungtuch spannt sich dieses Netz aus Freundschaft unter mir aus: Peter, Florian und Ewa sind da, meine Mutter und Krista sind gekommen, die Hausgemeinschaft und unsere vier Katzen, Verwandte, Freunde, alte und neue Freundinnen.

Zu den neuen zählen auch ein paar Onko-Schwestern: Helge, die Klinikfreundin aus den Wochen in Freiburg, und Sybille, die eine rote Perücke trägt, weil sie gerade den ersten Teil ihrer Hochdosis-Chemotherapie hinter sich gebracht hat.

Jeder Gast bekommt einen Anstecker mit seinem Namen und einem kleinen Satz, warum ich ihm dankbar bin. »...weil es Dein größter Wunsch ist, dass ich lebe!«, steht auf Peters Kärtchen. Und für Florian habe ich geschrieben: »...weil Du mein Lehrer im Loslassen warst.«

Florian hat eine Überraschung mitgebracht: In vier Tagen, an seinem 23. Geburtstag, wird er als Steinmetz in der Nähe von

München beginnen. Er hatte sich an vier Stellen beworben, seine Unterlagen ohne meine Hilfe zusammengestellt, weggeschickt und prompt positive Nachricht erhalten. Ein kleines Dienstappartement stünde zur Verfügung, und Ewas Eltern wohnten auch nicht allzu weit entfernt. Ewa dürfe mit ihm dort einziehen und wird jetzt wieder auf ihre alte Schule gehen.

Ein Geburtstagsgeschenk für ihn, ein Geschenk des Himmels für mich.

Dieser neue Sommer, dieser Sommer ohne Strahlen und ohne Chemotherapie, ist wunderbar. Wenn ich daran denke, dass dies nun der Vergangenheit angehört und dass diese Vergangenheit in einer Entfernung hinter mir liegt, wo ich sie zwar noch sehen kann, jedoch ohne Gefühl der Bedrohung, spüre ich eine tiefe Dankbarkeit. Die Luft ist weicher als im vergangenen Jahr, sie riecht auch besser, und die Bäume sind so grün, dass sie mich manchmal blenden vor lauter Frische.

Ich darf leben. Kein besonders bewusstes Leben mit Gütesiegel und auch kein prall gelebtes Leben mit hektischem Endzeit-Touch, sondern ein ganz normales Leben darf ich leben. Diese Erlaubnis zur Leichtigkeit kann ich mir mal besser, mal schlechter geben. Das hängt von meiner Tagesform ab und von dem, was ich immer wieder mal meine, über meine Krankheit herausfinden zu müssen.

Es ist eine vorsichtige Leichtigkeit mit ein paar Schwankungen des Gemüts.

1. Ein Auf und Ab aus Hoffnung und Verzweiflung

Ich beginne jetzt nicht nur Mut zu fassen, sondern manchmal auch ein bisschen übermütig zu sein, wozu auch der Mut zur Oberflächlichkeit gehört. Ich fange an, nicht mehr alles ganz so genau zu nehmen. Im letzten Sommer mied ich peinlichst unsere Katzen, aus Angst vor ihren Krallen, die mir ein Lymphödem am linken Arm bescheren könnten. Weil ich dachte, dass mein geschwächtes Immunsystem die kleinen Viren und Bakterien auf ihrem beigen und schwarzen Fell nicht verkraften würde. Jetzt knuddle und knutsche ich wieder mit Fidelio und Wassily und stecke meine Nase in ihr Fell, das so schön nach Nüssen riecht. Auch das Teppichspiel spiele ich wieder mit, wenn Fidelio eingerollt darin liegt und nur darauf wartet, seine schwarze Pfote herauszuschnellen, sobald der Zeigefinger meiner rechten Hand am Teppichrand vorbeikommt. Das Zellgift, das im vergangenen Sommer aus meinen Poren roch, scheinen jetzt auch die Katzen nicht mehr zu riechen. Sie mieden mich im letzten Jahr. Jetzt kämpfen sie wieder um die günstigsten Plätze auf meinem Schoß, wenn ich auf dem Sofa sitze.

Ich fühle mich wieder angenommen als Geschöpf unter den Geschöpfen. Und dieses zeitlose Schnurren der Katzen ist wie ein friedvoller Filter für alles, was noch unruhig ist in mir.

Seit kurzem dürfen sie auch wieder in unser Schlafzimmer. Ungläubig um sich schauend nach so langer Zeit, tappten sie beim ersten Mal durch die Tür, sprangen auf die Betten und nahmen ihre Lieblingsplätze von früher wieder ein. Wassily bei Peter unter der Bettdecke, Fidelio auf meinem linken Oberarm. Vor dem Zusammenrollen hatte er die Angewohnheit, mit seinen Pfoten rhythmisch auf meiner Brust auf und ab zu treten. Ich ließ es immer nur kurz zu, weil es schmerzte.

Jetzt ist es hart und flach an dieser Stelle.

Florians neuer Arbeitgeber ist am Telefon. Sie hätten unsere Adresse aus den Angaben in Florians Lebenslauf und unsere Rufnummer bei der Auskunft erfragt. Unser Sohn ist verschwunden. Erst habe er sich wegen Rückenschmerzen krankgemeldet und sei dann einfach nicht mehr aufgetaucht. Er sei richtig enttäuscht, wo Florian doch so hervorragend gearbeitet hätte in der ersten Zeit. Und von dem Mädchen fehle auch jede Spur.

»Merkwürdig«, sage ich, obwohl mir die Worte fehlen, »da muss etwas passiert sein.«

»Bitte holen Sie bis zum Wochenende seine Sachen ab und räumen Sie die Dienstwohnung«, sagt der Steinmetz. »Für einen neuen Türzylinder wegen der fehlenden Schlüssel müssen wir Ihnen 100 Euro berechnen.«

Peter hat auf ein Ich-habe-es-dir-ja-gleich-gesagt verzichtet, vermutlich fehlt ihm die Kraft dazu. Vielleicht denkt er es aber.

Wir haben uns mit Ewas Eltern vor dem Appartement verabredet. Sie wollen die Sachen ihrer Tochter mit nach Hause nehmen.

Stumm und innerlich abgestumpft fahren wir dorthin. Jetzt geht es nur mehr darum, die Dinge abzuwickeln. Zwei Wohnungen auszuräumen: das Appartement, das er vorzeitig verlassen hatte, weil er überraschend die neue Stelle bekam, und die Dienstwohnung, weil er mit Ewa verschwunden ist.

Kann man sich von seinem Kind scheiden lassen? Nicht aus Hass, nein, aus Liebe und Selbstliebe. Einfach nur, weil ich endlich in Frieden leben will, solange ich noch lebe. Weil ich nicht weiß, wie lange ich dieses Auf und Ab von Hoffnung und Verzweiflung noch aushalte.

Wenn ich an Florian denke, bekomme ich Herzstolpern und Bauchgrimmen, packt mich die Angst, als hätte ich noch nie auch nur ein einziges Gespräch mit Frau Kai geführt, als wäre mein ganzes Bemühen um Loslassen nur leeres Gerede gewesen.

Ewas Eltern warten bereits mit ihrem silbergrauen BMW vor dem Appartement. Sie holen den Videorecorder, den Fernseher, das Bettzeug und ein paar Kochtöpfe. Wir packen ein paar Handtücher, das Bettzeug und die zwei Tassen in Herzform ein, die ich Florian geschenkt hatte, nehmen die Fotos von uns und den Katzen ab, die an der Wand hängen.

Die Auflösung der Wohnung in Augsburg macht keine Mühe. Ich stelle einen Nachsendeantrag bei der Post, lasse die schwarze Couch von der Müllabfuhr holen, putze die Fenster. Einen kleinen Drachenbaum bewahre ich vor dem Verdursten, indem ich ihn mit nach Hause nehme.

Zwei Schälchen aus Ton standen zum Trocknen auf der Marmorablage über der Heizung. Ich stelle sie in das Zimmer, das einst Florians Zimmer war. Hänge daneben ein T-Shirt mit seinem Foto auf, das ich ihm einmal zum Geburtstag geschenkt hatte. Wie die kostbaren Erinnerungen an einen Menschen, der soeben gestorben ist.

Vielleicht ist er bereits gestorben. Wissen wir, wo er ist? Oder liegt? Peter sagt, er würde schon wieder auftauchen, da könne ich mir sicher sein, und vermutlich wieder einen ganzen Schwanz von Altlasten hinter sich herziehen. Ich weiß es nicht.

Eigentlich habe ich immer gedacht, es müsse nicht auszuhalten sein, wenn ein Kind spurlos verschwindet. Dass man wahnsinnig werden müsste als Eltern, als Mutter.

Wurde ich nicht. Ich wüsste nur gerne, was ist.

In den nächsten Tagen gehe ich nur ab und zu in Florians Zimmer, um mir die grauen, ungebrannten Schälchen aus Ton und das T-Shirt mit seinem Foto anzuschauen. Dabei horche ich in meinen Körper hinein, in meinen Bauch, in mein Herz, ob sich dort irgendetwas rührt. Ob dort irgendetwas klopft, stolpert, kribbelt, krampft. Nichts. Ich bin ungerührt, vielleicht auch immun gegen den Schmerz geworden.

Manchmal kann ich es nicht glauben, dass es mir dabei so gut geht. Dass ich weiterhin im Chor singe, ohne zu weinen. Dass ich mit anderen Menschen, die mich fragen, über Florian sprechen kann, ohne dass ein Tränenschleier heraufzieht. Dass ich sogar getanzt habe, unlängst am Vormittag, als ich ganz allein in der Wohnung war.

Es muss doch noch eine ganz gehörige Portion Wut in mir stecken. Der Traum heute Nacht könnte in jedem Lehrbuch stehen:

Ich sage Florian die Meinung. So richtig die Meinung. Aus ganzem Herzen. Pfeffere Florian alles um die Ohren, was ich ihm schon immer sagen wollte. Und mit jedem Satz, den ich spreche, beiße ich ihn auch. Und ich höre das Geräusch meiner Bisse, die wie Ausrufezeichen hinter jedem Satz stehen.

Wie schrecklich, denke ich beim Aufwachen. Ausgerechnet ich, die ich immer dachte, eine gute Mutter zu sein. Der arme Florian. Bei längerem Nachdenken fallen mir die Katzen ein, die ihre Kinder mit den Zähnen am Genick packen und schütteln, wenn sie zur Ordnung gerufen werden sollen.

Aus dem Protokoll der Psychoonkologin vom 29. Juli 1997:

Frau G.-P. berichtet vom gegenwärtigen Frust mit ihrem Sohn. Dazu fällt der Patientin wieder eine alte Erinnerung ein:

»Kurz nach der Entbindung betrat ich auf Zehenspitzen das Kinderzimmer und schaute nach Florian, der in seinem Bettchen schlief. Ich schlich mich an ihn heran, angstvoll, weil ich befürchtete, er würde beim Aufwachen wieder mit diesem existenziellen Schreien beginnen, dem ich mich in den ersten Tagen seines Lebens und meiner Mutterschaft so hilflos ausgesetzt fühlte. Ich spürte eine wahnsinnige Verunsicherung und eine erdrückende Verantwortung diesem kleinen Menschlein gegenüber, das ich eigentlich nur gelassen lieben sollte. Und für Sekunden fühlte ich, erschrocken, ein verschwommenes Gefühl von Feindseligkeit in mir aufsteigen gegenüber diesem fremden und doch so nahen Wesen, das in der Lage ist, mich in den Grundfesten meiner Seele zu erschüttern.«

In der Zusammenschau verstehen wir, dass Frau G.-P. offenbar ihr ganzes Leben lang die omnipotente Mutter sein musste, um dieses ihr unerträgliche Gefühl der Unvollkommenheit abzuwehren.

Sie braucht diese Nabelschnur jetzt nicht mehr. Nur durchbeißen muss sie sie selber. Und das schmerzt. Und weil sich der Sohn so unerreichbar macht, scheint es für sie sogar erträglicher zu sein, ihn sich vorübergehend tot vorzustellen.

Die Symbiose mit dem Sohn aufzugeben ist für die Patientin auch deshalb so schwierig, weil es für sie heißt, ein Stück Omnipotenz aufzugeben; sich aus der Verantwortung zu entlassen, ohne sich schuldig zu fühlen.

Frau G.-P. erinnert, in den vergangenen Tagen eine große Todesangst beim Gedanken an ihren Sohn gespürt zu haben. Nicht nur um ihn, sondern auch um ihr eigenes Leben. Nicht in Form einer Todessehnsucht als Sog, dem man widerspruchslos folgt – sondern als bedrohliche Todesangst, der man Widerstand entgegensetzt als Zeichen von Lebenwollen und Überlebenwollen.

Dass sie das jetzt mit aller Kraft will, wird ihr klar.

Auch körperlich stelle sie jetzt immer mehr fest, dass sie die Trennung vom Sohn aushalten könne und nicht mehr »Herzstolpern« und »Bauchgrimmen« allein schon beim Gedanken an ihn empfinde.

Da ist jetzt Ruhe. Fast Frieden.

Mein Herz klopft, als ich das blaue Plastikkuvert mit den runden weißen Plastikverschlüssen im Briefkasten liegen sehe. Mein Krebs ist angekommen. Der Pathologe Professor Hoffmann hat mir auf meine Bitte hin zwei Paraffinblöcke mit meinem Tumorgewebe geschickt. Nicht dass ich eine Krebsfetischistin wäre, ich würde liebend gern auf ihn verzichten, aber ich will einfach noch ein bisschen mehr über ihn erfahren.

Einen Paraffinblock möchte ich künftig bei meinen Krankheitsunterlagen aufbewahren für den Fall, dass irgendwann eine schnelle Nachuntersuchung des Gewebes nötig sein könnte und mein Pathologe nicht erreichbar ist. Den anderen werde ich dazu verwenden, ihn in einem Münchner Labor auf Schwermetalle testen zu lassen.

Sybille Winter hatte mir von dieser Möglichkeit erzählt. Ich meine, es macht Sinn. Es könnte sich herausstellen, dass ich jahrelang mit irgendwelchen Umweltgiften in Kontakt war: in Zahnfüllungen, in Wasserleitungen, in Putzmitteln, in Plastikflaschen, in Lösungsmitteln, in Möbeln, in Teppichböden, in Kleidern, in Nahrungsmitteln, im Schmuck, in Hautcremes, in Deos.

Es liegt jetzt in der untersten Schublade meines Schreibtischs, das dunkelblaue Plastikkuvert. Ich schaffe es nicht, es zu öffnen. Es muss noch ruhen, das Ganze. Wenn ich in meinem Arbeitszimmer sitze und arbeite, fällt es mir immer wieder mal ein. Dann ziehe ich kurz die Schublade heraus, nehme das Kuvert in die Hand und taste, wie es sich anfühlt.

In solchen Momenten rufe ich mir den Blick durch das Mikroskop in das Gedächtnis, damals im engen Pathologen-Stübchen des Professors, als ich ihn zum ersten Mal sah. Da waren wir noch auf Distanz. Ein Gerät war zwischen uns. Jetzt ist er hier, mein Krebs. Und ich würde ihn hautnah vor mir sehen, wenn ich den Mut hätte, dieses dunkelblaue Plastikkuvert zu öffnen.

Von Florian und Ewa fehlt nach wie vor jede Spur. Aber sie leben. Ewas Eltern wissen, dass sich die beiden bei einem Freund aufhalten, vermutlich bei Roland, Ewas Exfreund.

Im Briefkasten liegt Post für Florian. Dem Absender entnehme ich, dass es noch zwei weitere Antworten auf Florians Bewerbungen sind. Erst lege ich sie ungeöffnet beiseite, nach ein paar Tagen kann ich doch nicht widerstehen. Ein Sicherheitsdienst und ein Museum interessieren sich für Florian und bitten um Kontaktaufnahme.

Den Sicherheitsdienst lasse ich liegen, an die Personalabteilung des Museums schreibe ich einen Brief. Während ich diese Notlüge in den Computer hineintippe, laufen mir Tränen der Demütigung über die Wangen, die ich meine, mir auferlegen zu müssen für Florian, und ich bin beschämt darüber, dass ich nicht anders kann: Unser Sohn sei nach einer Mandeloperation noch unpässlich und könne den genannten Vorstellungstermin nicht wahrnehmen. Er wäre Mitte August wieder einsatzbereit. In seinem Namen sollte ich um einen neuen Termin bitten.

Und was ist, überlege ich, wenn Florian bis Mitte August nicht wieder aufgetaucht ist? Was sage ich dann?

Auf dem Anrufbeantworter bittet ein Mann um Rückruf, der noch Werkzeug von Florian zu bekommen hat. Wenn er es nicht abliefere, würde er einen Rechtsanwalt einschalten. Ich rufe zurück und sage, wir hätten im Moment keinen Kontakt zu unserem Sohn.

Florians Krankenkasse ruft an. Er muss seine Versichertenkarte in irgendeinem Fast-Food-Tempel in Zahlung gegeben haben und sich dort nicht wieder gemeldet haben. Die haben sich jetzt an uns gewandt, sagt die Frau von der Krankenversicherung. Ob ich etwas dagegen hätte, wenn sie meine Rufnummer weiterleite. Ja, habe ich. Ich möchte selbst dort anrufen.

Eine ausländische Stimme ist am Telefon, im Hintergrund Tellerklappern. Wir Polizei holen, wenn du nicht sofort bezahlen, sagt sie. Blöde Kuh, sage ich, als ich aufgelegt habe, um meiner Beschämung Luft zu machen. Ich stecke 12,25 Euro in ein Briefkuvert und bitte um Rücksendung der Karte.

Im Fronhof hinter dem Dom sitzen mittags die Penner auf einer Parkbank in der Sonne, zwei oder drei Bierdosen neben sich, ein paar Habseligkeiten in prallen ALDI-Tüten. Jeden Dienstagvormittag kommen die Männer durch unseren Innenhof geschlurft, um sich im Pfarrbüro ein paar Cent abzuholen.

Ich merke, wie ich diese stoppelbärtigen, meist zahnlosen Männer in letzter Zeit fast zärtlich beobachte. Mich frage, welches Schicksal sie haben. Welche Mutter sie hatten. Eine Mutter müssen sie schließlich gehabt haben. Und warum die es nicht geschafft hat, ihr Kind vor diesem Leben zu bewahren.

Ich denke an Florian. Wer sagt eigentlich, dass diese Männer so unglücklich sind?

Florian war in der sechsten Klasse Hauptschule. Er war gerade aus der Schule nach Hause gekommen und wollte mir seine Fünf in Erdkunde als Haarscharf-an-einer-Vier-vorbei verkaufen, was er oft tat. Wir gerieten in Streit, wie so oft, wenn er mir anstehende Schularbeiten verschwiegen hatte, damit ich nicht auf die Idee käme, ihn zum Lernen anzuhalten. Irgendwann schrie ich: »Ja möchtest du denn unbedingt Hilfsarbeiter werden!«

»Auch Hilfsarbeiter können glücklich sein«, sagte er ganz ruhig.

Eine Woche später kommt ein Brief für Florian. Wir erwarten Ihren Sohn am 19. August zum Vorstellungsgespräch, teilt die Personalabteilung des Museums mit. Unvorstellbar, wenn er bis dahin nicht wieder aufgetaucht ist.

Heute Vormittag habe ich die nötige Festigkeit, das zu tun, was ich die ganzen Wochen über tun wollte: Ich ziehe die unterste Schublade meines Schreibtisches heraus, öffne nacheinander die weißen Druckknöpfe aus Plastik, die das Kuvert von Professor Hoffmann verschließen, hole die zwei Päckchen heraus, die meine Fingerkuppen schon kennen, sehe, dass sie mit viel Küchenkrepp und Klebestreifen, vielleicht ist es auch Klopapier, umwickelt sind, lese das kurze Anschreiben der Sekretärin, schäle erst vorsichtig ein Päckchen und dann noch ein Päckchen aus dem grauen Papier. Dann liegt er vor mir, der Krebs: Zwei hauchdünne Scheiben meines Knotens, ockergelb und ein bisschen rot, eingebettet in eine weiße rechteckige Halterung, die aussieht wie ein Bettgestell im Miniaturformat, und mit einer Schicht aus Wachs überzogen – das ist alles.

Ich hatte ihn schöner in Erinnerung, zumindest durch das Mikroskop sah er schöner aus. Es sind zwei ganz normale Paraffinblöcke mit Tumorgewebe.

Ich lege die kleinen Bettgestelle auf meinen Schreibtisch und schaue sie an. Ziemlich streng sogar. Es ist kein Götzendienst und kein Abwehrzauber, aber die Tatsache, dass sie hier liegen und dass ich sie anschaue, nimmt ihnen etwas von der Macht, mit der sie meine Phantasie besetzt hielten.

Auf dem Baum vor meinem Fenster hat sich ein Vogel verkalkuliert. Er hatte sich auf eine viel zu lange, dünne Spitze gesetzt, die sich herunterbog, versuchte erst das Gleichgewicht zu halten und flog dann weg.

Ich wickle die Paraffinblöcke wieder ein, stecke sie in das Kuvert, das ich wieder in die Schublade lege. Bis nächste Woche, wenn der Termin im Labor von Dr. Bunger ansteht.

2. Es gibt auch sanfte Waffen gegen Krebs

Vielleicht sollte ich beginnen, ein bisschen freundlicher zu meinem Krebs zu sein; kühl, distanziert, aber freundlich, sage ich mir abends vor dem Einschlafen. Er ist ja schließlich in mir gewachsen. Vielleicht muss ich lernen, nicht dauernd gegen ihn zu kämpfen, sondern mit ihm zu leben. Je sicherer ich mich fühle, desto großzügiger werde ich mit ihm umgehen können; ihm nicht ständig auf die Finger schauen müssen, was er gerade treibt; mir nicht immer neue Strategien suchen müssen, von denen ich mir erhoffe, dass sie ihn daran hindern könnten, seine Truppen zum Zweitschlag zusammenzutrommeln.

Was ist das doch für eine martialische Sprache, die ich führe, wenn es um meinen Brustkrebs geht: Kämpfen, Strategien, Truppen, Zweitschlag, Trommeln. Diese wahnsinnige Angst vor Krebs lässt Feldherren aufmarschieren, die Keulen- und Rundumschläge verteilen aus Gift, in deren Heer ich als Freiwillige mitmarschiere, an vorderster Front.

Worte sind Wirklichkeiten. Die Sprache der Krebsmedizin ist immer noch eine Sprache des Krieges, weil es bisher nicht gelungen ist, die Strategien des Krebses vollständig zu durchschauen.

Dieses Undurchsichtige macht wütend und martialisch: Nach der »Operation« Brustkrebs werden Patientinnen in einer Therapiestudie »rekrutiert«. Die Demarkationslinie der Therapie verläuft meist an der »First Line«, der »Second Line«, der »Third Line«, je nachdem, wie weit der Brustkrebs bereits fortgeschritten ist und wie viele Versuche, ihn zu schlagen, bereits unternommen wurden.

Einige Therapiestudien in Deutschland haben Namen, die sich aus den Anfangsbuchstaben der jeweiligen Fragestellung zusammensetzen, der diese Studie nachgeht. Da sind zum Beispiel der dynamische GEPARDO und der ARNO. Eigentlich sollte ARNO erst NORA heissen, wie ich erfuhr, doch nach monatelangem Ringen hatte man sich dann doch für ARNO entschieden.

Mir fällt mein Onkologe ein. Wenn sein Kollege in die Praxis kommt, wird er endlich Zeit haben, »sich in das Mammakarzinom hineinzubaggern«.

Bisher ist den Forschern nichts Besseres eingefallen, als mit immer härteren und immer besseren Holzhämmern auf diesen Brustkrebs einzuschlagen. Auf verbliebene Krebszellen, die nach der Operation in den Körpern von Frauen noch Schaden anrichten könnten. Oder auf Tochtergeschwülste, die aus Mutterzellen entstanden sind und sich in anderen Organen niedergelassen haben.

Der Brustkrebs von Frauen wird immer noch mit Waffen geschlagen, die dem männlichen Prinzip entsprechen. Ein halbes Jahr wurde hinter verschlossenen Türen mit harten Bandagen gekämpft, ehe Marion Kiechle als erste Frau in Deutschland einen Lehrstuhl für Frauenheilkunde besetzen durfte. Vielleicht kommen wir schneller voran, wenn auch das weibliche Prinzip in die Krebsmedizin Eingang findet.

Die erste sanfte Therapie von Brustkrebs ist mit dem Antikörper Herceptin bereits Wirklichkeit geworden. Weitere Antikörper werden folgen. Viel versprechende Immuntherapien für Frauen mit Brustkrebs sind in Erprobung. Neue Gentherapien und Impfungen werden erfunden. Verpackte Zellgifte, die ihre Wirkung erst am Tumor entfalten und gesunde Zellen schützen, sind im Kommen.

Die Behandlungswege der Zukunft werden elegantere Wege sein. Wege, die den Brustkrebs ganz persönlich ansprechen. Und weil sie seine Sprache sprechen, können sie ihn dazu bewegen, sich selbst zu erledigen: Sie schneiden den Brustkrebs vom Hahn der Blutversorgung ab, damit er verhungert. Sie blockieren die Antennen an der Außenwand seiner Zellen, damit er nicht mehr auf Sendung ist. Sie kreisen seine Tochtergeschwülste ein, kappen die tödlichen Teilungssignale und zwingen die Krebszellen zum Selbstmord. Sie wechseln kaputte Gene aus, auf die der Brustkrebs gebaut hat.

Einige Zeit noch werden in der Therapie von Brustkrebs die herben Waffen und die sanften Wege, Animus und Anima, das Allgemeine und das Individuelle, Hand in Hand gehen müssen, wird Chemotherapie nicht aus der Behandlung wegzudenken sein.

Bald werden weltweit die Frauen mit Brustkrebs ihre Perückenhäupter heben. Wir sind auf dem besten Weg zur Reanimation, zur Wiederbelebung des Selbstbewusstseins von Frauen mit Brustkrebs. Wir werden aufatmen, weil wir uns nicht mehr verstecken. Wir werden mitreden, weil wir mehr wissen. Wir werden überleben, weil wir für uns die beste Behandlung fordern.

Von Anfang an.

Denn es ist schon viel zu viel gestorben worden.

»Es ist abzusehen, dass der humanisierte monoklonale Antikörper Herceptin auf Dauer nicht nur bei Metastasen, sondern auch in der adjuvanten Situation eingesetzt wird«, sagt Oberarzt Michael Untch vom Klinikum Großhadern. »Entsprechende Studien sind jetzt bei HER2-positiven Brustkrebspatientinnen bereits begonnen worden.« Falls sich in Bezug auf die Nebenwirkungen keinerlei Überraschungen ergeben, dürfte die Situation in Deutschland in etwa fünf Jahren so aussehen: Jedes Jahr wird bei rund 15 000 neu erkrankten Frauen in Deutschland ein HER2-positiver Brustkrebs festgestellt. Dieser Antikörper kostet derzeit 30 000 Euro pro Jahr und sollte in der vorsorglichen Situation wahrscheinlich mindestens ein Jahr gegeben werden. Das könnte eine jährliche Mehrbelastung des Gesamtbudgets unseres Gesundheitswesens von 450 Millionen Euro bedeuten.[1]

In sterilem Grün betrete ich die Intensivstation. Sybille Winter liegt blass in einem Bett am Fenster. Sie hat ihre rote Perücke aufgesetzt, weil sie wusste, dass ich komme. Sie hängt an einer Flasche, um den zweiten Teil ihrer Hochdosis-Chemotherapie in sich hineintropfen zu lassen.

Nach und nach wird sie in den nächsten Tagen die fünffache Menge einer üblichen Chemotherapie bekommen. Ihre weißen Blutkörperchen wurden bewusst auf das lebensnotwendige Minimum heruntergefahren, um dem Krebs so wenig Angriffsfläche wie möglich zu liefern. Zur Zeit tendiert ihr Immunsystem gegen null, ist sie wehrlos, auch gegen Infekte. Deshalb liegt sie hier. Um ihr Blut zu schützen, hatte man zuerst ihre Stammzellen, die Experten für Blutbildung, mit Hilfe eines Medikaments aus dem Knochenmark in ihr Blut gelockt. Herausgefischt, durchgesiebt und eingefroren. Nach Ende der Chemotherapie wird sie diese Zellen zurückbekommen, damit sich wieder Leben in Sybilles Körper ansiedelt.

»Schau auf den Gletscher«, sagt Sybille und zeigt auf das Foto an der Wand gegenüber. »Da möchte ich jetzt gerne sein.«

»Wenn du wieder fit bist, fahren wir nach Südtirol«, verspreche ich ihr. »Dann rennen wir auf das Weißhorn hinauf, dass deinem Krebs nur so das Hören und Sehen vergeht.«

Sie lächelt, mühsam. Und wir wissen beide nicht, ob wir es glauben sollen.

Das Bild von Sybille, diese erschrockenen Gletscheraugen unter der roten Perücke und der Arm am Tropf, dieses Bild steht noch lange vor meinen Augen. Abends liege ich im Bett und werde es nicht los. Es macht mir Angst, fast Panik. Sollte ich aufhören, Onko-Schwestern kennen zu lernen? Ich habe genug mit mir zu kämpfen. Oder sollte ich nur Onko-Schwestern mit guten Überlebenschancen kennen lernen, grundsätzlich erst nach dem Befund fragen, und wenn eine dann sagt, leider sieben Lymphknoten befallen, lieber die Finger davon lassen, damit es später nicht so schmerzt?

Ich kann nicht mehr zurück, und ich will auch nicht. Wir sitzen alle in einem Boot und rudern um unser Leben. Ich fühle eine Verbundenheit mit allen Frauen, die mit Brustkrebs leben. Wir sind auf eine besondere Weise Schwestern geworden.

Als Florian sich am Telefon meldet, versuche ich, gefühlsneutral zu sein. So, als sei überhaupt nichts geschehen. Er wohne mit Ewa bei einem Freund, teilt er mir mit. Post sei für ihn gekommen, teile ich ihm mit. Ich hätte mir erlaubt, sie zu öffnen, weil ich annahm, es sei wichtig: Ein Sicherheitsdienst und ein Museum hätten auf seine Bewerbungen geantwortet.

»Ich habe an die Personalabteilung des Museums geschrieben, dass du zur Zeit noch krank bist – ist auch nicht gelogen auf eine gewisse Weise«, sage ich sarkastisch und würde am liebsten durch die Telefonleitung springen, um Florian rechts und links eine herunterzuhauen, »du stündest erst wieder ab Mitte August zu einem Vorstellungsgespräch zur Verfügung.«

Inzwischen sei auch eine Antwort mit einem neuen Termin gekommen.

»Wenn du den vorgeschlagenen Vorstellungstermin im Museum nicht wahrnehmen möchtest, sage bitte ab.«

»Danke«, sagt Florian leise. Und er klingt genauso erleichtert, wie ich es bin.

Er gibt mir seine Adresse. Ich solle ihm die beiden Briefe zusenden. Ich wünsche ihm alles Gute und hänge ein.

Früher hätte ich einen langen Brief dazugeschrieben, mit guten Worten, mit mahnenden Worten, mit pädagogisch wertvollen Worten, mit beschwörenden Worten. Jetzt schreibe ich nur vier Worte: »Mit freundlichen Grüßen, Mama«.

Es gibt jetzt leichtere Prothesen, die auf der Haut haften. Manchmal will es mir immer noch nicht in den Kopf, und schon gar nicht in die Seele, dass ich mich mit leichten und schweren Prothesen beschäftigen muss.

Ein Sanitätshaus mit besonders großem Sortiment wurde mir empfohlen. Unsere Frau Kübler wird sich um Sie kümmern, sagt eine Dame, die ich frage. Über die Treppe und dann links.

Ich gehe vorbei an zitronengelben, hellgrauen und tomatenroten BH-Träumen, die auf gläsernen Verkaufstischen ausgebreitet sind. Vorbei.

Ich finde Frau Kübler, eine mittelblonde Dame mittleren Alters, und sage ihr meinen Wunsch. Kein Problem, ich solle in der Kabine hinter dem Vorhang Platz nehmen, sie müsse erst noch eine andere Kundin bedienen.

»Spricht etwas dagegen, wenn ich hier warte?«, frage ich Frau Kübler.

Sie schaut ein wenig verwundert, weiß nichts anzufangen mit meiner Frage. Wie sollte sie auch. Es ist nicht ihr Problem.

Ich bin bedient. Warum muss ich gleich hinter einem Vorhang verschwinden, sobald nur das Wort Prothese fällt? Eine ätzende Diskretion liegt hier in der Luft, macht sie unerträglich. Und dabei habe ich genauso ein Recht, an diesem gläsernen Verkaufstisch zu stehen und zu warten, bis ich drankomme, wie andere Kundinnen.

Es tut weh, stehen zu bleiben. Zu sehen, wie die Frau neben mir mit Luxusfingerspitzen in Häufchen von zarten Dessous wühlt und sich nicht entscheiden kann. Sie hat die Qual der Wahl. Und ich habe einen Schmerz, den man auch Neid nennen könnte. Ich will ihm nicht ausweichen.

Später, in der Kabine, frage ich Frau Kübler, warum Brustkrebspatientinnen immer sofort hinter einen Vorhang gebeten würden. Ich käme mir da nicht geschont, sondern beschämt vor. Als hätte ich etwas zu verbergen. Und dabei habe ich nichts zu verbergen. Im Gegenteil.

»Die meisten Kundinnen haben Angst, bei der Auswahl einer Prothese gesehen zu werden«, sagt Frau Kübler. »Wir müssen uns nach den Wünschen unserer Kundinnen richten.«

Solange wir uns hinter Vorhängen von Sanitätshäusern verstecken lassen, weiß niemand, dass dieser Brustkrebs zum Himmel schreit.

Frau Dr. Voll, Ärztin für Naturheilkunde in Tegernsee, fand das Vorhaben, mein Tumorgewebe auf Umweltgifte untersuchen zu lassen, durchaus sinnvoll. Vorsorglich hatte sie noch einmal selbst im Labor von Dr. Bunger angerufen, um sich genauer über die geplante Untersuchung zu informieren. Am besten, ich bringe den Paraffinblock gleich selbst vorbei, hatte ich zu ihr gesagt, weil ich das Stück Knoten nicht aus der Hand geben wollte.

»Ich hatte Brustkrebs und habe meinen Paraffinblock gleich mitgebracht«, sage ich zu Dr. Bunger, der mich in seinem großen Arbeitszimmer empfängt. Ich schiebe ihm eine Kurzbeschreibung meines Krankheitsverlaufes über den Schreibtisch, die ihm einen schnellen Überblick verschaffen soll.

Die Untersuchung eines Paraffinblocks nach Schwermetallen oder Umweltgiften sei leider nicht sehr aussagekräftig, sagt Dr. Bunger, weil es dafür noch keine Vergleichswerte gibt, an denen man das Ergebnis messen kann. So etwas wird normalerweise nicht gemacht, sagt er. Man müsste erst viele Brustkrebsgewebe nach Schwermetallen und Umweltgiften untersucht haben, ehe man daraus Schlüsse ziehen kann. Es würde ihn selbst interessieren, sagt Dr. Bunger, aber er wisse nicht, was dabei herauskomme.

Die Wörter *normalerweise* und *eigentlich* habe ich aus meinem Wortschatz gestrichen. Seit ich in der außergewöhnlichen Situation lebe, dass chronisch ein Damoklesschwert über meinem Kopf schwebt, mal mehr und mal weniger greifbar, gibt es für mich nur *unnormalerweise* und *uneigentlich*. Ich merke eine ganz neue Qualität von Autonomie und Selbstbewusstsein an mir. Den Mut zum Wesentlichen, geboren aus dem Mut der Verzweiflung. Und immer den Mut, kreativ und eigenständig zu denken. Denn es ist mein Leben, das ich zu leben habe, und es ist mein Leben, das ich zu verlieren habe.

Ich frage Dr. Bunger nach dem Preis der Untersuchung, er ist passabel. Es könnte sein, dass ich mir durch diese, offensichtlich noch ungesicherte Untersuchung auch eine weitere Unsicherheit einkaufe, überlege ich kurz. Dass mein fragiles Gleichgewicht, zu dem ich mich mühsam durchgekämpft habe, wieder in sich zusammenbricht.

»In Ordnung, Sie können den Paraffinblock haben, Herr Dr. Bunger«, sage ich und vertraue ihm dieses schreckliche und dennoch für jeden Pathologen so kostbare Stück Gewebe zur Untersuchung an.

Unvorstellbar, wenn sich herausstellte, dass ich ständig einem Gift ausgesetzt war, das sich im Gewebe meines Knotens angereichert hat. Und das ich hätte vermeiden können.

Als ich vor ein paar Tagen meinem Onkologen von dem bevorstehenden Besuch bei Dr. Bunger erzählte, schlug er erst die Hände über dem Kopf zusammen, schnipste dann den rechten Daumen und den rechten Zeigefinger gegeneinander und fragte: »Und wo ist die therapeutische Konsequenz?« Ich zuckte die Achseln, wusste nichts zu sagen und kam mir vor wie ein unfolgsames Kind.

»Therapeutische Konsequenz« – rein gefühlsmäßig, ich mag dieses Wort nicht. Es nimmt einem sofort alle Gegenargumente aus der Hand: Man weiß etwas, aber man kann nichts dagegen machen, heißt das im Klartext. Und weil man nichts dagegen machen kann, will man es am besten gar nicht wissen.

Ich muss schon sehr verrückt sein, dass ich diese Logik nicht verstehe. Es tut mir Leid, aber ich giere geradezu nach neuen Erkenntnissen über meine Erkrankung, auch wenn sie nicht unmittelbar in eine Therapie münden. Natürlich nicht auf Kosten der Solidargemeinschaft, die ohnehin schon genug an uns Krebskranken zu knapsen hat.

Und außerdem: Könnte die Konsequenz aus dieser Untersuchung nicht die sein, dass ich meine ganzen Zahnfüllungen herausreißen lasse? Meinen Haushalt nach schädlichen Putzmitteln durchforste? Überprüfen lasse, aus welcher Zeit die Wasserleitungen sind? Versuche, meine Zellen zu entgiften?

Ich wäre nicht so neugierig, wenn ich nicht manchmal so in Not wäre. Vielleicht sollte ich beginnen, aus der Not eine Tugend zu machen, meinen Beruf an den Nagel hängen und irgendwo, vielleicht ehrenamtlich, in einem onkologischen Forschungslabor, Abteilung Brustkrebs, mitarbeiten.

Frau Kai muss manchmal über mich lachen. Sie habe das Gefühl, sagt sie, es sei nicht nur die Angst, die mich immer wieder dazu antreibe, nach neuen Strategien im Kampf gegen Brustkrebs zu suchen; ein bisschen käme da auch die Lust am Forschen zum Vorschein. Einfach so. Weil es Spaß macht, etwas zu entdecken.

Ich bin mir nicht so sicher. Ein wenig fühle ich, es könnte so sein.

Eines weiß ich genau: Ich möchte meine Nase vorn haben, wenn es um Brustkrebs geht. Weil es um mein Leben und um meinen Tod geht.

»Man sollte die Forschung nicht nur den professionellen Forschern an offiziellen Forschungszentren überlassen, sondern auch sich selbst als Forscher begreifen«, sagt Professor Rolf Verres, der sich seit Jahrzehnten mit den seelischen Aspekten von Krebskranken befasst. Dabei ginge es vor allem darum, »Wissen aktiv zu vermehren, es auf die eigene Lebensführung zu beziehen und die eigene Lebensführung von Zeit zu Zeit kritisch zu überdenken, insbesondere dann, wenn wichtiges neues Wissen hinzugekommen ist«.[2] Verres: »Je mehr wir es schaffen, dass sich möglichst viele Patienten auch selbst als Experten erleben können, umso mehr werden die Patienten zum Mitforschen statt zum Beforschtwerden bereit sein und unseren Gesamt-Impact-Faktor zu einer politischen Kraft ausbauen.«[3]

Was er mir noch vorschlagen würde angesichts meines relativ hohen Rückfallrisikos, sagt Dr. Bunger, sei die Bestimmung von zwei anderen Faktoren in meinem Blut: p53-Autoantikörper und c-erbB2, auch HER2 genannt.

Dr. Bunger nimmt meine Unterlagen noch einmal zur Hand.

»Wie Sie wissen, hat der Pathologe auf 40 Prozent Ihres Brustkrebsgewebes Tumorzellen gefunden, die einen veränderten p53-Eiweißstoff gebildet haben«, sagt er.

»Das ist doch der Stoff, der im Normalfall auf die Bremse latscht, wenn mit der Zellteilung etwas schief läuft«, antworte ich salopp, um mir die Angst nicht anmerken zu lassen.

»So ungefähr«, meint Dr. Bunger und erklärt mir, dass sich der Körper mit Abwehrstoffen, die man Autoantikörper nennt, gegen eine zu starke Bildung körpereigener Eiweißstoffe oder deren Entartung wehrt. Und das könne man im Blut messen.

Dasselbe gelte für Brustkrebszellen, die übermäßig viele HER2-Antennen auf ihrer Oberfläche tragen und einen Teil ihrer Empfangsanlage zum Zeichen ihrer Aktivität in den Blutkreislauf abgeben, sagt Dr. Bunger.

Diese neuen Blutuntersuchungen seien derzeit noch sehr in der Diskussion, würden auch von manchen Wissenschaftlern abgelehnt, weil es noch nicht genügend Studien dazu gäbe. Manchmal würden sie auch als Geschäftemacherei abgetan. Er aber glaube, dass es Sinn mache, sie in Ergänzung zu den klassischen Tumormarkern einzusetzen.

Schon wieder etwas Umstrittenes. Ich werde mich daran gewöhnen müssen, dass es in der Wissenschaft vom Krebs nichts Eindeutiges, dass es zu jeder Studie immer auch eine Gegenstudie gibt. Dass es eindeutig am besten ist, wenn ich mich auf mein Gefühl verlasse.

»Es ist nicht verwunderlich, dass die Skepsis vieler Ärzte gegenüber neuen Tests beträchtlich gewachsen ist«, sagt die Münchner Biologin Dr. Nadja Prang. »Viele onkologische Testverfahren werden nur in Pilotstudien überprüft, werden dann mit allen Mitteln des modernen Marketings vertrieben und entpuppen sich wenig später als Windei.« Allerdings würde in Deutschland immer gleich das Kind mit dem Bad ausgeschüttet und nicht versucht, die Spreu vom Weizen zu trennen, bedauert die Biologin. »Dieser Vorbehalt gegenüber moderner Krebsdiagnostik geht leider wieder einmal zu Lasten der Patienten. Gäbe es in Deutschland eine Zulassungsbehörde ähnlich der amerikanischen Arzneimittelbehörde FDA, würden nur die Tests zur Anwendung kommen, die vorher eingehend überprüft wurden.«

»Diagnostische Labors in Deutschland unterliegen einer mangelhaften Qualitätskontrolle«, kritisiert Dr. Prang. »Damit diese sich von den schwarzen Schafen abheben, gehen seriöse Laboratorien dazu über, sämtliche Testverfahren intern zu bewerten, zu standardisieren und deren Qualität regelmäßig offiziell überprüfen zu lassen.«[4]

Neuerdings merke ich magische Tendenzen an mir. Manchmal brauche ich dieses Spielerische aus der Kindheit der Gefühle, um durchatmen zu können auf diesem Weg der Krebsrecherche, den ich mir selbst eingebrockt habe, weil er eben zu mir gehört.

Ich spiele das Warteschlangenspiel. Bei Behörden, in Bahnhöfen, bei der Post. Ich stelle mich nicht einfach automatisch an den nächstgelegenen Schalter. Nein, ich habe eine Strategie. Beim Betreten des Gebäudes peile ich die Situation erst aus der Ferne. Ich stelle mich hin und versuche, mir einen Überblick zu verschaffen: Wie viele Leute in einer Schlange anstehen und was sie zum Schalter bringen möchten. Wer an welchem Schalter gerade in besonders langwierige Verhandlungen verwickelt ist. Wie fix die Gesichter der Menschen hinter dem Schalter wirken. Dann treffe ich eine Entscheidung, reihe mich in eine Schlange ein und verfolge mit Spannung, ob es die richtige war.

Irgendwo, tief drinnen in meinem Zwischenhirn, verbinde ich den Sieg in der Warteschlange mit der Vorstellung meines Überlebens. Wie ein kleines Kind, das auf einem Bein über die mit Kreide aufgemalten Quadrate auf der Straße von der Hölle in den Himmel hüpft.

Man wird manchmal merkwürdig mit Brustkrebs.

Dr. Bunger hat zu viel Kupfer, Zinn und Nickel in meinem Tumorgewebe gefunden, alles andere war unauffällig. Das könnte von alten Wasserleitungen herrühren. Immerhin fanden sich keine Spuren von übermäßig viel Blei oder Palladium in meinem Knoten, was auf gefährliche Zusammensetzungen von Zahnfüllungen hätte schließen lassen.

Die Abfallprodukte des Onkogens HER2 in meinem Blut hielten sich in Grenzen, erfahre ich. Sie sind grenzwertig. Man sollte sie im Auge behalten und immer wieder einmal kontrollieren.

Weniger günstig sei, dass ein Abwehrstoff gegen p53 in meinem Körper nachweisbar ist. Ich solle in ein paar Monaten mein Blut nochmals daraufhin überprüfen lassen.

Ein Abwehrstoff stinkt gegen etwas an, das wieder oder noch immer auf einzelnen Brustkrebszellen in meinem Körper sitzt. Es muss sich etwas in mir wehren.

»Mammakarzinom-Patientinnen mit p53-Autoantikörpern haben eine kürzere Überlebensrate als solche ohne p53-Autoantikörper«, sagt der als p53-Papst bekannte Biochemie-Professor Mathias Montenarh, Universitätskliniken des Saarlandes, Homburg. »Bei Patientinnen mit einer familiären Vorgeschichte von Brustkrebs kommen p53-Autoantikörper seltener vor. Ferner gibt es eine gute Korrelation zwischen dem Vorhandensein von p53-Autoantikörpern und der Abwesenheit von Östrogen- und Progesteronrezeptoren.« Er schätzt die Häufigkeit von zirkulierenden p53-Autoantikörpern im Serum von Brustkrebspatientinnen auf 9 bis 26 Prozent.[5]

Autoantikörper gegen p53 im Blut weisen mit einer Sicherheit von

97 Prozent auf das Vorliegen eines Tumors hin. Nach der Erstbehandlung von Brustkrebs könnte ein steigender p53-Autoantikörper noch vor der Entdeckung durch bildgebende Verfahren die Entwicklung eines Rückfalls anzeigen.[6]

Wo ist mein ganz persönlicher transzendentaler Wachstumsfaktor abgeblieben? Der hausgemachte Rezeptor für geistiges Wachstum, den ich gegen meine Angst geboren habe. Den ich kurz TGF-R, transcendental growth factor-receptor, getauft hatte, was mir ein Gefühl der Beherrschbarkeit gab, weil mir meine eigenen Recherchen über den Kopf wuchsen.

p53, HER 2, EGF und was sonst noch alles auf meinem Brustkrebsgewebe wimmelt – ich kann es im Moment nicht mehr hören.

Ich weiß nicht, wie lange diese Tendenz anhalten wird. Und wann ich meine, die Wissensschlacht wieder aufnehmen zu müssen.

Aber vielleicht ist jetzt einfach einmal Sommerpause, eine Verschnaufpause bei dem Versuch, diese Krankheit bis in den hintersten Winkel zu durchleuchten.

Manchmal schäme ich mich, dass ich es so gründlich wissen will. Dass ich mich nicht einfach seelenruhig zurücklehnen kann, um den weiteren Verlauf der Dinge abzuwarten und anzunehmen, so, wie sie kommen. Vielleicht ist dieses Unterfangen, meinen Brustkrebs zu durchleuchten, bisher eine grenzenlose Hybris gewesen, eine Selbstüberschätzung, die dringend wieder ins Lot kommen muss.

Ich weiß es nicht.

Wo ist mein transzendentaler Wachstumsfaktor?

Florian ist ein Glückspilz, er ist ja auch ein Sonntagskind. Er wurde unter neun Mitbewerbern ausgewählt und tritt die neue Stelle als Museumswärter zum 1. September an. Eine neue Wohnung habe er auch schon, sie sei bereits möbliert, sagt er.

Ich höre es erleichtert, weil ich das Ausräumen von Wohnungen so leid bin. Ob ich ihm ein paar Hemden und eine Krawatte besorgen würde von dem letzten Geld, das er noch auf dem

Sparbuch habe, und ein paar Schuhe und vielleicht noch ein Sakko dazu. Ich wüsste da besser Bescheid, sagt Florian, der bisher vor allem Turnschuhe und Jeans getragen hatte.

Für ein Sakko reicht das Geld nicht mehr, genauso wenig wie für Schuhe.

Peter schenkt ihm den blauen Anzug, den er bei unserer Hochzeit trug, von mir bekommt er ein Paar Slipper in Größe 46, zwei Hemden und eine Krawatte aus dem Sommerschlussverkauf.

Ich bin froh, dass ich zur Kur in Kassel bin und einfach nicht mehr so leicht erreichbar sein werde, falls sich in ein, zwei Wochen herausstellen sollte, dass Florian schon wieder nicht mehr zur Arbeit gegangen ist. Fast täglich wandere ich durch den nahen Bergpark, in dessen Mitte Schloss Wilhelmshöhe steht. Die Habichtswaldklinik liegt gleich nebenan. 800 verschiedene Baumarten sollen dort wachsen. Die Anlage, von Landgraf Karl von Hessen nach dem Muster italienischer Renaissancegärten gebaut, wimmelt von Erinnerungen an die griechische Mytholghie: eine Neptunsgrotte, ein Flöte spielender Pan, eine Teufelsbrücke, ein Höllenteich, ein kleiner Tempel. Als ich zum ersten Mal auf dem Karlsberg das achteckige Riesenschloss mit dem gigantischen Herkules sah, der in Siegerpose auf einer Pyramide thront und über eine Kaskadenanlage mit 842 Treppenstufen wacht, dachte ich mir: eine Architektur, genauso größenwahnsinnig wie der Krebs.

Die onkologische Abteilung ist nur eine von vier Abteilungen in dieser Klinik. Der Krebs verläuft sich hier. Es gibt auch andere Leiden. Und dennoch muss ich mich erst wieder an die Begegnung mit den vielen Onko-Schwestern gewöhnen. Wenn die Angst mich kleinzukriegen droht, marschiere ich zum Herkules hinauf, blicke hinauf zu diesem Neun-Meter-Mann mit der Riesenkeule, drehe mich dann um, stelle mich mit dem Rücken vor ihn hin, schaue wie er auf Kassel und die sanfte Bergkette dahinter. Bin ich allein, schließe ich die Augen und stelle mir vor, wie die geballte Energie des Herkules durch meine Wirbelsäule in das Knochenmark und bis in die letzte Zelle fließt. Ich atme Kraft ein. Viel Kraft und Sauerstoff. 800 Bäume liegen in der Luft, ich rieche sie. Ich könnte abheben vor Vergnügen. Über Kassel und den ganzen Krebs hinweg.

Ein Hauch von Herkules hat mich gestreift.

Die Klinik hat auch eine Abteilung für Ayurvedische Medizin. Die uralte indische Gesundheitslehre ist eine sinnliche Heilmethode. Nur an das Trinken von heißem Ingwerwasser und geklärter Butter muss ich mich noch gewöhnen; es soll den Körper bis in tiefste Schichten reinigen. Umso schöner sind die Ölmassagen: Vierhändig und gleichzeitig werde ich von zwei lächelnden Therapeutinnen massiert. Bevor sie beginnen, warmes Sesamöl langsam über meinen Körper zu träufeln, stellen sie sich rechts und links von mir auf, wie zwei gute Feen, fassen sich an den Händen und sammeln sich, als wollten sie einen heilenden Energiestrom für die Behandlung erzeugen.

Ich rieche den Sesam, spüre die Wärme, höre das Schmatzen von Öl auf meinem Körper, fühle die sanften Berührungen. So könnte ich sterben; ein Übergang der Seele auf Sesamöl. Hinüberflutschen in die Unendlichkeit, genauso wie ich zwischen den Schenkeln meiner Mutter herausgeflutscht bin auf diese Erde.

Mitten hinein in das Sesamöl kommt die Sorge. »Florian ist immer noch nicht aufgetaucht, um seine Sachen abzuholen«, sagt Peter am Telefon, »er soll doch am Montag anfangen.«

Ich spüre seine Hilflosigkeit, doch ich kann sie nicht mit ihm teilen, will es auch nicht. Ich werde nicht zulassen, dass sich der Kummer hier einquartiert. Wenn das Bild von Florians Schuhen auftaucht, die groß und verwaist im Flur unserer Wohnung stehen und auf ihn warten, das Bild vom signalroten Preisschild, das aus dem Inneren der Schuhe herausschreit, rutschen meine Gedanken und Gefühle schnell hinüber zu den Ölmassagen.

In der Klinik lerne ich Barbara kennen. Sie ist Schauspielerin, hat Brustkrebs und wurde auf der Flucht aus Ostpreußen am Neujahrstag 1945 geboren. Sie hat einen Katastrophenwitz, der mir gefällt. Wir blödeln viel, haben den Krebs abgestellt, machen Pläne für den nächsten Sommer, wo ich sie in ihrem kleinen Fischerhäuschen in der Bretagne besuchen kommen soll. Ob ich auch noch eine andere Onko-Schwester mitbringen dürfe, frage ich sie und erzähle ihr von Sybille.

Vor meiner Abreise führe ich erst ein Gespräch mit dem Onkologen, dann mit dem ayurvedischen Arzt. Der Erste gibt mir Tipps aus der Sicht eines immunbiologisch behandelnden Arztes mit auf den Weg, der andere eine indische Weisheit: Bei Krebs kämpfen zwei Könige miteinander.

Zu Hause packe ich aus und packe schon wieder ein, höre, dass Florian regelmäßig seiner Arbeit nachgeht, und fahre in ein Zentrum für Zen-Meditation in der Schweiz, wo ich zu einem »Heilkurs für Krebskranke« angemeldet bin. Es passt: nach der Körperreinigung die Entschlackung für Geist und Seele. Es ist nicht so, dass ich jetzt von Besinnung zu Besinnung hetzen würde, einen Crashkurs absolvieren wollte, um alles, was mit dem Brustkrebs aufgebrochen ist, im Schnellverfahren hinter mich zu bringen. Ich möchte einfach ausatmen, still werden, Zeit haben. Und es steht noch so viel Urlaub offen vom Jahr zuvor.

Peter leidet, weil ich so viel unterwegs bin. Er sagt nicht viel. Er stürzt sich in die Arbeit.

Das Lassalle-Haus in Bad Schönbrunn liegt wie ein grauer Fächer aus Beton auf duftenden Wiesen oberhalb des Zuger Sees. Wir sind eine kleine Gruppe krebskranker Frauen, mit Ausnahme von Franz. Endlich lerne ich auch einen Onko-Bruder kennen.

Auch Helge ist zum Kurs gekommen. Ihre Lebermetastasen oder das, was nach deren chirurgischer Entfernung davon übrig geblieben ist, verhalten sich immer noch ruhig. Es ist ein Wunder nach zwei Jahren; die Ärzte hatten ihr nur acht Monate gegeben. Versuchsweise wurde sie mit einem Östrogenblocker behandelt, obwohl das ursprüngliche Gewebe ihres Brustknotens keine Hormonantennen hatte; sie meditiert viel und setzt auf die komplementäre Krebsmedizin: unterstützt ihr Immunsystem mit Mistel, Thymus und Enzymen. »Ich glaube, dein Brustkrebs ist verblödet«, habe ich zu Helge gesagt, worauf sie mich umarmte.

Am dritten Tag im Lassalle-Haus bricht unerwartet etwas in mir auf, in einer Situation, die völlig unverfänglich schien. Wenn es beim Malen oder Meditieren gewesen wäre, oder bei Übungen wie der bildlichen Vorstellung meines Sterbens. Aber es war nur ein Film.

Die Arbeit dieses Tages steht unter dem Motto »Meine Heilung – Heilung der Welt«. Wir sitzen im Gruppenraum, haben die Kerzen und Blumen aus der Mitte unseres Stuhlkreises weggeschoben, die Vorhänge zugezogen und schauen einen Film an. »Global Brain« von Peter Russell, ist im Vorspann zu lesen.

Zahlreiche Luftaufnahmen unseres Planeten sind zu sehen. Erst aus großer Entfernung, dann Details von einzelnen Regionen unserer Erde: Urwälder, Flussläufe, Ballungsgebiete, Wüsten, primitive Siedlungen. Mit Hilfe von Beispielen aus der modernen Quantenphysik versucht der Film zu zeigen, wie auf dieser Erde und im Kosmos alles mit allem vernetzt ist; wie die bewusstseinsverändernde Kraft von meditierenden Menschen die Welt kollektiv verändern kann; wie sie aus vielen vereinzelten Menschen eine Menschheit macht. Nur dort, wo das »hautverkapselte Ego« durch Einheitserfahrung überwunden würde, sei eine Heilung dieser »geschundenen Erde« möglich. Ähnlich könne es sich mit individueller Krankheit verhalten, wenn sie zum Wohl der Menschheit transformiert würde. Der Film vergleicht das Gemeinwesen mit einem großen Immunsystem, in dem jeder aufgerufen ist, als »Helferzelle« und »Killerzelle« zu wirken.

Der Film ist zu Ende, es ist still in der Runde. Ich bin erstarrt, verlasse den Raum mit einem Gefühl im Kopf, als hätte eine unsichtbare Hand mir eine Ohrfeige verpasst. Bis zur Diskussion am Nachmittag sollen wir den Film auf uns wirken zu lassen, sagt Alice, die zusammen mit Yvonne und Christian den Kurs leitet.

Er hat bereits gewirkt, und wie. Nun weiß ich es also: Ich bin eine kranke, hautverkapselte Zelle unserer Gesellschaft, die versagt hat. Die ihre Hausaufgaben nicht gemacht hat, oder jedenfalls nicht ausreichend. Die noch nicht genügend für die Heilung dieser Welt getan und vielleicht gerade deshalb Krebs bekommen hat: als Wiedervorlage, als letzte Chance, etwas zu verstehen.

Durch den Kloß in meinem Hals dringt machtvoll etwas nach oben, das mir die Luft abzuwürgen droht. Ich muss los, sofort weg, laufe die nüchternen Betonterrassen entlang, am japanisch angelegten Garten vorüber, zur Wiese hin, auf der die Kühe weiden. Ein Anfall von Weinen kommt hoch.

Ich war im falschen Film. Dieser Film kann unmöglich mich gemeint haben mit der Aufforderung, etwas in diese Welt einzubringen. Ich will nichts zum Wohl der Welt transformieren, kann es auch nicht, mit diesem unwohlen Gefühl von Brustkrebs in mir. Ich möchte nur meine Ruhe haben, keine Fleißaufgaben und keine Erwartungen erfüllen müssen. Dass ich bereits in der Vergangenheit versucht habe, mich ein bisschen für diese Welt zu engagieren, kommt in der Buchhaltung des Schicksals ohnehin nicht vor. Ich kann mich abstrampeln, wie ich will. Ich habe in jedem Fall nicht genug geleistet.

Dieses bestürzende Weinen ist wie ein Wolkenbruch. Eineinhalb Jahre nach der Diagnose Krebs. Von oben höre ich Musik. Die Gruppe tanzt im Freien. Helge hat mich gesucht, nimmt mich in die Arme, hält mich, hält das Tränenbeben lange aus. Geschüttelt von Weltschmerz und einem verschwommenen Gefühl von Gottesgroll weine und weine und weine ich, sturzbachartig; es hört nicht mehr auf.

Wie kann ich an die Heilung dieser Welt denken, wenn ich mit meiner eigenen noch so beschäftigt bin? Vielleicht habe ich auch alles in den falschen Hals gekriegt. Vielleicht will überhaupt niemand etwas von mir. Vielleicht habe ich mich für etwas verantwortlich gefühlt, das ich gar nicht zu verantworten habe. Vielleicht nehme ich mich einfach nur zu wichtig. Und es könnte sogar ein Stück Heilung der Welt bedeuten, wenn ich an meiner eigenen Heilung arbeite.

Mein Schädel brummt, ich fühle mich erleichtert, gereinigt wie nach hohem Fieber. In der Nachmittagsrunde sage ich nicht viel. Dieser falsche Film, der vielleicht genau der richtige für mich war, geht mir noch lange nach. Er hat es geschafft, meiner so lange zurückgehaltenen Trauer einen Weg nach außen zu bahnen.

Es war nicht nur die Trauer über den Verlust einer Brust und den Verlust der alten Vitalität. Es war ein ganzes Trauerpaket, das da plötzlich aufplatzte: Es fiel mir schwer, den Gedanken zu begraben, dass Anerkennung immer mit Leistung verknüpft sein muss. Auch ein Schmerz über ausgebliebene Belohnungen für Taten, von denen ich dachte, dass sie gut gewesen wären, mischte sich darunter. Und ein bisschen war es auch die Trauer über das Loslassen dieses kleinen Ichs in die größeren Zusammenhänge des Kosmos hinein.

Beim Abendessen, das wir immer schweigend einnehmen, liegt eine gelbe Telefonnotiz auf meinem Teller. Florian wollte mir mitteilen, dass Ewa ihr Berufsvorbereitungsjahr für Körperpflege ab morgen beginnen würde.

Als ich zurück nach Augsburg komme, treffe ich Sybille. Vorsichtig beginnen ihre ergrauten Haare und die Augenbrauen wieder zu wachsen. Ob sie denn mitkommen wolle, frage ich Sybille und erzähle ihr von Barbara und dem kleinen Fischerhäuschen in der Bretagne. Sybille ist begeistert. Der nächste Sommer darf kein Hochdosis-Sommer werden, nehmen wir uns vor: Erst rennen wir über Latschenkieferpfade zum Weißhorn hinauf, dann am Atlantik den Strand entlang, und zum Schluss fahren wir zum Meditieren in die Schweiz.

Erst bin ich erschrocken, dann muss ich lachen über diesen Galgenhumor von Sybille: »Super, mit dir macht es richtig Spaß, ein Mammakarzinom zu haben.«

Heute habe ich dem Onkologen den fünfseitigen Arztbericht aus der Kur in der Habichtswaldklinik mitgebracht. Der dortige Onkologe hat sich sehr viel Mühe gemacht, um aus der Sicht eines Tumorimmunologen einen Befund zu verfassen. Was er im letzten Absatz geschrieben hatte, empfand ich als Ermutigung, auf meinem Weg weiterzugehen: »Um Sie mache ich mir eigentlich keine großen Sorgen. Sie haben gelernt, für sich das Richtige ziemlich instinktsicher auszuwählen. Sie sind der ideale Partner für einen modernen, aufgeschlossenen und immunbiologisch denkenden Onkologen.«

Der Onkologe überfliegt die Seiten, schaut mich an mit einem Grinsen und sagt: »Hat der eine Sekte im Allgäu?«

3. Tumormarker: eine Spur von Krebs im Blut

Zur jährlichen Mammographie-Untersuchung gehe ich diesmal direkt in das Augsburger Zentralklinikum. Oberärztin Brümmer soll eine besonders kundige Radiologin der Brust sein. Die ergänzende Ultraschalldiagnostik ist eine ihrer Spezialitäten. Vor einiger Zeit muss es ihr gelungen sein, mit dem Ultraschallkopf einen Brusttumor von nur wenigen Millimetern zu orten.

Sie scheint genau hinzuschauen, sich Zeit für dieses Hinschauen zu nehmen. Nachdem eine Röntgenassistentin die Aufnahmen angefertigt hat, werde ich in einen anderen Raum gebeten, der sein Licht nur von dem Leuchtschirm bekommt, an dem jetzt wieder, nach Jahren geordnet, die traurige Mamma-Ausstellung hängt. Wie üblich hatte ich meine Bildersammlung zur Untersuchung mitgebracht.

»Das sieht ja ein Blinder mit dem Krückstock, dass hier bereits zwei Jahre vorher etwas im Busch war«, sagt die Radiologin, nachdem sie die Bilder aufmerksam gemustert hat. »Hätte ich damals noch zusätzlich einen Ultraschall von Ihrer Brust gemacht, ich hätte den Tumor gesehen.«

Wie Pfeile flirren die Worte durch den dunklen Raum, in dem nur das leichte Rauschen des Ultraschallgerätes zu hören ist. Ich liege auf der Liege und bin getroffen.

»Sind Radiologen verpflichtet, zusätzlich ein Ultraschallgerät zu benutzen?«, frage ich.

Das sei heute üblich, sagt sie, es gebe aber keine Vorschriften dafür.

Während Frau Dr. Brümmer mit ihrem Ultraschallkopf über das Gel auf der Brust rutscht, die mir geblieben ist, steht der »väterliche Radiologe« wieder in mir auf. Schleicht sich das Was-wäre-wenn wieder ein, das ich längst begraben hatte. Vielleicht hätte ich es nicht begraben, sondern eine Klärung vor Gericht anstrengen sollen. Vielleicht ist es geradezu meine Pflicht, das zu tun, was viele tun sollten, davor aber zurückscheuen: aus Angst, aus Mangel an Wissen, aus der Furcht heraus, in einem langwierigen Rechtsstreit Kräfte und Geld zu verlieren und dann doch zu unterliegen. Vielleicht ist auch das ein Weg, seine Krankheit von innen nach außen zu tragen zur Heilung der Welt.

Auf der Innenseite unten, sagt Frau Dr. Brümmer, sehe sie ein merkwürdiges Gewebe an einer Stelle, wo es eigentlich nicht hingehört. Sie möchte davon eine Vergrößerungsaufnahme haben. Ich solle nochmals in den Raum rechts um die Ecke gehen, sie würde dort Bescheid geben.

Am Gerät werde ich bereits von der Assistentin erwartet. Ich nehme meine Brust in die Hände. Die Frau sagt, wie ich mich hinstellen muss, ein wenig seitlich bitte, wenn es geht, quetscht sie ein, ja, genau so, ausgezeichnet, wie in einem Waffeleisen. Warum will die Röntgenassistentin ausgerechnet das äußere Viertel meiner Brust zwischen die beiden Platten klemmen, frage ich mich, wo das Augenmerk der Frau Dr. Brümmer doch auf eine Stelle im inneren Viertel gerichtet war. Ich sage nichts, greife nicht ein, lasse es laufen. Ich bin es so leid, ständig kontrollieren zu müssen, ob auch alle immer alles richtig machen bei mir. Sie wird schon wissen, was sie tut. Sie ist schließlich die Röntgenassistentin. Sie drückt auf einen Knopf, Achtung Aufnahme, und weil radioaktiv, verschwindet sie.

Bitte noch einen Augenblick warten, sagt die Röntgenassistentin, sie müsse die Bilder Frau Dr. Brümmer zeigen, fragen, ob sie noch zusätzliche Aufnahmen benötige.

»Ich habe leider eine Vergrößerung der falschen Seite gemacht«, sagt die Röntgenassistentin bei ihrer Rückkehr. »Tut mir Leid, wir müssen die Aufnahme wiederholen.«

»Tut mir auch Leid«, sage ich, »und vielleicht schadet es mir auch.«

»Ist alles halb so schlimm«, sagt sie, während sie eine neue Platte für eine neue Aufnahme in die dafür vorgesehene Vorrichtung schiebt.

Einquetschen, Surren, Entquetschen. »Sie dürfen jetzt wieder in die Umkleidekabine gehen und warten, bis Sie aufgerufen werden.«

Ich gehe den Flur entlang, setze mich auf das Bänkchen in der Kabine, warte.

»Mit dem Teil habe ich ganz schön zu kämpfen gehabt«, höre ich die Stimme der Röntgenassistentin von drinnen sagen.

»Das ist doch klar«, sagt die Oberärztin, »die Brust hat fast das ganze Format ausgefüllt.«

Meine Brust ist also ein Teil geworden. Das Teil. Mit einer

wahnsinnigen Wut sitze ich in diesem Kabäuschen. Was hindert mich, jetzt die Tür aufzureißen, in den dunklen Raum einzutreten und die Röntgenassistentin ganz ruhig zu fragen, wie es ihr ginge, wenn sie nur mehr eine Brust hätte und ich über ihre Brust so reden würde? Was hindert mich?

Der Horcher an der Wand hört seine eigene Schand.

Beim Aufruf trete ich ein und schweige.

Ob die Krebszellen in meinem Körper die dunkle Jahreszeit nicht mögen? Ziemlich genau mit Herbstbeginn ist der wichtigste meiner Tumormarker, der CA 15-3, regelmäßig angestiegen. Kein einmaliger Ausrutscher, es war ein kontinuierlicher Anstieg, Messung für Messung. Zu Beginn meiner Chemotherapie stand er bei 8.8. Inzwischen hat er sich auf 19.4 hochgearbeitet. Der CEA hatte sich von Anfang an zwischen 2 und 3 eingependelt und ist dabei geblieben.

Man müsse jetzt abwarten, wie sich die Marker weiterentwickeln, sagt der Onkologe und überweist mich zum Radiologen: Leber, Lunge, Knochen sollen auf Herz und Nieren geprüft werden.

Um Klarheit zu haben, bin ich der Empfehlung des Laborarztes Dr. Bunger gefolgt und habe mein Blut noch einmal auf die beiden zusätzlichen Faktoren untersuchen lassen: auf die Bildung von Autoantikörpern gegen p53 und auf Spuren von Abfallprodukten der HER2-Antennen im Blut.

Eine Woche später kommt das Ergebnis: Beide Werte sind angestiegen, liegen ebenfalls deutlich über dem Grenzwert.

»Ich halte es manchmal nicht mehr aus«, sagt Gerlinde am Telefon, »diese Zitterpartie um deine Tumormarker.«

Ich weiß, wie sie um mein Leben bangt, und spüre, dass sie sich dennoch einen Freiraum schaffen muss in ihrer Beziehung zu dieser Freundin mit ungesicherter Existenz.

Wir sprechen zu viel über Krebs und was wir für Brustkrebspatientinnen auf die Beine stellen könnten, und zu wenig über uns, haben wir festgestellt. Ich möchte Gerlinde auch nicht zu sehr belasten mit meiner Angst. Sie ist nicht Frau Kai, sondern meine Freundin. Und weil sie meine Freundin ist, sollten wir uns alles sagen dürfen. Doch dieses abgrundtiefe Gefühl der Beklommenheit in meinem Herzen, das manchmal ausgesprochen werden möchte, ist ausgesprochen schwer zu ertragen, zumal für einen seismographisch fühlenden Menschen wie Gerlinde. Deshalb weiche ich jetzt oft in eine Art von Krebssarkasmus aus und verberge meine Seele hinter der Schale.

»Du musst mich nicht schonen«, sagt Gerlinde gelegentlich, die meine Taktik durchschaut hat. »Lass mich spüren, dass du meine Hilfe brauchst, sonst kann ich dir nicht helfen.«

Bei Peter habe ich keine Scheu, mich so zu zeigen, wie ich bin. Das Angstritual zwischen uns hat sich eingespielt: Immer wenn Gedanken an Rückfall, Siechtum und einen frühen Tod aufkommen und ich sie nicht allein ertragen kann, suche ich Peter, stelle mich vor ihn hin, blicke ihm fest in die Augen und brauche nur noch K? (wie Kämpfen) zu fragen. Dann rollt er die Augen, breitet manchmal auch die Arme aus, knickt seine langen Finger zu Krallen, die er dramatisch auf und ab biegt, und sagt röhrend: LLLLL! (wie Löwe).

Dann ist wieder Ruhe für einige Zeit.

Manchmal geschieht es, dass auch er keine Zeit und keine Nerven für meine Krebsphantasien hat.

»Auch bei günstiger Prognose ist die Lebensqualität von Brustkrebspatientinnen, zumindest in den ersten zwei Jahren nach der Operation, sehr stark durch Ängste und Sorgen beeinträchtigt«, sagt Dr. Jutta Engel, Koordinatorin der »Feldstudie zur regionalen Versorgung von Tumorpatienten« des Tumorzentrums München. »Die Gruppe jener Frauen, rund 50 Prozent, die sich trotz guter Heilungschancen große Sorgen um ihre Gesundheit macht, verringert sich erst nach zwei Jahren um die Hälfte, während Frauen mit schlechten Aussichten weiterhin von Ängsten geplagt werden.«[7]

Im Zeitraum von 1996 bis 1998 wurden in der Studienregion München mit 2,3 Millionen Einwohnern 3210 an Brustkrebs erkrankte Frauen in die Feldstudie aufgenommen.

Die Lymphknoten hinter meinem Brustbein wird man weiterhin beobachten müssen, sagt mein Onkologe, weil mein Krebsknoten in ihrer unmittelbaren Nachbarschaft heranwuchs. Sie könnten, irgendwann, auf eine stille Weise befallen werden und sich vergrößern, ohne dass man es zunächst bemerkt.

Um elf Uhr ist der Termin in der radiologischen Praxis in München. Eine Kernspinaufnahme soll heute diese Region unter die Lupe nehmen. Ich kenne die Prozedur. In einer Röhre liegend werden sehr genaue Schichtaufnahmen des Körpers gemacht, die durch das Zusammenwirken von Kontrastmittel und künstlich erzeugten Magnetfeldern zu Stande kommen.

Und wenn heute etwas gefunden wird, schießt es mir durch den Kopf, als ich durch einen Torbogen auf den Eingang der Praxis zugehe. Und wenn der Krebs mir jetzt zum zweiten Mal den Krieg erklärt?

Ich bleibe stehen, möchte umkehren. Möchte nicht zum Radiologen müssen wegen Krebs; möchte sorglos in ein paar Minuten das nahe gelegene Feinkostgeschäft erreichen. Möchte dort eintauchen in schöne Gerüche, die mir das Wasser im Mund zusammenlaufen lassen, vielleicht ein Glas Prosecco trinken und etwas Delikates für heute Abend auswählen.

An die Einsamkeit in der Röhre habe ich mich inzwischen gewöhnt. Auch daran, dass es Orte gibt, an die mich niemand begleiten kann. Erst werde ich von einer Schwester mit Platten belegt, auf einer Pritsche festgeschnallt, dann wie ein Brotlaib in die Röhre geschoben. Die Außenwelt hat ein Mikrofon, und ich habe einen hupenden Gummiball, falls es etwas mitzuteilen gibt.

Inzwischen habe ich ein System erfunden, angstfrei in der Röhre zu überleben. Aus den vielen Geräuschen habe ich mir eine Welt erschaffen, die laut und manchmal sogar vergnüglich ist.

Das Gebläse eines Ventilators hinter mir erinnert mich an das Rauschen eines Wasserfalls. Von irgendwoher kommt ein Geräusch, das auch ein rhythmischer Klang von Kastagnetten sein könnte und manchmal von einem gleichmäßigen Grillenzirpen unterbrochen wird. Ein schöner Sommerabend in Spanien, in einem Fischrestaurant an der Costa del Sol. Plötzlich –

ein ohrenbetäubendes Presslufthammergeräusch. Immer diese Straßenarbeiten ausgerechnet zur Urlaubszeit. »Die Messung dauert zwei Minuten«, sagt eine Frauenstimme aus der Außenwelt. Eine Rockband beginnt zu spielen. Drei Klopfzeichen, gefolgt von einer E-Gitarre, die sekundenschnell vibriert. Und wieder Stille. Und wieder rauscht das Wasser, zirpen die Grillen, schlagen die Kastagnetten im Takt. Ein neues Geräusch. Ein Hubschrauberrotor knattert peitschend durch die Luft. Ich sitze im Cockpit und fliege über einen Planeten, wo der Krebs ausgestorben ist; wo soeben die letzte Krebszelle für immer geplatzt ist. »Tief einatmen, ausatmen, einatmen und nicht mehr atmen«, sagt die Stimme aus der Außenwelt. Meine Bauchdecke hebt sich und senkt sich und hebt sich, um unbeweglich so zu verharren. Tosende Salven aus einem Schnellfeuergewehr unter mir. Ich zähle bis 21. »Weiteratmen«, sagt die Stimme aus der Außenwelt.

Und wieder der Wasserfall, die Grillen und die Kastagnetten.

Wenn ich so sicher bin, überlege ich mir beim Warten im Wartezimmer, warum habe ich jetzt Angst vor dem Ergebnis? Es dauert heute so verdächtig lange, bis ich aufgerufen werde. Ein Arzt schaut herein. Ich versuche, in Blickkontakt mit ihm zu kommen. Warum weicht er mir aus? Er weiß vermutlich mehr, muss jetzt erst mit meinem Onkologen telefonieren, bevor er mir auf Bildern den Kriegsschauplatz hinter meinem Brustbein zeigen wird.

Ich denke an das Kapitel »Nachsorge« im blauen Tumormanual. Genau diese Angst sollte uns erspart werden durch die Streichung solcher regelmäßigen Untersuchungen. Wenn ich jetzt diese Erwartungsangst nicht hätte, hätte ich halt die Angst vor der Ungewissheit. Wir müssen uns für eine der beiden Ängste entscheiden. Eine Angst bleibt immer.

Und dann diese elektrisierenden drei Worte: Frau Goldmann-Posch. Worte, die in monotoner Gleichförmigkeit durch den Lautsprecher kommen und nicht wissen, wie sie mich vom Stuhl reißen. Ich betrete das Sprechzimmer, als ginge ich zur Exekution. »Alles in Ordnung«, sagt der Radiologe und deutet auf die Bilder, auf denen, so scheint es, viele in Scheiben geschnittene Skibrillen abgebildet sind.

Es gibt nichts Schöneres als dieses Aufatmen. Diese Erleichterung, nachdem der Arzt sein Urteil gesprochen hat. Diese Leichtigkeit, mit der ich anschließend immer in mein Lieblingsgeschäft am Rathaus gehe und mich mit einer Kleinigkeit belohne. Dieses gute Gefühl, zu wissen, dass zumindest in den nächsten drei Monaten keine Gefahr droht.

Dafür nehme ich sogar diese angstvollen fünfzehn Minuten im Wartezimmer in Kauf.

Diesmal schaue ich auch noch im Feinkostladen vorbei. Schlendere, den großen Umschlag mit den Bildern unter dem Arm, an gläsernen Theken vorbei, aus denen der Duft des Schlaraffenlands strömt. Ich trinke ein Glas Prosecco und kaufe ein paar Salate ein für ein leichtes Abendessen zu zweit.

Florian hat uns einen Brief geschickt, auf den er richtig stolz ist, wie er sagte. Zwanzig Zeilen auf dem Computer, in verschiedenen Schriften, von einem roten Rahmen umrandet. Sein Kollege würde ihn gerade einarbeiten, und er beginne, den Computer zu entdecken. Ein tolles Weihnachtsgeschenk wäre das. Ob wir mal in dieser Richtung nachdenken könnten. Wir sollten ihn doch bald in seiner neuen Wohnung besuchen kommen.

Als wir an einem Samstagvormittag zu Besuch kommen, hat Florian fiebrige Augen und ist für zwei Wochen krankgeschrieben. Ein neuer Freund ist da, der Werner heißt und nicht nur wegen der Bierflasche in seiner Hand in mir Alarmglocken auslöst. Ewa sitzt rauchend vor dem Fernseher. Sie hat es sich wieder anders überlegt, hat nach einer Woche den Besuch der Berufsfachschule für Körperpflege eingestellt.

»Weißt du«, sagt Florian, als er mich beiseite nimmt, »ich verstehe die Ewa auch nicht mehr. Sie könnte ja wenigstens jobben, wenn sie schon nicht auf die Penne will.«

Ich möchte nicht abwarten und zusehen, wie der Tumormarker in meinem Blut weiter ansteigt. Zusehen, wie die Krebszellen durch meinen Körper toben und dabei jede Menge Duftmarken hinterlassen. Vielleicht fällt er ja auch wieder bei der nächsten Abnahme im Januar. Ich bin zumindest erleichtert, dass man mit bildgebenden Verfahren nichts sehen konnte: weder in der Lunge noch in der Leber, den Knochen. Tochtergeschwülste sind freilich frühestens ab einer Größe von einem Zentimeter zu erkennen.

Ich werde jetzt in aller Ruhe überlegen, wie ich diese ungute Aufwärtsentwicklung in eine Abwärtsentwicklung verwandeln kann.

Sybille gibt mir einen Tipp. Ganz am Anfang meiner Erkrankung hatte ich bereits von diesem Professor im Institut für Immunologie der Universität München gehört, die Spur aber nicht weiter verfolgt. Er behandle Brustkrebspatientinnen mit einer besonderen Methode, die Abwehrzellen mit dem richtigen Durchblick für Tumorzellen ausrüste. Der Immunologe soll eine Frau mit zehn befallenen Lymphknoten und Hautmetastasen, die längst aufgegeben wurde, seit Jahren mit seiner Therapie über Wasser halten.

Natürlich sei alles noch ein Versuch, sagt Sybille. Und weil es ein Versuch ist, muss man selbst für die Kosten der Behandlung aufkommen. Und weil das Verfahren sehr aufwändig ist, kostet es viel.

Zeitweise stöhnt mein Mann über die Rechnungen für diverse Naturheilverfahren oder homöopathische Medikamente, die nicht von der Krankenkasse übernommen werden. Mein Gehalt als Teilzeitredakteurin geht voll auf das Konto Krebs.

Inzwischen weiß ich, dass fast alle Krebspatienten aus eigener Tasche teure Zusatzbehandlungen bezahlen, auf die sie ihre Hoffnung setzen. Der Graumarkt der Krebsabzocker ist groß, aber nicht alles ist Scharlatanerie. Es ist eine Gratwanderung, sich bei aller Not dennoch einen klaren Blick für Sinnvolles zu bewahren.

Peter ist ein kontemplativer Typ mit einer Portion Phlegma, das in eine Mischung aus Fatalismus und Gottvertrauen mündet, um die ich ihn oft beneide. Wenn er Krebs hätte, sagt er, würde er zu genau einem Arzt gehen, sich dort so wenig wie möglich sehen und alles Weitere geschehen lassen. Diese Rechnungen über Laborleistungen in Rostock oder Nahrungsergänzungsmittel aus Holland, die ich mir schicken lasse, müssen ihm schleierhaft sein.

Vorsichtig fragt er hin und wieder nach, wenn er wieder einmal an seinem Schreibtisch sitzt und eine Überweisung nach der anderen ausfüllt.

»Und das war nötig?«

»Ja«, antworte ich meist knapp und ein bisschen beschämt, dass ich ihm jetzt nicht nur mehr lieb, sondern auf eine besondere Weise auch teuer geworden bin.

Oft merkt er die Bedrückung, kommt nach einer Stunde, nimmt mich in den Arm und sagt: »Wenn alle Stricke reißen, müssen wir halt die Katzen verkaufen.«

Der Weg zum Arzt im zweiten Stock des Instituts für Immunologie führt durch den langen Flur, vorbei an Gefriertruhen und Kühlräumen, an geschlossenen und geöffneten Türen, hinter denen sich die Hexenküchen der Gentechnik und Zellkultur auftun.

»Mein Tumor saß direkt über meinem Herzen«, sage ich zu dem Mann mittleren Alters und lege ihm meine Unterlagen vor. »Und jetzt steigt ein Tumormarker.«

»Ihr Tumor saß direkt vor Ihrem Herzen, würden wir Mediziner sagen«, korrigiert er lächelnd, fast ein wenig geheimnisvoll.

Wenn der Immunologie-Professor spricht, erweckt er den Eindruck, dass er leidenschaftlich an das glaubt, was er macht. Dass Patientenschicksale ihn nicht unberührt lassen. Meine Vene spielt mit, er nimmt mir viel Blut ab, aus dem ihn ausschließlich die Abwehrexperten der weißen Blutkörperchen, die so genannten T-Lymphozyten, interessieren. Er wird sie herausfischen, sie scharfsinnig machen für die Suche nach verborgenen Krebszellen im Körper und mir diese Zellen als trainierte Tumorspezialisten durch die Haut wieder zurückgeben.

»Adoptive Immuntherapie heißt die Behandlung«, erklärt der Professor.

»Ich bin bereits adoptiert«, sage ich und erzähle ihm von meiner Chirurgin in Regensburg, die ihre Brustkrebspatientinnen nach der Operation für den Rest des Lebens adoptiert.

»Bei Krebs kann es nicht schaden, auch noch einen Adoptivvater zu haben«, meint er.

»In bösartigen Tumoren findet man bis zu 30 Prozent Abwehrzellen, die offenbar von dem ungehörigen Wachstum der Krebszellen irgendwie Nachricht erhalten haben«, sagt Professor Rudolf Wank vom Institut für Immunologie in München. »Aber die Armada von Killerzellen und Helferzellen und anderen Abwehrzellen sitzt untätig da.«

Einige Immunologen wollten wissen, warum Abwehrzellen so träge sind, wenn der Krebs auf den Plan kommt, filterten diese Abwehrzellen aus der Krebsgeschwulst heraus und päppelten sie mit Wachstumsstoffen auf. Sie mussten jedoch feststellen, dass diese Tumor-infiltrierenden Lymphozyten (TILs) vorgeschädigt sind. Man konnte sie nicht vermehren, es gelang auch nicht, die notwendige Anzahl von TILs für die Behandlung von Patienten zu erhalten. Diese Schädigung von TILs durch den Tumor hat die alte, noch nicht endgültig gelöste Frage wieder belebt: Wie tricksen Tumorzellen die Abwehrzellen aus? »Ganz offensichtlich arbeiten Krebszellen mit harten Bandagen«, sagt der Münchner Immunologe Wank. »Nach einer erfolgreichen Verteidigungsschlacht geben ganz bestimmte Immunzellen durch einen Botenstoff allen an der Abwehr beteiligten Zellen das Kommando zum Rückzug. Einige Tumoren ahmen diesen Botenstoff so perfekt nach, dass die Abwehrzellen darauf hereinfallen, andere Tumoren wiederum produzieren Verdauungsstoffe (Enzyme), die die Abwehrzellen schädigen. Aber es gibt noch eine weitere Strategie der Tumorzellen, die vielleicht die wichtigste ist. Krebszellen sind trotz ihres aggressiven Fehlverhaltens in der Gesamtgemeinschaft der Zellen den anderen Zellen sehr ähnlich. Die Tumorzelle zeigt so geringe Zeichen ihrer Gefährlichkeit, dass die unschlüssige Abwehrzelle zu lange mit ihrem Angriff wartet und in dieser Zeit durch die Absonderungen des Tumors Schaden erleidet.«

Die Wissenschaft vom Immunsystem hat in den letzten Jahren verschiedene Wege beschritten, die Abwehrzellen außerhalb des Körpers so zu präparieren, dass ihnen ein kleiner Tipp genügt, um sich für die Zerstörung der Tumorzelle zu entscheiden. »Man adoptiert die noch unerfahrenen Abwehrkinder, die man aus der Blutprobe von Patienten gewinnt, und erzieht sie für den Kampf gegen den Tumor«, erklärt Wank.

Die Therapie mit diesen Zellen heißt »adoptive Immuntherapie«. Die ersten »Erziehungsversuche«, Abwehrzellen (Lymphozyten) mit einem Botenstoff (Lymphokin) anzuregen (Lymphokin-aktivierte-Killerzellen wurden kurz LAK-Zellen genannt), schlugen fehl. Die neueren Verfahren der adoptiven Immuntherapie benützen außer Botenstoffen Antikörper, die sich an die Abwehrzellen heften und die Abwehrzelle über Signalwege dauerhafter in Alarmbereitschaft halten. »Dieser Methode gebe ich derzeit den Vorzug«, sagt Rudolf Wank. »In meinem Labor nehmen wir dafür einen Antikörper (CD3), der sich an alle T-Lymphozyten heftet und sie aktiviert. Zur Kräftigung erhalten die Abwehrzellen noch zusätzliche Botenstoffe. Sie werden in der Regel einmal wöchentlich in die Haut und in den Muskel injiziert.«[8]

Andere Varianten der adoptiven Immuntherapie werden derzeit von Professor Volker Schirrmacher am Deutschen Krebsforschungszentrum Heidelberg erprobt, allerdings noch im Tiermodell. Im Unterschied zur Therapie mit eigenen (autologen) Zellen gelangen ihm erfolgreiche Versuche mit der Übertragung von fremden (allogenen) Zellen, die zuvor gegen den Tumor sensibilisiert und bestrahlt worden waren. »Bei der Behandlung von Krebs sollte man künftig adoptiven Zelltherapien viel mehr Aufmerksamkeit schenken«, wünscht sich der Tumorimmunologe. »Unser nächstes Projekt ist eine zelluläre Tumortherapie aus den verschiedenen Abwehrzellen, die man aus dem Knochenmark anzüchten kann.« Anlass für diese Überlegung war Volker Schirrmachers Beobachtung, dass im Knochenmark von Brustkrebspatientinnen in allen Stadien der Erkrankung der Spiegel an so genannten Gedächtniszellen um 20 bis 30 Prozent höher ist als bei gesunden Vergleichspersonen. Memory-Zellen, wie sie auch heißen, sind in den Lymphknoten, der Milz und dem Knochenmark beheimatet und stellen das Gedächtnis des Immunsystems dar. Ihre Abwehrreaktion gegen krankhafte oder abartige Eindringlinge kann immer wieder automatisch abgerufen werden. »Wir nehmen an, dass die Häufung von Gedächtniszellen im Knochenmark von Frauen mit Brustkrebs darauf zurückzuführen ist, dass diese sich ständig mit den fremden Kennzeichen der Krebszellen auseinander setzen müssen. Das Knochenmark gibt einen idealen Lieferanten für therapietaugliche Abwehrzellen ab, weil diese dort noch nicht durch die gefährliche Nachbarschaft mit einem Tumor vorgeschädigt worden sind.«[9]

Drei Monate ging alles gut. Dann ging ihm wieder die Luft aus: Nach der Grippe kehrt Florian nicht mehr an seinen Arbeitsplatz im Museum zurück.

»Ich schau mich jetzt mal um nach einem Job«, sagt er am Telefon.

»Ach so«, sage ich. Mehr fällt mir nicht mehr ein. Seelenschmerzen können auf die Dauer ausleiern wie ein Gummiband. Ich darf auch nichts mehr dazu sagen. Es ist nicht mehr meine Sache, wer jetzt Florians Miete, den Strom und das Telefon zahlen wird.

Still ist es in der Leitung, und ich bemühe mich auch nicht, diese Stille mit Worten zu füllen.

»Alles Gute, Florian«, sage ich nach einer Weile.

»Tschüüüüüs«, sagt er. Ein liebes, lang gezogenes, melodisches Tschüs, in dem ich so viel Sehnsucht nach Orientierung und Geborgenheit mitschwingen höre.

Ich muss die Grenze anerkennen, ich habe sie erreicht. Ich kann ihm nicht mehr helfen, ich würde es so gern. Der Krebs als Grenzerfahrung und Florian als Grenzerfahrung. Mein Südtiroler Dickschädel benötigt vermutlich gleich zwei Grenzerfahrungen, um sich darin einzuüben.

Und ich bin immer noch eine Lernende.

Nach einer langen, für sie ungewöhnlich umständlichen Einleitung macht meine Mutter einen Vorschlag für das kommende Weihnachtsfest: Sie möchte uns eine Fernreise an die Sonne schenken nach diesem dunklen Jahr. Und da damit zu rechnen sei, dass unser Weihnachtsfest in diesem Jahr eher trist ausfallen würde, nach all dem, was mit Florian ist und mit mir war, wäre dies eine prima Alternative. Ich bin berührt, danke ihr, dass sie sich so viele Gedanken gemacht hat, und sage Nein.

Mein Fluchttrieb ist ausgesprochen unterentwickelt. Ich werde jetzt auch nicht vor Florian und der Traurigkeit flüchten. Es genügt, wenn Maria und Josef auf der Flucht sind und unter armseligen Umständen ein Kind zur Welt kommt. Ich werde einen glanzvollen Adventskranz mit vier dicken goldenen Kerzen und silbernen Bändern auf den runden Tisch in unserem Wohnzimmer stellen, weil mir nach Gold zu Mute ist. Ein großer Glanz soll aufgehen gegen diese glanzlose Zeit des Giftes vor einem Jahr, die notwendig war, jetzt aber Vergangenheit ist.

Kurz vor Weihnachten mache ich den großen Fehler, bei Florian anzurufen. Und das, obwohl ich mir geschworen hatte, ihn auf uns zukommen zu lassen, ich hatte einfach Sehnsucht nach ihm.
»Hallo«, sagt eine Stimme am Telefon.
»Bist du es, Florian?«, frage ich.
Ein Klicken in der Leitung. Wir wurden unterbrochen.
Sollte ich mich verwählt haben? Ich wähle noch einmal.
»Felbermeier«, meldet sich Florian.
Im Hintergrund höre ich ein paar Gröler. Ein Lacherfolg.
Ich lege auf und weiß Bescheid.

Ein paar Tage später ruft Florian an.
»Hallo, Mama«, sagt Florian, »es tut mir Leid, dass ich so blöd am Telefon war.«
Er sagt es mit einer verhaltenen Traurigkeit und Resignation in der Stimme, die mir die Tränen in die Augen treibt.
»Es gibt noch andere Möglichkeiten, mitzuteilen, dass meine Anrufe nicht erwünscht sind«, sage ich.
Nach den ersten Minuten beginnt auch so etwas wie Vital-schläue in dieser Stimme mitzuschwingen, eine Kraft, die sich Menschen mit der Zeit aneignen, wenn es vor allem darum geht, sich irgendwie durchzuschlagen.
Inzwischen kenne ich sie, diese Hast-du-ein-bisschen-Geld-für-mich-Stimme von Florian, der ich deshalb so schlecht wi-derstehen kann, weil sie nicht frech daherkommt, sondern so schicksalsergeben wirkt.
»Mama, würdest du mir einen großen Gefallen – ach, macht nichts – den tust du mir ohnehin nicht«, sagt Florian bei solchen Gelegenheiten.
»Ja, was ist es denn?«, frage ich dann regelmäßig nach und bin bereits in der Falle, wie auch jetzt.
»Könntest du mir ein paar Lebensmittel einkaufen, unser Kühlschrank ist leer.«
Es wird still in der Leitung. Ich denke an die Penner vom Fron-hof, die zur Zeit nicht mehr auf der Parkbank sitzen, weil es kalt ist, und sage schnell Ja.

An Weihnachten sind wir zu viert: Peter und ich, meine Mutter und Margret aus Berlin.

Absurd glänze ich in einem silbernen Abendkleid, das eine Freundin mir einmal geschenkt hatte. Diese Klamotte musste sein an diesem Weihnachtsfest, als unübersehbarer Kontrast zum Morgenmantel vom vorigen Jahr, in dem noch der ganze Geruch von Chemotherapie gespeichert war. Es gibt noch immer keine Neuauflage meiner Weihnachtsliedermappe, es wird nie wieder eine neue geben.

Seit ich nur mehr eine Brust habe, habe ich diesen Anspruch auf Perfektion aufgegeben, nicht nur beim Zusammenstellen von Liedermappen. Ich bin halbiert an der Vorderseite meines Oberkörpers, vielleicht auch ein wenig in Schieflage gekommen, von perfekten Proportionen keine Rede.

Auch von daher steht es mir besser an, ein wenig weniger perfekt zu sein. Es lebt sich leichter.

Florian schickt ein Päckchen mit einem Brief. Er fühle, es sei besser, wenn er in diesem Jahr nicht vorbeikomme, zum Feiern bestünde kein Anlass. »Ich habe Knatsch mit der Ewa«, lässt er uns wissen. Das nächste Weihnachtsfest würden wir wieder zusammen feiern. Sein Geschenk: eine rote Sicherheits-Überbrückungshilfe für das Auto. »Ich hoffe, euch damit wenigstens ein bisschen Starthilfe fürs neue Jahr geben zu können! Euer Sohn Florian.«

Für das neue Jahr habe ich mir zwar vorgenommen, mich noch mehr um das tägliche Gleichgewicht zwischen Achtsamkeit und Gelassenheit im Umgang mit meiner Krankheit zu bemühen. Doch der gestiegene Tumormarker CA 15-3 hat mich noch fest im Griff, obwohl ich weiß, wie gefährlich und wie störanfällig die ganze Tumormarkerei ist. Ich möchte auch keine Sklavin von Tumormarkern werden. Aber weil der Anstieg jetzt schon so lange anhält, mache ich mir Gedanken.

»Warum wollen Sie unbedingt die Mikrometastase sehen?«, hat mich unlängst mein Onkologe gefragt und mir bei dieser Gelegenheit noch einmal bedeutet, dass es völlig unerheblich sei, ob Tochtergeschwülste einen halben oder mehrere Zentimeter groß sind. An Heilung sei dann ohnehin nicht mehr zu denken.

»Grundsätzlich möchte ich überhaupt keine Metastase sehen,

weder Mikro noch Makro«, hatte ich erwidert. »Aber wenn, dann lieber die Mikro. Weil sie mir zumindest, wenn schon keinen Lebensvorsprung, einen Zeitvorsprung gibt.«

Ich würde in aller Ruhe, zu der ich dann noch fähig wäre, über die nächsten Schritte einer Behandlung nachdenken wollen. Nicht Hals über Kopf in eine Chemotherapie stürzen müssen, weil die Metastasen bereits eine bedrohliche Größe angenommen haben, sondern innehalten. Eine Seelenpause machen vor dem neuen Kraftakt. In meinem handgestrickten Krebsarchiv kramen, blättern, Informationen aktualisieren, im Internet surfen. Dinge bedenken, auch die letzten, mit Betroffenen sprechen, aus ihren Erfahrungen lernen. Eine zweite, vielleicht auch eine dritte oder gar vierte Meinung einholen, mich nach experimentellen Therapien und Studien umhören, das Gehörte verarbeiten und abwägen. Auch für ein paar Tage in der Stille eines Klosters würde ich noch gerne Zeit finden wollen, um im Schweigen auf meine innere Stimme zu hören, bevor ich diese eine, so wichtige Entscheidung für mein begrenztes Weiterleben träfe.

Ich will in jedem Fall auf einen Rückfall vorbereitet sein, ohne ihn deshalb einzuladen. Diese Ahnungslosigkeit wie beim ersten Mal möchte ich nicht noch einmal erleben.

Ob ich Professor Hoffmann um eine weitere Nachuntersuchung meines Krebsgewebes bitte? Aber ich möchte ihm auch nicht auf die Nerven gehen und schon gar nicht den Eindruck erwecken, ich hätte ein pathologisches Verhältnis zum Pathologen der Universität Regensburg.

4. Ein Ozean von Wissen gegen ein Meer von Unsicherheit

In Zeiten von Lebensbedrohung scheint es mir berechtigt, sich durch Nachforschungen die angenehme Illusion von Kontrollierbarkeit einer völlig unkontrollierbaren Situation zu verschaffen. Aber es gibt auch realistische Gründe, warum ich das persönliche Profil meines Knotens noch besser kennen lernen will.

Über die Weihnachtsfeiertage bin ich im Internet gesurft und habe dabei einige noch ungesicherte Prognosefaktoren gefunden, die zu kennen sich lohnen würde, weil sie von Bedeutung für die Wirksamkeit einer Chemotherapie sind: Das MDR-1-Gen und der dazugehörige Eiweißstoff mit dem Namen p170-Glykoprotein haben die ungeheuerliche Eigenschaft, sich einfach gegen Zellgifte abzuschotten oder diese auf dem schnellsten Wege wieder aus der Zelle herauszupumpen. Es wäre schrecklich, wenn sich herausstellen würde, dass ich eine Chemotherapie bekommen habe, die an meinen Tumorzellen einfach abgeprallt ist.

Einen weiteren Hinweis auf die Rückfallgefährdung soll auch die Analyse der S-Phase-Fraktion (SPF) im Tumorgewebe geben. Das ist der Anteil jener Krebszellen, die zum Zeitpunkt der Operation gerade auf dem Sprung zu einer neuen Teilung waren. Je höher der Anteil von Krebszellen in dieser Zyklusphase, desto schlechter sind die Karten für ein Überleben; aber da es immer auch eine Kehrseite der Medaille gibt: Chemotherapie wirkt umso günstiger, weil Zellgifte auf Krebszellen immer nur im Augenblick ihrer Teilung wirken können.

Von Bedeutung, speziell für Frauen ohne Lymphknotenbefall wie mich, scheint auch noch ein weiteres Gen zu sein: Es heißt bcl-2, genauso wie der gleichnamige Eiweißstoff, den es produziert. Ähnlich wie das p53-Gen ist es in Überwachung und Auslösung des Reparaturprogramms der Zellen verwickelt, die im Notfall Harakiri begehen, wenn etwas schief läuft. Und was macht dieser blöde Eiweißstoff? Es schützt Krebszellen gegen jenen Selbstmord, in den sie von einer Chemotherapie hineingetrieben werden sollen.

Manchmal kommt mir dieser Krebs, dieser widerlich intelligente Krebs vor wie ein Gott mit umgekehrten Vorzeichen. Ein dunkler Gott, vor dem wir Menschen uns verneigen müssen. Ein finsterer Gott, dem ich so viel Angst und Zeit opfere. Wir können erfinden, was wir wollen, wir können ihn nicht beugen. Er ist der Unendliche. Er überlebt, weil er sich selbst erschaffen hat.

Mein lieber Krebs!

Es ist verdammt schwer, zu wissen, dass du in mir immer noch deine geheimen Morsezeichen abgibst. Eine Sprache sprichst, die ich nicht verstehen kann.

Was planst du?

Ich habe Angst vor dir, weil du so undurchsichtig clever bist.

Vielleicht sollte ich dir ein Angebot machen: Ich versuche, künftig nicht mehr so hektisch deiner Geheimformel nachzujagen; lasse dich jetzt ruhen. Dafür brauchst du mir ab heute nichts mehr zu morsen, weil ich anerkenne, dass du eben so unberechenbar bist, wie du bist.

Du bist nicht mein Typ. Aber ich komme nicht umhin, mit dir zu leben.

Ich wäre sehr an einer friedlichen Koexistenz interessiert.

Und du?

Mit freundlichen Grüßen

Uschi

Ich bin zu früh gekommen und warte im Flur der Strahlenabteilung auf Frau Kai. Wir arbeiten schon über ein Jahr. Die Gespräche über den Krebs und die Folgen sind tiefer geworden, haben sich auf 90 Minuten eingependelt. Das scheint das physiologische Zeitmaß für meine Seele zu sein.

Aus dem Zimmer nebenan schallt das glockenreine Morgenlachen der Chefsekretärin des Strahlenprofessors. Es könnte sein, dass sie gleich herauskommen und mit ihren langen, großzügig zur Schau getragenen Beinen auf hochhackigen Absätzen, einen Schlüssel schwingend, den Flur hinuntermarschieren wird.

Als ich sie zum ersten Mal sah, dachte ich mir: Muss denn das sein? So propper und peppig an einem Ort der Gezeichneten.

Jetzt kann ich sie sehen, ohne Groll.

Aus dem Protokoll der Psychoonkologin vom 8. Januar 1998:

Wir kreieren ein Bild: Es gibt einen Ozean von Wissen zum Thema Brustkrebs. Und es gibt ein Meer von Unsicherheit, auf dem die Patientin fühlt, allein gelassen herumpaddeln zu müssen. Mit all ihrem Wissen stopfe sie wohl ihrer Angst das Maul, erkennt sie. Und auch unsere Stunden hier könnten nur eine Insel sein, um eine klarere Sicht und ein bisschen Atempause zu bekommen.

Ganz deutlich empfindet die Patientin, dass sie auch dadurch nicht von ihrer Unsicherheit befreit wird. Ich nehme dies als Zeichen ihrer beginnenden Bereitschaft, diese Realität anzunehmen und mit Angst und Unsicherheit leben zu können. Das ist wie die Hineinnahme von feindlichen Anteilen. Ihr Zutrauen in die Fähigkeit, sich dennoch abgrenzen zu können und sich nicht davon überschwemmen oder verschlingen zu lassen, scheint zu wachsen. Frau G.-P. wirkt erschöpft, gesteht sich diese Erschöpfung auch ein. Mir kommt das Bild einer großen, nach oben offenen Höhle mit einem weichen warmen seichten Moorboden; Himmel ist zu sehen und Helligkeit. Die Patientin greift das verführerische Bild auf und überlegt nur noch, wie sie darin ihren Computer mit unterbringen könnte, und beschließt dann, diesen doch draußen zu lassen.

Diese Anflüge von Erschöpfung nach harter, konzentrierter Arbeit kennt Frau G.-P. aus früheren Zeiten. Doch diesmal kommt die Angst dazu, durch nicht abgewehrte Überforderung einen Krankheitsrückfall erleiden zu können.

Dies zu unterscheiden war ein wichtiger Schritt.

Wenn ich vor dem Spiegel stehe und meine Körperlandschaft betrachte, links der Einschnitt, rechts die verwaiste Fülle, kann ich sie von ganzem Herzen so lassen. Ich habe immer noch kein Bedürfnis nach Aufbau links oder Abbau rechts. Zum Ausgleich für gelegentliche Rückenschmerzen, die durch das verschobene Gleichgewicht entstehen, bekomme ich wohltuende Massagen.

Ich habe meine linke Seite als meinen männlichen Anteil adoptiert. Und mit der rechten Seite bin ich ohnehin aufgewachsen.

Nur leben dürfen wäre schön.

Peter notiert:
Manchmal sagt sie ganz unbefangen: Wo ist denn mein Busen?, wenn sie wieder mal irgendwo in der Wohnung ihre Prothese hat herumliegen lassen. Nein, unsere Ehe ist daran gewiss nicht gescheitert, dass sie nur mehr eine Brust hat. Ich habe ja sie und nicht ihre Brüste geheiratet.

Aber sie ist einfach nicht mehr da, diese Brust. Wo sie war, Birne, nicht Apfel, voll und kräftig, wie ich sie mag, ist eine weiße Narbe quer rüber vom Brustbein bis zur Achselhöhle. Der Gleichklang ist weg, die Symmetrie, das Weiblichste an einer Frau, an meiner Frau ist halbiert.

Es ist der nackte Wahnsinn.

Dieses Bedauern über den Verlust hat sich ganz allmählich bei mir entwickelt. Die ersten zwei Jahre dachte ich nur an ihr Überleben. Jetzt hemmt es mich manchmal, dieses Feld der Verletzlichkeit, wie Uschi es zärtlich nennt, und damit hatte ich nicht gerechnet. Mit dem Kopf kann man vieles bewältigen, mit dem Herzen noch mehr. Auch der Trieb, das männliche Vergnügen, zwischen zwei Brüsten zu liegen, lässt sich zurückdrängen. Aber eine Sehnsucht bleibt.

Ich liebe meine Frau auch mit einer Brust. Ja, ich liebe sie noch mehr, seit wir vor drei Jahren von der Erkrankung erfuhren, aber ich liebe sie auch ein wenig anders als früher. Das Kilo Brust ist im Abfall gelandet, und da gehört es auch hin mit diesen Zellen, die verrückt spielen. Sollen sie sich dort austoben. Der Krebs hat mir etwas Schönes und Wichtiges genommen, aber dieses sichtbare Menetekel hat mich dem Unsichtbaren, dem, was meine Frau ausmacht, zugleich noch näher gebracht.

Die Ergebnisse von Professor Hoffmann sind da. Erfreulich: MDR-1, dieses Gen, das alle Medikamente wieder schleunigst aus der Zelle pumpt, konnte auf meinem Brustkrebsgewebe ebenso wenig gefunden werden wie der dazugehörige Eiweißstoff. Weniger erfreulich: Bcl-2, das Selbstmordverhinderungs-Gen, ist auf 20 Prozent meiner Tumorzellen zu finden. Halb erfreulich, halb bedauerlich: Ich hatte einen flotten Brustkrebs. Die Teilungsgeschwindigkeit der Zellen, S-Phase-Fraktion genannt, lag bei 19.8, wobei die Obergrenze 25 ist. Die Chemotherapie hat viele sich teilende Zellen erwischt, weil sie sich in einem raschen Rhythmus geteilt haben. Flotte Tumoren scheinen auch für einen relativ flotten Abgang der Patientin zu sorgen.

»Zudem möchte ich Sie noch darauf hinweisen, dass leider nicht mehr viel Gewebe vorhanden ist«, schreibt der Pathologie-Direktor.

Der Stoff geht aus. Das trifft sich gut. Denn meine Neugierde und meine Not werden langsam, langsam auch weniger. Nur den HER2-Test möchte ich wiederholen lassen, wenn das neue Verfahren auf dem Markt ist. So viel Gewebe wird schon noch da sein.

Aber eines schwöre ich Ihnen, lieber Herr Professor Hoffmann: Ich werde in jedem Fall nichts Neues mehr produzieren!

22 Millionen Zellen, eigene, vervielfältigte, gut erzogene T-Lymphozyten, schwirren in diesem Augenblick wieder unter der Haut meines rechten Unterarms herum und bahnen sich den Weg dorthin, wo sie gebraucht werden. Einmal in der Woche bekommen meine Abwehrzellen Verstärkung. Mein Immunsystem scheint wie ein Löschpapier zu sein. Nicht alle Patienten, sagt der Immunologie-Professor, können so viele Zellen vertragen.

Ob Abwehrzellen auch bis in das Gemüt vordringen können? Vielleicht gibt es ein Immunsystem der Seele. Seit einiger Zeit empfinde ich ein richtiges Wonnegefühl nach der Behandlung, ich sehe das Wohlgefühl förmlich vor mir: das Bild eines lachenden, klitzekleinen Weibleins, das genüsslich in einem Schaumbad aus Zellen herumkugelt. Sich darin wälzt vor Lust am Leben, ganz eins mit sich, ganz Körper und zugleich ganz Geist.

Gestern bin ich mit der Geheimformel meines Tumorgewebes, den klassischen und neuen Prognosefaktoren, wie Professor Hoffmann sie nach und nach herausgefunden hat, nach München gefahren. Damit ich das Ganze innerlich zum Abschluss bringen kann, wollte ich die Ergebnisse noch einmal mit einem Fachmann in der Gesamtschau betrachten. Ich hatte gehört, dass Dr. Heim, ein junger, aufstrebender Onkologe und Frauenarzt im Klinikum Großhadern, von Zeit zu Zeit in der Klinikkapelle sitzt, vermutlich nicht nur, um einfach nicht erreichbar zu sein. Das hat ihn mir sympathisch gemacht. Ich finde Kompetenz und Spiritualität eine aufregende Mischung.

Dr. Heim, ein Typ, den Raffael gemalt haben könnte mit seinem schwarzen Lockenkopf, nimmt Papier und Kugelschreiber und zeichnet das Szenario meiner Risikokonstellation. Wie Planeten in einem Kosmos der Tumorbiologie stehen die einzelnen Risikofaktoren auf dem Papier, doppelt und dreifach unterstrichen, umkringelt, von Kreisen umgeben, die manchmal auch mit Pfeilen untereinander verbunden sind. Er erklärt mir, es gebe verschiedene Darreichungsformen für ein und dieselbe

Chemotherapie. Man könne den Zellgiftcocktail CMF am ersten und achten Tag mit einer Wiederholung alle drei oder vier Wochen geben oder nur am ersten Tag und dafür alle drei Wochen, wie es bei mir der Fall war. Das erste Schema habe sich als wirksamer herausgestellt, sagt er, weil dann die Dosis intensiver ist. Ich hätte nur 67 Prozent der Gesamtdosis meiner Chemotherapie bekommen.

In jedem Fall könne ich davon ausgehen, sagt Dr. Heim beim Abschied, dass ich die ersten fünf Jahre ohne Rückfall überstehen würde. Für die weiteren könne er nicht garantieren.

Mit einer Garantie auf Lebenszeit fahre ich zurück nach Hause.

Der italienische Arzt Gianni Bonadonna vom Nationalen Krebsforschungsinstitut in Mailand konnte in einer bahnbrechenden Arbeit nachweisen, dass sogar noch 20 Jahre später bedeutend mehr von jenen Brustkrebspatientinnen am Leben waren, die nach ihrer Operation eine CMF-Chemotherapie bekommen hatten, als Frauen mit demselben Risiko, aber ohne Behandlung.[10] Er stellte einen Dosierungsplan auf, der als klassisches Bonadonna-Schema in die Geschichte der Krebsbehandlung einging und inzwischen zahlreiche Varianten erfuhr. Bonadonna hatte in seiner Arbeit darauf hingewiesen, dass eine Unterschreitung der Chemotherapiedosis um mehr als 15 Prozent, das sind 85 Prozent oder weniger, so gut wie unwirksam ist.

»Leider wird in Europa und insbesondere in Deutschland das CMF-Schema häufig noch alle drei Wochen verabreicht«, bedauert Mammakarzinom-Experte Michael Untch. »Verglichen mit dem klassischen Schema ergibt sich daraus eine Dosisintensität von weniger als 80 Prozent, was zu einer deutlichen Verminderung der Wirkung dieser Zellgiftkombination führen dürfte. Ebenso häufig wird in Deutschland die Chemotherapie unmittelbar nach der Operation durch eine Strahlentherapie entweder unterbrochen oder verspätet eingesetzt, was ebenfalls die volle Wirksamkeit von CMF beeinträchtigt.«[11]

Ein Besuch beim Gyn-Onkologen Dr. Wilms steht an. Ich erzähle ihm von dem Gespräch mit Dr. Heim und bringe ihm auch die letzten Untersuchungsergebnisse des Pathologen Professor Hoffmann mit.

Er nimmt mir Blut ab, um meine Tumormarker nochmals zu bestimmen.

»Und wie geht es Ihrer Frau?«, frage ich eher beiläufig.

»Sie hat Lebermetastasen«, sagt Dr. Wilms auf seine ruhige, leise Art.

Ein Anruf wird hereingestellt. Vermutlich ein Kollege, der gefragt hat, wie es so geht. »Gut geht's«, sagt Dr. Wilms, den ich von der Seite beobachte, mit dynamischer Stimme. Vermutlich muss er sich abschotten gegen die Außenwelt, um seinen Alltag zu überstehen.

Schrecklich muss es sein, täglich Brüste abzutasten, Mammographien am Leuchtschirm zu sehen, und zu Hause sitzt die Frau mit Lebermetastasen.

»Es ist gut, dass Sie ihr wenigstens helfen können«, sage ich zu ihm, als er den Hörer aufgelegt hat. Und ich sage es so, als wollte ich uns alle drei damit trösten.

Am Samstag liegt ein Brief von Dr. Wilms im Briefkasten. »Rücksprache wegen erhöhter Tumormarker« ist auf dem Formular angekreuzt. Dr. Wilms sollte diese Art von Mitteilung nicht zum Wochenende hin versenden.

Als ich bei ihm im Untersuchungszimmer sitze, teilt er mir mit, dass jetzt nicht nur der CA 15-3, sondern auch noch der CA 125 zu hoch ist. Das Ansteigen dieses Tumormarkers weise eigentlich auf Krebserkrankungen der Eierstöcke hin. Er habe jedoch die Erfahrung gemacht, dass der Tumormarker für die Eierstöcke häufig Hand in Hand mit den Tumormarkern für die Brust ansteige, wenn weitere Krebsherde in Lunge oder Leber in Anmarsch seien.

Es könnte auch ein Zweittumor sein, wie sie infolge von Bestrahlung und Chemotherapie auftreten können, sagt er und fragt, ob meine Schilddrüse in Ordnung sei.

Er muss eine gute Intuition haben, dieser Dr. Wilms mit seinem Meditationsblick, denke ich mir.

»Ich habe zwei kalte Knoten, die bereits seit Jahren zur Entfernung anstehen«, sage ich.

»Sehen Sie«, hakt Dr. Wilms prompt nach und hat auch schon den Fall einer Krankenschwester parat. Die habe sich auf Verdacht die Eierstöcke entfernen lassen, nachdem der dazugehörige Tumormarker CA 125 monatelang erhöht war, ohne dass im Ultraschall etwas gesehen werden konnte. Zum Schluss habe sich herausgestellt, dass sie an einem Schilddrüsenkrebs litt.

Schilddrüsenkrebs. Schrill schreit das Wort durch den Raum. Schilddrüsenkrebs. Genau der hat mir gerade noch gefehlt.

»Zunächst einmal werde ich bei Ihrer Kasse einen Antrag auf Abklärung durch eine Immunszintigraphie oder durch ein Positronen-Emissions-Tomogramm stellen, das muss der Nuklearmediziner dann entscheiden«, sagt Dr. Wilms. Es handle sich um neue Verfahren, die noch nicht im Leistungskatalog der gesetzlichen Krankenkassen stünden. Deshalb wolle er auch auf Nummer sicher gehen und erst bei der Kasse eine Genehmigung einholen. Am besten sei es, sagt er, wenn ich den Antrag selbst bei der Sachbearbeiterin vorbeibrächte. Dann ginge es meistens sehr schnell.

Dr. Wilms holt ein paar Fotokopien mit Literatur über die neuen bildgebenden Methoden aus einem Fach. Die künftigen Möglichkeiten des Positronen-Emissions-Tomogramms, kurz PET genannt, bei onkologischen Fragestellungen seien faszinierend, sagt er: Durch diese Ganzkörperdiagnostik könnten bereits winzige Ansammlungen von Tumorzellen im Körper von normalen Körperzellen unterschieden werden.

Winzig ist gut, fällt mir ein, wenn man bedenkt, dass ein Millimeter Krebs bereits aus einer Million Krebszellen besteht.

Die Untersuchung, sagt Dr. Wilms, mache sich die Tatsache zunutze, dass in Krebszellen ein erhöhter Zuckerstoffwechsel stattfindet: Radioaktiv gekennzeichnete Zuckerteilchen werden in die Vene eingespritzt, treten eine Reise durch die Blutbahn an, heften sich an die Krebszellen und machen diese im Bild sichtbar.

»Das kommt fast meinem Traum entgegen, aus Glas zu sein«, bemerke ich.

In Zukunft, sagt Dr. Wilms, würde es noch zahlreiche weitere Möglichkeiten der Früherkennung eines Rückfalls geben, allerdings seien diese Verfahren sehr teuer. Die Immunszintigraphie arbeite nach demselben Prinzip, nur mit radioaktiv markierten Antikörpern statt Zucker.

»Und außerdem rate ich Ihnen, sich die Knoten an der Schilddrüse entfernen zu lassen«, sagt Dr. Wilms.

Vielleicht ist er einfach zu gründlich.

»Erst die Entfernung des Busens, jetzt die Entfernung des Schilddrüse, am besten, ich entferne mich gleich selbst«, stelle ich fest.

»Ihre Chemotherapie war ohnehin für die Schublade, wenn ich Ihre Tumorbiologie so anschaue«, sagt Dr. Wilms ein wenig resigniert.

Es ist, als wäre ein Netz unter mir plötzlich weggezogen worden. Subkutan hatte mir Dr. Wilms dieses Gefühl von Mangel schon immer vermittelt. Jetzt spricht er es deutlich aus.

CMF, einmal in drei Wochen, gleich 67 Prozent: eine Chemotherapie für die Schublade, die auf Dauer nicht tragfähig ist gegen die Bedrohung.

Was trägt mich dann?

Ich rufe die Sachbearbeiterin meiner Krankenkasse in München an, erkläre ihr, dass es dringlich sei; dass ich ihr den Antrag von Dr. Wilms zuschicken würde. Gerne. Kein Problem, sagt sie.

Und dass es ratsam wäre, die Sache bald zu entscheiden, füge ich noch hinzu, ehe sich die Suche nach dem Tumor durch sein Auftauchen von selbst erübrigt haben würde.

»Zusätzlich zu den Nachsorgeuntersuchungen zum Nachweis eines Rückfalls sollten bei Patientinnen mit Mammakarzinom auch Krebsvorsorgeuntersuchungen durchgeführt werden«, empfiehlt Dr. Roland Kath, Oberarzt an der II. Klinik für Onkologie und Hämatologie der Friedrich-Schiller-Universität Jena. Frauen nach Brustkrebs hätten ein erhöhtes Risiko, auch an anderen Tumoren zu erkranken.[12]

»Durch immer größere Fortschritte in der Krebstherapie sind Zweittumore heute zu relevanten Komplikationen geworden«, stellt Dr. Jürgen Kuball, III. Medizinische Klinik der Johannes-Gutenberg-Universität Mainz, fest. Zehn bis 30 Jahre nach einer Strahlentherapie oder Chemotherapie könnte sich eine weitere

Krebserkrankung in anderen Organen zeigen. Während die Bestrahlung überwiegend einen zweiten Tumor auslösen könne, zeigte sich frühestens zwei Jahre nach besonders intensiven Chemotherapien, insbesondere in Verbindung mit den Zellgiften Melphalan, Doxorubicin und Cyclophosphamid, eine vermehrte Tendenz zu akuten nichtlymphatischen Leukämien (ANLL).

Bei Brustkrebspatientinnen würden vor allem zusätzliche Krebserkrankungen in der anderen Brust, im Bereich des Unterleibs, der Lunge, im Darm, in der Schilddrüse und auf der Haut beobachtet. Kuball: »Die engmaschige Nachuntersuchung auf häufig vorkommende Zweittumore kann eine frühere Entdeckung bewirken und damit zu einer ausreichenderen Therapie führen.«[13]

Florian ist am Telefon. Die Vermieterin habe sie vor die Tür gesetzt, sagt er. Fristlos gekündigt, was sie eigentlich nicht dürfe. Er konnte die Miete nicht pünktlich bezahlen. Jetzt habe er die wenigen Sachen, die er hat, mit dem Hänger eines Freundes zur ehemaligen Nachbarin in Fürstenfeldbruck gefahren und dort eingestellt, bis er wisse, wo er und Ewa unterkommen.

Ob er noch heute vorbeikommen dürfe. Er müsse etwas Dringendes mit uns besprechen.

Bitte nicht mit mir, sagt Peter. Er kenne diese Form von Besprechungen. Ich könne gerne mit Florian reden, wenn es uns kein Geld koste, aber bitte ohne ihn.

Schmal geworden ist er, denke ich, als Florian die Treppe heraufkommt. Den vertrauten Geruch von früher rieche ich nicht mehr beim Umarmen. Ich bin froh, dass er gekommen ist.

»Ist Papa da?«, fragt er.

»Ja, er möchte dich im Moment nicht sehen«, sage ich, jegliche Betonung vermeidend, damit es ihn und mich nicht so schmerzt.

Wie soll ich je aus der Rolle der Krisenmanagerin herauskommen, wenn niemand anderer da ist, der bereit ist, sie zu übernehmen? Ich muss sie mir abschminken, die Rolle der Krisenmanagerin. Einsehen, dass Florian wirklich nicht zu helfen ist. Und mich wie Peter im Wohnzimmer vor dem Schmerz, der Kränkung und dem seelischen Aufwand verbarrikadieren.

Was mich in der Küche im Gespräch mit Florian hält, ist, dass ich eine neue Entwicklung in seinem Verhalten erkenne.

»Ich finde es gut, dass du diesmal nicht den Kopf in den Sand gesteckt hast, sondern konkret etwas unternommen hast, als es eng wurde«, sage ich, fast ein wenig beschwörend, zu ihm.

Es berührt mich seltsam, wie Florian, in treuherzigem Geschäftsgebaren, als wolle er brüchig gewordenes Vertrauen festigen, seine verschiedenen Papiere auf dem Tisch ausbreitet. Mir seinen neuen Arbeitsvertrag als Geldtransportfahrer zeigt. Den Mietvertrag für eine kleine Wohnung in Augsburg hinlegt. Alles schon perfekt gemacht. Und dann die Kardinalfrage stellt, vor der ich mich schon den ganzen Abend gefürchtet habe: Ob wir ihm bei der Kaution für die Wohnung helfen könnten.

Es ist still in der Küche. Und ich weiß nicht, was ich sagen soll. Florian darf uns jetzt nicht gegeneinander ausspielen. Prüfen, wer weich wird, wer hart bleibt.

Ich stehe auf, gehe ins Wohnzimmer, die weiße Fahne hissend. Spreche mit Peter. Versuche verzweifelt, ihm das Neue, das Hoffnungsvolle an Florian zu vermitteln. Kommt nicht in Frage, sagt er lapidar.

Langsam gehe ich durch den langen Flur in Richtung Küche zurück, wo Florian auf ein Ja wartet. Es wäre ein Fehler, ihm jetzt nicht zu helfen. Ihn in dieser Aufwindsituation nicht mit einem kleinen Schubs zu unterstützen. Obwohl wir ihm gesagt hatten, dass er nichts mehr von uns zu erwarten habe.

Oder kann ich nur nicht Nein sagen? Nein, das ist es nicht. Ich fühle es. Aber habe ich nicht bereits so oft so viel gefühlt, was sich im Nachhinein als Flop entpuppte?

Ich muss den Alleingang wagen. Mit allen Konsequenzen. Ich kehre um, zurück in das Wohnzimmer, sage: Ich nehme es auf meine Kappe, weil ich überzeugt bin, dass es richtig ist, und gehe dann in das Arbeitszimmer zum Telefon.

Es fällt mir schwer, meine Mutter anzurufen; sie zu bitten, Florian Geld für die Kaution zu leihen. Sie macht es mir leicht, in ihrer selbstverständlichen Großzügigkeit. Nicht, weil sie so viel Geld zu verschenken hätte. Sie hat ein großes Herz und weiß, wie schwer das meine ist.

Spätabends, als Florian längst gegangen ist, schreibe ich meiner Mutter einen Brief. Einen richtigen Tochter-Brief, wie seit langem nicht mehr. Sage ihr, wie nahe sie mir ist und wie sehr ich ihr für alles danke, was sie für mich getan hat. Auch, dass sie mich zur Welt gebracht, mir eine Portion ihrer Tatkraft und ihres Humors vererbt hat. Und dass ich mich anstrengen würde, keinen vorzeitigen Abgang zu machen.

Allenfalls könnten wir versuchen, es so zu timen, dass wir im Doppelpack ins Grab kommen.

Die letzten Tage haben mich sehr erschöpft.

Manchmal möchte ich am liebsten den Kopf in den Sand stecken; nichts wissen und nichts mehr wissen wollen. Einfach nur sein. Einfach nur geschehen lassen.

Der Traum von heute Nacht sagt eigentlich alles:

Ich ringe mit einer dunklen, pelzigen Riesenhummel. Sie hat eine Krone auf, wie der Froschkönig im Märchen. Sie will auf mich losgehen, doch ich packe sie und halte sie von meinem Körper fern. Sie beißt mich in die Hände, ich kann ihre Zähne sehen. Ich muss nackt gewesen sein, um mein nacktes Leben gekämpft haben, denn beim Kampf mit der Hummel schaue ich auf meine rechte Brust und spüre eine ganz große Angst, sie könne mich jetzt auch noch da hineinbeißen. Es ist ein gewaltiger Kraftakt für mich, diese gewaltige Hummel von mir abzuhalten. Unter großen Schmerzen in den Armen bezwinge ich sie, gelingt es mir, sie zum Ausgang zu schaffen. Auf dem Weg zur Tür reiße ich ihr noch ein paar ihrer haarigen Beine aus. Daraufhin lässt sie mich los, und die Hummel ist draußen. Erschöpft schließe ich die Tür, schaue mich um und überlege mir, ob mein Mann mich ringen sah.

Dann werde ich wach.

Ich nehme Urlaub von Florian, Tumormarkern, Prognosefaktoren und Anträgen bei der Krankenkasse. Tauche ein zum Meditieren in die stille, geordnete Welt eines Frauenklosters in der Nähe des Bodensees.

Die Gäste sind in einem kleinen Haus neben dem Kloster der Benediktinerinnen von St. Erentraud in Kellenried untergebracht. Es sind Zimmer mit der Schlichtheit von Zellen. Dort schreibe ich, meditiere, bete, schlafe, esse, denke, schweige, gehe manchmal an die frische Luft.

Noch liegt Neuschnee auf der Anhöhe über dem Schussental. Dieses federleichte Weiß, in das die Landschaft um die Türme des Frauenklosters eingetaucht ist, puffert die Atemlosigkeit ab, die ich mitgebracht habe aus der anderen Welt.

Es ist ein ganz neuer, ungewohnter Takt, in dem ich mitschwinge: der Rhythmus einer Gemeinschaft von alten und jungen Frauen, die nur beten und arbeiten, nach einer Ruhepause wieder beten und arbeiten, ein Leben lang.

Die Tagesordnung der Benediktinerinnen wird von einer Regel bestimmt, die 1400 Jahre alt ist. Sechsmal am Tag unterbricht ein Läuten ihre Arbeit, egal, was sie gerade tun; sechsmal am Tag ziehen die 42 schwarzweiß gekleideten Nonnen in einem festgelegten Ritual zum Stundengebet in ihre Kirche ein, angeführt von der Äbtissin mit dem großen goldenen Kreuz vor der Brust. Ich spüre die Kraft der Disziplin und zugleich die pastellfarbene Heiterkeit dieses sakralen Raums, der in einer lichten Kuppel nach oben mündet.

Meist sitze ich in einer der halbrunden Bankreihen in der Apsis hinter dem Altar, der auf einer leicht erhöhten, achteckigen Insel aus aprikotfarbenem Marmor steht. Die Marmorinsel ist eingefasst von bunten Pflanzenornamenten und Medaillons mit Einlegearbeiten aus farbigen Steinen. Von dort aus kann ich die Rückseite des großen Altarkreuzes sehen, aus dem Blätter wachsen; kann die lautlos in Zweierreihen einziehenden Nonnen sehen, die sich erst vor dem Kreuz verneigen und dann mit der traumwandlerischen Sicherheit jahrzehntelanger Übung ihren Platz im Chorgestühl einnehmen.

Manchmal schließe ich die Augen, um mich von der Orgelmusik und den alten Choralmelodien wiegen zu lassen. Wie ein Kind lasse ich mich in Sicherheit wiegen, einhüllen in eine Geborgenheit, die ich an diesem Kraftort immer während Gebete annehmen kann, ohne sie zu hinterfragen. »Unsre Seele ist wie ein Spatz dem Netz des Jägers entkommen; das Netz ist zerrissen, und wir sind frei«, höre ich die Nonnen zu Mittag singen. »Des Menschen Tage sind wie Gras, er blüht wie die Blume des Feldes. Fährt der Wind darüber, ist sie dahin; der Ort, wo sie stand, weiß von ihr nichts mehr«, singen sie zum Abendlob. »Er lässt deinen Fuß nicht wanken; er, der dich behütet, schläft nicht«, singen sie zur Nacht.

Ich wusste nicht, dass Powerfrauen auch in Klöstern sitzen. So eine wie Schwester Maria Immaculata. Sie leitet Meditationskurse und ist Chefin der Kerzenwerkstatt, des umsatzstärksten Unternehmens des Klosters.

Die lustigen Glitzeraugen in ihrem rundlichen Gesicht gefallen mir. Sie werden zu Dreiecken, wenn sie laut lacht, was sie oft tut.

Sie ist siebzig, hat Witz und eine bodenständige Spiritualität, die von Herzen kommt. Die Versunkenheit zum Himmel hin und die Zärtlichkeit gegenüber dieser Erde scheinen ziemlich harmonisch bei ihr verteilt zu sein. Wir sprechen täglich im Sprechzimmer außerhalb der Klausur, weil ich ahne, dass ich von ihr lernen kann. Die religiöse Weite ihres Denkens, ohne zwanghafte Bodenhaftung an tradierte Vorstellungen, finde ich erstaunlich.

Wie kann ich mein Gottvertrauen und meine Nachforschungen im Internet auf die Reihe bringen, möchte ich von ihr wissen. Wie kann ich den epidermalen Wachstumsfaktor mit dem transzendentalen Wachstumsfaktor vereinbaren?

Ich sage ihr, dass ich mir manchmal ein bisschen untreu diesem Gott gegenüber vorkäme, auf den ich angeblich baue und dem ich dennoch nicht zutraue, dass er ein tauglicher Begleiter durch den Brustkrebs ist. Schwester Maria Immaculata sieht das anders. Mein starker Lebenswille sei »der beste Beweis für die Unsterblichkeit des Menschen« und für das göttliche Gewicht des Leiblichen. Sie ermutigt mich, weiterhin nach Erkenntnis meiner Erkrankung zu streben. Aber es wäre auch nicht schlecht, »täglich fünfzehn Minuten weniger im Internet zu surfen und dafür Gott anzubeten«, sagt sie.

Eine interessante Variante, denke ich mir und schaue in diese kraftvollen und durch viel Stille klug gewordenen Augen, die von schwarzen und weißen Tüchern eingerahmt sind.

Anbetung sei die Grundhaltung in ihrem Leben, sagt die Nonne. Nicht die Bitte, sondern die absichtslose Anbetung Gottes. Wenn sie aus der Kerzenwerkstatt in ihre Zelle zurückkomme, lege sie sich erst einmal bäuchlings auf den Boden, achte auf den gleichmäßigen Rhythmus ihres Atems, strecke dann die leeren Hände nach vorne, um sich in Demut daran zu erinnern, dass sie ein Geschöpf des Schöpfers ist.

Als ich in mein Zimmer zurückkomme, ziehe ich mich aus und lege mich flach wie eine Flunder auf den Holzboden. Fühle die Kühle an den Zehen und am Fußrücken, an den Oberschenkeln, merke den Widerstand der Erde gegen meine rechte Brust und den traurigen Leerraum zur Linken, nehme die Ruhe wahr, die in meine Stirn einzieht, und fühle meine Handflächen breit werden wie die Flossen eines Fisches.

Ausgestreckt liege ich da als Kreatur, die atmet und mit dem rechten Ohr das Pochen dieser Erde hört.

Ich könnte jetzt in diesen Holzboden hineinwachsen, ihm alle Last überlassen, einfach liegen bleiben. Vielleicht wäre ein Sterben unter den Psalmengesängen der Nonnen von Kellenried noch besser als die Sesamölmassagen in der Ayurveda-Abteilung von Kassel. Diese Psalmen sind Balsam für meine Seele und würden, das spüre ich deutlich, mir den Übergang in die andere Welt voll Vertrauen möglich machen. Und wenn Schwester Maria Immaculata dann wie eine gute Fee an meinem Bett stünde und sänge und zwischendurch ganz leise in ihrem melodischen Schwäbisch etwas zu mir sagte, wäre das eine ernsthafte Alternative.

Auch hier im Kloster gebe es Brustkrebs, sagt Schwester Maria Immaculata. Die Nonne sei in meinem Alter.

»Selten findest du einen Konvent«, schrieb der Vater der Arbeitsmedizin, der italienische Arzt Bernardino Ramazzini (1633–1714), »der nicht diese verwerfliche Pest innerhalb seiner Mauern beherbergt.« Es war der Gelehrte aus Modena, der erstmals eine ungewöhnlich hohe Rate an Brustkrebs bei Nonnen feststellte und vermutete, dass dies mit veränderten hormonellen Gegebenheiten aufgrund von Ehelosigkeit und Kinderlosigkeit zu tun haben könnte.

Ramazzinis Beobachtungen wurden 1844 durch eine Untersuchung aus Verona ergänzt: Das städtische Todesregister aus den Jahren 1760 bis 1839 zeigte, dass verheiratete Frauen im Vergleich zu Nonnen fast dreimal so häufig an Unterleibskrebs starben, während umgekehrt Nonnen neunmal häufiger an Brustkrebs starben.[14]

Kinderlosigkeit gilt auch heute noch als Risikofaktor für Brustkrebs.

Es fällt mir schwer, das Kloster zu verlassen. Wieder hinauszugehen in die Tumormarker-Welt. Es ist, als könne ich an diesem Ort die innere Schwerkraft meiner Lebensbedrohung ein wenig überwinden und dieses Leiden in eine ganz andere, größere Dimension hineinstellen.

Zum letzten Mal sitze ich beim nächtlichen Chorgebet im Halbrund der Apsis. Das durchschimmernde Licht in den drei hohen Onyxscheiben hinter mir ist zur Ruhe gegangen. Die Nonnen ziehen wieder ein, verbeugen sich vor dem Kreuz, verteilen sich rechts und links in das Chorgestühl. Und die Äbtissin nimmt Platz an einem Pult in ihrer Mitte.

Psalm 39 steht an der Tafel neben der Altarinsel. »Ich schwieg, vom Glück verlassen, doch mein Schmerz war aufgerührt«, singen die Nonnen. »Heiß wurde mir das Herz in der Brust, bei meinem Grübeln entbrannte ein Feuer; da musste ich reden: Herr, tu mir mein Ende kund und die Zahl meiner Tage! Lass mich erkennen, wie sehr vergänglich ich bin!«

Ich schließe die Augen und stelle mir mein Herz vor. Aufgehängt an zwei roten Bändern baumelt es gleichmäßig pochend zwischen meinen Rippen hin und her. Es ist ruhiger geworden in diesen Tagen, immer ruhiger, wie eine Schaukel, die stillsteht. »Ein Hauch nur ist jeder Mensch«, singen die wenigen Gäste in den Bänken den Kehrvers, und die Nonnen antworten: »Nur wie ein Schatten geht der Mensch einher, um ein Nichts macht er Lärm.«

Gibt es einen Herzkrebs? Nein. Nicht, dass ich wüsste. Das Herz muss ein starkes Organ sein, dass es sogar dem Krebs die Stirn bietet. Vielleicht sollte ich mein Herz zur krebsfreien Zone erklären, in die ich mich jederzeit und überall zurückziehen kann, wenn die Angst überhand nimmt.

Bei unserem Abschiedsgespräch erzähle ich Schwester Maria Immaculata von der Entdeckung der krebsfreien Zone in meinem Herzen.

»Moment, ich schenke Ihnen mein Herz«, sagt sie, springt auf, verschwindet.

Was sie mir aus ihrer Zelle mitbringt, ist das anrührendste Geschenk, das ich je erhielt. Eine kleine Stofftasche in Herzform, mit einer roten Seite aus Frottee und einer schwarzen Seite aus

Stretch, im Inneren jeweils an der Gegenseite ausgefüttert. Die Herztasche hängt an einer roten Wollkordel.

Maria Immaculata weiht mich in das Innenleben ihrer Herzens ein. Mit drei Fingerspitzen fährt sie hinein und holt den Ausschnitt einer Kunstkarte heraus, deren Seiten rechts und links wie ein kleiner Hausaltar eingeknickt sind. Die Karte zeigt eine mittelalterliche Herz-Jesu-Darstellung von 1560, die Skulptur eines schmerzgebeugten Mannes mit einem blutroten Einschnitt am Herzen. An diese Stelle hat Schwester Maria Immaculata einen Schlitz in den Oberkörper gemacht. Und wenn sie traurig war oder eine Sorge hatte, schrieb sie auf einen Zettel, was sie bedrückte, faltete ihn zusammen, steckte ihn durch den Kummerkasten-Jesus so weit hindurch, bis er auf der anderen Seite wieder herauskam und in den Herzbeutel hineinfiel.

»Und wenn das Herz voll war, habe ich es ausgeschüttet«, sagt die Nonne.

Ich stehe auf und umarme sie ganz fest und ganz lang. Mehr weiß ich nicht zu sagen. Man bekommt nicht alle Tage ein Herz geschenkt. Und schon gar nicht von einer Nonne. Und so eines erst recht nicht.

»Benötigen Sie das Herz jetzt nicht mehr?«, frage ich sie.

»Sie können es brauchen im Moment«, sagt Schwester Immaculata. Und außerdem hätte sie noch eine gotische Figur aus Lindenholz im Klosterflur: Maria mit dem toten Sohn auf dem Schoß. In dessen Herzwunde lege sie immer wieder für ein paar Minuten ihre Hand hinein und ihre Sorgen, wenn sie dort vorübergehe.

Bevor wir uns verabschieden, holt sie aus einer kleinen, vom vielen Waschen geschrumpften Stofftasche eine Dose Ringelblumentee mit getrockneten Holunderblüten aus dem Klostergarten hervor. Und einen Apfel, an den sie mit rotem Faden ein Papierröllchen festgebunden und in kunstvoller Tuscheschrift einen Spruch geschrieben hat, der mich auf dem Weg begleiten soll.

Auf der Heimfahrt im Zug esse ich erst den Apfel und wickle dann das Papierröllchen aus. Ein Satz der Dichterin Rose Ausländer steht darauf: »Ich höre das Herz des Himmels pochen in meinem Herzen.«

Bei meiner Rückkehr liegt ein Brief der Krankenkasse auf meinem Schreibtisch. Um den Antrag von Dr. Wilms bearbeiten zu können, benötige der Medizinische Dienst der Krankenkassen noch einige Angaben.

Von einer Patientin mit Krebs scheint eine Doktorarbeit gefordert.

Die Kasse erwartet: »Fundierte Beschreibung der diagnostischen/therapeutischen Methode. Ggf. Dauer, Zahl der Einzelbehandlungen, Kosten. Publikationen, die anhand wissenschaftlich einwandfrei geführter Statistiken die Zweckmäßigkeit bei den beanspruchten Indikationen sowie evtl. Nebenwirkungen belegen. Schilderung des bisherigen Krankheitsverlaufes. Alle bisher durchgeführten Therapiemaßnahmen: Zeitpunkt, Therapieform, bei Medikamenten Präparatenamen und Dosis, Dauer der Anwendung, Erfolg und evtl. Nebenwirkungen.«

Die Kasse bedankt sich bereits im Voraus für meine Bemühungen.

Zugegeben: Ich recherchiere nach wie vor gerne im Internet, auch wenn ich Schwester Immaculatas kluge Empfehlung der Anbetung ernst nehme und mir vorgenommen habe, sie täglich zu praktizieren. Aber ich sehe nicht ein, warum ich für den Medizinischen Dienst der Krankenkassen im Internet surfen soll, damit ich Beweise für die Notwendigkeit einer ärztlich beantragten Untersuchung heranschaffe.

Ist das der Kundendienst für meine monatlich berappten Beiträge? Welche Chance haben Frauen ohne Internet? Wie sollen sich Brustkrebspatientinnen zurechtfinden, die nicht mit medizinischen Begriffen vertraut sind?

Als wieder einmal die vorbeugenden Infusionen gegen Knochenmetastasen beim Onkologen anstehen und ich die Praxis betrete, nimmt mich Frau Lux, die Sprechstundenhilfe, zur Seite. Sie würde bald nicht mehr hier sein, sagt sie leise, ihr wurde gekündigt, Knall auf Fall. Die Umstände sind undurchsichtig. Frau Lux darf nicht viel dazu sagen, aber ich fühle, dass sie leidet. Wir wollen Kontakt zueinander halten, auch ohne Rezepte und Zellgifte.

Ich fürchte, die Seelenmassage im Chemotherapieraum passt nicht mehr ins Budget. Seit der neue Kollege des Onkologen in der Praxis ist, ein Terriertyp, der mir nicht liegt, herrscht eine sonderbare Kühle dort, die auch Frau Lux mit ihrer Herzenswärme nicht ausgleichen kann.

Auch der einst so gemütvolle Onkologe hat sich merkwürdig verändert. Er hat sich zunehmend vom Arzt zum Chemo-Manager entwickelt. Ein Krebs-Unternehmer, der in seinem blauen Sprechzimmer vor dem Computer sitzt und mir im launigen Gespräch den Prospekt eines Kaffeeautomaten aus Edelstahl für 1500 Euro zeigt, den er gedenkt, im Chemotherapieraum aufzustellen.

Es gab eine Zeit, da fühlte ich mich durch diese Art der pseudoprivaten Kommunikation geschmeichelt: über die Pläne mit seiner Frau und der Firma, seine Absicht, Entspannungskurse in der Praxis anzubieten, vielleicht auch einen Samowar zu kaufen für grünen Tee, was mich besonders begeisterte und blind dafür machte, dass dies Worthülsen waren, die eine Nähe vermitteln sollten, die nicht wirkliche Zugewandtheit war.

Und wieder sitze ich in einem der schwarzen Ledersessel im Chemotherapieraum. Ich lese nicht, sondern blicke seit geraumer Zeit auf mein Gegenüber, während durch meine Vene die Infusion mit den Bisphosphonaten tropft: Eine alte Dame mit vielen Falten und einer beängstigenden Totenblässe im Gesicht lehnt in einem Sessel. Sie spricht verwirrte Worte aus einer anderen Welt, weiß nicht, dass sie hier ist. Die Schwester kommt und sagt ihr, dass sie nicht zu Hause sei und jetzt auch nicht den Mülleimer hinuntertragen müsse. Nach einer Viertelstunde erscheint der Onkologe mit einem Päckchen in der Hand, kritzelt seine Unterschrift auf ein Blatt Papier, das ihm die Schwester reicht, dreht sich plötzlich auf dem Absatz um, wendet sich, das Päckchen schwenkend, zu mir und sagt mit einem befremdlichen Lächeln:

»Wissen Sie, was das ist?«

»Nein«, sage ich, obwohl ich es ahne.

»Morphium«, erklärt er, »davon könnte ich high werden.«

Dann dreht er sich wieder um, wendet sich der alten Dame zu und macht sie high.

Wenn man an der Nadel hängt und auch noch einen ganzen Infusionsständer im Schlepptau hat, kann man nicht so einfach aufstehen, sagen: Jetzt reicht's, die Schläuche herausreißen, abhauen und nie mehr wiederkommen.

Wenn man Brustkrebs hat und einen Arzt, an den man gewöhnt ist, fällt es schwer, ihn einfach abzuwählen und sich einen anderen zu suchen.

Ich habe bei diesem Onkologen einen der wichtigsten Abschnitte meines Lebens verbracht. Er verkörpert die Zeit mit dem Gift, die Zeit mit der Angst und auch die Phantasie des allmächtigen Retters aus der Not. Das alles müsste ich verabschieden.

Ich kann es nicht, noch nicht, und beschließe zu schweigen. Keine Kräfte in Diskussionen zu vergeuden, die nicht verstanden würden. Ich wage nicht, zu sagen, dass ich den Witz mit dem Morphium nicht witzig, sondern nur auf eine gespenstische Weise geschmacklos finde. Im höchsten Maße uneinfühlsam.

Auf der Heimfahrt denke ich noch lange über ihn und unsere Beziehung nach. Was geht diesem Arzt durch den Kopf und durch die Seele, wenn es ihm ein Bedürfnis ist, vor einer Patientin mit Brustkrebs so eine Nummer abzuziehen? Die Geschichte mit dem vorzeitigen, nicht verwundenen Krebstod seiner Mutter will ich nicht mehr gelten lassen. Er ist genauso für seine Seelenhygiene verantwortlich, wie ich um meine bemüht sein muss.

Oder sollte das Verhalten des Onkologen etwas mit meiner freundschaftlichen Beziehung zu Frau Lux zu tun haben, die ihm nicht entgangen ist? Eine Art Sippenhaft. Patienten-Mobbing. Vielleicht bekomme ich auch bald die Kündigung.

Die Chemie stimmt nicht mehr in diesem Chemotherapieraum.

Dr. Rostock, Allgemeinarzt mit onkologischer Zusatzausbildung und Erfahrung in ergänzender Krebsbehandlung, wohnt nicht um die Ecke, ich muss den Bus benutzen.

Als ich zum ersten Mal in seine Praxis komme und dem jungen Arzt einen dicken Packen mit meinen bisherigen Befunden auf den Schreibtisch lege, sieht er mich an und fragt: »Machen Sie sonst noch was?«

»Nein, im Moment bin ich hauptamtlich auf große Krebsrecherche abgestellt«, gebe ich zurück.

Wir sprechen lange. Ich über den Weg, den ich bisher gegangen bin, er von seiner Auffassung über Kranksein und Krankheit. Und mir wird klar: Das ist ein engagierter Arzt. Der nach außen hin zwar flapsig wirkt, dem brustkrebskranke Frauen aber am Herzen liegen, auch wenn sie seinen Praxisetat nur belasten. Der eigenständig handelt und behandelt und auch die nötige Unerschrockenheit gegenüber Krankenkassen hat. Der aus innerer Überzeugung heraus klassische Krebstherapie mit biologischer Krebsmedizin verbindet und nicht nur Trittbrettfahrer der Bio-Beliebigkeit ist, weil Krebspatienten ihre Hoffnungen daran hängen.

Die Geschichte meines Abschieds vom Onkologen ist armselig: Eigentlich will ich nur ein Rezept in seiner Praxis abholen. Einer inneren Eingebung folgend bitte ich die Nachfolgerin von Frau Lux um Einsicht in meine Krankenakte; ich möchte wissen, ob ich die letzten Befunde bereits in Kopie habe.

Sie bringt den Ordner, schlägt ihn vor mir auf. Stopp: Den Briefkopf auf dem ersten Blatt kennst du doch; war das nicht derselbe Brief, den ich als Antwort auf Dr. Wilms' Antrag von meiner Krankenkasse erhalten hatte? Mit dieser seltsamen Bitte um ergänzende Informationen für den Medizinischen Dienst? Ich beuge mich über das Blatt. Stimmt. Nur die Anrede war eine andere. Dem Datum nach muss derselbe Brief drei Tage vorher beim Onkologen gelandet sein.

»Moment«, sage ich zur Sprechstundenhilfe, »da muss ein Irrtum vorliegen.« Ob ich die zweite Seite dieses Schreibens sehen dürfe.

Jetzt verstehe ich die Welt nicht mehr. Am unteren Rand der zweiten Seite steht ein Datum mit dem handschriftlichen Vermerk des Onkologen: »Telefonat mit Frau B./Untersuchung nicht befürwortet.«

Warum wendet sich Frau B., die Sachbearbeiterin meiner Krankenkasse, an den falschen Arzt? Wie konnte der Onkologe eine Untersuchung nicht befürworten, die er nicht veranlasst hat? Oder sollte hier bewusst ein Arzt gegen den anderen zugunsten der Krankenkasse ausgespielt werden?

Als ich nach Hause komme, greife ich zum Hörer. Rufe die Sachbearbeiterin meiner Krankenkasse an. Sage ihr, wie ich es finde, dass Patienten neuerdings Diplomarbeiten über angeforderte

Untersuchungen schreiben müssten, um in den Genuss dieser Leistung zu kommen. Frage sie, was sie sich dabei gedacht habe, meinen Onkologen anzuschreiben und nicht den antragstellenden Arzt.

Erst stottert sie herum, dann bedauert sie den Irrtum der Krankenkasse. »Der nicht sehr förderlich für die Beziehung zu meinem Onkologen ist«, ergänze ich.

»Wieso?«, fragt sie daraufhin, »er sagte, Sie seien ohnehin nicht mehr seine Patientin.«

»Wieso?«, frage ich zurück, »ich habe dort gerade ein Rezept geholt.« Und ob sie mir vielleicht erklären könne, wie man eine Untersuchung, die man nicht veranlasst hat, bei einer Patientin, die nicht mehr Patientin ist, nicht befürworten kann.

»Es tut mir Leid«, sagt die Sachbearbeiterin etwas kleinlaut. »Ich werde den Brief nochmals an Dr. Wilms schicken.«

Ich hänge ein.

Erst schreibe ich einen Beschwerdebrief an meine Krankenkasse, dann setze ich Dr. Wilms davon in Kenntnis. Das Vertrauensverhältnis zwischen mir und dem Onkologen ist erschüttert. In den nächsten Wochen werde ich ihm einen Abschiedsbrief schreiben müssen. Bis dahin muss ich einen neuen Onkologen gefunden haben.

Der Antrag bei der Kasse hat sich erübrigt, die Doktorarbeit über Positronen-Emissions-Tomogramm und Immunszintigraphie ebenso: Jetzt hat auch Dr. Wilms die Nase voll und gibt mir eine stationäre Einweisung in eine Klinik, wo die nötigen Untersuchungen gemacht werden. »In Höhe des linken Mittelbauches«, heißt es im Befundbericht, »zeigt sich eine ca. 4×2 cm große intensiv stoffwechselaktive Läsion, die jedoch für eine solitäre Metastase eher untypisch ist.« Eine weitere bildgebende Abklärung wird veranlasst, sie bringt keinen Aufschluss, außer, dass derzeit kein weiterer Handlungsbedarf besteht. Nachkontrolle in einem halben Jahr.

Nun muss ich nur noch die Schilddrüse abhaken, dann kann wieder Ruhe einkehren. Die Entfernung der Knoten an der Schilddrüse war immer wieder mal Thema gewesen. »Wenn Sie besonders gut aufgelegt sind«, hatte mir der Radiologe bei meinem letzten Besuch gesagt, »sollten Sie Ihre Schilddrüse sanieren lassen.« Und Dr. Wilms' Fallschilderung der Krankenschwester, die ihre Eierstöcke in Verdacht hatte und darüber ihren Krebs an der Schilddrüse übersah, zeigte auch Wirkung.

Es scheint der richtige Zeitpunkt zu sein für eine Schilddrüsenoperation: abnehmender Mond im Mai.

Die Operation in einer Situation, in der alle Tumormarker einen Hang nach oben haben, ist möglicherweise gefährlich. Doch mir bleibt nichts anderes übrig, als zwischen zwei Risiken zu wählen: dem Risiko, durch eine Narkose wichtige Abwehrkräfte einzubüßen und einen Rückfall zu bekommen, und dem Risiko, Schilddrüsenkrebs zu haben, ohne es zu wissen.

Ich entscheide mich für die Operation. Der Radiologe empfiehlt mir einen Professor Palle in Halle. Drollig, dass es Palle ausgerechnet nach Halle zog. Er scheint einen Ruf als Schilddrüsencrack zu haben.

Zum ersten Mal besuche ich die neuen Länder, lerne Ostdeutschland aus der Krankenhausperspektive kennen. Ich liege im Klinikum der Martin-Luther-Universität. Professor Palle ist ein drahtiger Norddeutscher, zu dem ich Vertrauen fassen kann.

Blutabnahme, Röntgenthorax, Lungenfunktionstest, derselbe Ablauf wie damals in Regensburg, nur ist der Einschnitt im Halsbereich. Schmerzliche Erinnerungen tauchen durch die Seele an die Oberfläche, als ich in dem kleinen Zimmer liege, mit Blick auf das Zyklamenstöcklein aus Seidenblumen auf dem Tisch.

Am späten Nachmittag kommt der Narkosearzt vorbei, zum Kennenlernen. Professor Rad sitzt, ein müdes Grau im Gesicht, auf dem grauen und leicht beschädigten Plastikstuhl schräg gegenüber meinem Bett. Mir fallen seine braunen Augen auf, die weich und melancholisch sind und mich an Peters Augen erinnern. Auch Fischer haben manchmal so einen Fernblick. Vielleicht sind das die Augen, die immer wieder sehen, wie Menschen in das Zwischenreich von Leben und Tod abtauchen. Wenn Professor Rad morgen hinter mir steht und er nichts anderes ist als dieses braune Augenpaar zwischen viel Grün, könnte ich mich darin geborgen fühlen.

»Sie sollen wissen, ich wache morgen nicht nur über Ihren Körper, sondern auch über Ihre Seele«, sagt er unvermittelt.

Wie gut das tut. Und wie erstaunlich ist dieser ungewöhnliche Satz aus dem Mund eines Arztes. Inmitten einer medizinischen Maschinerie, die auf Unsterblichkeit ausgerichtet ist. Dieses Gefühl, nicht nur ein Konglomerat aus präoperativen Laborwerten zu sein, ermutigt auch mich, die andere Ebene anzusprechen.

»Ich hörte, dass in Narkose das Unbewusste besonders aufnahmefähig ist«, sage ich zu ihm. »Könnten Sie bitte morgen ein Wörtchen mit meinem Brustkrebs reden, wenn ich schlafe? Zu meinen Zellen sagen: Ab sofort bitte Teilung im richtigen Takt?«

Professor Rad versteht, was ich meine.

»Ich werde ganz leise mit Ihren Zellen sprechen.«

Meine Stimme ist noch rau und das Schlucken tut weh, als einen Tag nach der Operation zwei Anrufe kommen, die mich erschüttern. Einer von Florian, der andere von Sybille.

Ewa ist weg, schluchzt Florian ins Telefon. Einfach weg. Er sei eines Tages heimgekommen von der Arbeit, und Ewa, der Fernseher und der Videorecorder waren weg. Ein Zettel lag da: Bin schwanger von Werner. Er wurde ohnmächtig vor Schmerz.

»Ich kann nur zuhören, das Sprechen tut so weh«, sage ich zu ihm und denke an den grässlichen Typen mit der Bierflasche in der Hand, den wir bei unserem Besuch in Florians Wohnung kurz gesehen hatten.

Florian redet lange, immer wieder von Tränen unterbrochen, fassungslos, dass diese innere Festung, die er verzweifelt mit Ewa gegen die Außenwelt errichtet hat, nun eingestürzt sein soll.

Das Mitgefühl für Florian ist durch den eigenen Schmerz noch ein wenig verdünnt, verliert sich noch ein bisschen im Narkosekopf.

»Mama, ich kann dich jetzt so gut verstehen«, sagt Florian und schnieft, »ich weiß jetzt, wie es ist, wenn man so viel in jemanden hineingelegt hat und nichts zurückgekommen ist.«

»Oft kommt etwas anderes dabei heraus, süßer Flo«, sage ich leise. »Etwas Unerwartetes, das manchmal sogar besser ist.«

»Aber ich bin so alleine«, höre ich Florian schluchzen. Dieses gedehnte, in mehreren Stufen von Weinen herausgeschluchzte Wort »alleine« berührt mich sehr und sickert, ich meine es zu spüren, in den Bauch hinein, wo Florians Leben einst begann.

»Ich habe es überlebt, du wirst es überleben«, sage ich noch. Dann legt er auf.

Am Nachmittag hat der Schluckschmerz nachgelassen. Sybille Winter meldet sich am Telefon. Sagt, sie habe drei Metastasen in der Lunge.

»Drei kleine Metastasen, du weißt, was das bedeutet«, schreit sie.

Ich weiß, was das bedeutet. Und bin so ratlos wie damals, als unsere Stimmen sich zum ersten Mal am Telefon begegneten.

Ihre Tumormarker seien bereits seit Wochen angestiegen. Der neue Kollege unseres gemeinsamen Onkologen, der kleine hämatologische Napoleon, hätte ihr einen Überweisungsschein zum Röntgen des Brustkorbs mitgegeben, was ihr dann doch zu ungenau erschien. Einem inneren Gefühl folgend sei sie zu Dr. Wilms gegangen und habe ihn um einen Überweisungsschein für ein Computertomogramm der Lunge gebeten.

»Es sind nur drei kleine weiße Punkte im Lungengewebe«, sagt Sybille. Sie seien so klein, dass man sie auf einem Röntgenbild noch nicht gesehen hätte, sagte der Radiologe.

»Wie gut, dass du zu Dr. Wilms gegangen bist. Jetzt hast du wenigstens ein wenig Zeit gewonnen, um dir in Ruhe die nächsten Schritte zu überlegen«, versuche ich sie zu trösten. Ich hätte lieber schweigen sollen in die Trostlosigkeit hinein.

»Ich habe keine Ruhe und will auch keine Ruhe, ich will leben, verstehst du, überleben, für mich und meine kleinen Kinder«, höre ich Sybille schluchzen.

Ein Anflug von Aggression hängt in der Leitung, als hätten Sybilles Lungenmetastasen plötzlich eine unsichtbare Schneise zwischen uns geschlagen. Ich will das nicht, will es nicht wahrhaben, fände es schrecklich, wenn es so wäre, dass Lebensbedrohungen gegeneinander aufgewogen würden.

»Wenn du wüsstest, wie ich dich beneide«, sagt Sybille.

Und ich fühle einen Schmerz, den ich genauso lautlos hinunterschlucke wie das Schuldgefühl des Überlebens.

Als Sybille aufgelegt hat, liege ich steif wie ein Brett im Bett. Mich fröstelt. Lungenmetastasen, fünfzehn Monate nach diesem Hammer von Chemotherapie. Unter dem Laken, vom Bettende her, kriecht machtvoll die Angst zu mir herauf. Wie ein weißes Gespenst kommt sie angerobbt, unfassbar. Draußen auf dem Flur die regungslose Stille. Nur das Zyklamenstöcklein und ein Gluckern aus dem Waschbecken sind noch im Raum.

Der Zauber, davongekommen zu sein, ist gebrochen. Sybille ist der erste Rückfall; der nächste könnte ich sein. Musste sie mich hier in Halle anrufen? Ich bin doch auch krank.

Wenn ich wenigstens zu Hause wäre und Peter da wäre. Ich könnte ihn so fest umarmen, bis der Angst die Luft wegbleibt. Vielleicht müsste ich auch noch das Löwe-Spiel kurz spielen; doch dann wäre Ruhe.

Ich schließe die Augen. Mir fällt nichts anderes ein, als mich für ein paar Stunden in den Schlaf zu flüchten.

Es war kein Schilddrüsenkrebs, sagt Professor Palle in Halle, nur eine bunte Mischung aus höchst merkwürdigen Zellen, die sich als kalte Knoten in meiner Schilddrüse angesammelt haben.

Dass Brustkrebspatientinnen häufig auch an Erkrankungen der Schilddrüse leiden, fiel dem Leiter der Frauenklinik im Klinikum Bayreuth auf. »Über 30 Prozent der Frauen mit Brustkrebs, die zu mir kommen, haben Probleme mit der Schilddrüse«, sagt der Gynäkologie-Professor Tulusan.[15]

Eine irische Studie wollte dem noch nicht geklärten Zusammenhang zwischen Erkrankungen der Schilddrüse und Brustkrebs auf die Spur kommen.[16] Die Chirurgen vom St. Vincent's Hospital in Dublin fanden bei 45,5 Prozent der Brustkrebspatientinnen vergrößerte und knotige Schilddrüsen im Vergleich zur Kontrollgruppe der gesunden Frauen, wo nur 10,5 Prozent derartige Veränderungen aufwiesen. Auch Autoantikörper in der Schilddrüse ließen sich zweimal so häufig im Blut von Frauen mit Brustkrebs nachweisen. »Es gibt eine ganz klare Beziehung zwischen diesen beiden Erkrankungen«, sagen die irischen Forscher. »Leider wird darauf noch viel zu wenig geachtet. Die Risikoforschung von Brustkrebs sollte künftig die Schilddrüse viel mehr in ihre Überlegungen mit einbeziehen.«[17]

Peter steht am Bahnhof, als ich ankomme. Die Katzen hätten mich sehr vermisst. Und er auch. Florian warte dringend auf meinen Rückruf, er sei immer noch verzweifelt. Und Sybille habe angefragt, ob ich heute Abend mitkäme in die Praxis des Onkologen zur Besprechung der Bilder.

»Ich muss erst schlafen«, sage ich, »dann werde ich weitersehen.«

Ich kann Sybille nicht im Stich lassen, denke ich nach dem Aufwachen, ich muss mit.

Erst rufe ich Florian an, der außer seiner Verzweiflung, die ich ihm nicht abnehmen kann, nichts Neues zu berichten weiß; dann Sybille, um ihr zu sagen, dass ich mit ihr nach München fahren werde zum Gespräch.

Der neue Kollege des Onkologen erwartet uns um 18.30 Uhr in der Praxis.

Es fällt mir schwer, diese Praxis noch einmal zu betreten. Der Kollege ist erstaunt, dass wir zu dritt kommen: Sybille, ihr Mann mit den Bildern unterm Arm, und ich. Es geht um Leben und Tod. Jetzt muss die richtige Entscheidung getroffen werden. Was einer von uns nicht hört, wird der andere hören; was einer von uns nicht fragt, wird der andere fragen.

»Warum haben Sie kein Röntgenbild des Brustkorbs gemacht, wie ich es Ihnen gesagt hatte?«, eröffnet der Arzt das Gespräch und ruft Sybilles Krankenakte auf dem Bildschirm seines Computers auf.

Stumm sitzen wir vor dem Schreibtisch. Wie drei Schulkinder, die soeben beim Mogeln erwischt wurden. Die herabsetzende Belanglosigkeit dieser Frage steht für Minuten unbeantwortet im Sprechzimmer. Ich weiß nicht mehr, ob Sybille oder ihr Mann überhaupt etwas darauf gesagt haben. Ich weiß nur, dass mein Brustkorb immer enger und mein Atem immer flacher wurden. Kein Wort des Bedauerns, kein Wort des Mitgefühls, nur diese eine Frage steht im Raum, die er aufgefahren hat wie einen Panzer.

»Sie wissen, dass jetzt keine Heilung mehr möglich ist«, sagt der Kollege des Onkologen und starrt auf Sybilles Krankenakte auf dem Bildschirm, um jeglichen Blickkontakt mit Sybille zu vermeiden. »Sie wissen, dass Chemotherapie in dieser Situation keinen kurativen Charakter hat, sondern höchstens lindernd wirken kann.«

Dann steht er auf, pinnt die Bilder an den Leuchtschirm; empfiehlt, zunächst einmal vier Wochen abzuwarten, um zu sehen, wie schnell die Lungenherde wachsen. Und dann die Aufnahmen zu wiederholen.

Was wäre passiert, male ich mir aus, während ich ihn weitersprechen höre, wenn er so viel menschliche Größe und die nötige Furchtlosigkeit dem Tod gegenüber gehabt hätte, erst einmal hinter seinem Schreibtisch hervorzutreten und Sybille in den Arm zu nehmen. Ein Wort des Bedauerns und eine Umarmung. Die Grenzen hätten auch dann gewahrt werden können. Und dennoch wäre etwas Heilsames geschehen inmitten der Bedrohung.

»Es gibt Situationen«, sagt Dr. Christian Kurbacher, gynäkologischer Onkologe an der Uni-Frauenklinik Köln, »wo man auch als moderner Onkologe mit sehr viel wissenschaftlichem Impetus bereit sein muss, eine Patientin in den Arm zu nehmen. Eine Patientin ist immer dann besonders motivierbar, wenn sie weiß, der hat nicht nur Ahnung, sondern da kann ich auch einfach hinkommen und mich ausheulen. Ich habe Patientinnen, die rufen mich regelmäßig an, einfach so. Ich habe auch nicht viel Zeit, aber ich finde es sehr wertvoll, dass ich manchmal nicht nur als medizinische, sondern auch als menschliche Instanz zur Verfügung stehen kann.«[18]

Bei der Rückfahrt frage ich Sybille, ob sie nach der Operation ihr Brustkrebsgewebe auf ein Übermaß an HER2-Antennen und Genen untersuchen ließ und auch auf weitere Risikofaktoren, die auf eine geringe Wirksamkeit von Chemotherapie schließen lassen.

Nein, in dem ganzen Trubel von damals habe sie das nicht gemacht. Sie wird jetzt einen Brief an ihren Pathologen schreiben.

Wenn sie jetzt nicht schnell etwas unternähme, hat Dr. Wilms zu Sybille gesagt, sei sie in sechs Monaten tot.

Wir beschließen, nicht abzuwarten, bis Sybilles Krebsherde in der Lunge eine Größe erreicht haben, mit der der neue Kollege des Onkologen etwas anfangen kann, sondern uns zu informieren.

Sybille schreibt viele Briefe, führt viele Telefongespräche. Ich surfe im Internet, arbeite ihr zu. Sie liefert mir die Stichworte, ich tauche ein in den Kosmos der Cybermedizin. Bei jeder Reise durch das Netz fische ich wieder ein paar Informationen heraus, die ich ihr weiterfaxe.

»Es ist einfach pervers, diesen Krebs zu recherchieren«, sagt Sybille am Telefon. »Wenn es etwas Schönes, etwas Produktives wäre. Studien über gotische Kathedralen, meinetwegen. Aber produktiv sind nur meine Metastasen.«

Wenn das Fax surrt, spurtet sie los und denkt: »Jetzt kommt das Zaubermittel durch den Apparat. Und dabei weiß ich ganz genau, dass es nicht so ist.«

Manchmal muss ich auf meine Grenzen achten. Aufmerksam dafür sein, wer von uns Metastasen hat und wer nicht. Manchmal kommt es mir vor wie bei der Generalprobe. Ein Probelauf für den Ernstfall, dass auch bei mir der Rückfall kommt.

Ich höre, der »Hercept-Test« ist jetzt auf den Markt gekommen, ein Verfahren, das noch genauer Auskunft geben kann über eine Überproduktion an HER2-Antennen als bisherige Untersuchungen.

Um mich zu informieren, besuche ich einen Experten auf diesem Gebiet: Dr. Ufer, onkologisch tätiger Frauenarzt im Klinikum Großhadern. Sybille war bereits dort, sie hatte einen guten Eindruck.

Dr. Ufer, ein mittelblonder Mann um die vierzig, hat etwas angenehm Unorthodoxes an sich. Es hält es für sinnvoll, mein Brustkrebsgewebe mit dem neuen HER-2-Test überprüfen zu lassen, weil er der einzige offiziell zugelassene Test für die Behandlung mit dem Antikörper Herceptin ist. Der Blocker von HER2-Signalen wirke zwar auch keine Wunder, wenn sich erst einmal Tochtergeschwülste gebildet hätten, sagt Dr. Ufer, könne aber im Verbund mit einer Chemotherapie aus eibenhaltigen Zellgiften das Wachstum von Krebsherden für einige Jahre hinauszögern.

Dr. Ufer könnte auch Italiener sein, wenn er nicht mittelblond wäre. Er rollt sein R mit Leidenschaft, besonders wenn er über Brustkrebs, prospektiv randomisierte Studienprotokolle in Deutschland und über die Betroffenen redet, die er, in einer Mischung aus flapsiger Fürsorglichkeit und eigener Angstabwehr, seine »Mädels« nennt.

Ich fühle, er ist der Typ, der sich ungern geschlagen gibt. Der sich eine Art jugendliche Neugier und Ungeduld bewahrt hat und auch mit dem Herzen bei der Sache ist. Diese Unbezwingbarkeit von Brustkrebs regt ihn auf und treibt ihn an, kränkt ihn vielleicht auch ganz persönlich.

Wir könnten uns bei den amerikanischen Leidensgenossinnen bedanken, dass Herceptin im kommenden Oktober in Amerika zugelassen wird, sagt Dr. Ufer. Es wird eine Rekordzulassung von nur sechs Monaten werden. Normalerweise dauert die Freigabe von Krebsmitteln Jahre.

Noch gebe es Herceptin nur in Amerika, noch könne man es nur in Studien erhalten. Doch die seien bereits alle angelaufen und damit für weitere Patientinnen unzugänglich. Jungen Brustkrebspatientinnen mit besonders tragischen Krankheitsverläufen würde das neue Krebsmittel im Losverfahren zugeteilt. »Zum Mitleidsgebrauch, wie es so schön und so unendlich bitter heißt«, sagt Dr. Ufer. In fünf Monaten ist der Antikörper über eine internationale Apotheke auch in Deutschland erhältlich, doch die Zulassung in Europa wird erst im Herbst 2000 zu erwarten sein.

So lange kann Sybille nicht mehr warten.

Am liebsten scheint er im Frühling, zur Blütezeit, zu wachsen, dieser furchtbar fruchtbare Krebs. Auch Karin, die »Leberfrau« aus der Klinik für Tumorbiologie, hat wieder Tochtergeschwülste. Es ist ihr dritter Rückfall, jedes Jahr einer. Der erste kam im Herbst, die beiden anderen im Frühling. Es war immer die Leber oder das, was von ihrer Leber nach der Operation noch übrig geblieben ist. Dazwischen Hormonentzüge mit verschiedenen Medikamenten und zwei Hochdosis-Chemotherapien mit Stammzelltransplantation. Sie müsse damit rechnen, an dieser Therapie zu sterben und nicht an Krebs, hatte ihr damals ihr Onkologe mit Tränen in den Augen gesagt. Sie überlebte. Jetzt stünden vier Zyklen eibenhaltiger Chemotherapie auf dem Programm, sagt mir Karin, und ein neues, noch experimentelles Krebsmittel.

Sie ist ein Phänomen, ein Vorbild an Zuversicht: immer noch voll berufstätig, immer noch stark im Glauben, immer noch zum Lachen aufgelegt.

Wir telefonieren manchmal, halten uns auf dem Laufenden. In letzter Zeit habe ich oft Angst, sie anzurufen. Die Vorstellung, dass ich anrufe und jemand sagt: »Sie ist gestorben«, diese Vorstellung kann ich nicht ertragen.

»Ich heirate nächste Woche«, sagt Karin am Telefon, »bevor ich die Chemo bekomme.«

Aus Karins Aufzeichnungen:

Die Angst sitzt tief. Ich weiß, dass es nach Hochdosis-Chemotherapien nur noch lindernde Therapien, ohne jegliche Aussicht auf Heilung, gibt.

In meiner Verzweiflung rufe ich beim Krebsinformationsdienst in Heidelberg an, möchte wissen, welche Möglichkeiten ich noch habe. Aber die Dame am Telefon ist den ersten Tag da und kann mir nicht weiterhelfen, will aber kurz bei ihrer Kollegin nachfragen. Peinlicherweise ist sie noch nicht ganz mit der Telefontechnik vertraut und drückt dabei auf den falschen Knopf, sodass ich das Gespräch zwischen den beiden mithören kann.

»Das ist das Ende der Fahnenstange«, höre ich ganz lapidar die andere Kollegin sagen.

»Wir können Ihnen leider nicht weiterhelfen«, sagt die offizielle, für mich bestimmte Stimme in der Leitung.

Mittlerweile kann ich solche Aussagen wegstecken; sage mir, dass solche Zentren eben doch nicht alles wissen, und kümmere mich selbst um Alternativen. Andere Kranke hätten vielleicht resigniert aufgegeben. Doch das ist nicht mein Stil. Ich bekomme verschiedene Chemotherapien, die Nebenwirkungen nach den Hochdosen sind enorm.

Im Januar 1999 entschließt man sich, eine so genannte Leberembolisation durchzuführen, eine Behandlung, bei der Zellgifte auf direktem Weg in die Leber geleitet werden; weitere sollen im Abstand von vier Wochen erfolgen. Die erste Therapie stehe ich unter großen Schmerzen durch. Doch in den nächsten Wochen komme ich vor Schwäche und Müdigkeit überhaupt nicht mehr auf die Beine. Ich beschließe, auf weitere Behandlungen dieser Art zu verzichten, weil ich merke, dass ich sie seelisch und körperlich nicht mehr durchstehe. Ich spreche mit den Ärzten, sie haben Verständnis.

Bei der nachfolgenden Untersuchung stellt man fest, dass sich trotz allem in der Leber eine neue, sechs Zentimeter große Metastase gebildet hat. Ich fasse es nicht, alle Schmerzen umsonst, und die Hoffnungen auch.

Ich soll weitere »normale« Chemotherapien bekommen, bis zum Ende.

Jetzt will ich es wissen. Jetzt will ich wissen, wo sich sonst noch in meinem Körper Metastasen verborgen halten. Ich verlange ein Kernspintomogramm von der Schädeldecke bis zum Becken. Dazu bestünde keine Indikation, sagt man mir. Ich bestehe darauf. Ergebnis: Eine winzige Hirnmetastase wird in meinem Kopf entdeckt, so klein, dass sie noch keine großen Ödeme bilden konnte. Damit hatte niemand gerechnet. Ich hatte weder Kopfschmerzen noch Schwindel.

Nach 14 Ganzschädelbestrahlungen bekomme ich aufgrund der frühen Entdeckung, die ich mir selbst zu verdanken habe, und der günstigen Lage der Hirnmetastase zusätzlich noch eine gezielte Spezialbestrahlung, stereotaktische Bestrahlung genannt.

Bei einem erneuten Aufenthalt in der Klinik für Tumorbiologie in Freiburg im September 1999 werde ich auf »Femara« eingestellt, ein Medikament, das die Vorstufe von Östrogen im Körper völlig blockiert.

Ich bin auf ein Fliegengewicht reduziert, wiege nur noch 43 Kilo, was bei einer Größe von 1,74 Meter sehr wenig ist, und stelle mich auf meinen baldigen Tod ein.

Zahlreiche Freunde und Verwandte bestürmen den Himmel mit Gebeten, ein holländischer Pfarrer schließt mich aus der Ferne in einen Heilungsgottesdienst ein, und mein lieber Mann reist eigens nach Lourdes, um mir 20 Liter dieses wunderbaren Wassers mitzubringen.

Dieser Mischung aus Hormonblockern und Himmelsmächten habe ich es zu verdanken, dass die dicke Metastase in der Leber verschwunden ist und die kleine Metastase im Kopf auf dem Wege der

Rückbildung ist. Ein Gallestau wurde erfolgreich wegoperiert, und ich kann jetzt ohne Schmerzen leben.

Letztendlich war es der Wille Gottes, auf all diese menschlichen Bemühungen einzugehen und mich weiterhin an seiner Hand zu halten.

Wahnsinn, wie meine Tumormarker nach unten purzeln. Sie wurden im Abstand von vier Wochen kontrolliert und rauschen nur so abwärts. Auch der von Dr. Wilms gemessene Blutwert CA 125, der eigentlich den Verlauf von Unterleibskrebs kontrollieren soll, seiner Erfahrung nach aber auch bei fortschreitendem Brustkrebs ansteigt und in Einzelfällen sogar mit Tumoren der Schilddrüse zu tun haben könnte, ist nach meiner Operation radikal in den Keller gegangen.

Beginnt die wöchentliche Zelltherapie beim Immunologie-Professor jetzt zu greifen?

Oder sind es die geballten Gebete von Schwester Maria Immaculata?

Oder ist es Frau Kai, einmal wöchentlich?

Vielleicht zeigt auch das Wörtchen Wirkung, das der Narkosearzt während der Operation mit meinen Zellen wechseln wollte.

Vielleicht haben die kleinen herumschwirrenden Krebszellen inzwischen auch den Inhalt meines Briefes zur Kenntnis genommen: dass sie sich ab jetzt nicht mehr so aufzumandeln bräuchten, weil ich sie künftig in Ruhe ließe (obwohl ich durch Sybilles Rückfall eine gewisse Rückfallgefahr in den Onko-Aktivismus bei mir feststelle).

Muss man immer wissen, was es war? Nein. In Demut die Achseln zucken, das wird das Beste sein.

Auch bei Krebs gibt es eine Variable zwischen Himmel und Erde.

Der Onkologe nimmt das Abfallen des Tumormarkers eher nüchtern zur Kenntnis. Dabei ist es doch ein kleines Wunder, wenn der CA 15-3, der vor zwei Jahren bei 8.8 stand und dann stetig bis 19.4 gestiegen ist, jetzt den totalen Rückwärtsgang eingelegt hat: erst von 19.4 auf 15, dann von 15 auf 12.2 und vielleicht immer so weiter bis 8.8. Wahrscheinlich bin ich zu übermütig, vielleicht auch einen Schuss zu siegessicher, als ich zu ihm sage: »Sie wissen schon, ich möchte wieder zum Ausgangswert zurück mit diesem Tumormarker.«

»Dann werden wir Ihr Blut wohl verdünnen müssen«, sagte er, ohne auch nur einen Zentimeter mitzuschwingen mit meiner neu erwachten Hoffnung.

Ich frage meinen Hausarzt Dr. Rostock, ob er meine onkologische Nachbetreuung übernehme. Dann schreibe ich dem Onkologen einen Abschiedsbrief.

Dieses destruktive Gefühl, dieses zynische Abschneiden von Zuversicht, dieses Spüren, dass er an meiner Gesundung nicht wirklich interessiert ist, sondern allenfalls an meiner Versichertenkarte, macht mich krank.

Florian stürzt sich in die Arbeit. Rotiert rund um die Uhr. Fährt im Auftrag seiner Geldtransportfirma mit Millionenbeträgen durch die Gegend, trägt eine Waffe, für die er eine Prüfung ablegen musste, sitzt ganz allein in seiner kleinen Wohnung und kommt manchmal bei uns vorbei. Ich habe ein gutes Gefühl, wenn ich ihn sehe.

Von Ewa habe er nur gehört, dass zum zweiten Mal eine Ausschabung veranlasst wurde und auch diese Schwangerschaft beendet ist. Wenn sie jetzt vor seiner Tür stünde, sagt er, würde er sie wieder aufnehmen. »Ich werde schon blöd sein, aber ich liebe sie einfach noch immer.«

»Nach alldem?«, frage ich ihn.

»Ihr habt mich ja auch immer wieder aufgenommen«, sagt er.

Dieser Trauerweg ist Florians ganz persönlicher Crashkurs. Wenn er jetzt durchhält und auch die Einsamkeit aushält, ist er durch. Durch das Ganze durch.

Wie durch einen langen, dunklen Tunnel.

Die Ergebnisse der Nachuntersuchung von Sybilles Tumorgewebe sind eine Katastrophe: Ihr Brustkrebs ist an Wucht fast nicht zu überbieten. HER2: Treffer auf 80 Prozent aller Tumorzellen; p53: Treffer auf 62 Prozent aller Tumorzellen.

Sie ist die klassische Kandidatin für Herceptin.

Auch mein Testergebnis ist gekommen: Ich bin beim »Hercept-Test« neuerdings mit 40 Prozent dabei, obwohl die erste Untersuchung vor zwei Jahren negativ war. 40 Prozent meiner Krebszellen tragen zu viele HER2-Antennen.

Sybille hat inzwischen Dr. Ufer und Dr. Heim, die beiden HER2-Experten im Klinikum Großhadern, in die Fahndung nach ihrem Herceptin eingeschaltet, sie angefleht, bestehende Verbindungen nach USA spielen zu lassen und ihr einen Platz in einer Herceptin-Zulassungsstudie in Amerika zu besorgen.

»Und wenn ich mich vor dem Krankenhaus ankette«, hat Sybille heute gesagt, »ich muss dieses Herceptin haben.«

Ein Sanitätshaus hat Brustkrebspatientinnen zur Modenschau geladen. Die neue Kollektion wird gezeigt: Badeanzüge mit Strandkleidung. Als Vorspann für das Vergnügen steht ein Vortrag von Professor Schiller auf dem Programm. Der führende Onkologe aus dem Augsburger Zentralklinikum wird über »Neue Therapien des Mammakarzinoms« berichten.

Mich interessiert Professor Schiller, die Bademode nur am Rande.

Der Saal ist mit Brustkrebs gefüllt. Viele Frauen sind gekommen. Leichte Fünf-Uhr-Tee-Musik tönt aus Lautsprechern. Die Inhaberin des Sanitätshauses spricht, die Leiterin einer Selbsthilfeeinrichtung spricht, dann tritt Professor Schiller ans Mikrofon. Er berichtet über Entstehung und Behandlung von Brustkrebs, erwähnt dabei auch – was ich besonders interessant finde – die Bisphosphonate, die, vorsorglich gegeben, vor Tochtergeschwülsten in den Knochen und anderen Organen schützen sollen.

Das Programm drängt, die Zeit läuft, die Badeanzüge warten, die eingeplanten Fragen nach dem Vortrag von Professor Schiller müssen entfallen. Es muss ein Missverständnis gegeben haben. Durch das Mikrofon wird eine kurze Pause ausgerufen, und Professor Schiller geht. Er hätte gerne Rede und Antwort gestanden, wenn irgendjemand etwas von ihm hätte wissen wollen.

Dafür holt die Inhaberin des Sanitätsgeschäftes zu Beginn des zweiten Teils der Veranstaltung »einen Vorstoß in der Brustprothetik« aus einer Schachtel heraus, den das betroffene Model

Mathilde gleich an beiden Seiten ihres Oberkörpers zur Schau trägt. Und sogleich schwenken wir wieder »in den Miederbereich mit den breiten Entlastungsträgern« hinüber, erhältlich »auch in der Farbe Champagner«. Die Frau am Mikrofon versichert den anwesenden Frauen, dass sie »sich sicher fühlen können mit diesem BH«.

Ich weiß nicht, welche Art von Sicherheit ein BH vermitteln soll. Ich bin keine gute Kundin für Sanitätshäuser.

Als Nächste tritt Rita mit einer Kontakthaftprothese auf, dann Anni, eine ältere Dame mit Sonnenhut und eingearbeiteter Prothese in ihrem Badeanzug, der spielerisch von einem Pareo mit passender Bordüre umweht wird. Und wiederum garantiert die Moderatorin brustkrebskranken Frauen mehr Sicherheit und mehr Selbstbewusstsein durch das Mikrofon, »ob Sie an die Bar gehen oder ins Strandcafé«.

»Jetzt zeigt uns Hildegard das Modell Frascati für Cup B und C mit Spitzeneinsatz, das man auch als Body verwenden kann«, höre ich die Stimme durch den Saal schallen, »ein Modell, ganz trendig, mit glitzerndem Einsatz in Grau, das Hildegard mit großem Selbstbewusstsein trägt.«

Ich merke, wie mir von Modell zu Modell mulmiger wird. Wie ich die »kaschierende Raffung am Dekolletee mit Bauchfutter und extra weichen Teilen« und Mathildes schicken »Hausanzug mit einem guten Schnitt, der alles perfekt kaschiert«, nicht mehr ertragen kann. Wie mich dieses modische Versteckspiel, das über die wirklichen Probleme von Brustkrebspatientinnen hinwegtäuscht, rasend macht.

Sybille sitzt zu Hause und kämpft um ihr Leben, während hier Damen mit »diskreten Hängern« über Badeanzügen durch die Stuhlreihen laufen und Professor Schiller bereits heimgefahren ist, ohne gefragt worden zu sein.

Sybille hat es geschafft: Dr. Ufer und Dr. Heim ist es gelungen, ihr doch noch einen Platz in einer Herceptin-Studie zu besorgen. Das Memorial Sloan-Kettering Cancer Center in New York ist weltweit führend in der Diagnose und Behandlung von Brustkrebs. Von Mitte Juli bis Mitte Oktober wird Sybille dort mit einer wöchentlichen Gabe des eibenhaltigen Zellgiftes Taxol und mit dem Antikörper Herceptin behandelt werden.

Ihre Krankenkasse reagierte unbürokratisch. Die Techniker Krankenkasse sagte umgehend die Kostenübernahme zu.

Meine Krankenkasse entschuldigt sich schriftlich. Spricht ihr Bedauern darüber aus, dass ich durch die Art »der Bearbeitung des Kostenübernahmeantrages den Eindruck gewonnen« hätte, dass von der Kasse »Leistungsanträge fehlerhaft, sogar systematisch fehlerhaft, bearbeitet werden«. Sie räumt ein, dass »diese Vorgehensweise nicht korrekt war« und es sich um einen »Fehler« gehandelt habe. Es läge ihr fern, »Ärzte im eigenen Interesse gegeneinander auszuspielen oder unsere Versicherten mit der Beantwortung von ärztlichen Fachfragen zu belasten«. Die Kasse hoffe, dass ich »auch weiterhin das Gefühl« habe, dort »gut versichert zu sein«, und grüßt freundlich.

Habe ich nicht. Ich werde bei nächster Gelegenheit die Kasse wechseln. Nach 29 Jahren.

Unsere Redaktion in München wird geschlossen. Im nächsten Jahr werde ich arbeitslos sein. Zum ersten Mal nach 29 Jahren. Vermutlich für immer. Wer stellt schon eine Frau mit Brustkrebs und Damoklesschwert über dem Kopf ein? Bis auf die Frage, wie ich künftig die zusätzlichen Behandlungen bezahlen werde, berührt mich diese Mitteilung nur am Rande meiner Seele. Als wäre ich immun geworden gegen Verluste in den vergangenen zwei Jahren.

VI. Das zweite Jahr erleben

Dieser merkwürdige Brustverlusttag mitten im Sommer. Ich lebe von Juli zu Juli und bin dankbar, auch ein wenig erstaunt, dass ich schon wieder ein Jahr ohne Rückfall geschafft habe. Wochen vorher merke ich, wie ich bereits die Tage zähle, als gälte es, nur diese eine magische Zielgerade zu erreichen, um wieder sorglos die nächste Überlebensrunde beginnen zu können.

Zum zweiten 10. Juli kommen 30 Frauen. Frauen, die auf unterschiedliche Weise mit Brustkrebs in Berührung gekommen sind. Ihn haben oder mit Frauen zu tun haben, die ihn haben.

Die Collage, die an einem Nachmittag als Vorlage für die Einladung entsteht, mag provokant sein, vielleicht auch abstoßend für die Augen von Menschen, die lieber über die Not von brustkrebskranken Frauen hinwegsehen möchten. Sie ist eine Zumutung, die ich jetzt einfach wage, weil dieses Schnipseln und Kleben an einem Poster mit dem 1944 entstandenen Selbstbildnis der mexikanischen Künstlerin Frida Kahlo auch ein Stück Trauerarbeit für mich ist. Nach einem Unfall in der Straßenbahn hatte die Künstlerin eine schwere Verletzung der Wirbelsäule davongetragen. Malend schrie sie um Hilfe, malend betrauerte sie den Verlust ihrer körperlichen Unversehrtheit.

Ich nehme den Ausschnitt eines Fotos, das meinen Brustkorb zum Zeitpunkt der Bestrahlung zeigt. Rechts die Brust, links die Leere, auf der sich das Schwarz scheinbar willkürlich hingekritzelter Filzstiftstriche besonders schmerzlich abhebt. An die Stelle, wo Frida ihren nackten, mit Nägeln gespickten und von Korsettbändern zusammengehaltenen Oberkörper malte, dessen Mitte statt von einer Wirbelsäule von einer brüchig gewordenen ionischen Säule gestützt wird, klebe ich das Foto meines Einschnitts hinein.

Beim Betrachten der Collage kommen mir die Tränen. Ich bin fassungslos über die Lückenlosigkeit, mit der beide Bilder ineinander übergehen. Die dicken, schwarzen Striche auf meinem Bestrahlungsfeld unterscheiden sich kaum von den vielen schwarzen Nägeln, die Fridas Oberkörper übersäen.

Als Text wähle ich ein Zitat von Ernest Hemingway: »Die Welt zerbricht jeden, und nachher sind viele stark an den zerbrochenen Stellen.«

Auch meine innere Säule hat Risse bekommen seit jenem 10. Juli vor zwei Jahren. Doch an den Bruchstellen entsteht langsam etwas Neues, das sich als tragfähig erweist.

Die Bänke, auf denen wir sitzen in der Krypta des Augsburger Doms, haben keine Lehne. Nur ein Hauch von Tageslicht fällt durch das schimmernde Alabasterglas am Ende der tiefen Fensternische in den Raum. Geborgen in dieser Dunkelheit, die alles Überflüssige versickern lässt, feiern wir einen Brustkrebs-Gottesdienst für die Frauen dieser Welt.

Alle Frauen in diesem kargen, niedrigen Raum sind in Tuchfühlung mit starken Abschieden geraten: Barbara mit Brustkrebs; Helge mit Lebermetastasen; Nina mit Knochenmetastasen; Traudl mit ihrem Sohn im Rollstuhl. Tina und Evi mit ihren Kindern, die gestorben sind. Frau Lux mit der Kündigung in Händen; und Margit mit einem Schicksal, das doppelt und dreifach ist: Brustkrebs, zwei Bluterkinder mit Aids, eines lebt nicht mehr.

Es ist ein Wunder, dass keiner von diesen Frauen das Beten vergangen ist. Dass wir uns an den Händen fassen und im Gewölbe vor der Krypta um römische Säulen tanzen können.

Sybille kommt erst später. Sie ist unruhig, in Aufbruchstimmung, bleibt nicht lange zum Essen. In zwei Tagen fliegt sie nach New York. Sie wird erst im Oktober zurückkommen, zum ersten Schultag von Manuel.

Barbara, als Schauspielerin mit Kulissen und Dekorationen vertraut, hat aus dem nüchtern wirkenden Gemeinschaftsraum mit olivgrüner Bestuhlung neben unserem Haus einen glanzvollen Saal gezaubert, in dem jetzt hunderte von Teelichtern und sämtliche Kerzenleuchter aufgestellt sind, die in unserer Wohnung zu finden waren.

Gerlinde hat mir eine Riesenmargerite aus Papier mitgebracht, ein lachendes, vom Welken unbedrohtes Blütengesicht. Hedwig schenkt mir einen Esel mit einem beweglichen Schwanz, den ich je nach Stimmungslage mal aufwärts und mal abwärts drehen kann. Christina, die Töpfer-Freundin aus den Tagen in der Klinik von Regensburg, bringt mir eine kleine blaue Keramikfigur mit, ein drachenartiges Ungeheuer mit leicht geöffnetem Maul, Glubschaugen und Knubbelschwanz. Auf seinem Rücken sitzt, aufrecht, ein klitzekleines, nacktes Weiblein. Auch wenn die Angst mal wieder kommt, sagt Christina, solle ich obenauf bleiben, am besten aufrecht, wenn's geht, oder mich zumindest nicht abwerfen lassen von dem Ungeheuer. Das wünsche sie mir sehr.

Das ganze Fest ist eine abendfüllende, immer wieder von Essen oder Zigarettenpausen im Freien unterbrochene Vorstellungsrunde. Jede Frau erzählt ihre Geschichte. Einige weinen. Und jede dieser Geschichten spricht Bände von der Lebenskraft, die Frauen aus großen Einschnitten erwächst.

1. Das Bedrohliche ist zum Alltag geworden

Das zweite Jahr nach Krebs war das Jahr der Nabelschnüre, die durchgebissen werden mussten.

Es war das Jahr der Trennung, der Trauer und Vergebung.

Ich habe Florian abgenabelt, ihn gehen lassen; in Wehen, die mir unerträglich schienen.

Jetzt wurde ich von meiner Arbeit entbunden.

Der Abschied vom Onkologen, die Trennung von der Kasse, die Auflösung des Arbeitsplatzes sind Einübungen in viele kleine Tode.

Das Leben mit der Lebensbedrohung ist zum Alltag geworden.

Von den gigantischen Rundumschlägen gegen den Krebs komme ich nun langsam ab und suche das Gespräch mit ihm. Ich habe immer noch nicht vor, an ihm zu sterben, doch mit ihm leben könnte ich jetzt schon.

Es war ein Jahr des Loslassens.

Ich bin kein Typ für Katastrophendankbarkeit. Und Brustkrebs ist eine Katastrophe. Kann sogar eine tödliche sein.

Und dennoch hätte ich diesen längst fälligen Abschied aus einer Festung, hinter der ich mich jahrelang mit Florian verschanzt hätte, ohne zu merken, dass die Bedrohung längst vorüber war, ohne diesen Brustkrebs nie geschafft.

Und es stand auch noch ein Rest Bitterkeit in meiner Seele zur Vergebung an; meinem Mann gegenüber, dessen Sterilisation ich als tiefe Verletzung meiner Weiblichkeit empfunden hatte.

Florian ist nicht die Ursache für meine Erkrankung. Aber meine Erkrankung war ein Anlass, mich aus den verkrusteten Narben dieser Verstrickung herauszuentwickeln.

Anfangs dachte ich, es wäre ein Aufruf gewesen, jetzt glaube ich, dass es ein Anlass war. Die Erfahrung Brustkrebs hat mich bedroht wie nichts anderes bisher in meinem Leben und hat mir radikal eine längst fällige Entscheidung abverlangt: für mich und für mein Überleben einzutreten, vor allem anderen.

Deshalb ist Florians Geschichte an dieser Stelle so wesentlich. Und ich bin überzeugt, es ist die Geschichte von vielen Frauen. Mit und ohne Brustkrebs.

So gesehen, bin ich nicht dem Krebs, sondern Florian dankbar. Weil er durch sein heftiges Reißen an der Nabelschnur mir die Entscheidung für mich selbst sehr erleichtert hat. Es war eine heilsame Entscheidung für uns beide.

Mehr Intensität, mehr Bewusstsein, mehr Entlastung und mehr Vertrauen zu Gott – in dieser Reihenfolge benannten befragte Brustkrebspatientinnen den seelischen Zugewinn aus ihrer Erkrankung. In bisherigen Forschungsarbeiten wurden Krebserkrankungen fast immer nur unter dem Gesichtspunkt der seelischen und sozialen Belastung untersucht. Die Münsteraner Psychoonkologin Andrea Schumacher wollte die »Sinnfindung bei Brustkrebspatientinnen« zum Thema ihrer Dissertationsarbeit in der Abteilung für Medizinische Psychologie der Psychosomatischen Klinik an der Universität Heidelberg machen.[1] »Nur sehr wenige Frauen erleben die eigene Erkrankung als sinnlos«, sagt die Psychologin. »Die meisten Patientinnen sahen als Sinn ihrer Erkrankung eine Veränderung ihres Lebens beziehungsweise eine Aufforderung zur Lebensveränderung.« Davon betroffen konnten die verschiedensten Lebensbereiche sein: der praktische Alltag, das emotionale Erleben oder die Spiritualität. »Ob es sich hierbei im Einzelfall um Sinnfindung oder um nachträgliche Sinngebung handelt, ist dabei nicht so wichtig«, stellt Rolf Verres fest, der die Arbeit betreut hatte.[2] »Aber gerade weil die Patientinnen sich offen hielten auch für mögliche positive, bisher nicht geahnte Veränderungen in ihrem Leben, schufen sie die Voraussetzungen dafür, ihre Erkrankung und damit auch letztlich ihr ganzes Leben mit einem neuen Bewusstsein zu erfahren.«

In einer Fachzeitschrift steht eine Anzeige: »Offen für Journalisten – Die Techniker Krankenkasse«. Ich schreibe einen Brief. Frage nach, ob die Kasse auch offen wäre für Journalistinnen mit Brustkrebs. Die freundliche Antwort versöhnt mich wieder mit Krankenkassen. Als Krebspatientin koste ich eine Stange Geld. Und dennoch bin ich dort willkommen. Dass ich bei meiner Kasse gekündigt habe, war das Beste, was ihr passieren konnte.

Von meinem Onkologen habe ich nie wieder etwas gehört. Immer dienstags, wenn ich zur Zelltherapie in München bin und an dem Haus vorbeigehe, in dem sich seine Praxis befindet, fühle ich etwas wie Wehmut, ein flaues Gefühl von Heimatlosigkeit. Vielleicht ist es auch die Erschrockenheit über meinen eigenen Schritt. Mitten in die Unsicherheit hinein.

In dieser Zeit des Aufbruchs könnte auch der Moment gekommen sein, Frau Kai zu verlassen, irgendwann werde ich mich abnabeln müssen von ihr. Dieses gemeinsame Nachdenken am Dienstagmorgen ist wie ein Seelenbad, aus dem ich jedes Mal gereinigt und gesammelt heraussteige. Ich werde es vermissen, doch weitergehen kann ich auch allein.

Aus dem Protokoll der Psychoonkologin vom 14. Juli 1998:
Die Gläubigkeit der Patientin an die Autorität der Therapeutin scheint einem neuen Gefühl innerer Gleichwertigkeit zu weichen. In dieser Stunde bietet sich uns Gelegenheit, dies am Thema Pünktlichkeit in unserer Arbeitsbeziehung festzumachen.

Frau G.-P.s Zuwachs an Autonomie zeigt sich auch in Sätzen wie: »Ich bin diese Rennerei zum Arzt leid.« Es sieht so aus, als könne die Patientin zunehmend auch den Spannungsbogen der Ungewissheit erweitern und es besser aushalten, wenn Angst aufkommt. Unsicherheit hat früher bei der Patientin sehr schnell dazu geführt, sich Sicherheit durch Wissen zu verschaffen. Meine Befürchtung, dass Frau G.-P. ihre Recherchen zum Thema Brustkrebs nur zur Angstabwehr benutzt, taucht zwar immer wieder auf, ist aber dabei, sich zu wandeln: Ihre Suche nach Information bekommt jetzt eine neue Qualität; die Qualität, Erfahrungen zu verwerten und weiterzugeben.

Das entspricht durchgängig dem Verarbeitungsmechanismus der Patientin: mit erlebten und überlebten Katastrophen kreativ umzugehen.

Unsere Arbeit am Thema »Grenzen und Abgrenzung«, das gemeinsame Differenzieren von Meinungen und Standpunkten, lässt eine neue Haltung der Patientin erkennbar werden: die Fähigkeit, alte Sichtweisen zu verabschieden und Situationen aus verschiedenen Blickwinkeln zu beurteilen. Frau G.-P. erlebt das als einen Wiedergewinn von Wahlmöglichkeiten, Eigenverantwortung und Selbstständigkeit. Sie beginnt uralte Gebote und Verbote zu hinterfragen und auf weitere Gültigkeit hin zu überprüfen. Dabei scheint die Angst vor Strafe für solche Eigenmächtigkeit sich zu erübrigen.

So wie die Patientin auch im Alltagsleben »Abschiede« nimmt und »Abnabelungen« leistet, sind zur Zeit auch in unserer gemeinsamen Arbeit Überlegungen zur Ablösung aus der therapeutischen Beziehung angesagt.

Das erste Fax von Sybille aus New York ist da: Als zum ersten Mal das Herceptin durch ihre Venen zu tropfen begann, seien ihr vor Glück die Tränen gekommen. Die leere Ampulle habe sie sich zur Erinnerung mitgenommen, die stünde jetzt auf dem Tisch in ihrem Zimmer. Eine amerikanische Onko-Schwester habe ihr ein Appartement angeboten, nicht allzu weit vom Memorial Sloan-Kettering Cancer Center in der 64th Street entfernt. Das nach der Kosmetikunternehmerin und Brustkrebspatientin benannte Evelyn Lauder Breast Cancer Center sei sehr elegant und mit vielen Pflanzen überall bewusst auf Leben ausgerichtet. Die Schwestern kümmerten sich liebevoll um sie. Und da die Ärzte im Gespräch extremely nice, aber auch extremely tough seien und es geschehen könne, dass das Gespräch mitten im Satz beendet würde, fabriziere sie sich neuerdings mit dem Wörterbuch einen Spickzettel, um in möglichst kurzem Zeitraum ein Maximum an Fragen loszuwerden. An die amerikanische Effizienz müsse sie sich erst gewöhnen.

Florian ruft ganz aufgeregt an.

»Sie heißt Hanna«, sagt er. »Sie jobbt in München an der Tanke, wo ich immer tanken muss.«

Beim Zahlen habe sie ihm öfter mal ein Eis spendiert. Er habe sie mehrfach nach ihrer Telefonnummer gefragt, aber nie eine Antwort bekommen.

»Dann hat sie plötzlich gesagt, ich soll mal deutlich sagen, was ich eigentlich will. Und dabei hat sie mich die ganze Zeit schon verstanden.«

Hanna habe ihm ihre Telefonnummer gegeben, und noch am Abend hätten sie drei Stunden miteinander telefoniert.

Sie ist ein Krebs, ein Tag vor ihm geboren, und Hannas Mutter hat am selben Tag Geburtstag wie er. Sie hat am selben Gymnasium in Dachau Abitur gemacht wie Heike, seine erste große Liebe. Und sucht gerade eine Lehrstelle als Restauratorin.

»Es sind Welten im Vergleich zu Ewa«, sagt Florian.

Sybille ist am Telefon.

Sie sei zur Zeit viel in Museen unterwegs. Zu schaffen machten ihr nur die Nervenschmerzen, die bekannte Nebenwirkung der eibenhaltigen Chemotherapie. Sie bekäme keine Schmerzmittel, damit die Studie möglichst unbeeinflusst von anderen Stoffen bliebe. Ich solle Dr. Rostock bitten, ob er ihr etwas Linderndes zusammenstellen könne.

Ich fahre zu Dr. Rostock. Er schreibt für Sybille drei Medikamente auf ein Rezept, das ich gleich einlöse. In eine luftgepolsterte Tasche stecke ich erst ein T-Shirt, dazwischen jede Menge Pillen in Braun, Blau und Weiss.

Ich wusste es: Im Zweifelsfall liebt Dr. Rostock seine Patientinnen mehr als Studienprotokolle.

Gegen Sommerende entrümple ich meinen Arbeitsraum in unserer Wohnung. Ich möchte den Krebs auf Abstand zu mir bringen. Nicht täglich im Vorbeigehen die Ordner sehen und die Reiter auf den Mappen der Hängeregistratur mit den Aufschriften »p53-Gen«, »Bisphosphonate«, »Chemotherapie-Studien«, »HER2«, »Tumorimmunologie«, »Kurkliniken«, »Komplementäre Medizin«, »Krebs allgemein«, »Betroffene«. Wenn ich etwas über ihn wissen will, kann ich genauso gut die schmale Treppe zu Florians Zimmer hinaufgehen, wo die Ordner jetzt dezent, aber abrufbereit in einem weißen Regal untergebracht sind.

Ich bin ganz außer Atem vom vielen Hinaufschleppen. Vielleicht auch vor Glück, dass ich den Krebs endlich ein wenig aus der Ferne betrachten kann.

»Ich hab so schrecklich Heimweh«, sagt Sybille am Telefon, »und so schrecklich Angst, dass alles umsonst ist.«

»Ich schicke dir zur Unterstützung ein paar Engel«, sage ich.

»Halte bitte keine Grabreden«, sagt Sybille.

Ich muss den richtigen Ton für sie finden. Es gibt vermutlich keinen Ton im Angesicht dieser Bedrohung.

Ich weiß nicht, wie ich künftig mit dieser, auch von weit her wehenden Schroffheit umgehen soll. Aber im Moment geht es nicht um mich.

Vielleicht sollte ich mich in der Beziehung zu Sybille vor allem auf wissenschaftliche Dienstleistungen verlegen: Recherchieren, Präsentieren von Daten, Ausgraben von Tipps, Herstellen von Kontakten.

In drei Wochen wird Sybille wiederkommen.

Die Spätherbsttage mit Gerlinde in einem Weinberg oberhalb von Bozen, Katzen, Hasen, Hund und Hühner hütend im Haus meines ehemaligen Schwagers, der in Urlaub fuhr, sind so, als hätte es in meinem Leben Brustkrebs nie gegeben.

Ich muss ihn nicht verdrängen, er ist verreist. Ich habe ihn beurlaubt. Nur als wir bei klarem Wetter auf das Weißhorn wandern und ich die Gletscher in der Ferne sehe, denke ich kurz an ihn und an Sybille.

Gerlinde sagt, sie hätte mich noch nie so glücklich erlebt wie hier in meiner Heimat. Sie ist im Kaufrausch, und ich begleite sie dabei. Ich habe Lust auf italienische Dessous, auch wenn sie nicht gerade oder weil sie gerade nicht für Prothesenträgerinnen vorgesehen sind. Gerlinde und ich experimentieren in einer engen Umkleidekabine mit durchsichtigen Bodys, aufregenden Oberteilen und Höschen und lachen uns schief dabei.

Am letzten Abend im Häuschen auf dem Weinberg, das nur über 77 Stufen zu erreichen ist, serviere ich uns Steinpilzrisotto mit Rucolasalat und Kastanienherzen als Dessert; eine traumhafte Kindheitserinnerung, dieser herzförmige Schokoladenmantel vom Konditor in der Franziskanergasse, der eine Kalorienbombe aus Sahne und Kastanienpaste mit leichtem Rumgeschmack in sich birgt.

Vielleicht wollte Gerlinde diese krebslose Leichtigkeit verbindlich in mir festschreiben an diesem Abend. Nach dem Essen holt sie Block und Bleistift aus ihrem Zimmer. Sie hat Erfahrung mit Gruppendynamik und Brainstorming, liebt die ergebnisorientierte »Metaplan-Technik«, wie sie es nennt.

Ich denke lieber einzeln nach und weiß nicht mehr darüber, als dass dabei Geistesblitze auf bunten Zetteln farblich geordnet und von Nadeln an Pinnwänden festgehalten werden.

Wir trinken ein paar Gläser »Lagrein Dunkel« während der Psycho-Session in der Stube: Ganz spontan solle ich ihr jetzt ein paar Stichworte sagen zu dem, was mir noch vorschwebt für mein Leben. Dass mich der große Kreis, den sie aufmalt, und die kleinen Satellitenkreise um ihn herum spontan an den onkologischen Lockenkopf von Dr. Heim und an seine Zeichnung vom Kosmos meiner Tumorbiologie erinnern, wage ich ihr nicht zu sagen. Und mit der Zeit beflügelt ohnehin der samtene Rotwein meine Gedanken, die sie je nach Wichtigkeit in Druckbuchstaben oder in Normalschrift niederschreibt und in Kreise einfügt, die manchmal auch mit Pfeilen untereinander verbunden sind.

Im großen Kreis steht mein Zustand nach Krebs: die Wörter »Schwere«, »Mehr Mut zur Oberflächlichkeit«, das »Baggersyndrom«, das anstrengende »Maulwurfgefühl«, immer und überall nachbohren zu müssen. Schwungvolle Linien führen zu den Satellitenkreisen, die auf meine leichten Lebensträume warten. »Fernreise« könnte ich mir vorstellen, und Gerlinde schreibt. Doch meine Reiseziele in die Wüste, nach Tibet oder zum Himalaja gefallen ihr nicht; sie sind schon wieder einen Tick zu schwer für die von ihr verordnete neue Leichtigkeit und werden deshalb außerhalb des Kreises von ihr festgehalten. Falls sie etwas Leichteres von mir hören möchte, sage ich zu Gerlinde, kämen höchstens Hawaii oder Kreta in Betracht. Hawaii findet Gnade und kommt in den kleinen Kreis; Kreta fällt flach, vermutlich, weil die Insel als krebslose Insel bekannt ist und schon wieder zu viel mit Krebs zu tun hat.

Wie Luftballons, die mit einer großen Blase verbunden sind, warten noch drei leere Satellitenkreise auf meine Träume. »Kreativität«, diktiere ich Gerlinde: Singen, Töpfern, Tanzen, vielleicht auch die Geburt eines neuen Babys aus Papier. Mit welcher Art von Buch ich schwanger ginge, fragt Gerlinde nach und hofft sichtlich auf eines der leichten Muse. Doch muss ich ihr sagen, dass ich kein Typ für Romane bin; es sollte etwas mit der Wirklichkeit zu tun haben.

Die Not von Frauen mit Brustkrebs ist leider schon wieder kein leichtes Thema, aber ein Thema, das mir am Herzen liegt.

Das Brustkrebsbuch wird festgehalten, bleibt aber eine Randerscheinung außerhalb des Kreises der »Kreativität«. Gerlinde erfindet einen anderen Titel, über den ich einmal nachdenken sollte: »Die neuen Männertypen« oder etwas in dieser Richtung.

Im Übrigen würde ich meinen Eros viel zu wenig spielen lassen, hätte sie gestern beim gemeinsamen Herumprobieren mit Dessous in der Umkleidekabine gedacht, sagt sie und schreibt, unaufgefordert, dick »Eros« in den zweiten Kreis. Ob ich aufregende Männer in letzter Zeit kennen gelernt hätte, mit denen ich mir einen Trip nach Hawaii vorstellen könnte. Nein, eigentlich nicht. Mir fällt nur ein netter Kollege ein, mit dem ich unlängst ein paar Tage auf Reportage unterwegs war. Und als ich ihm von meinem Brustkrebs erzählte, erzählte er mir von seinem Prostatakrebs. Auch sein Name bleibt am Rande.

Jetzt wird es mir zu bunt, jetzt übernehme ich die Regie: In den letzten leeren Kreis muss das Wort »Höfl« hinein. Ein kleiner Bauernhof, ein Höfl, in meiner Heimat oder anderswo, gehört zu meinen lebenslangen Träumen; dort zu wohnen und zu schreiben, anzubauen und zu ernten und die verkappte Bäuerin in mir leben zu lassen, vielleicht auch einen seelischen Zufluchtsort für brustkrebskranke Frauen zu schaffen, das wäre mein Ziel.

Es ist spät. Drei Seiten Träume auf Kästchenpapier genügen.

Gerlinde sagt, sie hätte mal den schönen Satz gehört: »Ich kann meine Träume noch nicht entlassen, ich schulde ihnen noch mein Leben.«

Bei meiner Rückkehr berichtet Florian von seinen neuen Plänen. Er ist zu Hanna nach München gezogen. Seine Arbeit als Geldtransporter habe er aufgegeben, weil er täglich um fünf Uhr aufstehen müsste, um pünktlich an seinem Einsatzort zu sein. Hanna sei ihm wichtiger. Es würde sich schon alles finden auf die Dauer. Inzwischen jobbe er an der Tankstelle.

Früher hätte mich dieser weitere Baustein in Florians Patchwork-Lebenslauf zumindest für einige Tage in Sorge gestürzt. Hätte ich gedacht, er sei auf dem besten Weg zum Tagelöhner, hätte vielleicht auch wieder die Penner im Fronhof besonders freundlich angelächelt. Jetzt nehme ich das zur Kenntnis, was ist. Es ist Florians Weg, Erfahrungen für sein Leben zu sammeln.

Und ich glaube fest an ihn.

»Ich bin keine Mutter Teresa, hat Hanna von Anfang an gesagt«, sagt Florian. »Und ich bin kein Vater Tereso, habe ich daraufhin zu ihr gesagt.«

»Kommt mir alles ziemlich bekannt vor, Florian«, sage ich vorsichtig.

»Keine Gefahr, Mama«, meint Florian. »Von Ewa und der ganzen Verarsche bin ich total geheilt.«

Als Peter mir mitteilt, dass er fest entschlossen sei, das Häuschen in Hohenaltheim zu kaufen, um das wir seit Monaten immer wieder neugierig herumstreichen, erschrecke ich. Es ist, als wäre dieser Schritt in die Zukunft etwas tief Verbotenes für mich. Nur der Gedanke an den Dorffriedhof auf der Kuppe der Anhöhe, zwei Fußminuten entfernt, beschwichtigt dieses Gefühl ein wenig und gibt mir so etwas wie eine innere Erlaubnis. Sogar das Bänkchen unter der dicken Linde, von dem aus man die Gräber überblicken und durch ein schmiedeeisernes Gitter in das verschwommene Blau der Ebene hinunterschauen kann, spricht für den Hauskauf. Auch ohne dieses magische Liebäugeln mit dem Sterben und dem Tod, damit er nie und nimmer kommen möge, weiß ich, dass diese Vorstellung ein wirklichkeitsnaher

Trost für mich sein könnte: Peter auf dieser Bank, über uns nachdenkend, manchmal auch weinend, aber auch sehr glücklich in dieser Landschaft am Rande des Ries, die er schon seit seiner Jugend kennt. Und vielleicht fänden mit der Zeit auch unsere Katzen den kurzen Weg über die steile Straße hinauf und durch das Gitter hinein bis zu Peter auf der Bank oder bis zum Grab.

Wenn ich mir schon vorstellen könnte, hier begraben zu sein, früher oder später, dann wäre es doch denkbar, erst einmal hier zu leben. Zunächst ein paar Tage die Woche, im Alter für immer.

Den Kauf dieses Hauses empfinden wir wie ein dickes Trostpflaster. Nach all dem, was war und was langsam vernarbt. Auch die Landschaft, in der das Häuschen steht, zu dem Peter beim Fortgehen hin und wieder zärtlich »Servus, kleine Motte« sagt, hat eine Narbe. Auch sie wurde getroffen, verwundet, vor 15 Millionen Jahren. Ein Meteoriteneinschlag riss dort einen Krater, 25 Kilometer im Durchmesser, und hinterließ rundherum einen Narbenkranz aus bewaldeten Hügeln und seltenen Pflanzen.

Unser Haus steht am Kraterrand: schief und ein wenig unbeholfen, auf Fels gebaut und zum Widerstand entschlossen. Eine Landschaft, die so viel einstecken musste, scheint die Abwehr zu fördern. Geheimnisvolle Botschaften in Höhlen und Werkzeuge aus Stein belegen, dass Menschen bereits in der Jungsteinzeit hier gelebt haben. Es ist, als hätte die Wucht des Meteoriten ein Echo im Gestein hinterlassen, das als machtvolle Schwingung wieder freigesetzt wird.

Dieses archaische Klima von Überlebenskampf bekommt mir.

Peter notiert:
Eigentlich hatte niemand mehr daran geglaubt. Die Freunde nicht, meine Sekretärin nicht, ich selbst auch nicht mehr so recht. Zu oft hatten wir das »Leben auf dem Land« phantasiert: Mit Freunden am großen Tisch sitzen im alten Bauernhaus, das Feuer prasselt im Kamin, Rotwein und Spaghetti auf dem Tisch, ein Bernhardiner und ein Neufundländer unterm Tisch (darunter tu ich's nicht), zu meinen zwei Katzen Fidelio und Wassilij mindestens noch

drei: eine norwegische Waldkatze, eine Russisch-Blau und so ein Bauernratz, fett und groß wie ein Tiger, der Herr im Haus. Und disputieren und diskutieren und trinken und essen bis in die Nacht. Und am nächsten Morgen um fünf ab in den Wald.

Immo-Trip nannte Uschi unsere wochenendlichen Vergnügungsreisen rundum ins Land, von Passau bis Ulm, von Kempten bis Ingolstadt. Die Wochenendausgabe der Süddeutschen Zeitung war mein Verhängnis, die dafür zuständige Anzeigenrubrik »Einfamilienhäuser freistehend Bayern/Bundesgebiet«. Einzugsgebiet und Umland München waren zu teuer; ich wollte in die Prärie, dort, wo sich Fuchs und Hase Gute Nacht sagen, da wollte ich endlich mein Leben leben. Im Einklang mit Gott, Natur und Tier. Und mit meiner Frau. Wenn sie wieder einmal nachfragte, ob sie auch dazugehört.

Ob sie wirklich noch daran geglaubt hatte, es gefühlt hat, wie tief dieser Traum in mir sitzt? An diesem Osterfest schenkte sie mir ein Ei, auf dem ein Bauernhaus, ein Baum und eine Kirche gemalt waren, und schrieb dazu auf einer Karte: »An diesem Osterfest möchte ich Dir ein Immo-Ei schenken, so ein Häusl neben der Kirche, wie Du es Dir im Inneren Deiner Seele wünschst. Ich glaube, es wird sich erfüllen. Hoffentlich mit mir zusammen. Bitte stehe mir bei. Du hast eine schwere Aufgabe in den kommenden Jahren.«

Es war an einem Sommertag bei einem meiner obligatorischen Waldgänge, als ich den Entschluss fasste. Ich könnte heute noch den Weg ablaufen, östlich von Friedberg. Und wieder die üblichen Kopfgeburten: Was will ich auf den Seychellen? Wann war ich zum letzten Mal im Theater? Schmeiße ich nicht sämtliche Einladungen, die in die Redaktion kommen, in den Papierkorb? Gehen mir nicht Ansammlungen von mehr als drei Menschen auf die Nerven? Und das dümmliche Gehetze auf der Autobahn? »Zweifelscheißerei« pflegt Uschi meine Unentschlossenheit zu nennen. Damit soll jetzt Schluss sein, hämmerte ich mir Schritt für Schritt zwischen dichten Fichten ein.

Dann ging alles sehr schnell. Seit geraumer Zeit hatten wir ein Objekt im Auge in Hohenaltheim, einem kleinen Dorf am Rande der

Ostalb, zehn Minuten von Nördlingen entfernt. Ein Goldschmied hatte uns vor Jahren dort sein altes Haus angeboten. Damals sagten wir ab.

Immer wieder schauten wir bei ihm vorbei, saßen auf der Bank unter der Linde an der alten Kirche und blickten über das Dorf. »Hier möchte ich mal begraben sein«, sagte Uschi. Seit sie erkrankt war, beurteilte sie die Objekte unserer Begierde auch nach den friedhöflichen Gegebenheiten; wenn es denn schon nicht der Bergfriedhof irgendwo in Südtirol sein konnte mit entsprechender Fernsicht. Immerhin, der Friedhof in Hohenaltheim, umgeben von einer uralten Mauer, zieht sich den Hang hinauf zur Johanneskirche. Und eine germanische Thingstätte vor dem östlichen Friedhofstor belegt die über 1000-jährige Geschichte des Ortes.

Herr Hütter, der Goldschmied, hatte sich vor Jahren von seiner Geschäftsführertätigkeit in Augsburg verabschiedet. Mit Frau und Katzen lebt er glücklich, wie er stets betont, seitdem in Hohenaltheim. In Nördlingen betreibt er Werkstatt und Geschäft. Er ließ nicht locker, uns nach Hohenaltheim zu locken; machte uns abermals auf ein zum Verkauf anstehendes kleines Häuschen ganz in seiner Nähe aufmerksam. Und wieder umstrichen wir Haus und Besitzer Monat für Monat, bevor ich nach jenem Waldgang anrief und Uschi erklärte: »Wir kaufen.« Herr Fürbringer, der Eigentümer, hielt das für ein Zeichen Gottes, denn er brauchte das Geld dringend für seinen Neubau. Herr Hütter sagte in seiner leicht süffisanten Art: »Kaum wartet man drei Jahre, dann kommen sie auch schon.« Und ich konnte es selbst dann noch nicht fassen, als wir beim Notar unterschrieben.

Nun hatten wir unser Haus. Ein Haus auf dem Land. Zwar war aus dem Bauernhaus mit fußballfeldgroßer Diele, hallenhandballfeldgroßer Wohnküche und Kamin im Gießereiofenformat ein Hexenhäuschen geworden, in dem ich mit dem Kopf fast die Zimmerdecke erreiche und die Schlafzimmer im oberen Stock den Kajüten auf einer Segeljacht gleichen – doch Uschi machte sich mit der mir bekannten Dynamik an den Ausbau. Die Überprüfung auf elektromagnetische Felder und Wasseradern durch einen Wünschelrutengänger war zu ihrer Zufriedenheit ausgefallen. Zu Schreiner, Maler, Maurer hatte sie bald ein Verhältnis wie zu jahrelangen Bekannten, und die gaben ihr Bestes. Sie selbst machte dieses alte Gemäuer aus schwerem Jurastein, das da im Schatten der alten Kirche seit dem letzten Jahrhundert ein bescheidenes Dasein gefristet hatte, zum Spielfeld ihrer innenarchitektonischen Ambitionen. Und das mit Erfolg.

Es ist ein Tusculum zum Gernhaben geworden, die Weintrauben an der Hauswand waren süß und so reichlich in diesem Jahr, dass ich die Nachbarn mitversorgen konnte; nur das Spalierobst hat den Besitzerwechsel offensichtlich noch nicht verkraftet. Die zwei Birnen, die zu voller Größe gereift waren, wurden von der Nachbarin Vogelsang geerntet und mir beim nächsten Besuch nicht ohne eine gewisse Feierlichkeit übergeben.

Sie hofft mit uns auf eine bessere Ernte im nächsten Jahr.

Meine Tumormarker scheinen die dunklen Monate des Jahres wirklich nicht zu mögen. Wie im letzten Herbst ist auch jetzt die Tendenz wieder steigend. Vielleicht können sich Krebszellen im Dunkeln besser vermehren.

Ich versuche, es gelassen zu sehen.

Die Tumormarker in meinem Blut haben einen Herbstwert, der sich im Frühjahr wieder lichtet.

Dieses Schwanken zwischen vertrauendem Zurücklehnen und aufrechter Aufmerksamkeit werde ich lernen müssen, solange ich lebe.

Der Professor für Immunologie in München hat jetzt seine wöchentliche Zelltherapie verschärft. Zusätzlich zur bisher üblichen Gabe meiner tumortrainierten Lymphozyten spritzt er mir noch besonders clevere Zellen namens »Caprizellen« in die Vene. Ihr Name hat weder mit Ischia noch mit Capri zu tun, doch die Vorstellung, jetzt mitten im Winter ein bisschen Süden in die Blutbahn zu bekommen, finde ich schön.

Dr. Rostock schlägt mir vor, einen Versuch mit einem neu entwickelten Hormonblocker zu wagen. Zwar sei mein Brustkrebs ursprünglich unsensibel gegen Geschlechtshormone gewesen, sagt er, aber bis zu 15 Prozent der hormonunabhängigen Tumoren würden dennoch auf so genannte Anti-Hormone ansprechen.[3]

Tumorzellen können sich auch wandeln im Lauf der Zeit. Durch Chemotherapie und Bestrahlung kämen die noch im Körper verbliebenen Krebszellen des ursprünglichen Brusttumors unter Druck und müssten sich auf Dauer etwas anderes einfallen lassen, um zu überleben und der Überwachung durch das Immunsystem zu entgehen. Als Tochtergeschwülste der Mutter kämen sie oft in neuen Kleidern, mit einem veränderten biologischen Profil daher.

Ich muss an das Märchen vom Wolf und den sieben Geißlein denken. Auch dieser Bösewicht musste dreimal eine neue Gestalt annehmen, ehe er von den Geißlein zur Tür hereingelassen wurde und sie verschlingen konnte. Nur das jüngste Geißlein konnte noch rechtzeitig in den Uhrenkasten krabbeln und dem Wolf entgehen.

Mein Uhrenkasten heißt »Evista«. Dr. Rostock verschreibt mir dieses neu auf den Markt gekommene Mittel, das urspünglich zur Vorbeugung von Knochenschwund entwickelt worden war. Es soll aber auch als Krebsmedikament wirken: gezielt Östrogene dort entziehen, wo sie gefährlich sind, wie beispielsweise in der Gebärmutter oder Brust; und Östrogene dort verstärken, wo sie willkommen sind, etwa in den Knochen und der Leber.

Ein bisschen habe ich Angst vor diesem Experiment, und so lasse ich die Tabletten drei Wochen ungenutzt liegen, bis dann eines Tages der innere Ruck da ist und ich weiß, ich bin so weit.

Bei rund 50 Prozent der bösartigen Tumoren in der Brust wirkt das traditionelle Medikament Tamoxifen als Östrogenblocker und kann das Wachstum weiterer Krebszellen hemmen. Nach einigen Jahren der Einnahme besteht allerdings die Gefahr, dass diese bremsende Wirkung in den gegenteiligen Effekt umschlägt. Das liegt daran, dass Tamoxifen in anderen Geweben des Körpers nicht wie ein Anti-Östrogen, sondern wie ein Östrogen wirkt. Deshalb wurden in den letzten Jahren Alternativen zu »Tamoxifen« entwickelt. Dazu gehört der Selektive Östrogenrezeptor-Modulator" (SERM) »Raloxifen« (Handelsname »Evista«), Fulvestrant (Handelsname »Faslodex«), eine Art Östrogenrezeptor-Killer, in der Fachsprache »Estrogen Receptor Downregulator« (ERD) genannt sowie die Familie der Aromatasehemmer mit den Medikamenten »Arimidex« (Wirkstoff: Anastrozol), »Femara« (Wirkstoff: Letrozol) oder »Aromasin« (Wirkstoff: Exemestane). Aromatasehemmer blockieren kein bereits vorhandenes Östrogen im Körper, sondern sorgen dafür, dass sich das »Krebszellenfutter« Östrogen gar nicht erst dort bildet.

Drei Aufsehen erregende Studien (die ATAC-Studie im Jahr 2002, die MA-17-Studie in 2003 und die IES-031-Studie im Jahr 2004) konnten an Tausenden von Frauen nach den Wechseljahren zeigen, dass die Einbeziehung eines Aromatasehemmers in die bisher übliche fünfjährige Hormonblockade-Behandlung mit »Tamoxifen« Sinn macht: Die ATAC-Studie zeigte an 9300 Frauen, dass fünf Jahre mit Arimidex als Anti-Hormontherapie wirksamer sind als fünf Jahre mit Tamoxifen, weshalb das Medikament auch für die Erstbehandlung von Brustkrebs zugelassen wurde. Die MA-17-Studie bewies an rund 5200 Frauen, dass eine fünfjährige Anschlussbehandlung mit Femara nach Ablauf der fünfjährigen Tamoxifen-Therapie das Rückfallrisiko um 43 Prozent verringert. Die IES-031-Studie demonstrierte an fast 4800 Frauen, dass es sich lohnt, bereits innerhalb des Fünf-Jahres-Zeitraums der Nachbehandlung mit Tamoxifen auf einen Aromatasehemmer (Exemestane) zu wechseln. Frauen, die nach zwei oder drei Jahren von Tamoxifen auf Exemestane umgestiegen sind, konnten ihr Risiko, erneut an Brustkrebs oder Metastasen zu erkranken, um ein Drittel senken.

Sybille ist aus Amerika zurück. Die Metastasen in der Lunge sind weg. Die Behandlung mit der eibenhaltigen Chemotherapie und dem Antikörper hat gegriffen. Die Behandlung mit Herceptin wird weitergehen: einmal pro Woche, durch die Vene, für den Rest ihres Lebens. »Der Antikörper kostet die Kasse ein Heidengeld«, sagt sie, und in ihrer Stimme klingt so etwas wie ein fast schon triumphierendes Anrecht auf Wiedergutmachung von etwas, das in Wirklichkeit nicht wieder gutzumachen ist: ein Brustkrebs, mitten in der Schwangerschaft, der von ihren Ärzten nicht rechtzeitig erkannt worden war.

»Wir sind unseren Patientinnen gegenüber zu einer Optimierung der Therapie verpflichtet«, sagt der Krebsspezialist Michael Untch aus dem Münchner Klinikum Großhadern, »obwohl diese Tatsache im krassen Gegensatz zur Kostenexplosion im Gesundheitswesen steht, die zum Teil auch durch den medizinischen Fortschritt verursacht wird. Selbst wenn bei manchen unserer Brustkrebspatientinnen solche Therapien überflüssig oder unwirksam sind, was wir nicht immer von vornherein feststellen können, sind wir es jeder einzelnen Patientin schuldig, ihre Chance auf Überleben zu verbessern.«[6]

2. Krank werden an der Gesundheitsreform

Die Bundesregierung plant grundlegende Reformen im Gesundheitswesen; die Gesundheitsreform wirft ihre Schatten voraus und lässt in den mehr als 110 000 deutschen Arztpraxen und rund 2500 Krankenhäusern eine unheilvolle und unheilsame Stimmung aufkommen, die wir Patienten über uns ergehen lassen müssen: stöhnende Ärzte, die seelisch und moralisch von Kranken aufgepäppelt werden müssen; aufgebrachte Ärzte, die den Kranken die innere Kündigung aussprechen, weil sie den täglichen Eiertanz mit dem Arzneimitteletat leid sind; ängstliche Ärzte, die den ständigen Konflikt in ihrer Doppelrolle als Heiler und Sparkommissar nicht mehr ertragen; übermüdete Ärzte, die durch unbezahlte Überstunden die Versorgung von Kranken in Kliniken gewährleisten. Und mittendrin der verunsicherte Patient, der nicht mehr sicher weiß, ob sein Arzt das Beste für seine Gesundheit oder für das Budget getan hat.

Es ist seit 25 Jahren die neunte Reform im deutschen Gesundheitswesen: Von drastischen Leistungskürzungen ist die Rede; von einer Neuregelung der Krankenhausfinanzierung auf dem Rücken der Patienten; von einem Globalbudget in der gesetzlichen Krankenversicherung, das eine Obergrenze für Medikamente und Leistungen festschreibt und, wie Ärzte warnen, die medizinische Versorgung gefährde; Worte wie »Rationierung«, »Warteliste«, »Positivliste«, »Negativliste«, »Arzneimittelausgaben-Begrenzungsgesetz« und »Notrezepte« machen die Runde und lassen vor allem Krebspatienten Böses ahnen.

Wenn ich nicht schon chronisch krank wäre – man könnte krank werden an diesem chronisch gewordenen Gefeilsche um unser hoch entwickeltes Gesundheitssystem, das immer wieder mal kräftig unter rein ökonomischen Gesichtspunkten durchgeschüttelt wird, ohne dass ernsthaft nach der notwendigen Qualität und den nötigen Prioritäten gefragt würde. Von den wirklichen Bedürfnissen der Patienten ganz zu schweigen. Eine Charta der Patientenrechte, die nicht nur ein Placebo ist, sondern Patienten als eigenständige Kunden im Gesundheitswesen achtet und schützt, muss noch geschrieben werden.

Wenn es so weitergehe, hatte der Ärztefunktionär Professor Carsten Vilmar sarkastisch erklärt, dann müssten Patienten eben mit weniger Leistung zufrieden sein; unter diesen Umständen sollte überhaupt darüber nachgedacht werden, »ob diese Zählebigkeit anhalten kann oder ob wir das sozialverträgliche Frühableben fördern müssen«.

»Sozialverträgliches Frühableben«. In Deutschland können solche Witze schwer danebengehen. Das Unwort des Jahres 1998 wurde daraus.

Krebskranken bleibt es im Hals stecken. Mir jedenfalls. Auch wenn es nicht so gemeint war.

Ich merke, wie sich langsam ein Klima der Gnadenlosigkeit breit macht. Und wie ich allmählich Angst bekomme in diesem Land.

Vielleicht kommt die Zeit, in der wir Frauen mit Brustkrebs uns nicht mehr rechnen. Aber fühlen werden wir dann immer noch.

Vielleicht kommt die Zeit, in der neue, kostspielige Krebstherapien nur jenen Frauen zugänglich sind, die sie aus eigener Tasche bezahlen. Aber länger leben möchten auch die anderen.

Ich denke nicht daran, sozialverträglich früh abzuleben.

Mir schwebt ein individualverträgliches Spätableben vor.

Wie weit ein ärztlich unterstützter Freitod, auf Amerikanisch physician-assisted suicide (PAS) genannt, bei unheilbaren Patienten die Kosten im Gesundheitswesen senken könnte, wollte Dr. Ezekiel J. Emanuel vom Dana-Farber-Krebsinstitut in Boston wissen. Seit Oktober 1997 gibt es im Bundesstaat Oregon ein Gesetz, das die aktive Mitwirkung eines Arztes am Tod von Patienten regelt.[7]

Die Versorgung Schwerstkranker in den letzten Lebenswochen kostet in den USA rund 10 000 Dollar. Ausgehend von der Schätzung, dass jährlich 62 000 amerikanische Krebspatienten in diesem Zeitraum um aktive Sterbehilfe nachsuchen würden, ergäben sich daraus Einsparungen in Höhe von 627 Millionen Dollar. Das sind weniger als 0,07 Prozent der Gesamtkosten des US-Gesundheitswesens.[8]

»Wirklich signifikante Einsparungen«, vermutet Emanuel, könnten nur durch eine »radikale Umkehr des Denkens durch die Annahme des Todes als natürlichen und unwiderruflichen Teil des Lebens« erzielt werden.[9]

Die Weihnachtsfeiertage verbringen wir in unserem winzigen Widerstandsnest in Hohenaltheim. Die schmale Straße den Berg hinauf ist so verschneit, dass wir unsere Einkaufstüten zu Fuß hinaufschleppen. Wir sitzen auf der Eckbank in der Küche. Und im türkisfarbenen Herd mit den Eisenringen und der Kupferwanne für heißes Wasser, den wir vom Vorbesitzer übernommen haben, brennen die Holzscheite.

Drei Weihnachtsfeste sind vergangen, seit der Brustkrebs in unsere Familie kam: Das erste Fest verbrachte ich im Morgenmantel, kurz nach dem letzten Zyklus Chemotherapie; das Silberglitzerkleid beim zweiten Fest war eine Protestkundgebung gegen die Erinnerung.

Jetzt feiern wir das dritte Weihnachtsfest. Ein schlichtes Fest in diesem kleinen Haus am Rande einer alten Katastrophe.

Wir sind zu sechst: Peter und ich, meine Mutter und unsere Freundin Margret aus Berlin, und Florian und Hanna.

Wir lernen Hanna kennen, eine rothaarige Mona Lisa aus München. Sie hat gerade eine Lehrstelle als Restauratorin gefunden. Ihr schönstes Weihnachtsgeschenk, wie sie sagt. Im März beginnt das Praktikum, im September die Ausbildung bei einem Kirchenmaler am Chiemsee. Und für Florian hat sie auch gleich mitgefragt, bei der Gelegenheit. Als Steinmetz könne er ihn zwar nicht beschäftigen, habe der Kirchenmaler gesagt, aber er suche jemanden, der ihm bei Stuckarbeiten hilft. Und eine

Wohnung mit Blick in die Berge sei auch schon in Aussicht, sagt Florian.

In diesen Weihnachtsfeiertagen habe ich Gelegenheit, Hanna und Florian zu beobachten, mir meine Gedanken über dieses ungleiche Paar zu machen: sie filigran, er ein Bär. Wenn ich sehe, wie die beiden miteinander umgehen, muss ich manchmal an die Geschichte von »My fair Lady« denken, an Mr. Higgins, der aus dem unverbildeten Blumenmädchen Eliza eine feine Dame machen wollte. Nur sind hier die Rollen vertauscht: Mrs. Higgins und Elizo. Hanna hat das Talent, auf eine leichte Art Muse für Florian zu sein. Umgekehrt scheint aber auch er ein »Muser« für sie sein. Ich fühle mich so geborgen bei Florian, sagt Hanna.

Die beiden haben sich irgendwie gefunden, und Florian sich selbst auch.

Die Hiobsbotschaften kommen hintereinander, gleich in den ersten Monaten des neuen Jahres: Nina, eine Freundin vom Heilkurs in der Schweiz, hat jetzt nicht nur Knochenmetastasen, sondern auch Lebermetastasen und bekommt eine eibenhaltige Chemotherapie.

Zu Helges Lebermetastasen, die in einer Operation entfernt worden waren, ist ein weiterer Krebsherd in der Wirbelsäule hinzugekommen, der demnächst bestrahlt wird.

Doris, die junge Frau aus Augsburg, ebenfalls eine Bekanntschaft aus der Klinik für Tumorbiologie, hat Lungenmetastasen.

Und Tina meldet sich am Telefon und sagt: »Jetzt gehöre ich auch zu eurem Onko-Club. Ich habe Brustkrebs.« Sie sagt es mit einer unglaublichen Gelassenheit. Sie hat nichts mehr zu verlieren, seit sie ihr einziges Kind verloren hat.

In solchen Momenten merke ich, dass meine Angst, diese nackte Angst, die ich verschwunden glaubte, sich nur verborgen hält, um auf Abruf wieder durch den Bauch hinaufzukrabbeln bis zum Herzen, das dann ganz erschrocken hüpft.

Ein Bild steigt manchmal in mir auf: Ich sitze auf einem Felsen mitten im stürmischen Meer. Von Wellenschlag zu Wellenschlag wird der Felsen schmaler, und ich drohe zu versinken in diesem Meer von Metastasen. Aber ich halte mich fest. Und schreie gegen die tosende Angst: Ich heiße nicht Sybille. Ich heiße nicht Nina. Ich heiße nicht Helge. Ich heiße nicht Doris. Ich heiße nicht Karin. Ich heiße nicht Tina. Ich heiße Uschi und ich möchte nicht von diesem Felsen fallen. Ich möchte nicht untergehen. Ich möchte abgeholt werden von einem Schiff, das mich in ruhigere Gewässer bringt.

Durch die Terrassentür unseres Häuschens sehe ich, wie die Blätter der Weinrebe, die jetzt wie ein Skelett an der Holzverkleidung der Hauswand steht, sich braun und orangerot kräuseln; als hielten sie die Augen für den Winterschlaf geschlossen.

Im Frühjahr werden die Wiesen vor dem Dorf, rechts und links von der nahen Quelle mit dem schönen Namen Ursprungquelle, wieder übersät sein mit violettem Lärchensporn. Zu meinem fünfzigsten Geburtstag im April werde ich mir von ein paar Freundinnen Rosenstöcke wünschen. Ich brauche Leben als Geschenk, viel Leben. Dann wird die Erde wieder offen sein. Und ich werde die Rosen in diesen winzigen Garten da draußen pflanzen, von dem aus der Blick hinunterreicht bis weit in die Kraterlandschaft hinein.

Kann sein, dass die Gesundheitsreform auch etwas Heilsames hat: Patientinnen mit Brustkrebs lernen ihren Arzt jetzt wirklich kennen. Niedergelassene Ärzte müssen sich bekennen: entweder zu ihrem Geldbeutel oder zur Patientin. Ich habe Mitleid mit den Ärzten guten Willens und möchte nicht in ihrer Haut stecken. Sparen sie am falschen Ort beim Patienten, können sie dafür haftbar gemacht werden. Sparen sie nicht, können sie von der Kasse zur Kasse gebeten werden.

Für viele Brustkrebspatientinnen, die nicht privat versichert sind, ist der Besuch beim Arzt zu einem Drahtseilakt geworden, besonders für solche, die Wert auf eine biologische Zusatzbehandlung legen. Ich habe großes Glück mit meinem Ärzteteam, doch von anderen höre ich viele Klagen. Es ist verwirrend und entlarvend zugleich, wie schnell manche Ärzte ihre medizinischen Überzeugungen über Bord werfen, indem sie bestimmte Medikamente nicht mehr verordnen. Oder andere verordnen. Oder bestimmte Laboruntersuchungen nicht mehr vornehmen, die sie früher als notwendig erachtet haben.

»Es ist wie im Krieg«, schreibt mir Gabriele, eine Patientin mit Brustkrebs aus Bamberg. »Bei einem Arzt bekomme ich noch meine Mistel, und dafür nichts anderes mehr. Der nächste sagt mir, dass Mistel nicht mehr verordnet werden dürfe, und verschreibt mir Zink und Selen. Der Hausarzt gibt mir ein billigeres Enzympräparat mit dem Hinweis, das sei besser als das vorhergehende. Da habe ich die Krise gekriegt und ihn gefragt: Besser für wen? Bis er zugeben musste, dass es besser für sein Praxisbudget ist.«

Ich frage mich, wie Dr. Rostock und Frau Dr. von Rohde das machen. Ihre Wartezimmer sind nicht gespickt mit Angst erregenden Warnhinweisen, die jedem Versicherten bei der Frage nach einem Rezept von vornherein den Hals zuschnüren. Ihre Praxen sind noch heilsame Oasen.

Für einen Allgemeinarzt und hausärztlichen Internisten sind Patientinnen mit Brustkrebs kein Hobby, wie mein ehemaliger Onkologe uns zu bezeichnen pflegte, sondern der Ruin. Allein die Bestimmung der beiden klassischen Tumormarker CEA und CA 15-3 kostet ihn 780 Punkte. Die Erhebung weiterer Blutwerte, was auch Jahre nach Chemotherapie durchaus angezeigt sein kann, wird von der Kassenärztlichen Vereinigung mit 400 Punkten geahndet. Macht 1180 Punkte. Vorgesehen sind pro Patient aber nur 70 Punkte im Quartal. Pro Punkt bekommt der Allgemeinarzt ein Honorar in Höhe von 0,03 Euro.

Er ist mit 2 Euro und 50 Cent dabei.

Unter dem Diktat der Gesundheitsreform scheint bei Frauen mit Brustkrebs eine Art medizinisches Nomadentum ausgebrochen zu sein. Nicht, dass es Spaß machen würde, verschiedene Praxen anzusteuern – vielleicht auch noch in eine andere Stadt zu fahren, um das zu bekommen, was man medizinischen Fortschritt nennt; oder vom Hausarzt an das Krankenhaus verwiesen zu werden, weil das Rezept für ein Anti-Hormon-Präparat seinen Etat sprengen würde. Es ist so, weil es um Leben und Tod geht: Reinhilde, eine 53-jährige Frau mit Brustkrebs und Lymphknotenmetastasen an der Lunge, musste für längere Zeit einmal die Woche von Kempten in ein Krankenhaus nach München fahren, weil der Medizinische Dienst ihrer Kasse sich nicht in der Lage sah, schnell und unbürokratisch die Fortsetzung der von der Klinik angeordneten Herceptin-Therapie ambulant durch ihren Hausarzt in Kempten zu genehmigen. »Als ich noch zur täglichen Bestrahlung nach München fahren musste, habe ich bewusst kein Taxi in Anspruch genommen, um meiner Kasse beim Sparen zu helfen«, sagt sie enttäuscht. »Jetzt hätte ich mir umgekehrt mehr Großzügigkeit erwartet.«

Auch den Klinikärzten weht zunehmend ein kalter Wind um die Ohren. Sie müssen sich nicht nur um die Verbesserung von Behandlungsmöglichkeiten kümmern, sondern auch noch um deren Finanzierung durch die Krankenkasse.

Oft genug führt das zu einem Eiertanz zwischen dem Medizinischen Dienst der Krankenkassen und den Richtlinien der Krankenhausverwaltung, was häufig der Quadratur des Kreises entspricht.

Es sind Kleinkriege im Kampf von Frauen um ihr Überleben, im Kampf um das Überleben von Frauen. Kleinkriege auf Kosten der Nerven von Ärzten und der Lebenszeit von Patientinnen.

»Erst kriegen wir uns darüber mit dem Medizinischen Dienst in die Wolle und dann mit der eigenen Krankenhausverwaltung, und zwischendurch sollen wir auch noch gute Medizin machen«, klagt Oberarzt Michael Untch vom Klinikum Großhadern. »Unsere Hinweise auf die Dringlichkeit solcher Kostenerstattungsanträge für die Behandlung mit Herceptin wurden auch schon mal vom zuständigen Kollegen mit der achselzuckenden Feststellung beantwortet: Ja, dann müssen sie halt sterben, es sterben permanent Menschen.«[10]

Jetzt, da die Tage wieder länger und heller werden, fallen meine Tumormarker wieder. Gut, wenn ich das Spielchen kenne, stelle ich mich gerne darauf ein: Herbst-Tumormarker hoch, Frühlings-Tumormarker niedrig. Dieses Leben mit chronischer Krankheit ist, als trüge ich in meinem Inneren einen kleinen Vulkan mit mir herum. Der im Rhythmus der Jahreszeiten mal mehr oder weniger aktiv ist. Der mal raucht, mal faucht, mal brodelt, mal vor sich hin dämmert, ohne auszubrechen.

Es heißt, dass die meisten Fälle von Brustkrebs im späten Frühjahr auftreten. Das Melatonin, ein von der Zirbeldrüse im Gehirn gebildeter Stoff, soll dabei eine Rolle spielen. Ihm wird eine Brustkrebs hemmende Wirkung nachgesagt. In Zeiten von spärlichem Sonnenlicht kurbelt die Zirbeldrüse ihre Produktion an und scheint dabei als »Nebenwirkung« auch das Wachstum von Krebszellen zu bremsen. Wenn die Tage wieder hell werden, sinkt die Ausschüttung von Melatonin, und die Häufigkeit von Brustkrebs steigt an.

Dass Krebszellen auf noch nicht geklärte Weise mit dem Tag-und-Nacht-Rhythmus des Körpers mitschwingen, darauf verweist ein weiteres medizinisches Rätsel: Blinde Frauen haben ein um 60 Prozent geringeres Risiko für Brustkrebs als sehende.[11]

Vielleicht haben meine zwielichtigen Tumormarker auch etwas mit dieser inneren Uhr zu tun.

Amerikanische Forscher haben jetzt das künstliche Licht als neuen Risikofaktor für die Entstehung von Brustkrebs im Blickfeld. Es beeinflusse den Biorhythmus des Menschen und seinen Hormonhaushalt, sagt Professor George Brainard von der Thomas-Jefferson-Universität in Philadelphia. Aus der Tatsache, dass sehende Frauen doppelt so häufig an Brustkrebs erkranken wie blinde und Stewardessen zweimal so häufig von dieser Krankheit befallen werden wie andere Frauen, folgern die US-Forscher, es müsse etwas mit der »24-Stunden-Gesellschaft« der Industrienationen zu tun haben. Nachtarbeit und Schichtdienste könnten die Produktion des Hormons Melatonin, das die innere Uhr des Menschen steuert, durcheinander bringen. Der Melatoninspiegel im Blut ist nachts am höchsten, Tageslicht dagegen hemmt die Ausschüttung dieser Substanz.

Die Auswertung von rund 50 000 Brustkrebsfällen weltweit eröffnet jetzt für die Forscher aus Philadelphia das Szenario eines hormonellen Teufelskreises: Bei künstlichem Licht am Abend und in der Nacht verhält sich Melatonin sparsam wie bei Tag. Zu wenig Melatonin wiederum führt zu einer Überproduktion des weiblichen Geschlechtshormons Östrogen. Zu viel Östrogen aber beschleunigt das Wachstum und vielleicht auch die Entartung von Tumoren der Brust.

Gemeinsam mit den Kollegen aus Finnland wollen die amerikanischen Wissenschaftler jetzt das Wechselspiel von Kunstlicht, Melatonin und Brustkrebs in mehreren Studien erhellen.[12]

Vielleicht war es Dr. Rostocks Östrogen-Entzugs-Ersatz-Mittel »Evista«, das meine gestiegenen Herbst-Tumormarker im Frühling wieder nach unten gebracht hat. Oder aber die »Capri«-Zellen aus dem Labor des Immunologie-Professors aus München, zu dem ich nach wie vor einmal in der Woche gehe.

Wer es war, was es war und wie lange es so sein wird – es spielt keine Rolle. Es ist so. Diese Freude ohne Vorbehalt, ich lerne sie immer besser.

Aus dem Protokoll der Psychoonkologin vom 23. März 1999:

Frau G.-P. bringt mir einen Traum der vergangenen Woche.

Sie sagt: »Aus der rechten Brust fließt orangerote Milch, als löse sich dahinter etwas auf. Ich drücke ganz fest im Bereich der Brustwarze, und alles entleert sich, löst sich auf. In diesem Augenblick habe ich ganz deutlich das Gefühl, einen Tumor ausgestoßen zu haben, abgeschieden zu haben.«

Die Patientin wirkt erleichtert im Gespräch und fügt hinzu: »Ich glaube, ich habe jetzt wirklich den Abschied von meiner Brust geschafft.«

Wir verstehen diesen Traum so, dass Frau G.-P. eine gewisse Sicherheit für sich entwickelt hat, das für sie Förderliche von den Altlasten zu unterscheiden: Es ist, als habe sie zu ihrer ureigenen Seelenmelodie gefunden; als habe sie es geschafft, die Narben in ihrem Leben annehmen und damit leben zu können.

Beim Rückblick auf diese Begleitung von zweieinhalb Jahren wird deutlich, dass die Patientin eine Entwicklung gewagt hat: von der verzweifelten Suche nach Wegen, mit der Angst um das Überleben fertig zu werden, bis hin zur Neuentdeckung einer selbst verantworteten Autonomie. Das »Leben mit Krebs« ist dabei, ihr zu gelingen und als Lebens-Weisheit für sie mehr zu bedeuten als der immer wieder gern beschworene »Kampfgeist« oder ein zwanghaft verordnetes »positives Denken«.

Eine so intensive therapeutische Arbeit mit einem so hohen Engagement von beiden Seiten ist meiner Erfahrung nach in einer therapeutischen Konstellation dieser Art nicht das Übliche. Es zeigt aber auf, was unter solchen Voraussetzungen entstehen kann.

Zur letzten Stunde mit Frau Kai komme ich ein paar Minuten zu spät, weil ich mich hinter dem Lastwagen eines Bundeswehr-fahrschülers durch den Morgenverkehr gewühlt habe. Ich bringe Frau Kai eine Rose mit und die weiß lasierte Brust aus Ton, die ich in den ersten Tagen nach meiner Operation im Krankenhaus gemacht hatte. Es war die Brust, die mir wieder zu Tränen verholfen hatte, zum ersten Mal nach der Diagnose. Das hohle Innere habe ich mit Moos ausgekleidet, als Zeichen, dass jetzt Gras über den Schmerz gewachsen ist.

Ich könne jederzeit wieder kommen, wenn etwas wäre, sagt sie, und wir umarmen uns beim Abschied.

Am Muttertag pflanze ich die Geburtstagsgeschenke in den kleinen Garten von Hohenaltheim: vier Hochstammrosen, zwei englische Buschrosen, eine Trauerhochstammrose, zwei Zwergrosen, eine Kletterrose.

Ich wollte allein sein beim Pflanzen. Peter ist im Wald. Der von Goethe besungene Gingkobaum mit den zwiespältigen Blättern, die Krebszellen hemmen sollen, steht bereits in der Mitte. Ulrike und Hedwig hatten ihn mir geschenkt, und gemeinsam haben wir ihn vor Wochen in die Erde gesetzt.

Um ihn herum werden die Rosen wachsen. Wie ein Maulwurf grabe ich Pflanzloch für Pflanzloch, der Schweiß läuft mir herunter. Und während ich schaufle an diesem klaren Sonnentag, spüre ich ein tiefes Gefühl von Unversehrtheit; als hätte ich alles Unheilvolle gleich mit vergraben.

Jede Rose kommt in die Vertiefung, wo sie Wurzeln schlagen soll. Jede Rose taufe ich auf den Namen der Freundin, die sie mir geschenkt hat, und halte über diese Rosen Verbindung: Es ist schön, zu sehen, wie Evi und Christina blühen, wie Traudl und Helge sich machen, wie Anita und Tina duften, wie Ulrike klettert, wie Ilse, Barbara und Angelika wachsen.

Und ich weiß, es geht ihnen gut.

13. Mai 1999: Streubomben der Nato auf das Dorf Koriša im Kosovo töten an die 100 Zivilisten.

13. Mai 1999: »Ich habe den Kosovo im Kopf«, sagt Sybille am Telefon. »Zehn kleine Metastasen im Gehirn, verstehst du? Ich muss sofort bestrahlt werden.«

Die Übelkeit seit Monaten und den gelegentlichen Schwindel habe sie erst auf das Herceptin zurückgeführt, dann auf ihre seelische Verfassung. Auch ihr Onkologe habe sich nichts dabei gedacht, als im Januar die Tumormarker wieder anstiegen, bis der epileptische Anfall kam und sie ohnmächtig wurde.

»Ich kann nicht mehr«, sagt Sybille. »Wenn ich nachts wach liege, möchte ich manchmal am liebsten aufstehen und mich auf die nahen Bahnschienen legen.«

Es ist still in der Leitung. Die Gedanken in meinem Kopf sind zäh und mein Herz ist regungslos, als würde es sich weigern, weiterhin solche Mitteilungen zur Kenntnis zu nehmen.

3. Es geht nicht nur um Lebensqualität – es geht um Überlebensqualität

Der Brustkrebshimmel muss groß sein.

Wir klonen Schafe und schicken zur Jahrtausendwende mit einer Rakete der Deutschen Post SpaceMails ins All.

Aber an Brustkrebs sterben wir noch immer.

Eine vom Berliner Robert-Koch-Institut (RKI) vorgestellte Studie zeigt, dass bei den meisten Tumorerkrankungen in Deutschland der Anteil geheilter Krebspatienten in den letzten 30 Jahren deutlich gestiegen ist; mit Ausnahme von Brustkrebs. Die Überlebenszeiten der Patientinnen haben sich nur geringfügig verbessert. »Bei früheren Untersuchungen wurde das Schicksal der betroffenen Frauen über fünf Jahre lang verfolgt«, sagt Dr. Dieter Schön, Leiter der Krebsdokumentation am Robert-Koch-Institut in Berlin. »Nun zeigt es sich aber, dass es auch nach zehn oder fünfzehn Jahren vermehrt Todesfälle gibt, die unmittelbar auf die Diagnose Brustkrebs zurückzuführen sind.«[13]

Die Tatsache, dass Deutschland, im Unterschied zu anderen Nationen, kein nationales Krebsregister hat, sondern nur lückenhafte Krebsregister in den einzelnen Ländern, erschwert eine einheitliche Erfassung von Entstehung, Verbreitung und Verlauf von Brustkrebs.

Schätzungen gehen davon aus, dass nur 62 Prozent der Frauen mit Brustkrebs in Deutschland zehn Jahre nach ihrer Erkrankung noch am Leben sind.

Während die Brustkrebssterblichkeit seit 1990 in Kanada, Amerika, Australien, England und Schweden sinkt,[14] bewegt sich das jährliche Sterben an Brustkrebs in Deutschland erst jetzt – nach 30 Jahren – langsam nach unten. Bis vor kurzem war sogar ein leichter Anstieg zu beobachten.[15]

Der Rückgang der Todesfälle in diesen Ländern wird vor allem durch den breiten Einsatz von Mammographie-Reihenuntersuchungen als Bestandteil eines nationalen Früherkennungs-Programms begründet. Nach Einführung dieser Gesundheitsleistung in England ging die Sterblichkeit an Brustkrebs im Zeitraum von 1989 bis 1995 für Frauen im Alter von 50 bis 64 Jahren um 15 Prozent zurück.[16]

Trotz eines Anstiegs von Brustkrebs in Schweden um 1,25 Prozent, konnte in den letzten 15 Jahren das Sterben von Frauen an Brustkrebs in Südschweden durch eine unterstützende Behandlung mit Chemotherapie und Anti-Hormonen nach der Operation um 10 Prozent und durch hochwertige Früherkennungsprogramme um 34 Prozent gesenkt werden.

»Da die Wirksamkeit der gegenwärtig angebotenen Brustkrebsfrüherkennung in Deutschland nicht als ausreichend belegt werden kann, ist es höchste Zeit, dass wir jetzt ein qualitätsgesichertes Mammographie-Screening in Deutschland für Frauen im Alter von 50 bis 70 einführen«, sagt die Münchner Feldstudien-Forscherin Jutta Engel.[17]

Niederländische Berechnungen haben ergeben, dass die Kosten für eine systematische Früherkennung von Brustkrebs bei 20 000 Frauen über 50 billiger sind als die Behandlung von 20 brustkrebskranken Frauen mit Metastasen.[18]

»Wir müssen gemeinsam schnell mehr tun«, fordert Professor Klaus-Dieter Schulz, Marburg, Vater der so genannten Stufe 3-Leitlinie Brustkrebsfrüherkennung in Deutschland (www.aerztekammer-berlin.de). Mit mehr individuellen Therapien und einem fachübergreifenden Brustkrebsfrüherkennungsprogramm soll im Deutschland des 21. Jahrhunderts das Sterben an Brustkrebs um fast die Hälfte gesenkt werden. »Hoffnung gibt uns das rasch anwachsende Wissen über molekularbiologische und biochemische

Faktoren«, sagt der Berliner Onkologieprofessor Kurt Possinger, Direktor der II. Medizinischen Klinik der Charité Berlin. »Es ermöglicht uns schon jetzt immer neuere Behandlungsmethoden, die auf die Tumorbiologie der einzelnen Brustkrebspatientin abgestimmt sind.«[19]

Warum kommen wir nicht weiter?

Seit 30 Jahren gibt es nichts wirklich Neues in der Brustkrebsmedizin. Seit 30 Jahren wird nahezu unvermindert an Brustkrebs gestorben.

Erst in den letzten Jahren beginnen sich durch die Entwicklung gentechnisch hergestellter Antikörper und neuartiger Wirkstoffe einschneidende Therapiefortschritte auf der Grundlage molekularbiologischer Mechanismen abzuzeichnen.

Ein Paradigmenwechsel in der Behandlung von Brustkrebs ist in Sicht. Doch die Hoffnung auf Heilung ist zäh. Bis zukunftsweisende Behandlungen zum Standard werden, müssen noch viele Studien und viele Konsensus-Konferenzen stattfinden und noch viele Kämpfe mit Gesundheitsbehörden ausgefochten werden.

Bis dahin werden noch viele Frauen viel zu früh an Brustkrebs sterben.

Es muss sehr schnell sehr viel besser werden für uns Frauen mit Brustkrebs in Deutschland: in der Früherkennung, der Therapie, der Nachsorge.

Warum kommen wir nicht weiter?

In der traurigen Hitparade des Fünf-Jahres-Überlebens steht Deutschland im europäischen Vergleich unter 17 Ländern nur an achter Stelle.[20]

In Deutschland nehmen 71,7 Prozent der Frauen die Fünf-Jahres-Überlebenshürde. Schweden, das Land mit hochwertiger Brustkrebsfrüherkennung, steht mit 80,6 Prozent an der Spitze. In Frankreich überleben immerhin 80,3 Prozent die ersten fünf Jahre mit Brustkrebs. Dazwischen liegen die Schweiz, Island, Finnland, Italien und Holland ehe Deutschland an der Reihe ist.

In Deutschland haben Frauen mit gesunden Brüsten keine Lobby; aber sie brauchen dringend eine: Sie müssen durch ein hochwertiges Früherkennungsprogramm geschützt werden.

In Deutschland haben Frauen mit Brustkrebs keine Lobby; aber sie brauchen dringend eine: Sie müssen durch eine individuelle Therapie und Nachsorge gestützt werden.

Warum kommen wir nicht weiter?

»In zehn bis fünfzehn Jahren werden wir für Brustkrebspatientinnen vermutlich einen Cocktail aus verschiedenen Antikörpern anbieten können, der Schaltkreise unterbricht, Signalwege abschneidet, den Krebs zwar nicht vernichtet, ihn aber zu einer chronischen, beherrschbaren Krankheit werden lässt«, sagt Professor Axel Ullrich, Direktor der Abteilung für Molekularbiologie am Max-Planck-Institut für Biochemie in Martinsried bei München. Er schuf die Grundlagen für die Entwicklung des ersten Antikörpers gegen eine besonders aggressive Form von Brustkrebs, eine Immuntherapie, die sich gegen die HER 2-Antennen auf der Brustkrebszelle richtet. Damit sich etwas ändert, sei allerdings ein Umdenken nötig, sagt Ullrich. Bei Arzneimittelbehörden, bei den Firmen, in den Kliniken. Die Wirksamkeit einer Substanz würde dann nicht mehr daran gemessen, dass ein Tumor verschwindet oder schrumpft, sondern daran, wie lange eine Patientin mit Brustkrebs überlebt.[21]

Die überlasteten Ärzte in deutschen Kliniken kennen den Schmerz der Frauen hautnah, und oft genug verzweifeln sie unter dem Druck der gesundheitspolitischen Vorgaben selbst daran.

Den Gesundheitspolitikern müssen die Augen geöffnet werden. Den Ethikkommissionen. Den Krankenkassen. Den Arzneimittelbehörden. Den nationalen Wissenschaftsgesellschaften und Forschungseinrichtungen.

Damit Ärzte noch genauer hinsehen. Damit Politiker mehr Gelder locker machen. Damit die Forscher schneller forschen. Damit der Zuwachs an Erkenntnis nicht von Intrigen und Einzelinteressen behindert wird. Damit das Überleben dieser Frauen an allererster Stelle steht.

Damit das Sterben endlich aufhört.

»Es muss ein ganz neues Denken eingeführt werden«, betont Axel Ullrich, einer der bedeutendsten Krebsforscher Deutschlands. »Und die Patientinnen stehen da und haben dabei nichts zu sagen. Das ist das Komische. Die haben keine Stimme. Die sind sowohl einfach Objekte, aber auch – das darf man nicht vergessen – Kundinnen im übelsten Sinne. Das geht so weit, dass Kliniken und Ärzte regelrecht um diese Patientinnen kämpfen. Das ist für die bares Geld. Es ist nicht so, dass die Patientinnen an erster Stelle stehen, es sind die Einnahmen des Klinikums oder der Praxis. Ich möchte hier keinem Mediziner unlautere Motive vorwerfen, aber es beeinflusst die Entscheidungsprozesse eindeutig«.[22]

Wir Brustkrebspatientinnen sollten auch beginnen, unsere Sache selbst in die Hand zu nehmen: Wir müssen mehr Wissen über unsere Erkrankung sammeln. Die optimale Behandlung für uns einfordern. Beteiligung an Entscheidungsprozessen verlangen. Den Kampf gegen Brustkrebs als gleichberechtigte Partnerinnen an der Seite engagierter Ärzte und Wissenschaftler führen. Und die anderen meiden.

Warum kommen wir nicht weiter?

»Die deutschen klinischen Forscher, insbesondere, wenn es sich um Ordinarien handelt, sind Hasenfüße«, sagt ein Professor für gynäkologische Onkologie an einer Universitätsklinik in Deutschland. Seinen Namen möchte er nicht nennen, weil er seine »Karriere noch nicht beendet« hat. »Die passen sich an und machen lieber das nach, was man in den USA bereits getestet hat. Da ist man auf der sicheren Seite, auch, was das Finanzielle angeht.

Das Problem an den deutschen Universitätskliniken ist, dass es für einen Ordinarius eine Möglichkeit ist, sehr viel Geld zu verdienen. Deswegen werden durch diese Position viele Scharlatane angelockt, denen die Verdienstmöglichkeiten wichtiger sind als die wissenschaftlichen Möglichkeiten, die sich an einer Uniklinik bieten. Das sage ich jetzt nicht, weil ich frustriert bin und meine, ich müsste selbst in eine solche Position, sondern es ist einfach so. Wenn man sich die letzten Besetzungen an gynäkologischen Universitätskliniken in Deutschland anschaut und überprüft, was diese Ordinarien wissenschaftlich geleistet haben in der Zeit davor, dann kommt einem das große Jammern. Da sind welche darunter, die von wissenschaftlichem Denken und Arbeiten keine Ahnung haben. Das sind Medizinmanager, die mal Wissenschaft gemacht haben, damit sie sich habilitieren konnten, die Ordinarius werden und hoffen, dass sie sich ein paar gute Leute anlachen können, denen sie letztendlich aber auch wieder die Hände binden und nicht den Freiraum lassen, den diese bräuchten.

Auch in den USA wird nicht jeden Tag etwas Weltbewegendes erforscht und gemacht. Aber es ist einfach so, dass die wirklich guten und neuen Ideen, die neuen Krebstherapien alle nicht aus Deutschland kommen.

Das deutsche System – ich spreche jetzt nur für die Frauenheilkunde, obwohl ich weiß, dass es in anderen Fächern ähnlich ist – ist marode und bedarf genau der gleichen Erneuerung, wie sie die Politik in manchen Bereichen in Deutschland benötigt.«

Brustkrebs ist ein Kommunikationsproblem der Zelle. Doch Brustkrebsforschung darf kein Kommunikationsproblem sein. In meinen vielen Gesprächen mit Wissenschaftlern und Medizinern habe ich immer wieder dieselbe Klage gehört: zu wenig Zusammenarbeit, zu viel onkologische Eigenbrötlerei.

Aufgeblähte Egos sind ein Nährboden, auf dem der Brustkrebs gut gedeiht.

Für Forscher ist es häufig ein Problem, an das Krebsgewebe heranzukommen, aus dem der Brustkrebsknoten besteht. Die Pathologen wachen darüber und geben es nur ungern heraus. Das ist meistens im Interesse der Patientin, aber nicht immer.

Für Forscher ist es häufig ein Problem, an die Krankengeschichte von Brustkrebspatientinnen heranzukommen. Das kann auch zum Schutz der Patientin sein, aber nicht immer.

»Tumorstücke im Kühlschrank zu haben bedeutet Macht«, sagt Axel Ullrich. »Und diese Macht wird benutzt. Wenn ich für gewisse Fragestellungen gefrorenes Tumorgewebe brauche, kann es passieren, dass der Pathologe zwar dazu bereit ist, aber der Gynäkologe die dazugehörige Krankenakte in seinem Computer unter Verschluss hält. Aus rein egoistischen Gründen, einfach weil er sich zu wenig informiert fühlt.

Wir würden oft viel schneller zu Ergebnissen kommen, wenn wir auf der Forschungsebene nicht so unglaublich viele Energien aufwenden müssten, um eine bestimmte Form der Zusammenarbeit zustande zu bringen. In Australien zum Beispiel ist jeder Krebspatient zentral erfasst. Es gibt zentrale Gewebebanken, es gibt zentrale Datenbanken, an die jeder Forscher herankommt. Hier in Deutschland kämpfen die einzelnen Generäle mehr gegeneinander als gegen den Feind.«[23]

Frauen mit Brustkrebs kennen nur einen Kriegsschauplatz: den lautlosen Krieg der Zellen, der in ihrem Körper tobt.

Ich gebe mich nicht der Illusion hin, dass Brustkrebs schon morgen besiegt sein wird, aber ich habe eine Vision:

Wie wäre es, wenn wir Patientinnen beginnen würden, uns dieses Stück Macht aus dem Kühlschrank zu holen? Es uns zurückholen nach dem Motto: Mein Tumor gehört mir.

Was würde passieren, wenn Frauen mit Brustkrebs und engagierte Forscherinnen und Forscher ihre Betroffenheit und ihre Kompetenz zu einer einzigen Kraft bündeln und eine Tumorbank von Patientinnen für Patientinnen mit Brustkrebs gründen? Zum Beispiel: Die Patienten der Tumorbank Hoffnung. Klingt schön. Ein P, ein A, ein T, ein H. Ein Weg, der Patientinnen zu mehr Mitbestimmung verhelfen soll. Eine friedliche Tumorbank soll es werden, weil der Krebs schon so unfriedlich ist.

Was würde passieren, wenn wir mit Hilfe von Spendengeldern 50 Tiefkühltruhen kauften, sie an den wichtigsten deutschen Brustzentren aufstellen und Tumorgewebe für die Frauen und für die Forschung sammeln würden?

Was würde passieren, wenn jede frisch Betroffene mit Brustkrebs zu uns käme und sagte: Ja, ich will einen Teil meines herausoperierten Tumorgewebes bei euch aufbewahren lassen; und sagte: Ich will es nicht wie üblich mit Wachs überziehen lassen, sondern so schnell und so tief einfrieren lassen, dass ich im Falle eines Rückfalls damit ein Gen-Expressionsprofil machen lassen kann; und sagte: Dafür schenke ich euch die andere

Hälfte meines Krebsgewebes, es soll für wissenschaftliche Projekte sein; aber nur für Forschungsprojekte, die mir und allen anderen Frauen mit Brustkrebs wirklich zugute kommen; aber nur für Vorhaben, die nicht die Eitelkeiten von Forschern bedienen, sondern nur das eine Ziel: Fortschritt im Kampf gegen Brustkrebs.

Wer weiß, wie lange ich noch lebe. Doch ich spüre: Diese Vision hätte die Kraft, mich am Leben zu erhalten.

Frauen mit Brustkrebs sollten gleich nach der Operation ihren Pathologen besuchen, Kontakt mit ihm aufnehmen, ihn um Rat fragen. Längst ist die Zeit vorbei, wo der Hüter des Knotengewebes ein schauriger Verwalter von formalinfixierten Krebsklumpen war. Der Pathologe ist der intimste Kenner des Feindes, der in unserer Brust herangewachsen ist. Er hat ihn nach Strich und Faden auseinander genommen, ihn auf mögliche Angriffsziele für Therapien untersucht, seine Komplizen entlarvt und versucht, ihm die Geheimnisse seines hemmungslosen Lebens abzuringen.

Warum werden Pathologen nicht viel sichtbarer in die Behandlung von Patientinnen mit einbezogen? Historische Grabenkriege zwischen Klinikern und Pathologen interessieren uns nicht. Sie müssen im Interesse der Patientinnen überwunden werden. Denn im Zeitalter der Molekulardiagnostik sind die Pathologen auf dem besten Weg, von Diagnostikern auch zu Therapeuten zu werden.

Der Stoff, aus dem der Knoten ist, wird in Zukunft eine immer wichtigere Rolle spielen. Die Entschlüsselung des genetischen Bauplans des Menschen bringt in einem rasanten Tempo neue Impulse für die Krebsmedizin. Auch der Pathologe wird sich schon bald neuer molekularbiologischer Messmethoden bedienen. Bereits jetzt gibt es Genexpressionsprofile, molekulargenetische Suchverfahren (cDNA-Arrays), die per Computerchip das genetische Profil von Krebszellen bis in das kleinste Detail hinein entlarven können (www.agendia.com). Sie werden künftig für eine zielgerichtete Einschätzung und Behandlung von Krebs immer mehr von Bedeutung sein.

»Wir sind an der Schwelle zu einem radikalen Wandel in der Pathologie«, sagt der englische Pathologieprofessor Phil Quirke, Universität Leeds. »Die meisten Pathologen sind sich der neuen Möglichkeiten, die die molekulare Biologie bietet, noch gar nicht bewusst und sollten sie nutzen. Sie müssen erkennen und anerkennen, dass das 21. Jahrhundert völlig andere Anforderungen an die Arbeitsweise des Pathologen stellen wird. Wir müssen uns entweder mit den neuen Technologien mitentwickeln oder die Folgen in Kauf nehmen.«[24]

Leider kümmern sich Frauen mit Brustkrebs zu wenig um den Verbleib ihres Knotens, weil sie so froh sind, dass er weg ist. Viele wissen nicht, dass ihr Brustkrebsgewebe ihnen gehört und nur eine Leihgabe an den Pathologen ist. Es gibt keine gesetzliche Verpflichtung, wie lange und in welcher Form Krebsgewebe in Deutschland aufbewahrt werden muss.

Nicht selten kommt es vor, dass Tumorgewebe verschwindet. Nicht im Körper, wo es wünschenswert ist, sondern als Tumorblock in den dunklen Kanälen mangelnder Kooperation im Krankenhaus.

Manchmal müssen Patientinnen um die Herausgabe ihres Krebsgewebes kämpfen. Nicht alle Pathologen sind patientenfreundlich.

Johanna, 54, Beamtin aus der Umgebung von München, hatte nach ihrem Brustkrebs vor zwölf Jahren zum dritten Mal einen Rückfall. »Für eine besondere Untersuchung bat ich den Pathologen eines Münchner Krankenhauses um ein Stück meines zweieinhalb Zentimeter großen ursprünglichen Knotens. Nach einigem Drängen bekam ich gegen Unterschrift ein paar buntgefärbte Gewebestückchen in einem Glas ausgehändigt, von denen jeder Pathologe weiß, dass sie nach zwölf Jahren völlig nutzlos sind. Nur ich wusste es nicht. Zumindest solange nicht, bis mich das Institut, das die Untersuchung in meinem Auftrag durchführen sollte, darauf hinwies. Mit diesem Pathologen-Placebo wollte ich mich nicht zufrieden geben und drohte mit dem Anwalt. Bis schließlich das ungefärbte Gewebe an das Institut geschickt wurde.«

Frauen mit Brustkrebs müssen sich auch hier mehr kümmern.

Mitdenken und mitarbeiten. Und sicherstellen, dass ihr Knoten-gewebe gut aufgehoben ist.

»Der Tumor gehört der Patientin«, sagt Professor Ferdinand Hof-städter, Direktor des Instituts für Pathologie der Universität Re-gensburg. »An manchen Kliniken kommt es leider vor, dass der Chirurg dieses Präparat an irgendwelche Forscher freigibt, die sich da was rausschneiden dürfen. Wenn so etwas passiert, muss der Pathologe dreinschlagen wie ein Berserker. Es ist meine Fürsorge-pflicht, beispielsweise gegenüber Brustkrebspatientinnen, die Vo-raussetzungen dafür zu schaffen, dass ich eine vollständige Diag-nose stellen kann und Patientinnen das Gewebe für weitere Untersuchungen oder neue Behandlungsansätze zur Verfügung halte.«

In Hinblick auf künftige Behandlungsmethoden ist es ratsam, nicht nur das in Wachs eingebettete Tumorgewebe aufzubewah-ren, sondern auch das ursprüngliche, unbehandelte Gewebe in flüssigem Stickstoff einfrieren zu lassen. Das sind Krebszellen, die jederzeit wieder zum Leben erweckt und gezüchtet werden kön-nen.[25]

Wenn ich mit Sybille telefoniere, fühle ich immer eine gewisse Sprachlosigkeit zwischen uns.

»Was sind deine nächsten Schritte?«, sage ich bei einem un-serer Morgengespräche am Telefon.

»Ich habe immer das Gefühl, du recherchierst«, sagt sie. »Ich wünschte mir, du würdest einfach fragen, wie es mir geht. Und außerdem muss ich jetzt schnell den Manuel in die Schule brin-gen – man merkt schon, dass du keine kleinen Kinder hast.«

»Ich rufe später an«, sage ich.

Schon wieder der falsche Ton. Ich komme genauso zur Unzeit daher, wie dieser Brustkrebs und dieser Rückfall für sie daherge-kommen sind. Ich habe das Pech, für Sybille die leibhaftige Er-innerung an diesen Brustkrebs zu sein, der sie jetzt so bedroht. Und der mich, im Augenblick, weniger bedroht als sie.

Es erleichtert mich, dass ich ihr das heute Morgen erstmals sagen kann, ihr auch beschreiben kann, dass ich mich manchmal wie auf einem Minenfeld auf sie zubewege und nicht weiß, ob unter meinen Schritten gleich wieder die Bomben ihrer Verzweiflung hochgehen. Dass ich nicht ahnen kann, wo sie gerade steht und was sie gerade von mir hören will: Tumorspezifisches, Allgemeinmenschliches, sarkastische Witze, Seelentrost. Und dass es mir wehtut, wenn sie mich um meine Gesundheit beneidet.

Wir sind beide zu verwundet, als dass wir uns wirklich tragen könnten. Dies zu wissen hilft ein wenig weiter. Ich habe ihr gesagt, dass ich künftig immer fragen werde, ob sie gerade Zeit habe und welche Themen sie gerade verkraften könne. In einem Wörterbuch fand ich sogar Ersatz für das schreckliche Signalwort »Metastase«, das Sybille nicht mehr hören kann: Pietro Metastasio (1698–1782) war ein erfolgreicher italienischer Dichter und Opernlibrettist.

Wir sprechen jetzt immer von Pietro.

Seit wir wissen, wie wir uns auf diesem brüchig gewordenen Boden unserer Gefühle bewegen müssen, geht es uns wieder gut miteinander.

Im Zusammenhang mit einem absehbaren Ende von Menschen mit Krebs und Metastasen fällt oft das Schlagwort »Lebensqualität«: Man solle Krebspatienten nicht bis zuletzt mit ständig neuen Therapien traktieren, heißt es; sie lieber in Ruhe lassen, ihre Lebensqualität wichtiger nehmen als ein Überleben auf Teufel komm raus.

Schwierig wird es nur, wenn Lebensqualität Geld kosten soll. Dann wird es oft still um dieses Wort.

Diese Form von janusköpfiger Lebensqualität irritiert mich. Weil es auf diese Weise zum Wort der Verlegenheit, vielleicht sogar der Verlogenheit gerät. Zu einem Wort, das man auch dazu missbrauchen könnte, Sparzwänge im Gesundheitswesen zu kaschieren.

Damit die ernst gemeinte Lebensqualität nicht Gefahr läuft, mit kostengünstigem, therapeutischem Achselzucken verwechselt zu werden, plädiere ich als Patientin für eine Wortneuschöpfung: die Überlebensqualität. Und zwar vom ersten Tag der Diagnose an bis zum letzten Atemzug von Frauen mit Brustkrebs.

Überlebensqualität heißt, die besten medizinischen Erkenntnisse in der Behandlung von Brustkrebs konsequent auch in Deutschland umzusetzen.

Das ist eine dringliche moralische Forderung angesichts der Tatsache, dass Brustkrebs die häufigste Krebserkrankung und die häufigste Todesursache von Frauen im Alter zwischen 35 und 55 Jahren ist.

Diese Form von Überlebensqualität ist teuer. So teuer, dass sie schon wieder unmoralisch wird. Doch kann es unmoralisch sein, Leben zu retten?

225,9 Milliarden Euro wurden – nach Angaben des Statistischen Bundesamtes vom 24. April 2003 – in Deutschland im Jahr 2001 für Gesundheit ausgegeben.[26] Davon entfielen 128,9 Milliarden Euro auf ambulante oder stationäre Krankenbehandlung. Mit 60,4 Milliarden Euro schlugen die Ausgaben für Arzneimittel und Zahnersatz zu Buche.

Wenn nicht mehr genügend Geld im Gesundheitstopf vorhanden ist, müssen wir Prioritäten setzen und die Kosten umschichten. Umschichten für die Gesundheit von Frauen. Mehr Geld in eine verbesserte Behandlung von Brustkrebs und beispielsweise weniger Geld in Zahnersatz stecken. An weniger Zahnersatz stirbt man nicht. Auch mehr Disziplin bei den Verwaltungskosten der Krankenkassen könnte der Solidargemeinschaft weiterhelfen: Gegenüber dem Vorjahr (8,02 Milliarden Euro) sind die Kosten 2003 noch einmal um 2,3 Prozent angewachsen. Jedes Kassenmitglied verschlang demnach Verwaltungskosten in Höhe von knapp 200 Euro. Seit 1989 sind die Verwaltungskosten der Kassen allein im Westen Deutschlands um mehr als 50 Prozent gestiegen. Oder: Wie wäre es, wenn wir mehr öffentliche Forschungsgelder für Krebs und weniger Forschungs- und Entwicklungssubventionen für die Automobilindustrie investieren würden? Der staatliche Beitrag für die Krebsforschung beläuft sich auf rund 250 Millionen Euro pro Jahr.[27] Demgegenüber stehen öffentliche Fördermittel für die Automobilindustrie in Höhe von 1,25 Milliarden Euro.[28]

Es scheint, dass derzeit nur die Pharmaindustrie das Fähnlein der Krebsforschung in Deutschland aufrechthält, obwohl das Umfeld nicht gerade innovationsfreundlich ist: So haben die

Ausgaben für Forschung und Arzneimittelentwicklung in Deutschland von 1998 bis 2002 um 30 Prozent zugenommen. Im Jahr 2002 flossen rund 15 Prozent des Umsatzes der in Deutschland ansässigen und im Verband der Forschenden Arzneimittelindustrie (VFA) zusammengeschlossenen Pharmaunternehmen, genau gesagt 3,8 Milliarden Euro, in die Forschung und Entwicklung neuer Medikamente. Unter den zahlreichen neuen Wirkstoffen befinden sich 27 innovative Arzneimittel mit Schwerpunkt Krebstherapie, die gentechnisch hergestellt wurden und damit eine zielgenauere, individuelle Behandlung ermöglichen. Doch die »Gesundheitsreform wirkt«, verkünden froh die Plakate der Agenda 2010-Kampagne der Bundesregierung. Ja, sie wirkt. Und wie sie wirkt. Mit Nebenwirkungen, die tödlich sein können. Denn das deutsche »Gesundheitsmodernisierungsgesetz« scheint den Ärzten gründlich die Lust an der Verordnung innovativer Medikamente verdorben zu haben: In Deutschland machen diese smarten Therapien nur 15 Prozent aller Verordnungen aus. Damit bildet die Industrienation Deutschland im internationalen Vergleich mit acht anderen Nationen das Schlusslicht. Demnach zücken besonders gerne französische (36 Prozent) und italienische (33 Prozent) Ärzte den Rezeptblock, wenn es um die Anwendung dieser klugen Behandlungsansätze geht, die nicht mehr nach dem Schrotschuss-Prinzip wirken.

»Vor allem sollte man Ross und Reiter nennen in der ganzen Diskussion um die Gesundheitsreform«, sagt Professor Klaus-Michael Debatin, Ärztlicher Direktor der Universitäts-Kinderklinik Ulm, »und die großen, kostenintensiven Krankheiten, wie beispielsweise Krebs, auf den Tisch legen. Deutlich sagen, ob wir das Geld haben und haben wollen, solche Patienten nach dem neuesten Erkenntnisstand zu therapieren oder nicht. Das gebietet die Fairness, auch gegenüber den Betroffenen.« Jetzt müssten die Gesundheitspolitiker, so Debatin, »aufgefordert werden, sich dringend über eine Erneuerung der Strukturen im Forschungs- und Therapiebereich an deutschen Universitätskliniken Gedanken zu machen«.[29]

Für das kommende Jahrzehnt werden die Kosten der medikamentösen Brustkrebstherapie weltweit auf etwa 35 Billionen US-Dollar geschätzt.[30]

Eine optimierte Brustkrebstherapie für die rund 52 000 neu erkrankten Frauen pro Jahr würde im Vergleich zur bisherigen Standardbehandlung jährlich 800 Millionen Euro mehr kosten.

Da sind die Chemo-Pillen für zu Hause (Wirkstoffe: Capecitabine oder Vinorelbine), die neuen, herzschonenden Chemotherapie-Stoffe wie die in Fetttröpfchen verpackten Anthrazykline (Wirkstoffe: liposomales und pegyliertes liposomales Doxorubicin), die eibenhaltigen Taxane (Wirkstoffe: Paclitaxel und Docetaxel, demnächst auch ABI-007, ein eiweißgebundenes Paclitaxel, das ohne das bisher in Paclitaxel enthaltene Lösungsmittel Cremophor auskommt). Auch knochenmarkschützende Wachstumsfaktoren (Wirkstoffe: Pegfilgrastim, Filgrastim, Lenograstim und Molgramostim) sowie die gentechnisch hergestellten Medikamente gegen Blutarmut (Wirkstoffe: Epoetin alfa, Epoetin beta, Darbepoetin alfa)[31] würden die Lebensqualität[32] und vielleicht sogar die Überlebensqualität von Frauen mit Brustkrebs erheblich verbessern – und erheblich verteuern. Auch der dringend anstehende Wechsel vom 30 Jahre alten Anti-Hormon-Klassiker Tamoxifen auf die so genannten Aromatasehemmer der dritten Generation mindert, wie Studiendaten zeigen, das Rückfallrisiko der Patientinnen und steigert die Ausgaben. Allein die zu erwartende Antikörpertherapie mit Herceptin (Wirkstoff: Trastuzumab) zur Rückfallverhütung für HER2-positive Brustkrebspatientinnen[33] würde mit 450 Millionen Euro den größten Posten in dieser Aufstellung der Behandlungskosten von Brustkrebs ausmachen.

»Wir wollen unsere Patientinnen nicht im Regen stehen lassen, aber ich halte diese Preisdiskussion für sehr gefährlich«, sagt Rolf Kreienberg, Ärztlicher Direktor der Universitätsfrauenklinik Ulm. »Vielleicht brauchen wir gar nicht mehr Geld, sondern nur mehr Umschichtung innerhalb der Patientinnen: hochwertigere Chemotherapien für die Frauen, die sie unbedingt brauchen, und weniger Chemotherapie für diejenigen, die sie nicht so nötig haben, auch wenn das der Industrie nicht recht ist.«[34]

Das Thema Geld sei in der Arzt-Patient-Beziehung keineswegs unangebracht, sagt Udo Schlaudraff vom Zentrum für Gesundheitsethik an der Evangelischen Akademie Loccum. »Was soll daran so unärztlich sein. Wahrheit ist zumutbar«, sagt Schlaudraff. Mangelnde Offenheit über die Kosten im deutschen Gesundheitswesen führe dazu, dass sich Ärzte, Patienten und Politiker gegenseitig Schuld und Verantwortung für Mängel im System zuschreiben.[35]

Teuer, aber nicht ohne Bedeutung für die Lebensqualität wäre eine begleitende Behandlung mit Bisphosphonaten, die es als Infusion oder Tablette gibt. Bisphosphonate werden bisher erst bei Knochenmetastasen eingesetzt, wären aber auch ein sinnvoller Knochenschutz bei Brustkrebspatientinnen, die eine Chemotherapie bekommen müssen. Die Knochen jüngerer Frauen verlieren durch die Behandlung mit Zellgiften, Anti-Hormonen und die künstlich eingeleiteten Wechseljahre an Dichte.[36] Frauen mit der Diagnose Brustkrebs haben ein fünfmal so hohes Risiko, einen Wirbelsäulenbruch zu erleiden wie nicht betroffene Frauen.[37]

Studien haben gezeigt, dass durch die gleichzeitige Gabe von Bisphosphonaten die Gefahr eines Verlusts an Knochendichte in der Lendenwirbelsäule erheblich verringert werden kann.[38]

Warum wissen so wenig Frauen davon?

Geradezu harmlos fielen dagegen die 150 Millionen Euro ins Gewicht, die für biologische Krebsmedikamente wie Mistel, Enzyme, Thymus und Spurenelemente für die Solidargemeinschaft zur Zahlung anstünden. Auch diese würden die Lebensqualität von brustkrebskranken Frauen in Deutschland steigern. Doch mit Ausnahme der Misteltherapie sind diese sanften Medikamente zum privaten Luxus von Krebspatienten geworden.

Verursacher des Preistreibens im Gesundheitswesen sind nach Ansicht von Krankenkassen und Gesundheitsexperten die deutschen Kassenärzte. Sie könnten bei der Verordnung von Arzneien problemlos weitere 4,1 Milliarden Euro einsparen, ohne dass die medizinische Qualität darunter leidet, heißt es im Arzneiverordnungs-Report 2003.[39] Diese Zahlen weist Dr. Leonhard Hansen, zweiter Vorsitzender der Kassenärztlichen Bundesvereinigung, zurück. Solche Einsparvorstellungen »bleiben das moderne Märchen unrealisierbarer Machbarkeitsphantasien, das die Fehleinschätzung von Politik und Krankenkassen nährt, sie müssten selbst keine Verantwortung übernehmen und nur den Druck auf die Ärzteschaft erhöhen, um eine qualitative und wirtschaftliche Pharmakotherapie zu erreichen.«[40]

Seit 1. Oktober 2004 prüft das staatliche Institut für Qualität und Wirtschaftlichkeit im Gesundheitswesen den Nutzen von Behandlungen und Arzneimitteln.

Auch ein nationales Früherkennungs-Brustkrebs-Screening von gesunden Frauen im Alter von 40 bis 70 ist in diesen Kosten noch nicht eingerechnet. Denn jeder Millimeter Tumorgröße zählt bei den Überlebenschancen von Frauen, die mit der Diagnose Brustkrebs konfrontiert werden. Für das nun endlich beschlossene und umgesetzte flächendeckende Screening müssen die Kassen allerdings jährlich rund 400 Millionen Euro bereitstellen. [41]

Gleichzeitig ist im Sinne der Überlebensqualität zu fordern, dass parallel zum Screening in Deutschland auch molekularbiologische Früherkennungstests erprobt werden, die den Brustkrebs bereits im Blut erkennen lassen. Weil der Nutzen der Mammographie von einigen Fachleuten auch infrage gestellt wird[42], sollten wir aus den guten, aber auch aus den schlechten Screening-Erfahrungen anderer Länder lernen; weil das klassische Brustkrebs-Screening auch nur ein Mosaiksteinchen im Kampf gegen Brustkrebs ist, könnte Deutschland, als trauriges Schlusslicht in der Früherkennung von Brustkrebs, jetzt aus dem Skandal eine Tugend machen und sich mit innovativen Diagnosemethoden, wie beispielsweise der flächendeckenden Einführung der digitalen Mammographie, an die Spitze der nationalen Früherkennungsprogramme in Europa stellen. Im »armen« England ist die strahlungsärmere digitale Mammographie bereits flächendeckend in Gebrauch.

Eine individuelle Krebsnachsorge mit hochwertigen Untersuchungsmethoden, die sich nach dem persönlichen Rückfallrisiko und den sehr unterschiedlichen seelischen Bedürfnissen der Betroffenen richtet, wäre – wenn schon keine Überlebensqualität – dann wenigstens eine Form von Lebensqualität.

Die Bayerische Landesärztekammer und die Kassenärztliche Vereinigung Bayerns haben sich mittlerweile für ein deutlich abgespecktes Nachsorgeprogramm für Frauen mit Brustkrebs entschieden. Man wolle künftig den »Schwerpunkt der Nachsorge auf die umfassende individuelle Betreuung der einzelnen Patientin verlagern«.

Was individuell ist, bestimmen allerdings nicht die Patientinnen.

»Der Patient hat einen Wunsch nur dann offen, wenn dieser Wunsch medizinisch begründet ist; ansonsten habe ich da ein Problem«, sagt Professor Hansjörg Sauer, Chef der Projektgruppe Mammakarzinom in München.[43]

Das gilt auch für die Krebsnachsorge bei Frauen mit Brustkrebs. »Zwar weisen zum Beispiel steigende Tumormarker darauf hin, dass sich Fernmetastasen entwickeln«, sagt Sauer, »und diese Metastasen können dann auch durch entsprechende apparative diagnostische Maßnahmen früh entdeckt werden.« Das eigentliche Problem, so Sauer, liege aber in den Konsequenzen, die im Falle positiver Untersuchungsergebnisse zu ziehen seien. Bis heute gebe es keine abgeschlossenen oder aussagekräftigen Studien, die beweisen, dass eine gezielte Intervention bei früh entdeckten Fernmetastasen oder bei steigenden Tumormarker-Spiegeln den Krankheitsverlauf wesentlich verändern kann.[44,45]

»Dieses zehn Jahre alte Dogma muss dringend in einer großen Nachsorgestudie entweder bestätigt werden oder vom Tisch«, fordert Ursula Goldmann-Posch, Gründerin und Vorstandsmitglied der Patientinnen-Initiative mamazone – Frauen und Forschung gegen Brustkrebs e.V., Augsburg.[46] Die heutige medizinische Praxis beruhe auf zwei »statistisch äußerst fragwürdigen Studien« aus Italien, die zeigen, dass es für die Überlebenszeit der Frauen keine Rolle spielt, ob diese nach einer Brustkrebserkrankung engmaschig oder eher locker unter ärztlicher Kontrolle stehen. »Sollte sich heute in einer neuen Studie mit den heute verfügbaren Krebsmitteln doch ein Unterschied in der Lebenszeit zeigen, käme das einem finanziellen Horrorszenario für unser Gesundheitswesen gleich«, stellt Goldmann-Posch fest. »Deshalb hat niemand ein Interesse an einer solchen Studie – außer diejenigen, die betroffen sind, wir Frauen. Die von der Gesundheitspolitik und den gynäkologischen Fachgesellschaften verordnete Vogel-Strauß-Politik in der heutigen Nachsorge ist dagegen viel billiger«.[47]

Dieses Vorgehen ist auch nach Überzeugung von Professor Dr. Siegfried Seeber, Direktor der Inneren Klinik und Poliklinik am Westdeutschen Tumorzentrum in Essen und Vorsitzender der Deutschen Gesellschaft für Hämatologie und Onkologie (DGHO), »weder ethisch gerechtfertigt« noch auf der Höhe der Zeit: »Viele der Frauen hätten eine größere Überlebenschance, wenn die derzeit übliche Nachsorge nicht hoffnungslos überholt wäre, sagt Seeber.[48] »Es mehren sich Fälle, dass Patientinnen mit Leber- oder Lungenmetastasen lange überleben können«, so der Experte. Voraussetzung sei, dass die Metastasierung frühzeitig erkannt und umgehend mit einer für jede Patientin maßgeschneiderten Tumortherapie durch Spezialisten angegangen werde – und dies auch außerhalb zugelassener starrer Behandlungsregime. Seeber verweist auf Untersuchungen im Ausland, etwa am M. D. Anderson Hospital in Houston, aber auch auf seine eigenen Erfahrungen am Tumorzentrum in Essen.[49]

So plädiert der Mediziner für eine konsequente Nachsorge bei den derzeit 360 000 Frauen, die nach Abschluss der Erstbehandlung in der Nachsorge leben: alle sechs Wochen Kontrolle der Tumormarker, alle drei Monate Ultraschalluntersuchungen der Leber, alle sechs Monate Röntgen der Lunge.

Professor Seeber wurde im Rahmen der 24. Jahrestagung der Deutschen Gesellschaft für Senologie in Freiburg 2004 mit dem Wissenschaftspreis von mamazone e.V. ausgezeichnet. Die bundesweit größte Brustkrebspatientinnen-Initiative (rund 750 Mitglieder) würdigt damit das Engagement Seebers in dem von mamazone initiierten »Netzwerk Neue Nachsorge«.

Der bundesweit erste Patientinnen-Award »Busenfreund« – ein weiblicher Torso aus Bronze – wird jährlich von mamazone e.V. an Wissenschaftler oder Mediziner verliehen, die innovative Wege im Kampf gegen Brustkrebs gehen.

Es gibt auch eine Sparqualität. Sie zeichnet sich durch Kosten aus, die sich langfristig bezahlt machen.

Am schönsten ist es, wenn sich Sparqualität und Überlebensqualität miteinander verbinden lassen. Durch den beschleunigten Einsatz bereits bestehender Forschungstests und anderer diagnostischer Verfahren, könnte man Frauen mit Brustkrebs künftig viel Leid und dem Gesundheitssystem viel Geld ersparen.

Ich bekenne mich zur Chemotherapie. Aber zur maßgeschneiderten Chemotherapie. Ich weiß, dass wir im Augenblick einer größeren Ansammlung von Tumorzellen leider nichts wirklich Besseres entgegenzusetzen haben. Es gibt die Möglichkeit, noch während der Operation das entnommene Knotengewebe mit Zellgiften zu beträufeln. Zu überprüfen, welche Chemotherapie wirkt und welche nicht. Auch wenn das nur ein erster Anhaltspunkt sein kann, ist es immerhin besser als eine Chemotherapie ins Blaue hinein.

Erste Studienergebnisse beim Eierstockkrebs und beim Brustkrebs zeigen längere Überlebenszeiten, wenn eine Chemotherapie das persönliche Gesicht eines Tumors berücksichtigt.

Warum wissen die meisten Frauen nichts davon?

»Wenn dieser Test wirklich funktionieren sollte«, sagt der Gynäkologe Christian Kurbacher von der Universitäts-Frauenklinik Köln, »würde man damit das gesamte System der derzeitigen klinischen und vorklinischen Erforschung von neuen Wirkstoffen aus den Angeln heben und damit ganz erheblich sowohl am finanziellen wie auch am politischen Einfluss derjenigen Wissenschaftler kratzen, die diese Studien bisher machen. Das ist auch kein Test, bei dem das einzelne Pharmaunternehmen sehr viel Geld machen kann. Ganz im Gegenteil, manche Firmen könnten eher riskieren, dass man im Rahmen einer solchen Testung feststellt, dass die Substanz, die bislang bei einer bestimmten Indikation gut etabliert war, eigentlich gar nicht so gut wirksam ist. Mit diesem Verfahren, ATP-Assay genannt, würden wir bereits innerhalb eines Jahres Antworten auf die Frage geben können, bei welchen Tumorarten die klinische Erprobung eines oder mehrerer

Wirkstoffe sich überhaupt lohnt. Und dann wären nicht mehr 40 Prüfungen einer neuen Substanz nötig, sondern vielleicht nur noch vier. Doch Wissenschaftler werden teuer für Zulassungsstudien von Arzneimitteln bezahlt. Und sie möchten dann auch möglichst viel in irgendwelchen Journals publizieren, egal ob die Ergebnisse bedeutsam sind oder nicht.«

Christian Kurbacher, selbst klinischer Forscher, hält viel von sinnvollen klinischen Studien. Doch »diese Gläubigkeit in die randomisierte Studie als allein selig machende Wahrheit der modernen Onkologie muss aufhören«. Letztlich sei es »unmöglich, die Individualität einer Tumorerkrankung auf diese Weise zu beantworten«.[50]

»Es ist vor allem der Aufwand, der viele Chirurgen vor dieser Art von Testung zurückschrecken lässt«, sagt Michael Untch, Oberarzt an der Klinik für Frauenheilkunde im Klinikum Großhadern. »Das Tumorgewebe muss steril sein, ich kann es nicht einfach platsch in die Tüte stecken und zum Pathologen schicken.« Der Gynäkologe hatte bereits vor zehn Jahren in den USA an der Verbesserung solcher Testsysteme gearbeitet und die Idee mit nach Deutschland gebracht. Ein ATP-Tumorchemosensitivitäts-Assay (ATP-TCA) kostet pro Patientin rund 1000 bis 1200 Euro.[51]

Es gibt noch weitere Möglichkeiten für Sparqualität: Sinnlose Vergiftungen von Frauen und sinnloser Verbrauch an Zellgiften ließen sich auch durch den frühen Einsatz der Positronen-Emissions-Tomographie gleich nach Therapiebeginn vermeiden. Neue Studienergebnisse und Erkenntnisse zeigen, dass der durch dieses bildgebende Verfahren ermöglichte Einblick in den Stoffwechsel der Krebszellen eine zuverlässige Aussage über Erfolg oder Versagen einer Chemotherapie bereits zu einem sehr frühen Zeitpunkt ermöglicht.[52,53]

»Anhand des Stoffwechselverhaltens von Tumorzellen kann man bereits nach einem Zyklus Chemotherapie sehr einfach und genau mit PET feststellen, ob die Behandlung anspricht oder nicht«, sagt Professor Richard P. Baum, Chefarzt des PET-Zentrums Bad Berka in Thüringen. »Ist die Therapie effektiv, nimmt der Stoffwechsel in den Krebszellen ab; versagt die Therapie, bleibt er gleich oder geht sogar nach oben. Im Rahmen einer immer mehr individualisierten Behandlung wird das PET eine der wichtigsten Anwendungen für die nächste Zukunft sein.«

Dieses Verfahren ist vor allem für die Chemotherapie zur Verkleinerung von Knoten vor der Operation (»neoadjuvante Chemotherapie«) und für die Behandlung von Tochtergeschwülsten (Metastasentherapie) von Bedeutung.[54]

Sparqualität würde auch der beschleunigte Einsatz verschiedener Tests zur Kontrolle der Wirksamkeit von Bestrahlung oder Chemotherapie bedeuten, die sich allerdings noch in der klinischen Forschung befinden. So erprobt das Institut für Onkologische Chemie der Universität Düsseldorf ein molekulares Verfahren zur genetischen Untersuchung von Tumorgewebe (Human Cancer cDNA-Expressions-Array), mit dessen Hilfe frühzeitig die Antwort des Körpers auf eine Chemotherapie vor der Entfernung des Brustknotens verstanden werden kann.[55]

Ein weiterer Test ist der chemische »Zelltod-Detektiv« (Cell Death Detection-ELISA/CDDE). Anhand von Teilprodukten der Zelle, Nukleosomen genannt, kann er im Blut die Menge von Zellen ausfindig machen, die während Chemotherapie oder Bestrahlung zerstört werden. Zwar unterscheidet er dabei nicht zwischen normalen und entarteten Zellen, doch die Menge der Zellbestandteile im Blut kann dem behandelnden Arzt bereits einen ersten Anhaltspunkt zur Wirksamkeit seiner Behandlung liefern.

»Bis zur endgültigen Klärung der therapeutischen Nutzbarkeit der Nukleosomen im Serum von Krebskranken werden sicherlich noch weitere Studien nötig sein«, sagt Dr. Stefan Holdenrieder vom Institut für Klinische Chemie im Münchner Klinikum Großhadern.[56] Doch die von ihm erhobenen Studiendaten stimmen ihn optimistisch. Holdenrieder: »Es könnte sich um einen empfindlichen Test für den eingetretenen Zelltod handeln, der uns – vielleicht in Kombination mit den klassischen Tumormarkern – erlauben würde, die Wirksamkeit von Bestrahlung und Chemotherapie im Verlauf besser zu überwachen, um diese notfalls auch korrigieren zu können.«[57,58]

Sybilles Bestrahlung hat nicht gewirkt. Eine Aufnahme des Schädels hat gezeigt, dass die Hirnmetastasen eher mehr als weniger geworden sind. »Es hat sich niemand mehr die Mühe gemacht, sie zu zählen«, sagt Sybille.

Wie hoch der Gehalt an Hämoglobin in ihren roten Blutkörperchen zum Zeitpunkt der Bestrahlung gewesen sei, will ich wissen; erst kürzlich hatte ich gelesen, dass dieses Bluteiweiß, das den Körper mit Sauerstoff versorgt, aus noch unbekannten Gründen eine wichtige Rolle für das Ansprechen eines Tumors auf Bestrahlung und Chemotherapie spielt.

»Für uns war es überraschend zu sehen, dass es bei Brustkrebspatientinnen einen offensichtlichen Zusammenhang gibt zwischen der Menge an roten Blutkörperchen (Hämoglobin) und dem Ansprechen auf eine Chemotherapie«, sagt der Münchner Brustkrebsforscher Michael Untch. Eine Studie bei 182 Patientinnen mit befallenen Lymphknoten ergab, dass Frauen mit wenig roten Blutkörperchen während der Chemotherapie später fast dreimal so häufig einen Rückfall erlitten im Vergleich zu den Patientinnen, deren Hämoglobinwert normal blieb. Untch: »Derzeit laufende Studien mit dem gentechnisch gewonnenen Medikament ›Erythropoietin‹ (rhEPO) werden diese spannenden Befunde erhärten müssen und klären, ob dadurch die Häufigkeit von Rückfällen nach einer Chemotherapie gesenkt werden kann.«[59]

Sybille legt den Hörer beiseite; kommt nach einiger Zeit mit ihren Befunden wieder.

»Er lag unter dem Normalwert, bei 10, die ganze Zeit«, sagt sie. »Ich könnte heulen. Das hat die gar nicht interessiert. Das Einzige, was die junge Ärztin in der Strahlenabteilung interessiert hat, war, die wievielte Perücke das sei, die ich jetzt bekommen würde.«

»Kennst du Erythropoietin?«, frage ich sie.

»Dein ehemaliger und mein Immer-noch-Onkologe hat es mir im vergangenen Jahr einmal ganz geheimnisvoll gespritzt, weil es sehr teuer ist«, sagt Sybille. »Aber nur, wenn Sie es niemandem sagen, hat er gesagt. Worauf ich mich gefragt habe, welche Dinge er mir womöglich verheimlicht.«

»Es bringt den Hämoglobinwert im Blut wieder hoch«, sage ich. »Frag ihn doch mal danach.«

»Und ich habe mich dauernd gewundert, warum ich so matschig bin«, sagt Sybille.

»Ich wollte dich nicht noch trauriger machen«, sage ich, »aber im Zweifelsfall ist Beunruhigung besser als Beschwichtigung.«

»Danke, dass du so beharrlich bist, auch mir gegenüber beharrlich bist«, sagt Sybille.

»Danke, dass du mich zu verstehen beginnst«, sage ich.

Auch die Wirksamkeit einer Strahlenbehandlung scheint vom Sauerstoffgehalt der Krebsgeschwulst abzuhängen. Strahlen verwandeln den Sauerstoff in der Krebszelle in ein für sie tödliches Gift. Viele bösartige Tumoren sind jedoch nicht ausreichend mit Sauerstoff versorgt, was die Heilungsaussichten der Betroffenen verschlechtert. Dr. Peter Vaupel vom Institut für Physiologie und Pathophysiologie der Universität Mainz beschäftigt sich bereits seit vielen Jahren mit den Zusammenhängen zwischen Sauerstoffmangel und Krebstherapie.[60,61,62] Demnach beeinträchtigt ein Mangel an Hämoglobin, das den Körper mit Sauerstoff versorgt, nicht nur die Wirkung der Strahlentherapie, sondern auch die anderer Behandlungsmethoden, wie zum Beispiel der Chemotherapie. »Durch den Sauerstoffmangel wird in bösartigen Geschwülsten eine Reihe von genetischen Programmen in Gang gesetzt, die ihre Bösartigkeit noch erhöhen und die Ausbildung von Metastasen begünstigen«, sagt der Mainzer Wissenschaftler.[63]

Dass eine Behandlung mit »Erythropoetin« (rhEPO), eine künstlich hergestellte Nachahmung eines körpereigenen Botenstoffes, der die Bildung von Blut und Sauerstoff im Blut anregt, nicht nur die Lebensqualität, sondern auch die Überlebensqualität vieler Krebspatienten steigert, zeigen erste Ergebnisse einer Pilotstudie der Abteilung für Strahlentherapie der Radiologischen Universitätsklinik Freiburg.[64,65] Unter den 50 untersuchten Krebskranken sprachen diejenigen am besten auf eine Bestrahlung an, bei denen zwei Wochen zuvor eine Infusion aus Eisen und die Gabe von »Erythropoietin« den schnellsten Anstieg von Hämoglobin im Blut erzielt hatten.

Die Leiter der Studie, die Freiburger Radioonkologen Dr. Michael Henke und Dr. Roland Guttenberger, bezeichnen diese Ergebnisse als »äußerst ermutigend«. Weitere Antworten auf die Frage, ob und wie die Wirksamkeit von Strahlentherapie durch die zusätzliche Behandlung mit »Erythropoetin« verbessert werden kann, soll jetzt eine große Studie mit Kollegen aus Österreich und der Schweiz geben.

Diese Form von Lebensqualität kostet allerdings rund 750 Euro pro Woche; das ist ein Vielfaches mehr als die bei Blutarmut übliche Transfusion mit Fremdblut, die bei Krebspatienten zu einer weiteren Schwächung des Immunsystems führt und Infektionen oder allergische Reaktionen auslösen kann.[66]

Als ich im Bus, der mich vom Mailänder Flughafen zum Hotel bringt, aus dem Fenster blicke und den grauen, von blühenden Oleanderbüschen unterbrochenen Asphaltstreifen an mir vorbeifliegen sehe, kommen mir Tränen. Wenn es eine Fachmesse für Gartenbau, meinetwegen Spezialgebiet Orchideen, wäre, wie gerne würde ich jetzt dorthin fahren. Und nicht zur 1st Milan Breast Cancer Conference.

Ich muss da nicht hingehen, doch es zieht mich hin. Es ist die Neugierde, immer mehr über das zu erfahren, was mich und viele anderen Frauen bedroht, und es ist die Überzeugung, dass auch diejenigen, deren Krankheit Gegenstand solcher Kongresse ist, dort leibhaftig anwesend sein sollten: als Mahnmal der Wirklichkeit. Damit die Wissenschaft nicht in den Elfenbeinturm abdriftet und die Betroffenen darüber vergisst.

In Schweden sitzen Betroffene in allen wichtigen Gesundheitsgremien. In Amerika frühstücken Brustkrebsaktivistinnen mit dem Präsidenten und machen Forschungsgelder locker. Dass Patientenvertreterinnen zu Fachtagungen eingeladen werden, ist ohnehin selbstverständlich. Eine freche Brustkrebspatientin haute beim 22. San Antonio Breast Cancer Symposium im Dezember 1999 sogar auf den Putz. In einem Vortrag (abstract

144) monierte sie die schwer verständliche Sprache, in der Studien abgefasst sind; Patientinnen hätten nicht die geringste Chance, Worte und Daten wichtiger Erkenntnisse zu durchdringen, würden es aber gerne. Mrs. Hetrick von der Selbsthilfegruppe »You Are Not Alone« aus Los Angeles bittet um Besserung und um die umgehende Übersendung von heißen Studienergebnissen in Form von kostenlosen Belegexemplaren.[67]

Am letzten Tag stehen Vorträge von amerikanischen und europäischen Patientenorganisationen auf dem Programm. Frances Visco, die charismatische Patientin der einflussreichen »National Breast Cancer Coalition«, spricht; Gloria Freilich, Vorsitzende von »Europa Donna«, der europäischen Schwesterorganisation, ergreift das Wort. Die ersten Teilnehmer sind bereits abgereist. Die Frauen sprechen vor halb leeren Stuhlreihen. Ich drehe mich um. Zwei Reihen hinter mir erkenne ich Dr. Ufer, Oberarzt aus dem Klinikum Großhadern. Er blieb sitzen, nimmt sich Zeit für die Stimme der Patientinnen.

Im Foyer bin ich mit Frances Visco zu einem Interview verabredet:[68]

Sind wir in das Jahrtausend des Patienten eingetreten?

Ich glaube, ja. Die amerikanischen Brustkrebsaktivistinnen haben anderen Frauen gezeigt, dass man als Patientin etwas bewegen kann: Sie sind für die vorzeitige Zulassung des ersten Antikörpers zur Behandlung von Brustkrebs auf die Straße gegangen. Sie haben sich an die parkenden Autos der Angestellten der Herstellerfirma gekettet, sie haben den Dialog mit den Forschern gesucht und klinische Studien beschleunigt; sie sind die eigentlichen Heldinnen dieser zwölfjährigen Odyssee der Entwicklung und Zulassung eines Krebsmittels.

Wir sollten diese erfolgreichste Selbsthilfebewegung von Frauen mit Brustkrebs der Welt auch in andere Länder der Erde exportieren.

Wir europäischen Frauen mit Brustkrebs sollten uns ein Beispiel nehmen an unseren amerikanischen Leidensgenossinnen. Was haben sie uns voraus?

Mir ist nicht ganz klar, wo die eigentlichen Hemmschwellen in Europa liegen. Es beginnen sich zwar aktive Gruppen von Brustkrebspatientinnen zu formieren, die mehr Mitspracherecht, Information und Engagement fordern; doch die unterschiedlichen Kulturen, Sprachen und Gesundheitssysteme in Europa erschweren sicherlich den gemeinsamen Kampf gegen Brustkrebs. Vielleicht fehlt vielen Frauen einfach noch der offene und offensive Umgang mit Brustkrebs.

Durch intensive Aufklärungsarbeit versuchen wir, Patientinnen mit Brustkrebs so kompetent wie möglich zu machen. Wir informieren sie darüber, dass es neue, wirksamere Chemotherapien gibt, dass es ergänzend dazu biologische Krebsmittel gibt, dass es Krebsimpfungen und neuartige Immuntherapien gibt. Je mehr Patientinnen darüber wissen, desto mehr werden Patientinnen eine solche Behandlung fordern. Das zwingt auch Pharmafirmen dazu, auf die Wünsche der Verbraucherinnen einzugehen.

Inzwischen ist unser Einfluss so groß, dass wir sogar in die Planung von Studiendesigns für die klinische Forschung einbezogen werden.

Durch intensiven Kontakt mit führenden Politikern haben wir es geschafft, die staatlichen Gelder für die Brustkrebsforschung um 600 Prozent zu erhöhen. Als wir 1991 begannen, waren es 90 Millionen Dollar; heute sind es fast 700 Millionen.

Wie war dieser überwältigende Erfolg möglich?

Das Geheimnis unseres Erfolges ist, dass sich zum richtigen Zeitpunkt die richtigen Frauen mit unterschiedlichen Fähigkeiten und unterschiedlichen Lebenshintergründen zusammenfanden. Alle aber hatten wir das gleiche Ziel: Brustkrebs deutlich beim Namen zu nennen. So laut, dass man ihn nicht mehr übersehen und nicht mehr überhören kann.

Und es wäre wunderbar, wenn wir eine Brücke zueinander über den Ozean schlagen könnten.

In den USA sprach Betty Ford, die Frau des ehemaligen Präsidenten, ganz offen über ihren Brustkrebs. In Deutschland starb die Spitzenpolitikerin Michaela Geiger, ohne ein Wort über ihre Erkrankung gesagt zu haben.

Betty Ford hat durch ihre Offenheit sicherlich auch viele andere Frauen zu einem selbstbewussteren Umgang mit dieser Krankheit ermutigt.

Wir müssen alles, was möglich ist, jetzt tun, um diese Erkrankung zu stoppen.

Wir müssen jetzt handeln, jede von uns, damit Brustkrebs für unsere Töchter und die nächste Frauengeneration kein Schrecken mehr ist.

Ich bitte, fast möchte ich sagen, ich flehe die Frauen mit Brustkrebs an, den Mut aufzubringen, offen darüber zu sprechen und die Einleitung einer Kehrtwende im Kampf gegen Brustkrebs zu fordern.

Es wird sich nichts ändern, wenn wir nichts ändern. Zumindest nicht schnell genug. Es wird nichts passieren, wenn wir uns nicht kümmern. Und wir werden auf dem alten, ausgetretenen, tödlichen Pfad weitergehen.

Was sollten unsere nächsten Schritte sein?

Wir Frauen mit Brustkrebs müssen endlich begreifen, dass Arzt und Patient gleichberechtigte Partner sind. Vielleicht wir Frauen noch etwas gleichberechtigter, weil es unser Körper ist, um den es geht; und weil es unser Leben ist, das auf dem Spiel steht.

Wir müssen auch Abschied nehmen vom Bild des allmächtigen und allwissenden Arztes. Auch Ärzte machen Fehler. Auch Ärzte sind nur Menschen und dringend auf unsere Mitarbeit angewiesen. Jede von uns ist nur eine von vielen Patientinnen für ihn. Doch jede von uns hat nur dieses eine Leben, um das es geht.

Wir Frauen mit Brustkrebs müssen endlich verstehen lernen, dass es nicht genügt, in passiver Haltung dazusitzen und die Diagnose und eine Therapieentscheidung in Empfang zu nehmen. Wir müssen uns besser informieren und Teil des Entscheidungsprozesses werden.

Wann haben Sie selbst die Diagnose Brustkrebs bekommen?

Mit 39, vor dreizehn Jahren. Der Knoten war zwei Zentimeter groß und hatte zwei Lymphknoten befallen. Ich bekam CMF und Bestrahlung, weil mein Tumor nicht hormonabhängig war.

Haben Sie manchmal noch Angst vor einem Rückfall?

Nicht manchmal. Jeden Tag.

Nach dreizehn Jahren hat sie noch Angst, jeden Tag, Frances Visco, die Paradepatientin. Es tröstet mich ein wenig, dass nicht nur ich Angst habe.

An einer Säule in der großen Halle steht ein Mann. Ich muss ihm irgendwo begegnet sein. Er scheint zu warten. Während er immer wieder ein paar Schritte macht, dann stehen bleibt, in Gedanken versunken weiterwartet, versuche ich sein Gesicht in meiner Erinnerung zu orten. Jetzt blickt auch er zu mir herüber. Und wie auf Kommando löst sich sein Fragezeichenblick in gegenseitiges Erkennen auf: Es ist Professor Hoffmann aus Regensburg, der Mann, mit dem ich vor drei Jahren durch das Mikroskop geschaut habe.

Ein seltsames Gefühl von Verlegenheit steigt in mir auf, sogar ein bisschen Scham. Als hätte ich keine wirkliche Berechtigung, hier zu sein, als wäre ich gerade im Paradies des Wissens erwischt worden.

Es ist nur der Hauch eines Gefühls, das sich schnell verflüchtigt und mich dennoch erschreckt. Weil es mir zeigt, wie tief verwurzelt dieses selbst auferlegte Gebot zur Ahnungslosigkeit in den Seelen von Kranken ist.

Er könnte immer noch ein etwas schüchterner Förster mit Rauhaardackel und kein Pathologe sein, denke ich, als ich auf ihn zugehe. Wir begrüßen uns, dann kommt seine Frau, auf die er gewartet hatte.

Wir wollen noch Leonardos Abendmahl besichtigen, sagt er. Und vielleicht ein bisschen shoppen.

Die Geschäfte sind zu, es wird gestreikt in Mailand, sage ich.

Und es ist, als hätte es diesen Knoten, der uns verbindet, nie gegeben.

Ich will keine Brustkrebsbetriebsnudel werden. Doch ich möchte etwas für Frauen mit Brustkrebs tun.

Wenn Patientinnen sich rühren, kann auch Unerwartetes ins

Rollen kommen. Hier nur ein Beispiel, das auch andere Frauen ermutigen soll:

Gerlinde und ich machten bei der Sendung des Bayerischen Fernsehens »Frauensache – Kampf dem Brustkrebs« mit.[69] Im Anschluss daran entstand die Idee, an einigen Kliniken in Bayern »Patientenforen« für Frauen mit Brustkrebs einzurichten und im α-med-Bildungskanal auszustrahlen. Gerlinde sprach mit Professor Schiller, er unterstützte uns dabei.

Es wird ein bewegender Abend. Diesmal ohne Bademoden. Aus ganz Deutschland kommen über 250 Patientinnen nach Augsburg. Der Hörsaal des Klinikums ist überfüllt, auf dem Flur müssen Monitore aufgestellt werden. Die Fachleute sitzen auf dem Podium und hören sich konstruktive Kritik und Vorschläge von Patientinnen an.

Das Ergebnis: Eine Abteilung für ergänzende Krebsmedizin wird eingerichtet. Das Klinikum Augsburg ist damit eines der wenigen Akutkrankenhäuser in Deutschland, an denen zusätzlich zur Chemotherapie Zink und Selen und, wenn nötig, auch Mistelpräparate eingesetzt werden.

Nach dem Patientientinnenforum finden sich Frauen mit Brustkrebs zusammen, die Lust verspüren, sich häufiger zu sehen. Aus diesen Treffen entsteht ein Verein: »mamazone – Frauen und Forschung gegen Brustkrebs e.V.« Mitglieder sind aktive Patientinnen und ForscherInnen aller Disziplinen, die gemeinsam etwas bewegen wollen. Der Name mamazone ist auch Programm: In ihm vereinen sich Animus und Anima, männliche und weibliche Prinzipien, zu einem heilsamen Ganzen. In ihm verbindet sich die weibliche Mamma, wie die Brust in der Fachsprache genannt wird, mit der Entschlossenheit der Kriegerinnen aus der griechischen Mythologie zu einer höchst sensiblen Zone.

Eine Zone, die in Zukunft keine Zeitbombe mehr sein darf.

Biologische Heilmethoden in der Krebsmedizin können erheblich zur Kostensenkung beitragen. Das hat ein Modellversuch »Biologische Krebsbehandlung« des Verbandes der Angestellten-Krankenkassen (VDAK) in Nordrhein-Westfalen gezeigt, der jetzt nach fünf Jahren ausgewertet wurde. Die Ersatzkassen hatten sich bereit erklärt, die Kosten gesicherter biologischer Medikamente und Heilverfahren zu übernehmen. Erstattet wurden Enzyme, Selen und einige Vitamine als Basistherapie, bei Bedarf auch Behandlungen mit Mistel- und Thymuspräparaten.

»Das Ganze war ein Knüller für die Kassen, weil sich dadurch bis zu 40 Prozent der üblichen Begleitkosten für Tumorpatienten einsparen ließen«, sagt Professor Josef Beuth, Präsident der Deutschen Gesellschaft für Onkologie. Aber auch die Krebskranken haben davon profitiert: Sie mussten weniger oft ins Krankenhaus, benötigten weniger Antibiotika, weniger Wachstumsfaktoren, weniger Brechmittel, weniger Schmerzmittel und konnten schneller wieder in das Arbeitsleben eingegliedert werden.

VII. Das dritte Jahr erleben

Zum 10. Juli Nummer drei lade ich fünf Frauen ein: Gerlinde, Frau Kai, Traudl, Anita und Margit. Gerne hätte ich auch Sybille eingeladen, ich wagte es nicht.

Bevor wir uns in unserem Höfl in Hohenaltheim Spaghetti kochen, besuchen wir die heilige Agatha. Ihr Bild hängt in der Kirche von Mönchsdeggingen. Zwei römische Soldaten hatten der Sizilianerin um 250 die Brüste abgeschnitten, weil die Christin das Liebeswerben des Statthalters von Catania nicht erwidert hatte: Ablatio mammae Sanctae Agathae. Ein Bild mit viel Blut und viel Leid. Ohne Redonflaschen, in denen sich das Blut sammelt. Es rinnt hemmungslos an ihr herunter.

Wir stehen vor der heiligen Agatha. Sie hat sicherlich nichts dagegen, wenn wir ihr ab sofort zu ihren Ämtern als Schutzpatronin gegen Feuersgefahr, Unwetter und Erdbeben auch noch die brustkrebskranken Frauen dieser Welt anempfehlen. Sie brauchen Schutz. Sie sind so verletzlich und gefährdet.

Nur »manche Frauenspersonen« brächten »diese Operation mit großer Standhaftigkeit« hinter sich, schreibt der Chirurg Lorenz Heister (1683–1758), Professor der Medizin an der Universität Helmstedt, über Brustkrebsoperationen zu Beginn des 18. Jahrhunderts. »Andere aber thun so erbärmlich, dass sie auch den beherztesten Chirurgum manchmal erschrecken, und in der Operation verhindern können: derohalben muss ein Chirurgus, der diese Operation verrichten will, Courage haben, und sich durch des Patienten Geschrey nicht verhindern lassen.«
Die erste Blutstillung nach der Amputation erreichte der Chirurg unter Zuhilfenahme eines glühenden Brenneisens.[1]

Das dritte Jahr nach Krebs war das Jahr der Überwindung, der Verwandlung meines eigenen Leids in mehr Bewusstsein für den Schmerz der Leidensgenossinnen.

Es war ein Jahr der Dankbarkeit. Der Dankbarkeit als Schutzschild der Seele gegen die Kräfte der Zerstörung.

An die Stelle der Angst ist langsam, langsam die Entschlossenheit getreten, ein paar Erfahrungen aus meinem Leben mit Krebs mitzuteilen, meine Stimme zu erheben, solange es mir möglich ist.

Ich möchte Brustkrebs aus der Sprachlosigkeit herausführen und ein Buch darüber schreiben. Kein Trostbuch und kein Beruhigungsbuch. Ein Buch, das Nebenwirkungen haben soll.

Dass Frau Wilms tot ist, erfahre ich aus der Zeitung.

Am 26. August lese ich die Todesanzeige. Ich bin froh, dass Sybille in Sommerferien ist. Sie hatte in den letzten Monaten häufiger mit Frau Wilms telefoniert. Fünf Jahre hatte sie gekämpft, hatte Dr. Wilms um sie gekämpft.

Ich schreibe ihm eine Karte, ein paar Worte, von denen ich nicht weiß, ob sie ihn erreichen. Michaela Wilms, fünf Jahre jünger als ich, war Mutter von drei Kindern.

Meine erste Begegnung mit Dr. Wilms, ich erinnere mich noch genau. Dieses Erdbeben-Gespräch, das mir meine Bedrohung erst richtig deutlich machte, werde ich nie vergessen.

Wenn eine Arztfrau an Brustkrebs stirbt oder eine Ärztin an Brustkrebs erkrankt, bricht in der Seele der normalen Brustkrebspatientin eine kleine Welt zusammen: Es ist wie ein Sakrileg gegen das magische Gefühl von Unverletzbarkeit des Heilers, das zugleich auch die beunruhigende Frage aufwirft: Wenn er es nicht schafft, wenn sie es nicht in den Griff bekommt, was habe ich dann für eine Chance?

Paradoxerweise geht dieses Gefühl der Enttäuschung gleichzeitig auch mit dem tröstlichen Gedanken einher, dass niemand seinem Schicksal entgeht.

Die Ärztin Martina Lies, 37, ist an Brustkrebs erkrankt. Sie hat Metastasen. Die Mutter einer zweijährigen Tochter lebt in Frankfurt. Hier ihr Bericht:

Ein Knoten. Tastbar. Links. Bei sechs Uhr. Ger hatte ihn streichelnd entdeckt – am Karfreitag, Ostern 1995. Ich habe versucht, den Knoten aus meinem Kopf zu verdrängen, habe mich beim Duschen fröhlich pfeifend wieder darauf zugetastet in der Hoffnung, dass er einfach verschwunden ist. Er war es nicht. Weder von der Stelle in der Brust noch aus meinem Kopf, wo er immer größer wurde.

Über die Feiertage konnte ich nichts tun, erzählte es noch nicht einmal meiner Schwester, die auch Ärztin ist. Nach Ostern aber holte ich tief Luft und tat das, was ich für meine Patientinnen in diesem Falle auch getan hätte: Ich veranlasste eine Untersuchung. Ich telefonierte mit einer radiologischen Gemeinschaftspraxis, die mir von meinen Kollegen empfohlen worden war. Meldete mich an, als sei ich meine Patientin. Ich doch nicht! »Hier Dr. Lies, Diakonissenkrankenhaus – ich bräuchte einen Termin zur Mammographie für eine Patientin.« Am anderen Ende Suche, dann Termin in einer Woche. Die erstaunte Frage der Sprechstundenhilfe »Ach, für Sie selbst!« quittierte ich mit einem möglichst verharmlosenden Lachen. War doch alles nur Routine.

Ich war 33. In meiner Familie keine Krebserkrankungen. In meiner 60-Stunden-Woche als Assistenzärztin in der Inneren Medizin hatte ich keine Zeit für Arzttermine. Ich saß auf der anderen Seite des Schreibtisches. Dort versuchte ich auch zu bleiben, als die Untersuchung stattfand. Netter Plausch mit der Kollegin, Kapazität auf ihrem Gebiet, über dies und das. Sie sah auf den Mammographiebildern nichts Besorgniserregendes, auch deshalb, weil das Drüsengewebe wegen meines »jugendlichen Alters« dicht war und man sowieso kaum etwas erkennen konnte. Frau Dr. Peters machte zur Sicherheit noch einen Ultraschall. »Wissen Sie«, sagte sie, »bei einer Kollegin will man ja eigentlich auch nichts feststellen.« Sie konstatierte in ihrem Befund eine »Fettgewebsinsel in einem sonst drüsenreichen Gewebe«. Kurz danach fuhr ich erst einmal in den Urlaub.

Frau Dr. Peters hatte es jedoch nicht geschafft, mich zu beruhigen. Der Knoten blieb da: links, bei sechs Uhr. Und in meinem Kopf – da war er am schlimmsten. Obwohl ich sonst in meinem Arbeitsalltag schon Schwierigkeiten hatte, einen Zahnarzttermin zu vereinbaren, entschloss ich mich, auch einen Gynäkologen aufzusuchen. Auch Dr. Engel machte einen Ultraschall, sah ein großes Gefäß auf den Knoten zulaufen; aber ich war ja Kollegin: »Das ist nichts, und Sie haben schließlich auch keine Fälle in der Familie.« Er plante, den Knoten alle paar Wochen zu kontrollieren.

Ich konnte und wollte mit der Unsicherheit nicht mehr leben, habe mich erkundigt und gelesen, dass da noch die Möglichkeit einer Kernspintomographie der Brüste bestand, um dem Knoten auf die Schliche zu kommen. Aber die Methode war neu und auch nur so gut wie der jeweilige Untersucher, also konnte man auch hier keine Gewissheit erwarten. Ich wollte das Ding unter dem Mikroskop haben! Dies teilte ich Dr. Engel mit, der einen Eingriff eigentlich nicht für notwendig hielt. Er ging trotzdem darauf ein, und ich nahm dienstplanfreundlich einen Donnerstag als Termin zur Probeexzision an, damit ich am darauf folgenden Montag wieder meine Station im Krankenhaus übernehmen könnte. Ein Kollege vertrat mich für zwei Tage.

Nach Entnahme des Knotens kam Dr. Engel abends noch mal zur Visite und gratulierte mir: »Makroskopisch eindeutig ein Fibroadenom« – also eine gutartige Geschwulst, ich könnte am Folgetag nach Hause. Die Fäden könnte ich mir ja in meinem eigenen Krankenhaus ziehen lassen. Puh. Erleichterung. Aber eigentlich hatte ich auch nichts anderes erwartet.

Am Freitag ging ich nach Hause, telefonierte noch mit meiner Schwester, um mich für das Wochenende mit ihr zu verabreden, denn wir wollten ein Hochzeitskleid für mich kaufen. Ger und ich wollten im August ganz romantisch in der Karibik auf Curaçao heiraten. Das normale Leben hatte mich wieder. Kaum hatte ich den Hörer aufgelegt, klingelte das Telefon wieder. Wie durch einen Wattebausch drang die etwas belegte, zögerliche Stimme der Sekretärin von Dr. Engel an mein Ohr: »Der histologische Bericht ist bereits da, und Dr. Engel bittet Sie, heute noch einmal in die Klinik zu kommen, um die Befunde zu besprechen.« Das konnte doch nicht wahr sein! Wie in Trance fuhr ich zum Marienkrankenhaus zurück. Dr. Engel versuchte ein Lächeln, das misslang. Bat mich, Platz zu nehmen, und schob mir wortlos ein Fax der Universitätspathologie über den Schreibtisch entgegen:

Multifokales, intraduktales Karzinom. Karzinom. Karzinom.

Dr. Engel saß auf der anderen Seite des Schreibtisches – da, wo ich normalerweise saß. Er schaffte es nicht, die Kluft von Kollege zu

Kollege so zu vergrößern, dass ich die Chance gehabt hätte, Patientin sein zu dürfen. Trost und Aufklärung fordern zu dürfen und auch zu bekommen. Irgendwo in der Mitte blieben wir stecken. Ich half ihm dabei. Mein Entsetzen konnte ich nur durch Abspalten ertragen: Wir redeten hier über das Karzinom von Frau Prycibilsky, und nicht über das von Martina Lies. Nur so konnte es sein.

Eine Freundin meiner Schwester brachte es einige Tage später auf den Punkt: »Wie kann deine Schwester Krebs haben, sie ist doch Arzt.«

Und so ist es auch in unseren Arztköpfen. Nachdem wir uns durch die hypochondrischen Phasen des Medizinstudiums gekämpft haben, während deren wir immer wieder fest glauben, etwas ganz Schreckliches zu haben, halten wir uns von einem gewissen Zeitpunkt an für immun gegenüber jeglicher Art von Krankheit. Wenn das wirklich so funktionieren würde, wäre die Bewerberzahl für einen Medizinstudienplatz sicherlich noch um vieles höher, als sie ohnehin schon ist.

Mich hatte es nun trotzdem erwischt. Dr. Engel schlug eine brusterhaltende Operation vor, die schnell erfolgen musste, da wegen der Probeexzision die Gefahr der Mobilisation von Krebszellen und damit der Metastasierung bestand. Auf diese Weise blieb mir keine Zeit, noch eine zweite Meinung einzuholen.

Zu diesem Zeitpunkt fühlte ich mich wie paralysiert, informierte am Wochenende nur meinen Oberarzt, dass ich für einige Zeit ausfallen würde. Auch er konnte es nicht fassen. Seine Frau – allerdings um einiges älter als ich – war ein Jahr zuvor am Mammakarzinom erkrankt. »Aber Sie sind so jung…!«

Am 14. 6. 95 wurde ich drei Stunden lang operiert. Am Abend zuvor hatte Dr. Engel wie ein Schneider die vorgesehene Schnittführung an den Brüsten mit Eddingstift markiert, und nun entfernte er ungefähr ein Kilogramm Gewebe.

Wegen des Fehlens sowohl von befallenen Lymphknoten in der Achselhöhle als auch von Fernmetastasen riet mir Dr. Engel von einer adjuvanten Chemotherapie ab, weil diese kaum einen Vorteil für die Patientin brächte. Ich folgte diesem Rat, auch als ich hörte, dass man in der gynäkologischen Abteilung des Krankenhauses, in dem meine Schwester arbeitete, eine solche Therapie auf jeden Fall durchführen würde. Mein Brustrestgewebe und die Achselhöhle wurden dann mit 50 Gray bestrahlt.

Geredet hat man mit mir nicht. Es war, als hätte ich die unsichtbare Grenze der Immunität meiner behandelnden Ärzte verletzt, hätte ihnen ihre eigene, so mühsam aufrechterhaltene Illusion der Unverletzlichkeit durch meine Existenz beziehungsweise die Existenz meiner tödlichen Krankheit weggenommen. So liefen sie vor mir weg und beschwichtigten sich wahrscheinlich selbst mit der lapidaren Feststellung, dass diese Patientin als Ärztin doch sowieso alles wüsste. Ich, die aus einem ganz anderen Fachgebiet kam, fühlte mich dabei fallen gelassen, allein und schlecht aufgeklärt. Es hatte mich große Mühe gekostet, die Schreibtischseite zu wechseln, und nun fand sich auf der anderen Seite noch nicht einmal jemand, der es gewagt hätte, mir in die Augen zu schauen.

Nachdem Dr. Engel mich mit einer Wahrscheinlichkeit von 97 Prozent als geheilt betrachtete, wollte er die so genannte symptomorientierte Nachsorge durchführen, was bedeutete, dass immer nur dann Untersuchungen stattfinden sollten, wenn ich wirklich Beschwerden äußerte. Für einige Patienten sicherlich das Richtige, für mich nicht. Ich hätte – je nach Gemütszustand – jedes Symptom produzieren können. So organisierte ich meine Nachsorge selbst, mit allem Drum und Dran: regelmäßige Röntgenuntersuchungen, Tumormarker, das ganze Labor rauf und runter, Knochenszintigramm, Kernspin und Ultraschall der Brüste.

Und ich klapperte Kapazitäten ab. War meine Behandlung richtig gewesen, sollte ich mehr tun? Zudem hatte ich regelmäßig atemabhängige Beschwerden in meiner linken Lunge. Da man im Röntgen-Thorax nichts sehen konnte, wurden diese als psychisch bedingt eingestuft. Also spielte ich in dieser Phase meine eigene Ärztin, was nie von Vorteil ist.

Da ich immer gerne ein Kind gehabt hätte, versuchte ich herauszufinden, ob eine Schwangerschaft den weiteren Verlauf meiner Erkrankung bei positiven Hormonrezeptoren negativ beeinflussen könnte. Jeder Professor, den ich konsultierte, verneinte dies. Dr. Engel riet sogar zu einer Schwangerschaft. Ger, mittlerweile mit mir verheiratet, wollte von der ganzen Krebsgeschichte ohnehin nichts mehr hören: »Hör endlich auf, dich zu verhalten, als ob du krank wärst. Jeder sagt, du bist gesund, also bist du es auch.«

So wurde ich Ende 1996 schwanger. Bezüglich der Nachsorge war dies eine Tortur. An der Heidelberger Universitätsklinik entdeckten die Ärzte sonografisch einen suspekten Befund nach dem anderen in meinem Restbrustgewebe, ohne dass weitere Untersuchungen erfolgen konnten, weil hiermit ja die Frucht geschädigt werden würde. Sonst war die Schwangerschaft komplikationslos. Ich wurde im Juli 1997 glückliche Mutter einer gesunden Tochter. Im Erziehungsurlaub wohnte ich in den Niederlanden, da mein Mann seine Arbeitsstelle dort hatte. Die Niederlande sind zwar berühmt für hervorragende Früherkennung auf dem Gebiet des Mammakarzinoms, ansonsten gleicht das Gesundheitssystem eher dem englischen: Alles wird nach dem Prinzip der Kostenersparnis abgehandelt. Selbst das größte Krebszentrum, das Antoni-van-Leeuwenhoek-Krankenhaus in Amsterdam, in das ich mich zur weiteren Nachsorge begab, hielt an apparativer Diagnostik lediglich eine Mammographie pro Jahr für notwendig. Obwohl ich mehrfach auf die als zumindest suspekt eingestuften Befunde aus Heidelberg hinwies und bat, diesen doch nachzugehen, tat man diese Bedenken als übermäßigen Aktionismus einer medizinischen Kollegin, noch dazu einer Deutschen, ab. Auch hier wieder das Phänomen: Bei einer Ärztin kann und darf es nichts sein.

Im September 1998 fühlte ich mich zunehmend schlecht, bekam wieder Beschwerden in der linken Lunge. Trotz angeblich symptomorientierter Nachsorge wurde kein Röntgen der Lunge veranlasst. Ich bat darum, bettelte darum, argumentierte. Niemand hörte mich: Es durfte nicht sein, also konnte es nicht sein. Das Gesundheitssystem gestattet es in den Niederlanden auch einem Privatpatienten nicht, einfach zum Radiologen zu gehen und sich ein Röntgenbild zu beschaffen.
Im Oktober 1998 kehrte ich zurück nach Deutschland. An der Universitätsklinik in Frankfurt wurden Metastasen in meiner Lunge und Pleura und ein Pericarderguss diagnostiziert. Ungläubigkeit, Wut, Auflehnung gegen medizinische Fakten waren meine Reaktion, denn dies war – und ist – das Todesurteil. Unumstößlich.
Bei meinen Ärzten an dieser Stelle betretenes Schweigen. Eine von uns stirbt, das ist unmöglich, unfassbar.

Ich hatte doch eine so gute Prognose, damals, 1995. Warum? Warum? Ich weiß, dass diese Frage bei Krebserkrankungen letztendlich sinnlos ist. Ich weiß auch, dass niemand sagen kann, ob irgendeine Frühererkennung meiner Metastasierung den Krankheitsverlauf positiv beeinflusst hätte.

Aber ich werde, solange ich noch den Atem dazu habe, der Welt entgegenschreien, dass es so nicht geht. Meine Geschichte wiederholt sich jeden Tag. Immer wieder werden Beschwerden von Frauen ignoriert, bagatellisiert, unterbewertet.

Ich kenne das Metier von beiden Seiten, aus der Patienten- und aus der Arztperspektive. Ich will diese Kenntnis nutzen, um es allen zu sagen: Frauen müssen sich selbst um ihren Tumor kümmern, nervig sein, Fragen stellen, sich gegen die hysterische Schublade zur Wehr setzen. Die Ärzte werden von sich aus nicht genügend Engagement zeigen.

Ich konnte, obwohl ich selbst Ärztin bin und Zugang zu allen medizinischen Informationen hatte, den schrecklichen Verlauf meiner Krankheit nicht ändern. Vielleicht hätte ich das joviale Kolleginnenspiel nicht mitmachen sollen. Vielleicht wäre ich als »normale Patientin« jetzt auch an einem anderen Punkt.

Doch es ist müßig, darüber nachzudenken. Mein Schicksal zeigt, wie schwierig es ist, in der Diagnostik und Therapie des Brustkrebses die »Wahrheit« zu finden. Frauen sind aufgefordert, hier aktiv ihr Schicksal mitzugestalten.

Von meinem Arbeitszimmer in Augsburg aus kann ich die Türme des Doms sehen. Einer ist eingerüstet. Er war im Lauf der Zeit etwas windschief geworden. In der goldenen Kugel, die die Turmspitze krönt, hatte man Dokumente aus dem 16. Jahrhundert entdeckt, die nun entziffert werden, ist in der Zeitung zu lesen.

Diese Spuren von Menschen, die vor uns gelebt haben, geben mir auf eigentümliche Weise ein Gefühl von Geborgenheit, von universellem Trost, der aus der Vergangenheit kommt.

Aus Peters Notizen:

Manchmal glaube ich, dass ich erst jetzt Uschis Bedrohung, die auch meine ist, so richtig betrauern kann. Als ich sie kürzlich zum Patientenforum in das Klinikum begleitet habe, weil sie mich darum gebeten hatte, ist mir klar geworden, wie sehr mir dieser Krebs Angst macht. Zum ersten Mal habe ich mich einem ganzen Saal voll Brustkrebs ausgesetzt. Das war nicht ein Leid, das Leid kam 250 Mal daher. Mit oder ohne Perücke auf dem Kopf. Mit oder ohne Metastasen.

Dieses Eintreten in den großen Hörsaal war für mich das Tor zu einer anderen Welt von Frauen. Ich habe sie mir genau angesehen. Sie sind anders als ihre nicht betroffenen Mitschwestern, ganz anders. Sie sind Gezeichnete und, wie mir scheint, auch Ausgezeichnete. Ich will sie nicht idealisieren, aber sie haben die nächste Stufe der Lebensleiter erklommen. Sie haben für mich den Hauch des Jenseits gespürt, spüren ihn immer noch; sie sind einfach weiter.

Als Mann will mir scheinen, dass ihre Weiblichkeit häufig vollkommener ist, obwohl den meisten von ihnen etwas fehlt. Sie sind leiser, nachdenklicher, liebevoller. Und sie stellen sich dem Feind, der sie an ihrer symbolhaftesten Stelle angegriffen hat, ganz anders, als Männer das je tun würden.

In letzter Zeit merke ich eine neue Qualität des Kämpfens an meiner Frau: Sie steigt nicht mehr zum Krebs in den Ring, es ist eher ein gelassener Widerstand, den sie leistet, still und achtsam.

Krebs gehört nach wie vor zu unserem Leben, aber er ist nicht mehr so lebensbestimmend wie früher. Krebs geht nie vorbei wie Grippe. Auch ich muss ihn als Dauergast neben mir zur Kenntnis nehmen.

Jetzt hat auch Sybille den Onkologen, der früher auch einmal meiner war, gewechselt.

Er hat mich innerlich aufgegeben, sagt sie. Und dieses Gefühl sei Gift für sie.

Sie bekommt jetzt eine neue Chemotherapie gegen ihre Hirnmetastasen: Topotecan, ein Zellgift, das die Blut-Hirn-Schranke überwindet. Von einer tragbaren Pumpe aus wird es sieben Tage lang ganz langsam in ihren Körper abgegeben.

Sybille recherchiert jetzt auch im Internet. Sie hat Studien über Weihrauch, Melatonin und hoch dosiertes Tamoxifen gegen Hirnmetastasen ausfindig gemacht. Sie e-mailt mit dem Weihrauch-Experten Professor Simmet in Ulm und dem Melatonin-Professore Lissoni in Monza. Es hilft ihr, bringt ihre erstarrte Seele wieder ein bisschen in Bewegung.

»Gestern war Elternabend in der Schule«, sagt Sybille. Die Kinder sollten unter der Bank einen kleinen Brief für die Eltern hinterlassen. »Auf Manuels Brief stand nur die Frage: Mama, wie geht es dir?«.

Florian meldet sich jetzt häufig bei uns. Nicht weil er in Geldnöten ist, einfach so. Er hat immer etwas zu berichten. Er denkt daran, im nächsten Jahr das Abendgymnasium zu besuchen oder zum Koch umzuschulen. Ich entdecke einen ganz neuen Schwung an ihm und auch das Selbstvertrauen, etwas durchzuziehen bis zum Schluss.

Das Schönste ist, dass Florian auch immer häufiger mit seinem Vater sprechen will. Dass sie sich mehr zu sagen haben als zuvor.

Ich musste nicht erst sterben, damit die beiden zusammenwachsen. Es geht auch so.

Aus Peters Notizen:
Vor kurzem habe ich Florian und Hanna in ihrer oberbayerischen Walachei in der Nähe des Chiemsees besucht; ich war zum ersten Mal in dieser Wohnung. Es war ein Sonntagnachmittag, und Uschi hatte keine Zeit mitzufahren. Du kannst ja auch alleine kommen, hat Florian gesagt, ohne den Südtiroler Powerzwerg, wie er seine Mutter zu bezeichnen pflegt. Ich fuhr, weil ich das Gefühl hatte, dass er meinen Besuch herbeiwünscht, und auf der Rückfahrt hatte ich Tränen der Dankbarkeit in den Augen, dass nun diese schwierige Zeit für Florian und mit Florian ein Ende hat.
Er machte einen zufriedenen Eindruck unter dem Dach des Bauernhauses, zwischen seinen Katzen und den Wüstenrennmäusen seiner Freundin. Vor der Haustür stehen Kühe mit Glocken um den Hals, und der große Holzbalkon bietet einen Panoramablick auf das Voralpenland im späten Herbstglühen, im Hintergrund der

Chiemsee mit den weißen Segeln, rechts die Kampenwand und die österreichischen Berge.

Die Wohnung ist unaufgeräumt, das scheint die beiden nicht zu stören. Unter der Wohnzimmerdecke ein Spinnennetz; mein leiser Hinweis, da müsse mal geputzt werden, wird von Florian zurückgewiesen. Das sei Thekla, die Spinne sei dort im Winterquartier. Er habe mit Hanna, die mit Spinnen nichts am Hut hat, einen genau bemessenen Freiraum für Thekla vereinbart. Erst wenn sie den überschreite, habe das den Tod zur Folge.

Da hocken nun die beiden auf der Sperrmüllsitzgarnitur, der 115-Kilo-Mensch mit dem Mimosengemüt und Oberarmen so breit wie die Oberschenkel seiner Freundin, und sie, eine bayerische Sphinx mit leichtem Silberblick und feinen, blassen Gesichtszügen. Florian hat sich eine Krummpfeife zugelegt, die er mir vorführt. Dem Kauf war ein handfester Krach gefolgt, in dessen Verlauf die Pfeife im hohen Bogen in die Ecke flog. Doch dem Argument, dass ihre Zigaretten mehr stinken als sein Tabak, hatte sie letzten Endes nichts entgegenzusetzen und beantwortete im Übrigen seine Ausgaben mit dem Kauf von drei Kunstfachbüchern. Er kocht, weil sie nicht kochen kann und wohl auch nicht kochen will. Bisher habe es ihr immer noch geschmeckt, und so viel mache sie sich aus Essen sowieso nicht. Beide haben dicke Filzpantoffeln an den Füßen, Handarbeit von Hannas Oma aus dem Zillertal. Der Opa lebe schon seit Jahren mit Lungenkrebs, gilt als geheilt, sagt Hanna.

Ich gebe ein Paar Filzpantoffeln in Auftrag. Im Arbeitszimmer wird gerade eine antike Uhr von Hanna hergerichtet, der erste Auftrag, von einem Architekten aus München. An der Wand hängen aufgezogene Leinwände, an denen sich Florian und Hanna malerisch versuchen.

Nein, in Salzburg, das fünfzehn Minuten entfernt ist, waren sie noch nicht. Da gehen Florian die Touristen auf die Nerven, sagt Hanna. Und mit mir zum Italiener an den Chiemsee zu fahren, wie es Hannas Wunsch wäre, kann sich Florian auch nicht entschließen. Da könnte ja ein Gesicht am Nachbartisch sitzen, das ihn nervt.

Florian bringt mich vor die Haustür. Er drückt mir die Hand und klopft mir mit seinen Pranken auf die Schulter. Ich gebe ihm den guten Rat, mit seiner jungen Freundin gelegentlich auch mal auszugehen. Nicht, dass nachher so ein Discofreak kommt und sie ihm ausspannt. Früher, sagt Florian, sei er ja mit ihr ausgegangen, aber jetzt sei er auch schon über 25, und daheim gefiele es ihm einfach besser.

Als ich wieder nach Hause fahre, bedauere ich zum ersten Mal, dass ich nicht noch zwei oder drei solche Orte habe mit Kindern, die ich an einem Sonntagnachmittag besuchen kann.

»Kannst du mir meine Todesanzeige schreiben?«, sagt Sybille am Telefon.

Die Leitung ist wie tot, so still ist es zwischen uns.

Meine Gedanken rasen. Wo steht sie gerade mit ihren Gefühlen? Irgendetwas muss passiert sein. Oder liegt es am Totenmonat November? Ich möchte keinen Fehler machen. Sage ich Ja zu ihrem Tod, wenn ich jetzt Ja sage? Versage ich ihr einen Freundschaftsdienst, wenn ich jetzt Nein sage? Oder sollte das nur einer ihrer bitteren Witze sein?

Vorsichtig taste ich mich vor.

»Ich habe noch nie eine Todesanzeige geschrieben. Und schon gar nicht für eine Lebende«, sage ich. »Was hast du dir denn vorgestellt?«

»Ich möchte der Öffentlichkeit ein Zeichen geben«, sagt Sybille. »Ich möchte darauf aufmerksam machen, wie oft die Diagnose Brustkrebs in diesem Land verschleppt wird, besonders bei uns jüngeren Frauen.«

Dass sie es nicht nur persönlich meint, hilft mir, diesen seltsam makabren Auftrag anzunehmen. Mich sogar für ihn zu erwärmen.

»Okay, ich werde einen Entwurf machen«, sage ich schließlich. »Ich werde dir ein Kuvert bringen, du wirst dir den Text ganz kurz anschauen, mir sagen, ob er so in Ordnung geht, und ihn dann tief, ganz tief in einer Schublade begraben.«

Als ich aufgelegt habe, lehne ich mich zurück und schaue aus dem Fenster zu den goldenen Kugeln hinüber, die auf den Domtürmen sitzen. Sybille wird leben, egal wo. In meinem Herzen.

Es ist eine schwere Aufgabe, die mir Sybille zugedacht hat. Vielleicht auch eine Übung. Und ein Stück Trauerarbeit für uns beide.

Ich muss es schnell hinter mich bringen und genauso schnell vergessen, wie Sybille es mir versprochen hat. Ich drucke den Text aus, ohne ihn im Computer zu speichern.

Mit schwarzem Filzstift male ich einen Rahmen um den Text. Dann lasse ich das Papier in einem Kuvert verschwinden und sitze da mit leichtem Herzen, als hätte ich soeben eine Prüfung bestanden.

Dass der Tod nicht mehr totgeschwiegen werden muss zwischen uns, ist ein kostbares Geschenk von Sybille.

Die Vorweihnachtszeit tobt auf den Straßen. Wir treffen uns am Hauptbahnhof. Ich gebe Sybille das Kuvert.

Die Todesanzeige ist begraben. Wir haben nie wieder darüber gesprochen.

So sieht Sybille ihre Situation:
Meine Tochter Lucie war 7 Monate alt, als meine Brust, die sie bis dahin ernährt hatte, abgeschnitten wurde. »Aus der Brust ergießt sich Milch. Die Pat. hat bis zur OP gestillt«, heißt es im OP-Bericht.

Als mir die Diagnose meiner Brustkrebserkrankung mitgeteilt wurde, stammelte ich fassungslos immer nur den einen Satz: »Aber ich habe doch zwei kleine Kinder.« Noch oft habe ich mich an das harte Gesicht der Ärztin erinnert und an ihre Antwort: »Die Mütter kämpfen härter!« Ihre Miene ließ mich auf schreckliche Weise erahnen, dass diese Kämpfe meist verloren werden.

Mein Sohn Manuel, damals vier, schrie: »Ich will, dass du sofort wieder die langen Haare hast«, als ich ihm nach der Hochdosis-Chemotherapie behutsam meine Kahlköpfigkeit erklären wollte. Wir pflanzten gemeinsam einen Avocadokern ein. Ich beteuerte, dass meine Haare nur schlafen würden. Wenn aus dem Kern ein Pflänzchen mit fünf Blättern geworden sei, würden auch meine Haare wieder aufwachen.

Mittlerweile ist aus dem Kern ein kräftiger, zimmerhoher Baum geworden. Und ich bin zum dritten Mal kahl durch Chemotherapie.

Eine Krebserkrankung und Krebsbehandlung zu erleiden hat viele Facetten. Jede einzelne davon birgt ihr eigenes Grauen. Auf einen Aspekt will ich mich beschränken.

Ich war 37, als ich vor rund drei Jahren die Diagnose Brustkrebs erhielt; dann kamen Metastasen in der Lunge dazu und jetzt auch noch im Kopf. Als Mutter von zwei kleinen Kindern erlebe ich mich meist in einer Sonderposition. Es geht nie nur um mein Schicksal. Untrennbar damit verknüpft ist das Schicksal meiner kleinen Kinder. Das Wissen, welchen Schmerz mein baldiger Tod meinen Kindern zufügen wird, ist schier unerträglich. Für mich selbst kann ich die Tatsache meines wahrscheinlich frühen Todes zeitweise mit einer gewissen Gelassenheit und Akzeptanz sehen. Doch wenn ich an meine Kinder denke, könnte ich schreien vor Verzweiflung.

»Mama, wenn wir alle im Urlaub sind und Papa und Lucie und ich sitzen am Strand und du schwimmst ganz weit raus und tauchst dann unter – wie kannst du uns dann wiederfinden?« In der bangen Frage meines damals Vierjährigen steckten die ganze Angst und die Sorge, die damals – es war unmittelbar nach meiner Hochdosis-Chemotherapie – unsere Familie erschütterten.

In dieser Phase meiner Erkrankung versuchte ich in meiner Verzweiflung und Hilflosigkeit, meinem Sohn nahe zu bringen, dass meine Seele niemals stirbt, auch wenn mein Körper tot ist. Es war schmerzlich für mich zu lernen, dass ein kleines Kind sich unter einer Mutter, die ihn von einer Wolke aus »immer beschützt«, überhaupt nichts vorstellen kann. »Was hast du denn dann für ein Gesicht, wenn du eine Seele bist? Wo sind dann deine Hände?« Die Mama soll Schuhe binden, Geschichten vorlesen, Späßchen machen und für all die kleinen, konkreten Nöte des Kinderalltags da sein. Tja.

Der Kontakt mit anderen, gesunden Müttern aus Kindergarten und Schule gestaltet sich für mich zunehmend schwierig; sie sind teils noch jung und vom Leben kaum geprüft, schotten sich ab gegen Bedrohliches, das die eigene Idylle gefährden könnte. Also blieben die Berührungspunkte oberflächlich. Echten Austausch und Anteilnahme erfahre ich in dieser Altersgruppe kaum.

Fortgeschrittene Metastasierung – welche junge und gesunde Mutter will sich darunter schon etwas vorstellen? Wenn etwas wächst, dann die Kinder.

Häufig ist das Unverständnis für die Dimension meiner Krebserkrankung darauf zurückführen, dass sie mir nicht drastisch anzusehen ist. Gute Perücke und gute Schminke – das Ausmaß der Erkrankung erschließt sich über das Äußere nicht. Ein gebrochenes Bein ist leichter zu verstehen, und nach ein paar Wochen ist es wieder heil. Ich werde nicht mehr heil, und mit dieser Realität muss ich leben. Das wollen die meisten nicht an sich heranlassen.

Ich fühle mich dem Weltengetümmel entfremdet und klammere mich dennoch daran. Ich vollbringe täglich einen Spagat zwischen der »Kinderwelt« und der »Krebswelt«.

Während meine Tochter eine Märchenkassette hört, nütze ich den kleinen Freiraum zum Telefonieren, um zu erfahren, ob es nicht doch einen Antikörper gibt, der in meinem Fall Erfolg versprechend sein könnte. Ich jage mir, vor dem Kühlschrank stehend, schnell eine Spritze mit Wachstumsfaktoren in den Bauch, weil die Kinder gerade in der Badewanne sind und es nicht merken sollen. Ich parliere mit anderen Müttern über Sinn und Unsinn von Englischunterricht ab der ersten Klasse und trage dabei, von den anderen unbemerkt, unter meinem weiten Winterpulli eine Chemotherapiepumpe, die eine Woche lang das Zytostatikum Topotecan durch einen zentralen Venenzugang in meine Adern pumpt. Ich applaudiere wie die anderen auf dem Schulfest meines Sohnes, doch gleichzeitig quälen mich Gedanken an steigende Tumormarker und eine Kernspintomographie, die zeigen wird, ob sich die Hirnmetastasen in meinem Kopf verkleinert haben oder gewachsen sind. Meine Realität ist gespalten.

Ich gehe vor den Kindern offen mit meiner Situation um, versuche jedoch, sie nicht zu sehr zu belasten. Ich bemühe mich, vor ihnen immer auch Hoffnung zu zeigen. Doch dieser vermeintliche Optimismus ist oft nur ein brüchiger Firnis über Abgründen. So war es mir bis vor kurzem nicht möglich, meine Kinder mit der hohen Wahrscheinlichkeit meines Todes zu konfrontieren. Als Psychoanalytikerin weiß ich, wie wichtig es für Kinder ist, das Bedrohliche beim Namen zu nennen und nicht zu verleugnen. Doch es brach mir das Herz, diese Wahrheit meinen geliebten Kindern anzutun.

Beide Kinder erfassen unbewusst die Bedrohung, jedes auf seine Weise: Lucie, ein sonniges Mädchen von dreieinhalb, lebt noch sehr in ihrer magischen Welt und im Augenblick, während der sensible Manuel mit seinen sieben Jahren bereits begriffen hat, dass die Mama an diesem Krebs sterben kann. Doch ich war nicht fähig, darüber mit ihm zu sprechen.

Als ich im Mai Hirnmetastasen bekam, gaben mir die Ärzte noch ein paar Monate. Tagelang war ich unter schwerem Schock, konnte nur noch mit Hilfe aufstehen und war vorübergehend nicht mehr fähig, meine Kinder zu versorgen. Wir versuchten, die akute Bedrohung, mit der wir selbst nicht umgehen konnten, vor den Kindern zu bagatellisieren (»Die Mama hat Kopfweh und muss liegen«), und versuchten, sie zu schützen. Doch mein Sohn entwickelte ein Verhalten, aus dem wir erkennen konnten, dass er sich selbst die Schuld für meinen Zustand gab. Er fing an, sich für alle nur möglichen Alltagsdinge grundlos und ängstlich zu entschuldigen. Seine Panik war deutlich spürbar.

Eines Tages hatte ich den Mut, vor meinem Sohn das auszusprechen, was ihm so große Angst machte: »Die bösen Zellen sind wieder da. Es sind so viele, sie werden nicht mehr weggehen. Ich kämpfe, Manuel, ich kämpfe, so fest ich kann – aber ich weiß nicht, ob ich es schaffen werde.« Wir weinten beide. Es tat mir so weh, ihm dies sagen zu müssen. Doch für ihn war es eine Erleichterung – seine Symptome verschwanden.

Bei aller Wahrhaftigkeit versuchen mein Mann und ich, den Kindern unsere immer wiederkehrenden Ängste vor dem Tod nicht aufzudrängen. Dies würde sie überfordern. Im Wissen um die Schrecken, die auf unsere Familie warten, wollen wir den Kindern so viel emotionalen Schutz wie möglich bieten.

Wäre ich kinderlos, würde ich zu Hause sterben wollen. Doch um den Kindern den Schrecken von langem Siechtum und Verfall zu ersparen, möchte ich im Hospiz sterben. Sollte ich nicht mehr dazu fähig sein, überlasse ich es meinem Mann zu sehen, wann der Zeitpunkt des Abschieds der Kinder von mir gekommen ist.

Niedergeschrieben im Dezember 1999

Sybilles Tumormarker sind leicht gefallen. Die größte der Hirnmetastasen hat sich verkleinert. Sie sieht aus wie ein toter Vulkan, sagt Sybille, auf dem Schnittbild, das von ihrem Kopf heute gemacht wurde.

Noch wagt Sybille nicht zu hoffen, weil ihre Hoffnungen so oft zunichte gemacht wurden.

Sie schmiedet Pläne. Zumindest bis zur Jahrtausendwende. Über Silvester wird sie mit ihrem Mann in ein Hotel im bayerischen Voralpenland fahren. Sie hätte mal ein hübsches Glitzerkleid in Silber an mir gesehen. Ob ich es ihr leihen würde?

Sybille und ich stehen vor meinem Kleiderschrank. Die kleine Lucie ist in der Küche und streichelt unsere Katzen. Sybille probiert Klamotten. Findet immer noch etwas Neues, das ihr gefällt. Und wir lachen, wie Frauen bei solchen Anproben eben lachen. Nur wenn Sybille die Perücke vom Kopf nimmt, weil der Halsausschnitt sonst zu eng ist, ist die Wirklichkeit da. Und wenn sie plötzlich sagt: »Weißt du, es lohnt sich nicht mehr, etwas Neues zu kaufen«, könnte ich nur noch heulen.

Wie schön Sybille ist. Auch im langen Glitzerkleid. Das Leiden hat ihrer Schönheit keinen Abbruch getan, ihr höchstens noch ein bisschen Transparenz dazu verliehen.

An Weihnachten deckte Orkan »Lothar« mehrere Dächer in der Nachbarschaft unseres kleinen Hauses in Hohenaltheim ab. Unser Widerstandnest aus dicken Jurasteinen zog offenbar den Kopf ein und ließ Lothar über sich hinwegstürmen, es nahm keinen Schaden. Nur ein dicker Ast vom alten Flieder liegt im Schnee.

Mein Weg in das 21. Jahrhundert geht über einen frei stehenden Bergkegel, der 700 Meter hoch am Rande der Schwäbischen Alb aus der Ebene herausragt. Der »Ipf« sieht aus wie ein kleiner Vulkan. Könnte auch die Brust einer Riesin sein. Zumindest ich denke so, wenn ich ihn sehe. Der Kegel heißt auch »Zeugenberg«, weil er ein stehen gebliebenes Restgebilde der Schwäbischen Alb ist.

Ich kenne den Ipf zu allen Jahreszeiten, auch aus der Zeit, als ich noch zwei Brüste hatte. Wir fuhren mit Florian zum Drachensteigen hin. Jetzt, mit Hohenaltheim nur eine halbe Stunde entfernt, ist er für uns fast zum Hausberg geworden.

Menschen aus der Bronzezeit haben auf ihm Zuflucht gesucht. Die Wehranlagen aus der Hallstattzeit sind heute noch zu erkennen. Die Menschen der Vorgeschichte sind hierher gekommen, um zu überleben. An einer Stelle des Gipfelplateaus soll das Gras in Form einer rechtsdrehenden Spirale wachsen. Der Ipf ist ein Kraftort.

Diesen Kraftschub für das nächste Jahrtausend werde ich mir heute Nacht von ihm holen. Mit Taschenlampe, Fackeln und einer Flasche Sekt rücken wir an: Peter, Margret und ich. Es gibt noch ein paar andere Menschen aus den umliegenden Dörfern, die vom Ipf aus das Jahr 2000 begrüßen wollen. Die Stimmen verlieren sich im Schneetreiben. Kein Millenniumrummel.

Geheimnisvoll, wie ein glitzernder Zuckerkegel, ragt der nächtliche Berg aus der Winterlandschaft heraus. Die alten Lindenbäume und Wacholdersäulen stehen beim Aufstieg schemenhaft am Weg. Als wir die Ringwallanlage erreichen, bläst uns der eisige Wind Schneekristalle ins Gesicht. Von Ferne ist das Zischen und Knallen von Feuerwerk zu hören. Sybille im silbernen Glitzerkleid fällt mir ein. Wir steigen weiter bis zum Gipfel, stapfen durch den Schnee, und mit jedem Schritt, den ich mache, lasse ich den Krebs hinter mir.

Ich bin außer Atem, meine Südtiroler Kondition von einst habe ich vermutlich auf dem Weg zwischen Chemotherapie und Strahlenabteilung verloren. Margret ist vorausgestiefelt wie ein Wiesel. Hinter mir höre ich Peters Schritte und das Klingen von Flaschen und Sektflöten in der Tragetasche.

Über eine Hochebene gehen wir zum Rand des Zeugenbergs. Ich stelle den Sekt in den Schnee, Peter steckt die drei dicken Feuerwerksraketen in leere Flaschen und bringt sie in Stellung.

Das Farbenspiel rundherum von verglühenden Lichtfontänen unter einem funkelnden Sternenhimmel, das Zischen und Böllern dieser Nacht ist wie ein Schöpfungsknall, die Neuerschaffung der Welt.

»Das 21. Jahrhundert wird das Jahrhundert der Neuschöpfungen sein«, prophezeit der amerikanische Sozialpsychologe Leland R. Kaiser. »Wir werden uns selbst neu erfinden: unseren genetischen Bauplan, unsere Verhaltensweisen, die Wirklichkeit selbst. Zu diesen drei Neuschöpfungen wird auch die Lösung des Krebsproblems gehören.«[2]

Die Landkarte des menschlichen Bauplans kennt fast keine weißen Flecken mehr. Durch die Genomforschung, die Erforschung des Erbgutes, wird in den kommenden Jahren über die Menschheit eine Flut von neuen Möglichkeiten zur Behandlung und Gesunderhaltung hereinbrechen.

»In Bezug auf die Entstehung, die Diagnose und die Therapie von Krebs beenden wir dieses Jahrhundert mit einem ungeheuren Zuwachs an Erkenntnis – und mit Hoffnung«, sagt Professor Peter H. Krammer, Direktor des Instituts für Immunologie und Genetik am Deutschen Krebsforschungszentrum Heidelberg. »Die Ergebnisse der Genforschung tragen dazu bei, dass es viele neue Krebstherapien geben wird – nicht aber die Therapie von Krebs. Auch die Diagnose Brustkrebs lässt großen Raum für Hoffnung. Vergessen wir dennoch nicht, dass wir das Krebsproblem nicht unterschätzen dürfen. Es hat uns bisher immer neu herausgefordert. Einfache Siege sind nicht in Sicht.«[3]

»Sie haben fünf Jahre Heilungsbewährung«, sagte der Beamte im Versorgungsamt der Stadt Augsburg. Das war kurz nachdem ich meine linke Brust verloren hatte.

Er gab mir den Schwerbehindertenausweis. Erklärte mir, dass mir die 60 Prozent Schwerbehinderung im Falle der Heilung nach fünf Jahren gestrichen würden.

Ich sagte ihm, dass er sich nicht vorstellen könne, wie gerne ich ihm in fünf Jahren den Ausweis und die Prozente zurückgeben würde.

Heilungsbewährung.

Klingt schön. Klingt auch ein wenig nach Gefängnis.

Heilung, zur Bewährung ausgesetzt.

Am 10. Juli 2004 feierte ich meinen Überlebens-Geburtstag Nummer 8. Ohne Frauen, ohne Fest, ohne Blumen. Das Geschenk war, dass es ein ganz normaler Alltag sein durfte. Ein Tag, wie der von vielen anderen gesunden Menschen, vielleicht mit dem Unterschied, dass er mit einem Gebet von großer Dankbarkeit begann.

Acht Jahre ohne Rückfall. Trotz einer aggressiven Tumorbiologie. Trotz einer unterdosierten Chemotherapie. Als ich vor wenigen Wochen am Büffet eines wissenschaftlichen Kongresses den Onkologen traf, der sie mir gegeben hatte, fragte ich ihn, warum. Es war ein Fehler, gestand er ein. Und sagte, nachdem er sich ein paar Krabben mit rosa Mayonnaise auf den Teller getan hatte: »Aber – Sie sind ja schließlich noch am Leben.«

Acht Jahre ohne Rückfall. Acht Jahre mit vielen experimentellen Behandlungen außerhalb von Standardtherapien. Therapien, die ich mir hart erkämpfen musste, weil sie bisher nur für den Fall »Metastasen« zugelassen sind: Bisphosphonate, Antikörper, eine Immuntherapie mit eigenen, speziell auf Abwehr trainierten T-Lymphozyten aus dem Blut. Medikamente, die herumvagabundierende Tumorzellen im Körper immer gleich einfangen und vernichtet sollen, wie Unkraut, das nie Überhand nehmen darf.

Die engmaschige Kontrolle des Verlaufs meiner Tumormarker in einer Nachsorgestudie im Münchner Klinikum Großhadern gab mir zusätzliche Sicherheit.

Ich möchte meinem Krebs immer eine Nasenlänge voraus sein. Krebs wächst schnell – doch Therapien werden nur sehr langsam Standard.

Darauf kann ich nicht warten.

Acht Jahre ohne Rückfall. Jahre, in denen ich ganz allmählich, ohne dass ich es zunächst bemerkte, hinüberglitt von der Angst um mein eigenes kleines Leben zum Gefühl der kollektiven Verantwortung für das Schicksal von so vielen Frauen mit Brustkrebs.

Erst rief ich die Patientinnen-Initiative »mamazone – Frauen und Forschung gegen Brustkrebs« ins Leben, dann gründete ich die Stiftung PA.T.H. – Patients Tumorbank of Hope, die einzige Tumorbank der Welt, die Krebspatienten selbst gehört – alles ein bisschen viel und ein bisschen schnell – aber ich wollte Visionen wachsen lassen statt Metastasen.

Die Heilungsbewährung ist inzwischen abgelaufen.
Meine Heilung hat sich bewährt.
Mein Krebs hat sich nicht bewährt. Obwohl er sich alle Mühe gegeben hat. Denn Tumorzellen kennen nur dieses eine Ziel: Sie wollen ewig leben.

Zur Zeit gibt es eine Art Stillhalteabkommen zwischen uns: Ich habe nicht mit Krebs gerechnet. Der Krebs hat nicht mit mir gerechnet. Und mit den guten Mächten, die mich schützen.

Seit acht Jahren kämpfe ich gegen meinen Krebs und kann doch mit ihm leben. Manchmal mit Angst, immer häufiger ohne.
Seit acht Jahren lebe ich mit meinem Krebs, auch wenn ich an ihm sterben könnte.

Ich weiß nicht, ob ich geheilt bin, aber ich bin von vielem geheilt.
Und sollte ich dieses Leben verlieren, wird mein Krebs tot sein, und ich werde leben.

Anhang

Quellen

I. DER SCHOCK DER DIAGNOSE

1 Sancho-Garnier H.: Epidemiology of breast cancer. Bull Acad Natl med, (182): 1621-32; discussion 1632-3, 1998
2 Robert-Koch-Institut 1999: Geschätzte Zahl jährlich neu an Krebs Erkrankter, Deutschland 1997
3 Ginsberg A., Price S., Ingram D., Nottage E.: Life events and the risk of breast cancer: a Case-control Study. Eur J Cancer, Vol. 32A, No. 12, 2049–52, 1996
4 Nagel G. A.: Unkonventionelle Mittel in der Krebstherapie – Plädoyer für eine offene Medizin. Basel, Freiburg [Breisgau]: Karger, 1998
5 Schwarz R.: Psychosoziale Onkologie zwischen magischem Denken und Molekularbiologie. Vortrag am 9.10.1999. Blick zurück nach vorn – Erfahrungen, Standpunkte und Perspektiven der Psychosozialen Onkologie. 8.–9.10.1999, Heidelberg
6 Untch M.: persönliche Mitteilung vom 30.5.1999
7 Brain E. G. et al.: Primary chemotherapy or hormonotherapy for patients with breast cancer. Cancer Treat Rev, 25 (4): 187-97, 1999 Aug
8 Rodenhäuser C./BKI-Brustkrebsinitiative Berlin: Wendepunkt Brustkrebs. Stern (41) 7.10.1999, Hamburg
9 Passmann-Wolters M.: Brustrekonstruktion nach Mastektomie, März 1999

II. DIE OPERATION

1 Verres R.: persönliche Mitteilung vom 27.5.1999
2 Temoshok L., Heller W. B., Sagebiel R. W. et al.: The relationship of psychosocial indicators in cutaneous malignant melanoma. J Psychosom Res 1985; 29: 139-53
3 Schwarz R.: Die Krebspersönlichkeit: Mythos und klinische Realität. Stuttgart, New York: Schattauer, 1994
4 Sontag S.: Krankheit als Metapher. München, Wien: Hanser, 1978
5 Schwarz R.: Die Krebspersönlichkeit: Mythos und klinische Realität. Stuttgart, New York: Schattauer, 1994
6 Schwarz R.: Psychosoziale Onkologie zwischen magischem Denken und

Molekularbiologie. Vortrag am 9.10.1999. Blick zurück nach vorn – Erfahrungen, Standpunkte und Perspektiven der Psychosozialen Onkologie.

7 Verres R.: persönliche Mitteilung vom 27.5.1999

8 Overgaard M., Hansen P. S., Overgaard J. et al.: Postoperative radiotherapy in high-risk premenopausal women with breast cancer who receive adjuvant chemotherapy. N Engl J Med 1997; 337: 949-55

9 Ragaz J., Jackson S. M., Le N. et al.: Adjuvant radiotherapy and chemotherapy in node-positive premenopausal women with breast cancer. N Engl J Med 1997; 337: 956-62

10 Wolberg W. H., Robins I. H.: Radiotherapy and chemotherapy in high-risk breast cancer (Letter). N Engl J Med 1998; 338: 329-30

11 Goldhirsch A., Coates A. S., Colleoni M., Gelber R. D.: Radiotherapy and Chemotherapy in high-risk Breast cancer (Letter). N Engl J Med 1998; 338: 330

12 Nagel G. A.: Patientenrecht – Patientenschutz. Brückenschlag. 7. Jg. Nr. 20/ Oktober 1999

13 Nagel G. A.: persönliche Mitteilung vom 19. 7. 1999

III. DIE ZEIT DER BEHANDLUNG

1 Benson H.: Heilung durch Glauben. München: Wilhelm Heyne Verlag, 1997

2 Simonton O. C. and Simonton S.: Belief systems and management of the emotional aspects of malignancy. Journal of Transpersonal Psychology, 1975, 7 (I), 29-47

3 Walker L. G., Walker M. B., Ogston K., Heys S. D., Ah See A. K., Miller I. D., Hutcheon A. W., Sarkar T. K., Eremin O.: Psychological, clinical and pathological effects of relaxation training and guided imagery during primary chemotherapy. Br J Cancer, 80 (1-2): 262-8, 1999 Apr

4 LeShan L.: Psychotherapie gegen den Krebs, Stuttgart: Klett-Cotta, 1982

5 Heiny B. M., Beuth J.: Mistletoe extract standardized for the galactoside-specific lectin (ML-1) induces b-endorphin release and immunopotentiation in breast cancer patients. Anticancer Res. 14 (1994) 1339-42

6 Büssing A., Suzart K., Schweizer K.: Suppression of sister chromatid exchange-inducing DNA lesions in cultured peripheral blood mononuclear cells by Viscum album L. J Exp Clin Cancer Res 1996, 15

7 Büssing A.: persönliche Mitteilung vom 1.5.1999

8 Orosz P., Krüger A., Hubbe M., Rüschoff J., von Hoegen P. and Männel D. N.: Promotion of experimental liver metastasis by tumor necrosis factor. Int J Cancer 60.867, 1995

9 Stierlin H., Grossarth-Maticek R.: Krebsrisiken – Überlebenschancen. Wie Körper, Seele und soziale Umwelt zusammenwirken. Heidelberg: Carl-Auer-Systeme Verlag, 1998

10 iscador aktuell, Ausgabe 4/1999. Medizinische Informationen zur Ganzheitlichen Tumortherapie

11 Untch M.: persönliche Mitteilung vom 28.7.1999

12 Baselga J.: Meeting the Breast Cancer Challenge: Survival Strategies for Our Time. An »M« Power Seminar for Journalists, 22.10.1999

13 Verres R.: Zur Transzendenz von Hoffnung bei unheilbaren Krankheiten. In: Logotherapie & Existenzanalyse. 5. Jg. Heft 1, Januar 1997

14 Gibis B., Busse R., Reese E., Richter K., Schwartz F.W., Köbberling J.: Das Mammographie-Screening als Verfahren zur Brustkrebsfrüherkennung. Oktober 1998

15 Glaeske G.: Brustkrebs: Qualitätssicherung in der Mammographie. Panorama, ARD, 21.00 Uhr, 23.10.99

16 Bonhoeffer D.: Widerstand und Ergebung, (KT 100) Chr. Kaiser, Gütersloh: Gütersloher Verlagshaus, 15. Auflage 1994

17 Untch M.: Monotherapie mit Herceptin: Ergebnisse aus den klinischen Studien. Satellitensymposium Diagnostik und Therapie HER2-überexprimierender Mammakarzinome, 5.11.1999. 19. Tagung der Deutschen Gesellschaft für Senologie, Ulm, 4.-6.11.1999

18 Houston S.J., Plunkett T.A., Barnes D.M., Smith P., Rubens R.D., Miles D.W.: Overexpression of c-erbB2 is an independent marker of resistance to endocrine therapy in advanced breast cancer. Br J Cancer, 79 (7-8): 1220-6, 1999 Mar

19 Eiermann W.: Kombinationstherapie von Herceptin mit Anthrazyklinen und Taxol bei der Behandlung des HER2-überexprimierenden Mammakarzinoms. Satellitensymposium Diagnostik und Therapie HER2-überexprimierender Mammakarzinome, 5.11.1999. 19. Tagung der Deutschen Gesellschaft für Senologie, Ulm, 4.-6.11.1999

20 Slamon D.J., Clark G.M., Wong S.G., Levin W.J., Ullrich A., Mc Guire W.L.: Human breast cancer: correlation of relapse and survival with amplification of the HER-2/neu oncogene. Science, 1987, 235 (4785): 177-82

21 Untch M.: A role of HER2 in breast cancer. Congress report 22nd Annual San Antonio Breast Cancer Symposium December 8-11, 1999. Colwood, Berkshire, Jan 2000/Konecny G., Pegram M.D., Beryt M., Untch M., Slamon D.J.: Therapeutic advantage of chemotherapy drugs in combination with Herceptin against human breast cancer cells with HER-2/neu overexpression, abs. 467

22 Der Onkologe: Beilage, Band 5, Heft 3, März 1999: Mammakarzinom – HER2 und der Antikörper Trastuzumab

23 Weinberg R.A.: Krieg der Zellen. Krebs: Ursachenforschung und Heilungsmöglichkeiten. München: Droemer Knaur, 1998

24 Jakesz R., Hausmaninger H., Samonigg H., Kubista E., Depisch D., Fridrik M., Stierer M., Gnant M., Steger G., Kolb R., Jatzko G., Hofbauer F., Reiner G., Luschin-Ebengreuth G.: Comparison of Adjuvant Therapy with Tamoxifen and Goserelin Vs. CMF in Premenopausal Stage I and II Hormoneresponsive Breast Cancer Patients: Four-Year Results of Austrian Breast Cancer Study Group (ABCSG) Trial 5. ASCO 1999, # 250

25 Rutqvist L.E.: Zoladex and Tamoxifen as Adjuvant Therapy in Premenopausal Breast Cancer: A Randomised Trial by the Cancer Research Campaign (C.R.C.) Breast Cancer Trials Group, the Stockholm Breast Cancer Study Group, The South-East Sweden Breast Cancer Group & the Gruppo Interdisciplinare Valutazione Interventi in Oncologia (G.I.V.I.O). ASCO 1999, # 251

26 Ejlertsen B. et al.: Comparable Effect of Ovarian Ablation (OA) and CMF

345

Chemotherapy in Premenopausal Hormone Receptor Positive Breast Cancer Patients (PRP). ASCO 1999, # 248

27 Untch M.: persönliche Mitteilung vom 26.1.1999
28 Debatin M.: persönliche Mitteilung vom 8.10.1999
29 Kurbacher C.: persönliche Mitteilung vom 23.11.1999
30 Drevs J.: persönliche Mitteilung vom 13.9.1999
31 Bothner U., Meissner F. W.: Wissen aus medizinischen Datenbanken nutzen. Deutsches Ärzteblatt 96, Heft 20, 21. Mai 1999
32 Kaulen H.: Wissensmanagement in der Medizin unerlässlich. Frankfurter Allgemeine Zeitung, 27.10.1999
33 Siewert J. R.: FORUM DKG (14), 1999
34 Weißbach L.: FORUM DKG (14) 1999
35 Schmoor C.: persönliche Mitteilung vom 20.7.1999
36 Dietel M.: FORUM DKG (14) 1999
37 Sellschopp A.: Die Zukunft der Psychoonkologie. Vortrag am 9.10.1999. Blick zurück nach vorn – Erfahrungen, Standpunkte und Perspektiven der Psychosozialen Onkologie. 8.-9. Oktober 1999, Heidelberg
38 Riedesser P., Schulte-Markwort M.: Kinder körperlich kranker Eltern. Psychische Folgen und Möglichkeiten der Prävention. Deutsches Ärzteblatt 96, Heft 38, 24. September 1999 (41)
39 Drevs J., Mross K., Reusch P., Peng B., Ball H., Henry A., Laurent D., Dugan M., Marme D., Unger C.: Phase I dose escalation, pharmacokinetic (pk) study of a novel vascular endothelial growth factor (VEGF) receptor inhibitor, PTK787/ZK 222584 (PTK/ZK), ECCO Vienna, 15.9.1999
40 6. Internationale Konferenz zur adjuvanten Therapie des primären Mammakarzinoms, St. Gallen/Schweiz, Februar 1998
41 Jänicke F.: Adjuvante Chemotherapie des Mammakarzinoms: State-of-the-Art. 23.04.1998, Frankfurt-Gravenbruch
42 Falkenberg F. W.: persönliche Mitteilung vom 22.12.1999
43 Falkenberg F. W.: Gegen Tumore impfen? Rubin 2/99
44 Diel I. J.: persönliche Mitteilung vom 31.8.1999

IV. DIE NACHSORGE

1 Diel I. J., Kaufmann M., Costa S. D. et al: Micrometastatic breast cancer cells in bone marrow at primary surgery: Prognostic value in comparison with nodal status. J Nat Cancer Institute 1996, 88, 1652-7
2 Pantel K., Braun S., Schlimok G. et al.: Association of cytokeratin (CK)-positive breast cancer (BC) micrometastases with early recurrence and poor overall survival. Proc Am Soc Clin Oncol 1998, 17, 165a
3 Braun S., Schlimok G., Riethdorf L., Riethmüller G., Pantel K.: erbB2 overexpression on bone-marrow micrometastases of breast-cancer patients. Her2 State-of-the-Art Conference (poster) 21.-23.11.1999, Montreux
4 Chan A. D., Kuo C. T., Bostick P. J., Williams I., Wang H., Heroux J. A., Giuliano A. E., Hoon D. S. B.: Molecular Detection of Occult Tumor Cells in Blood of Breast Cancer Patients to Identify Hematogenous Disease Spreading. ASCO 1999, # 464

5 Giesing M., Uciechowski P., Austrup F., Suchy B., Eder C., Böckmann B., Kusiak I., Grill H.J.: Genotypisierung Hämatogen-disseminierter Zellen beim Mammakarzinom: Prognose und Therapie-Monitoring. 19. Jahrestagung der Deutschen Gesellschaft für Senologie, Ulm, 4.–6.11.1999

6 Stieber P.: persönliche Mitteilung vom 14.5.1999

7 Stieber P.: persönliche Mitteilung vom 14.5.1999

8 Ärzte Zeitung, 14.4.1999

9 Krämer S., Jäger W., Katalinic A., Lang N.: Early treatment of metastatic breast cancer patients after increase of CEA or CA 15-3 serumlevels. Eur Soc Gynaecol Oncol, 26 April – 2 May, 393-6

10 Stieber P.: persönliche Mitteilung vom 27.12.1999

11 Lebeau A.: Pressekonferenz »Therapie HER2-überexprimierender Mammakarzinome mit dem Antikörper Herceptin«. 19. Tagung der Deutschen Gesellschaft für Senologie, Ulm, 4.–6.11.1999

12 Wisecarver J.L.: Her-2/neu testing comes of age. Am J Clin Pathol 1999; 111: 299-301

13 Untch M.: A role of HER2 in breast cancer. Congress report 22nd Annual San Antonio Breast Cancer Symposium December 8-11, 1999. Colwood, Berkshire, Jan 2000.

14 Kath R., Höffken K., Otte C., Metz K., Scheulen M.E., Hülskamp F., Seeber S.: The neu-oncogene product in serum and tissue of patients with breast carcinoma. Ann of Oncol 4: 585-90, 1993

15 Molina R., Jo J., Filella X., Zanon G., Pahisa J., Munoz M., Farrus B., Latre M.L., Gimenez N., Hage M., Estape J., Ballesta A.M.: C-erbB-2 oncoprotein in the sera and tissues of patients with breast cancer. Utility in prognosis. Anticancer Res, 16(4B): 2295-300, 1996 Jul-Aug

16 Brodowicz T., Wiltschke C., Budinsky A.C., Krainer M., Steger G.G., Zielinski C.C.: Soluble HER-2/neu neutralizes biologic effects of anti-HER-2/neu antibody on breast cancer cells in vitro. Int J Can 73 (6): 875-9, 1997

17 Bei R., Masuelli L., Moriconi E., Visco V., Moretti A., Kraus M.H., Muraro R.: Immune responses to all ErbB family receptors detectable in serum of cancer patients. Oncogene, 18(6): 1267-75, 1999 Feb 11

18 Ross J.S., Fletcher J.A.: HER-2/neu (c-erb-B2) gene and protein in breast cancer. Am J Clin Pathol, 112 (1 Suppl 1): S53-67, 1999 Jul

19 Weyermann M., Arndt V., Kreienberg R., Brenner H., Runnebaum I.B.: Serum c-erbB-2 in einer bevölkerungsbezogenen Studie an Patientinnen mit primärem Mammakarzinom. 19. Jahrestagung der Deutschen Gesellschaft für Senologie, Ulm, 4.-6.11.1999.

20 Colomer R. et al.: Circulating erbB-2 and resistance to chemotherapy in advanced breast cancer. Her2 State-of-the-Art Conference (Poster) 21.-23.11.1999, Montreux

21 Eysenbach G.: Towards the Millennium of Cybermedicine. Mednet '99 Editorial. Abstracts Book. September 1999

22 Eysenbach G., Diepgen T.L.: Patients looking for information on the Internet and seeking Teleadvice: motivation, expectations and misconceptions as expressed in E-mails sent to physicians. Archives of Dermatology 1999; 135. 151-6

23 Stamatiadis-Smidt H.: Wissen gegen die Angst? Orientierungslosigkeit der

347

Patienten durch Informationsüberflutung? Symposium »Erfahrungen, Standpunkte und Perspektiven der Psychosozialen Onkologie«. Heidelberg. Vortrag vom 8.10.1999

24 Nagel G. A.: Unkonventionelle Mittel in der Krebstherapie – Plädoyer für eine offene Medizin. Basel, Freiburg [Breisgau]: Karger, 1998

25 Frischbier H. J., Hoeffken W., Robra B. P.: Mammographie in der Krebsfrüherkennung. Qualitätssicherung und Akzeptanz. Ergebnisse der Deutschen Mammographie-Studie. Stuttgart: Ferdinand Enke, 1994

26 Glaeske G.: Brustkrebs: Qualitätssicherung in der Mammographie. Panorama, ARD, 21.00 Uhr, 23.10.99

27 Bialas E.: persönliche Mitteilung vom 26.5.1999

28 Untch M.: persönliche Mitteilung vom 26.1.1999

29 Keßler M.: Sitzung Projektgruppe Mammakarzinom vom 7.10.1999

30 Spelsberg A.: persönliche Mitteilung vom 14.12.1999

31 Experten-Symposium »Konzept 2001«. Frankfurt, 23.4.1998

32 N. N.: persönliche Mitteilung vom 31.3.99

33 Diel I. J.: persönliche Mitteilung vom 31.8.1999

34 Diel I. J., Solomayer EF, Gollan C: Behandlung ossärer Metastasen beim Mammakarzinom. Der Gynäkologe, 32. Jg. Heft 9 (1999)

35 Powles T, Paterson S, Kanis JA, McCloskey E, Ashley S, Tidy A, Rosenqvist K, Smith I, Ottestad L, Legault S, Pajunen M, Nevantaus A, Mannisto E, Suovori A, Atula S, Nevalainen J, Pylkkanen L (2002): Randomized, placebo-controlled trial of clodronate in patients with primary operable breast cancer. J Clin Oncol 20:3219-3224

36 Diel I. J. et al.: Reduction in New Metastases in Breast Cancer with Adjuvant Clodronate Treatment. N Engl J Med 1998; 339: 357-63

37 Saarto T., Blomqvist C., Välimäki M., Mäkelä P., Sarna S., Elomaa I.: Chemical Castration Induced by Adjuvant Cyclophosphamide, Methotrexate and Fluorouracil Chemotherapy Causes Rapid Bone Loss That Is Reduced by Clodronate: A Randomized Study in Premenopausal Breast Cancer Patients. J Clin Oncol, 1997 Apr; 15(4):1341-7

38 Eysenbach G.: FAQ Cybermedizin. Ein Beipackzettel zu Risiken und Nebenwirkungen (aber auch Chancen) des Internets für Patienten und Mediziner. 22-Jul-1999. http://www.yi.com/home/EysenbachGunther/faq.htm

39 Jänel G.: Ambulant-stationäre Versorgungsqualität von Frauen mit Brustkrebs, Public Health Forum 23, 1999

40 Bartsch V.: Was Frauen mit Krebs erfahren, empfinden, wissen und vermissen – Ergebnisse der CAWAC-Umfrage in Deutschland. CAWAC_1A, 1. Fassung, 25.10.1999

41 Hempel D., Müller P., Oruzio D., Behr W., Brockmeyer C., Wochner M., Ehnle S., Riethmüller G., Schlimok G.: Combination of high dose chemotherapy and monoclonal antibody in breast cancer patients: a pilot trial to monitor treatment effects on disseminated tumor cells (submitted).

42 Prang N.: Die Tumorzelle schlägt zurück – wie sich Tumorzellen aktiv vor der Zerstörung durch das Immunsystem schützen. Forum Komplementäre Onkologie & Forum Immunologie. Jg. 2 Nr. 3 Sept. 1999

43 Zeidler R., Reisbach G., Wollenberg B., Lang S., Chaubal S., Schmitt B.,

Lindhofer H.: Simultaneous activation of T cells and accessory cells by a new class of intact bispecific antibody results in efficient tumor cell killing. The Journal of Immunology, 1999, 163: 1246-52

44 Kolb, Salat, Untch, Heinemann, Sauer, Lindhofer: Hochdosis-Chemotherapie als Heilversuch mit T-Zell-Reinfusion und Gabe redirigierender bispezifischer Antikörper bei Patientinnen mit primär metastasiertem oder nach initialer adjuvanter Chemotherapie sekundär metastasiertem Mammakarzinom. Manual »Mammakarzinome«, Tumorzentrum München, 1998

45 Falkenberg F. W.: Gegen Tumore impfen? Rubin 2/99

46 Ahlert T., Sauerbrei W., Bastert G., Ruhland S., Bartik B., Simiantonaki N., Schumacher J., Häcker B., Schumacher M., Schirrmacher V.: Tumor-cell number and viability as quality and efficacy parameters of autologous virus-modified cancer vaccines in patients with breast or ovarian cancer. Journal of Clinical Oncology, Vol. 15, No. 4 (April), 1997: 1354-66

47 Schirrmacher V.: persönliche Mitteilung vom 21.7.1999

48 Haas Cl., Herold-Mende C., Gerhards R., Schirrmacher V.: An effective strategy of human tumor vaccine modification by coupling bispecific costimulatory molecules. Cancer Gene Therapy, Vol. 6, No. 3, 1999: 254-62

49 Krup O. C., Krol L., Böse G., Falkenberg F. W.: Cytokine depot formulations as adjuvants for tumor vaccines. I. Liposome encapsulated. 2. As a depot formulation. Journal of Immunotherapy, 1999 (in press)

50 Tulusan A. H.: Multizentrische randomisierte doppelblinde placebokontrollierte Studie zur Prüfung der Effizienz und Verträglichkeit von autologer virusmodifizierter Tumorzellvakzine beim primären Mammakarzinom.

51 Schlimok G.: Tumorvakzinationsprotokoll mit dendritischen Zellen bei Patienten mit Plasmozytom und Patientinnen mit Brustkrebs, II. Medizinische Klinik am Zentralklinikum Augsburg

52 Brugger W.: Spezifische Immuntherapie von Patientinnen mit metastasiertem Mammakarzinom mit einer Hybridvakzine, bestehend aus autologen Tumorzellen und allogenen dendritischen Zellen. Hybridvakzine aus autologen Tumorzellen und allogenen dendritischen Zellen. Abteilung für Hämatologie/Onkologie, Universitätsklinik Tübingen

53 Andreesen R., Neumann C., Peters H.: Therapie des metastasierenden malignen Melanoms im Stadium IV durch Vakzinierung mit Fusionszellen. Autologe Tumorzellen (bestrahlt), fusioniert mit dendritischen Zellen. Abteilung für Hämatologie und Internistische Onkologie der Universität Regensburg

54 Diehl V., Bohlen H.: Entwicklung einer Tumorvakzine aus dendritischen Zellen und HLA-eluierten Peptiden bei Mammakarzinompatientinnen mit immunhistochemisch nachgewiesener c-erbB-2-Rezeptorexpression. HLA-eluierte Peptide bei c-erbB-2 Rezeptorproteinexpression + dendritische Zellen. I. Medizinische Klinik, Universitätsklinik Köln

55 Schlimok G.: persönliche Mitteilung vom 13.12.1999

56 Brugger W.: persönliche Mitteilung vom 29.3.1999

57 Kanz L.: persönliche Mitteilung vom 29.3.1999

58 Zwierzina H.: persönliche Mitteilung vom 5.8.1999

59 Persönliche Mitteilung vom 23.11.1999

60 Verres R.: Zukunftsperspektiven psychoonkologischer Forschung. Vortrag bei der Tagung »Erfahrungen, Standpunkte und Perspektiven der Psychosozialen Onkologie«, Heidelberg, 8.10.1999

V. DAS ERSTE JAHR ERLEBEN

1 Untch M.: persönliche Mitteilung vom 15.7.1999
2 Verres R.: Die Kunst zu leben. Krebsrisiko und Psyche. München: R. Piper, 1991
3 Verres R.: Zukunftsperspektiven psychoonkologischer Forschung. Vortrag bei der Tagung »Erfahrungen, Standpunkte und Perspektiven der Psychosozialen Onkologie«, Heidelberg, 8.10.1999
4 Prang N.: persönliche Mitteilung vom 14.9.1999
5 Montenarh M., Götz C.: Wegweisende Marker. Münch. med. Wschr. 139 (1997) Nr. 46, MMV
6 Regele S., Vogl F.D., Köhler T., Kreienberg R., Runnebaum I.B.: Prävalenz und Titerverlauf von p53 Autoantikörpern bei Patientinnen mit rezidivierendem Mammakarzinom. 19. Tagung der Deutschen Gesellschaft für Senologie, Ulm, 4.-6.11.1999
7 Engel J.: Feldstudie zur regionalen Versorgung von Tumorpatienten des Tumorzentrums München an den Medizinischen Fakultäten der Ludwig-Maximilians-Universität und der Technischen Universität. Schriftliche Mitteilung vom 10.12.1999
8 Wank R.: persönliche Mitteilung vom 5.12.1999
9 Schirrmacher V.: persönliche Mitteilung vom 21.7.1999
10 Bonnadonna G. et al.: Cyclophosphamide, methotrexate and fluorouracil in node-positive breast cancer – The results of 20 years of follow-up. NEJM 332 (1995) 901-6
11 Untch M.: persönliche Mitteilung vom 8.10.1999
12 Kath R., Höffken K.: »Nachsorge beim Mammakarzinom«. In: Der Onkologe, Band 4, Oktober 1998. Springer Verlag
13 Kuball J., Schuler M., Huber Ch.: »Sekundäre Neoplasien«. In: Der Onkologe, Band 4, Oktober 1998. Springer Verlag
14 Varmus H., Weinberg R.A.: »Genes and The Biology of Cancer«, Scientific American Library, New York, 1998
15 Tulusan A.H.: persönliche Mitteilung vom 23.11.1999
16 Shering S.G., Zbar A.P., Moriarty M., McDermott E.W., O'Higgins N.J., Smyth P.P.: Thyroid disorders and breast cancer. Eur J Cancer Prev, 5 (6): 504-6, 1996 Dec
17 Smyth P.P., Smith D.F., McDermott E.W., Murray M.J., Geraghty J.G., O'Higgins N.J.: A direct relationship between thyroid enlargement and breast cancer. J Clin Endocrinol Metab, 81 (3): 937-41, 1996 Mar
18 Kurbacher C.: persönliche Mitteilung vom 23.11.1999

1 Schumacher A.: Sinnfindung bei Brustkrebspatientinnen. Europäische Hochschulschriften, Heidelberg, Univ. Diss., 1990, Reihe VI Psychologie, Vol. 317, Frankfurt: Lang, 1990

2 Verres R.: Die Kunst zu leben. Krebsrisiko und Psyche. München: R. Piper, 1991

3 Beck E., Jamitzky A., Vincenti D., Merkle E., Jäger W., Lang N.: Wirkungen von Tamoxifen, Insulin und IGF-I auf Estrogen-Rezeptor-negative Mammakarzinomzellen in vitro. 19. Jahrestagung der Deutschen Gesellschaft für Senologie, Ulm, 4.-6.11.1999

4 Cummings S. R., Eckert S., Krueger K. A., Grady D., Powles T. J., Cauley J. A., Norton L., Nickelsen T., Bjarnason N. H., Morrow M., Lippman M. E., Black D., Glusman J. E., Costa A., Jordan V. C.: The effect of raloxifene on risk of breast cancer in postmenopausal women: results from the MORE randomized trial. Multiple Outcomes of Raloxifene Evaluation. JAMA, 281 (23): 2189-97, 1999 Jun 16

5 Mertens S.: Mammakarzinom: Selektivere Modulation der Östrogenrezeptoren wird angestrebt. Deutsches Ärzteblatt 96, Heft 50, 17. Dezember 1999

6 Untch M.: Leserbrief in Management & Krankenhaus 9/99 zu »Med. in Germany, Verpasst Deutschland eine Chance?« in Management & Krankenhaus 6/99

7 Chin A. E. et al.: Legalized physician-assisted suicide in Oregon – the first year's experience. In: N Engl J Med, 340 (7): 577-83, Februar 1999

8 Emanuel E. J., Battin M. P.: What are the potential cost savings from legalizing physician-assisted suicide? In: N Engl J Med, 339 (3): 167-72, Juli 1998

9 Emanuel E. J.: Cost savings at the end of life: what do the data show? JAMA, 275: 1907-14, 1996

10 Untch M.: persönliche Mitteilung vom 30.5.1999

11 Feychting M., Osterlund B., Ahlbom A.: Reduced cancer incidence among the blind. Institute of Environmental Medicine, Karolinska Institutet, Stockholm, Sweden

12 Ehrenstein C.: Krebsgefahr durch Glühbirnen? DIE WELT, Wissenschaft, 3.8.1999

13 Internet: http://www.rki.de/CHRON/KREBS/KREBS.HTM

14 Gaudette L. A., Silberberger-C, Altmayer-CA, Gao-RN: Trends in breast cancer incidence and mortality. Health Rep, 8 (2): 29-37 (Eng); 31-40 (Fre), 1996 Autumn

15 Statistisches Bundesamt: Todesursachenstatistik. Sterbefälle durch Brustkrebs 1998. Bundesdaten 1998 zu ICD-10 Nr. C50. Bösartige Neubildung der weiblichen Brustdrüse: 17692 Fälle. Bedingt durch die neue systematische Grundlage (ICD-10) können sich Brüche bei den Todesursachenvergleichen mit früheren Jahren ergeben. Schriftliche Mitteilung vom 8.12.1999
Zum Vergleich: 1995: 18674 Sterbefälle durch Brustkrebs in Deutschland. 1996: 18876 Sterbefälle. 1997: 18378 Sterbefälle.

16 Peto R.: Mortality from breast cancer in UK has decreased suddenly [letter]

17 Engel J., von Klot-Heydenfeldt: Früherkennung des Mammakarzinoms in

Deutschland wirkungslos? Anstieg der Mortalität in den letzten 30 Jahren. In: Der Onkologe (eingereicht)

18 von Fournier D.: Assessment of mammography screening and its introduction in Germany in the Statutory Early Diagnosis Program. Zentralbl Gynakol, 121 (3): 159-65, 1999

19 19. Jahrestagung der Deutschen Gesellschaft für Senologie, Ulm, 4.-6.11. 1999

20 Berrino F., Capocaccia R., Estève J., Gatta G., Hakulinen T., Micheli A., Sant M.,Verdecchia A.: Survival of Cancer Patients in Europe: the Eurocare-2 Study, International Agency for Research on Cancer, Lyon, France, 1999

21 Ullrich A.: persönliche Mitteilung vom 5.3.1999

22 Ullrich A.: persönliche Mitteilung vom 5.3.1999

23 Ullrich A.: persönliche Mitteilung vom 5.3.1999

24 Quirke P., Mapstone-N: The new biology: histopathology. Lancet 1999; 354 (suppl I): 26-31

25 Hofstädter F.: persönliche Mitteilung 4.8.1999

26 Statistisches Bundesamt, Wiesbaden: Ausgaben für Gesundheit 1997

27 Pressestelle BMBF vom 26.2.1999

28 Aus VFA-Broschüre: Innovation, der Schlüssel zum Erfolg

29 Debatin M.: persönliche Mitteilung vom 8.10.1999

30 Strohmeyer T. , Weissbach L.: Arzneimittelentwicklung in der Onkologie, Dtsch. med. Wschr. 124 (1999), 231-5.

31 Glaspy J., Cavili L.: Role of iron in optimizing responses of anemic cancer patients to erythropoietin. Clin Oncol 1997; 15: 1210-34

32 Littlewood T.J., Bajetta E., Cella D.: Efficacy and Quality of Life Outcomes of Epoetin Alfa in a Double-Blind, Placebo-Controlled Multicenter Study of Cancer Patients Receiving Non-Platinum Containing Chemotherapy. American Society of Clinical Oncology, 35th Annual Meeting, Atlanta, 1999. Abstract 2217

33 Smith I.: Future directions in the adjuvant treatment of breast cancer. Her2 State-of-the-Art Conference. 21-23.11.1999

34 Kommentar auf der Pressekonferenz »Therapie HER2-überexprimierender Mammakarzinome mit dem Antikörper Herceptin«, 19. Tagung der Deutschen Gesellschaft für Senologie, Ulm, 4.-6.11.1999

35 Schnack D.: Hausarzt ist sicher: Wenn budgetiert wird, trifft's chronisch Kranke. Ärzte Zeitung, 14.10.1999

36 Delmas P.D., Balena R., Confravreux E., Hardouin C., Hardy P., Bremond A.: Bisphosphonate risedronate prevents bone loss in women with artificial menopause due to chemotherapy of breast cancer: a double-blind, placebo-controlled study. J Clin Oncol, 15 (3): 955-62, 1997 Mar

37 Kanis J.A., McCloskey E.V., Powles T., Paterson A.H., Ashley S., Spector T.: A high incidence of vertebral fracture in women with breast cancer. Br J Cancer, 79 (7-8): 1179-81, 1999 Mar

38 Vehmanen L., Saarto T., Blomqvist P. et al.: The effect of adjuvant clodronate on bone mineral density (BMD) in pre- and postmenopausal breast cancer patients. A randomized 5 yr. Follow-up study. Abstracts and Proceedings from ECCO 10. Sept 12-16, 1999; Vienna, Austria. Abstract 594.

39 Schwabe U., Paffrath D. (Hrsg.): Arzneiverordnungs-Report 1999. Berlin, Heidelberg: Springer Verlag
40 Stellungnahme der Kassenärztlichen Vereinigung Nordrhein zum Arzneiverordnungsreport 2002, 11/2002
41 Beschlüsse des Beirates der Planungsstelle »Mammographie-Screening« vom 14.12.1999
42 Sjonell G., Stahle L. : Mammographic screening does not reduce breast cancer mortality. Lakartidningen, 1999; 96: 904-5, 908-13
43 Sitzung Projektgruppe Mammakarzinom vom 7.10.1999
44 Ostendorf G.M.: Krebs-Nachsorge: Trend zur individuellen Betreuung. Ärzte Zeitung, 9.4.1999
45 Sauer H.: New trends in the follow-up of malignant diseases. Versicherungsmedizin, 51 (1): 18-23, 1999 Mar 1
46 Pressemitteilung mamazone e.V.: Brustkrebs-Nachsorge »völlig überholt«, 24. Jahrestagung der Deutschen Gesellschaft für Senologie, Freiburg 2004
47 Goldmann-Posch U.: Laudatio bei der Preisverleihung des mamazone-Award »Busenfreund 2004« an Prof. Siegfried Seeber, 24. Jahrestagung der Deutschen Gesellschaft für Senologie, 4. September 2004, Freiburg
48 Pressemitteilung mamazone e.V.: Brustkrebs-Nachsorge »völlig überholt«, 24. Jahrestagung der Deutschen Gesellschaft für Senologie, Freiburg 2004
49 Hortobagyi GN (2002) Can We Cure Limited Metastatic Breast Cancer? JCO, 2002; 20 (3): 620-623
50 Kurbacher C.: persönliche Mitteilung vom 23.11.1999
51 Crohns C., Konecny G., Blokh E., Kurbacher C., Cree I., Untch M.: Hat die prätherapeutische Chemosensitivitätstestung beim Mammakarzinom einen Stellenwert? Der Gynäkologe, 8 und 9/1999, 32. Jg.
52 Schelling M., Avril N., Nährig J., Kuhn W., Sattler D., Ruttke S., Graeff H.: Positronen-Emissions-Tomographie bei der Verlaufskontrolle der primären Chemotherapie bei Patientinnen mit Mammakarzinom
53 Shields A.F., Grierson J.R., Dohmen B.M., Machulla H.J., Stayanoff J.C., Lawhorn-Crews J.M., Obradovich J.E., Muzik O., Mangner T.J.: Imaging proliferation in vivo with [F-18] FLT and positron emission tomography. Nat Med 1998 Nov; 4 (11): 1334-6
54 Baum R.P.: persönliche Mitteilung vom 16.3.1999
55 Modlich O., Struse K., Audretsch W., Abdullah A., Königshausen T., Gogolin F., Bojar H.: Frühzeitiges Monitoring der Regulation der mRNA-Expression unter neoadjuvanter Chemotherapie bei primärem Mammakarzinom. 19. Jahrestagung der Deutschen Gesellschaft für Senologie, Ulm, 4. bis 6.11.1999
56 Holdenrieder S., Stieber P., Förg T., Kühl M., Schulz L., Busch M., Schalhorn A., Seidel D.: Apoptosis in Serum of Patients with Solid Tumours. Anticancer Research 19: 2721-4 (1999)
57 Holdenrieder S.: persönliche Mitteilung vom 13.12.1999
58 Katsumasa K., Chikako S., Masakazu T.: Nucleosome levels in plasma: a predictive impact in breast cancer. ASCO May 1999, # 463
59 Untch M., Kahlert S., Thomssen C., Sattler D., Kuhn W.: Therapy-induced anemia with dose-intensified Chemotherapy – clinical relevance in the adjuvant treatment of breast cancer patients. Breast Cancer Research and

Treatment. Special Issue: 22nd Annual San Antonio Breast Cancer Symposium – December 8-11,1999. Abstract 147

60 Vaupel P.: Physiological properties of malignant tumors. NMR Biomed 1992 Sep-Oct; 5 (5): 220-5

61 Vaupel P.: Vascularization, blood flow, oxygenation, tissue pH, and bioenergetic status of human breast cancer. Adv Exp Med Biol, 1997; 411: 243-54

62 Kelleher D.K., Thews O., Vaupel P.: Can erythropoietin improve tumor oxygenation? Strahlenther Onkol, 1998 Dec; 174 Suppl 4:20-3

63 Vaupel P., Thews O., Kelleher D.K., Hoeckel M.: Oxygenation of human tumors: the Mainz experience. Strahlenther Onkol, 1998 Dec; 174 Suppl 4: 6-12

64 Henke M., Guttenberger R., Barke A., Pajonk F., Potter R., Frommhold H.: Erythropoietin for patients undergoing radiotherapy: a pilot study

65 Frommhold H., Guttenberger R., Henke M.: The impact of blood hemoglobin content on the outcome of radiotherapy. The Freiburg experience. Strahlenther Onkol, 1998 Dec; 174 Suppl 4: 31-4

66 Meadowcroft A.M., Gilbert C.J., Maravich-May D., Hayward S.L.: Cost of managing anemia with and without prophylactic epoetin alfa therapy in breast cancer patients receiving combination chemotherapy. Am J Health Syst Pharm, 1998 Sep 15; 55(18): 1898-902

67 Hetrick V.R.: One patient's view of the NCI phase III trials on high-dose chemotherapy treatment for breast cancer: ideas for chance. Breast Cancer Research and Treatment. Special Issue: 22nd Annual San Antonio Breast Cancer Symposium – December 8-11,1999. Abstract 144

68 Das Interview mit Frances Visco fand am Rande der 1st Milan Breast Cancer Conference am 18./19. Juni 1999 in Mailand statt.

69 Sigl A., Yeomans S., Leutheusser U.: BR 3 Magazin Frauensache – Kampf dem Brustkrebs! Bayerisches Fernsehen, 21.35 Uhr, 19.4.1999

70 Beuth J.: persönliche Mitteilung vom 30.4.1999

VII. DAS DRITTE JAHR ERLEBEN

1 Wilmanns J.C.: Zur operativen Behandlung des Mammakarzinoms seit Hippokrates von Kos. Gynäkol Geburtshilfliche Rundsch 1995; 35: 103-11

2 Yonemoto L.: Cancer Care in the 21st Century: Turtles and More Turtles. American Society for Therapeutic Radiology and Oncology's 41st Annual Meeting, 3.11.1999

3 Krammer P.H.: Einfache Siege gibt es nicht. SZ am Wochenende, Feuilleton-Beilage der Süddeutschen Zeitung vom 20./21. November 1999, Nummer 269

ANHANG

1 Crohns C., Konecny G., Blokh E., Kurbacher C., Cree I., Untch M.: Hat die prätherapeutische Chemosensitivitätstestung beim Mammakarzinom einen Stellenwert? Gynäkologe 1999 32: 705-9

Checkliste für die Tage
zwischen Diagnose und Operation

Die Entscheidungen, die Frauen unter dem Schock der Diagnose Brustkrebs innerhalb kürzester Zeit treffen müssen, gehören zu den wichtigsten Entscheidungen ihres Lebens. Es sollten zugleich die besten Entscheidungen für ihr Überleben sein. Nachfolgend einige Tipps aus der persönlichen Sicht und Erfahrung der Autorin.

○ Nehmen Sie sich Zeit, denn Sie haben Zeit.

Auch die gefährlichen, schnell wachsenden Brusttumoren benötigen 200 Tage, ehe sie die doppelte Größe erreicht haben. Langsam wachsende Brustkrebsarten brauchen häufig zehn Jahre oder mehr, bis sie auf eine Größe von ein bis zwei Zentimetern angewachsen sind. Bevor Sie mit Ihren Recherchen nach der besten Behandlung beginnen, suchen Sie für einige Tage einen ruhigen Ort auf, tanken Sie Kraft und stärken Sie Ihr Selbstbewusstsein für die Zukunft.

○ Fordern Sie bei Ihrem Radiologen die Mammographien der vergangenen Jahre an.

Für die Beurteilung Ihrer Brustkrebserkrankung ist der Vergleich der Mammographien aus den letzten Jahren wichtig. Nur so kann der Operateur sich ein zuverlässiges Bild vom Wachstum Ihres Knotens machen.

○ Gehen Sie in eine Universitätsklinik oder in ein Zertifiziertes Brustzentrum (siehe Adressen).

Die besten Behandlungen werden am schnellsten an großen Zentren in Studien erprobt und in den klinischen Alltag umgesetzt. Sie können sich an die Abteilung für Frauenheilkunde, die Abteilung für Hämatologie/Onkologie oder an die Abteilung für Plastische Chirurgie wenden. Fragen Sie nach, welche Therapiestudien (www.senologie.org) für Ihre spezielle Situation gegenwärtig in den jeweiligen Abteilungen laufen. Entscheidend ist auch, ob in dem von Ihnen gewählten Krankenhaus die lückenlose Zusammenarbeit aller Beteiligten funktioniert. Ziehen Sie dazu Erkundigungen im Umfeld des von Ihnen gewählten Krankenhauses ein. Auch der Krebsführer im Internet (www.medfuehrer.de) kann Ihnen Zusatzinformationen für die richtige Wahl geben.

○ Erklären Sie ausdrücklich, dass Sie eine für Ihren Tumor maßgeschneiderte Behandlung wünschen.

Die Entwicklung von Methoden, die den persönlichen »Fingerabdruck« eines Tumors besser erfassen können, steckt in den Anfängen. Für Ihr Überleben sind die genaue Einschätzung Ihres Rückfallrisikos und eine gezielte Nachbehandlung jedoch von großer Bedeutung. Führen Sie ein ausführliches Vorgespräch mit Ihrem Arzt und bitten Sie um ein »Risikoprofil« Ihres Tumorgewebes. Besonders wichtiger neuer Prognosefaktor (siehe Glossar): Das Zellmerkmal HER2. Bestehen Sie auf diesen Test. Nehmen Sie zum Gespräch eine Vertrauensperson oder einen Kassettenrecorder mit; in der Aufregung werden Sie sich viele der komplizierten Ausdrücke nicht merken können. An einigen Kliniken (siehe Adressenliste) wird Ihr Brustknotengewebe bereits während der Operation entsprechend ausgetestet (ATP-Chemosensitivitätstest), um feststellen zu können, ob und welche Chemotherapie bei Ihnen wirkt.

○ Veranlassen Sie, dass Ihr Brustknotengewebe tiefgefroren aufbewahrt wird.

Ihr Tumorgewebe ist kein Abfallprodukt. Es gibt dem Pathologen wichtige Hinweise über Ihre Rückfallgefährdung und die nötige Therapie. Richtig aufbewahrt, können Ihre Krebszellen mit Genchips (www.agendia.com) untersucht werden. Die verschiedenen Verfahren sind noch experimentell. Doch in naher Zukunft wird die gezielte Therapie von Brustkrebs auf der Basis der Molekularpathologie in der Krebsmedizin eine immer größere Rolle spielen. Für diese besondere Form der Aufbewahrung Ihres Gewebes ist jedoch nicht jede Klinik ausgerüstet (www.stiftungpath.de). Besuchen Sie noch vor der Operation den für Sie zuständigen Pathologen und sprechen Sie mit ihm über Ihren Wunsch. Wenn Ihr gesamtes Gewebe – wie es üblich ist – in Paraffin eingebettet wird, ist es für eine Weiterverwendung unbrauchbar.

○ Wählen Sie für Ihre Operation den richtigen Zeitpunkt.

Ihr Monatszyklus ist wichtig bei der Festlegung des OP-Termins. Der italienische Onkologe Umberto Veronesi konnte in einer Studie zeigen, dass Frauen, die sich in der zweiten Zyklushälfte operieren ließen, weniger häufig Rückfälle erlitten. Die vermehrte Ausschüttung von Gelbkörperhormonen in dieser Phase scheint eine Schutzwirkung gegen die weitere Ausbreitung von Krebszellen zu haben. Auch die Einnahme von einer Tablette Tamoxifen oder eines Aromatasehemmers täglich an den vier Tagen vor der Operation soll eine ähnliche Wirkung als Östrogen-Bremse haben.

○ Achten Sie darauf, dass *vor* der Operation Ihre Tumormarker im Blut bestimmt werden.

Nur dann haben Sie später einen Anhaltspunkt, wie Ihre Tumormarker (CEA und CA 15-3) auf eine Nachbehandlung reagieren und ob sie einen Rückfall anzeigen. Weil jede achte Frau in ihrem Leben mit Brustkrebs rechnen muss, sollten Sie auch Ihrer gesunden Freundin den Tipp geben, sich zwei Röhrchen Blut abnehmen zu lassen und sie beim Internisten oder Frauenarzt zu hinterlegen. Bei Bedarf kann dieses Blut im Labor analysiert und können alte mit neuen Tumormarker-Werten verglichen werden.

○ Legen Sie Ihre persönliche Krankenmappe an.

Vor dem Einchecken in die Klinik sollten Sie aufschreiben, welche Krankheiten Sie bisher hatten und welche Medikamente Sie einnehmen. Überlegen Sie jetzt schon, an welchen Arzt die Klinik nach Ihrer Entlassung den Arztbrief schicken soll. Nehmen Sie wichtige Befunde von früheren Erkrankungen mit in die Klinik. Äußern Sie bereits beim ersten Gespräch mit dem Krankenhausarzt Ihren Wunsch nach Anfertigung von Kopien aller Unterlagen über Ihre Krebserkrankung (histologischer Befund, Operationsbericht, Röntgenbilder, Laborwerte). So können Sie sich und Ihre weiterbehandelnden Ärzte besser informieren.

○ Vergessen Sie auch Ihre Seele nicht.

Knüpfen Sie schon vor der Operation ein Netz, das Sie nach der Operation auffängt. Dazu gehört nicht nur die Begleitung durch Familie und gute Freunde. Auch ein Arzt für Naturheilkunde oder ein Heilpraktiker kann Sie zusätzlich zur klassischen Nachbehandlung ganzheitlich versorgen. Psychoonkologen sind speziell für die seelische Nachsorge ausgebildet.

○ Denken Sie daran: Wie Ihnen geht es am heutigen Tag 2739 Frauen in aller Welt. Sie sind nicht allein, und Sie haben nicht den geringsten Grund, sich zu verstecken.

Glossar

ABBI-System: neue Technik der Brustbiopsie (siehe Biopsie). Ermöglicht eine schnelle und schonende Gewebeentnahme durch exakte Nadelführung mit Hilfe einer computergesteuerten Zielapparatur. Englische Abkürzung für »Advanced Breast Biopsy Instrumentation«.

Abdomen: Bauch, Ober-/Unterleib.

Ablatio mammae: operatives Entfernen der Brust.

Abwehrstoffe: Sie sind an der körpereigenen Immunabwehr beteiligt. Dazu gehören Substanzen zur Steuerung der Zellaktivitäten (besonders der weißen Blutkörperchen und ihrer Untergruppen), Wachstumsfaktoren und Stoffe, die direkt der Abtötung von Fremdzellen dienen (Zytotoxine).

Adenokarzinom: Krebsgeschwulst, die vom Epithelgewebe, wie etwa dem Brustdrüsengewebe, ausgeht.

Adenom: vom drüsenbildenden Gewebe ausgehende gutartige Geschwulst.

Adjuvant: vorsorglich, begleitend, unterstützend (adjuvare = unterstützen, helfen). Wird meist im Zusammenhang mit Chemotherapie benutzt.

Adjuvante Therapie: unterstützende Behandlung zur Vorbeugung eines Rückfalls nach Entfernung des Tumors. Strahlen-, Chemotherapien und Antihormon-Therapien sind adjuvante Therapien nach der Brustoperation, um einzelne, im Körper noch verborgene Krebszellen (Mikrometastasen) zu vernichten.

Adoptive Immuntherapie: die Abwehr stimulierende Behandlung mit konzentrierten T-Lymphozyten, die aus dem Blut des Patienten gewonnen und vervielfältigt werden. Im Labor werden diese Zellen mit Antikörpern und Botenstoffen aufbereitet und entsprechend zum Angriff auf Tumorzellen »erzogen«. Einmal wöchentlich bekommt der Patient seine eigenen (autologen) Zellen wieder unter die Haut gespritzt. Es gibt auch eine Adoptive Immuntherapie (ADI) mit entsprechend aufbereiteten fremden (allogenen) T-Lymphozyten.

Aktiv-spezifische Immuntherapie (ASI): Impfung mit körpereigenen Tumorzellen, die die Abwehrkräfte nach einer Krebsoperation dazu veranlassen kann, noch im Körper verbliebene Krebszellen anzugreifen und abzutöten. Für das Impfmedikament (Vakzine) werden Tumorzellen aus dem frisch herausoperierten Brustkrebsknoten (über zwei Zentimeter) isoliert, durch Bestrahlung unschädlich gemacht und mit einem weiteren Scharfmacher für das Immunsystem (meist einem harmlosen Virus) vermischt. Die ASI wird dann als Rückfallvorbeugung – im Abstand von je ein bis zwei Wochen – der Patientin dreimal unter die Haut gespritzt. Bei Impfungen mit eigenen Tumorzellen ist die Qualität der Verarbeitung besonders wichtig, da es sonst zu so genannten Impfmetastasen kommen kann. Eine niederländische Studie hat gezeigt, dass die ASI bei Darmkrebs die Überlebenschancen deutlich verbessert. Für Brustkrebs ist jetzt an mehreren Kliniken in Europa eine Studie angelaufen.

Akupunktur: Technik zur Schmerzkontrolle, bei der Nadeln entlang den »Energiebahnen« (Meridiane) des Körpers eingestochen werden, um das Energiegleichgewicht wieder herzustellen. Diese Technik stammt aus der traditionellen chinesischen Medizin.

Akut: plötzlich einsetzend, schnell und heftig verlaufend.

Akute-Phase-Proteine: In akuten Entzündungsphasen bilden sich bestimmte Eiweißstoffe im Blut, die für die Diagnostik genutzt werden.

Albumine: Hauptanteil der Eiweißstoffe (Proteine) im Serum. Albumine sind Träger für wasserunlösliche Stoffe (Stoffwechselprodukte, Vitamine, Medikamente). Die Bestimmung der Albumine gibt Hinweise auf eine akute oder chronische Krankheitssituation.

Alkalische Phosphatase: Enzym, das in Knochen und Leber gebildet wird. Es ist von Bedeutung bei der Diagnose von Knochen- und Lebererkrankungen, aber auch zur Verlaufskontrolle bei Knochenmetastasen.

Alkaloide: Stickstoffhaltige Naturstoffe, die in vielen (vor allem tropischen und subtropischen) Pflanzen gebildet werden. Sie besitzen ausgeprägte Wirkungen auf Körperfunktionen und werden auch zur Herstellung von Zellgiften verwendet. Bisher sind etwa 3000 Alkaloide bekannt.

Allel: Variante desselben Gens.

Allergen: Antigen, das eine allergische Reaktion auslöst.

Allergie: Abwehrreaktion.

Aminosäuren: lebensnotwendige Eiweißbausteine. Im menschlichen Körper sind 25 Aminosäuren bekannt. Die meisten von ihnen kann der Organismus nicht selbst herstellen, sondern muss sie aus der Nahrung zu sich nehmen.

Amputation: operative Organabtrennung.

Anämie: Verminderung der roten Blutkörperchen.

Analgetikum: schmerzstillendes Medikament. Zu unterscheiden sind Analgetika, die auf biologischer Basis wirken, sowie rein chemische Mittel.

Anamnese: Krankengeschichte.

Angiogenese-Hemmer: spezielle Substanzen, die die Bildung neuer Blutgefäße verhindern und damit die Ausbreitung des Krebses hemmen. Zahlreiche dieser Substanzen werden derzeit weltweit erprobt.

Anti-Emetika: Arzneimittel gegen Erbrechen als Folge einer Behandlung mit Zellgiften (Zytostatika).

Antigen: eine als fremd erkannte Substanz, die sich von körpereigenen Strukturen unterscheidet und im Körper eine spezifische Aktivierung des Immunsystems auslöst.

Antikörper: Es gibt künstlich hergestellte und körpereigene Antikörper. Bei den körpereigenen handelt es sich um Eiweißmoleküle, die als Empfängerstationen (Rezeptoren) auf Zellen sitzen oder frei im Körper auf und ab patrouillieren. Aufgabe dieser Antikörper ist es, sich an fremdartige Strukturen (beispielsweise auf der Oberfläche von eingedrungenen Bakterien, Viren oder auch Krebszellen) festzuklammern und bei der körpereigenen Abwehr Alarm zu schlagen. Damit wird für ein gesundes Immunsystem das Signal gesetzt, die unerwünschten Strukturen unschädlich zu machen (Immunantwort). Typische Kennzeichen oder Merkmale, die eine solche Reaktion des Immunsystems auslösen, heißen Antigene. Experten für die körpereigene Produktion dieser Immunantwort in Form von Antikörpern sind die B-Lymphozyten oder B-Zellen aus der Gruppe der weißen Blutkörperchen. Jede B-Zelle hat ihre eigene Spezialität von Antikörpern.
Seit geraumer Zeit werden mit Hilfe von Mäusen und deren Zellen auch künstliche Antikörper im Labor hergestellt. Man wählt dabei als fremdartig wirkende Zielscheibe beliebige Merkmale auf der Oberfläche von Zellen. Gegen das EpCam-Antigen (besonders wichtig in der Behandlung von Dickdarmkrebs und möglicherweise auch bei einem Teil von Brusttumoren) richtet sich der monoklonale Maus-Antikörper 17-1 A (Handelsname: Panorex). Das HER2-Antigen (besonders wichtig in der Behandlung von Brustkrebs) erkennt der humanisierte Antikörper Trastuzumab (Handelsname: Herceptin).

Antioxidantien: Der menschliche Organismus verfügt über ein hoch empfindliches Abwehrsystem zum Unschädlichmachen von so genannten Freien Radikalen (in der Natur vorkommende sowie beim normalen Stoffwechsel entstehende, äußerst aggressive Stoffe). Dieses Reinigungssystem besteht teilweise aus ganzen Enzymsystemen, teilweise aber auch nur aus einzelnen Vitaminen. Dazu gehören Antioxidantien wie das Vitamin E, das Beta-Carotin und das Vitamin C. Auch die Spurenelemente Selen, Kupfer, Zink und Mangan entfalten in diesen Enzymsystemen ihre antioxidative Wirkung.

Antiproliferativ: gegen Gewebswucherungen wirkend.

Anthrazykline: Chemotherapie-Wirkstoffe wie zum Beispiel Epirubicin (EC), Doxorubicin (DC) und Adriamycin (AC), die zur Familie der Antitumor-Antibiotika gehören. Diese krebshemmenden Mittel blockieren das Zellwachstum, indem sie in die DNA, das genetische Material der Zelle, eingreifen. Anthrazykline können herzschädigend wirken.

Apoptose: programmierter Zelltod. Tritt ein, wenn Zellen nicht mehr gebraucht werden oder dabei sind, eine Fehlentwicklung zu nehmen.

Aromatase: Die Aromatase gehört zu den drei Schlüsselenzymen im menschlichen Organismus, die mithelfen, die Vorstufen des weiblichen Geschlechtshormons Östrogen in Östrogen umzuwandeln.

Aromatasehemmer: Krebsmedikamente, die die Aromatase hemmen und dadurch die körpereigene Östrogenzufuhr blockieren. Sie finden Einsatz vor allem bei hormonsensiblen Brusttumoren. Dieser Hormonentzug im Vorfeld der Entstehung von Östrogen richtet sich nicht nur gegen das Geschlechtshormon in den Eierstöcken. Östrogene befinden sich auch in der Leber, in der Nebenniere und vor allem in den Fettgewebszellen der Brust. In der östrogenarmen Zeit nach den Wechseljahren treten seltsamerweise besonders viele hormonabhängige Brusttumoren auf. Das könnte nach Ansicht von Fachleuten damit zu tun haben, dass die Zellen in der Brustdrüse sich dieser noch herumschwirrenden Östrogene »unfachmännisch« bedienen und dabei abartige Zellumbauten herauskommen. Aromatasehemmer der neuen Generation sind beispielsweise Femara (Letrozole), Aromasin (Exemestane) oder Arimidex (Anastrozole). In der Ende 2001 vorgestellten ATAC-Studie hat sich der Wirkstoff Anastrozole in der Erstbehandlung von Frauen mit Brustkrebs dem bereits seit 20 Jahren eingesetzten Anti-Östrogen-Klassiker Tamoxifen als weit überlegen gezeigt. Damit scheint die Tamoxifen-Ära zu Ende zu gehen.

Aszites: Flüssigkeitsansammlung in der Bauchhöhle.

ATP-Tumorchemosensitivitäts-Assay: ein Testverfahren zur Vorhersage des Ansprechens auf Chemotherapie. In den letzten Jahren wurde auf der Grundlage einer hoch empfindlichen Technologie ein neuer Tumorchemosensitivitätstest mit dem Namen ATP-TCA entwickelt, der ermutigende Ergebnisse nicht nur beim Eierstockkrebs, sondern auch bei Brustkrebs zeigt. Das Verfahren beruht auf Messungen des so genannten ATP-Gehalts in der Zelle. ATP (Adenosintriphosphat) ist so etwas wie der Energiespeicher der Zelle. Kein Leben in der Zelle ohne ATP. Versetzt man frisches Krebsgewebe mit verschiedenen Zellgiften, kann man aus dem Verschwinden oder Verbleiben von ATP in den Tumorzellen schließen, ob und wie sensibel Krebszellen auf ein bestimmtes Zytostatikum reagieren.

Atypie, zelluläre: atypische, das heißt, nicht der Norm entsprechende Vergrößerung und Verformung der Zellkerne.

Atypische Proliferation: krankhaft gesteigertes Wachstum von Gewebe.

Atypische Zellen: geringfügig von der Norm abweichende Zellen, die in jedem Körper vorkommen.

Autoimmunerkrankungen: Krankheiten, die durch eine Reaktion des Immunsystems auf körpereigene Substanzen verursacht werden (griech. autos = selbst aus dem Körper entstanden).

Autologe Knochenmarktransplantation: Rückgabe von eigenem Knochenmark, das beispielsweise vor einer Hochdosis-Chemotherapie entnommen, gereinigt und eingefroren wurde.

Ayurveda: Zweig der traditionellen indischen Medizin. Mit sanften Methoden wie Kräuterbehandlungen, Entspannungsübungen, Massagen, Yoga und anderen Techniken soll der Mensch wieder in einen Zustand der Harmonie mit sich selbst und seiner Umwelt gebracht werden.

Beckenkamm: Oberrand des Beckenknochens. Der Beckenkamm (oder auch das Brustbein) wird an manchen Kliniken während einer Brustkrebsoperation punktiert. Ziel der Beckenkamm-Biopsie ist es, Knochenmark zu entnehmen. Mit Hilfe von Antikörpern lassen sich im Labor einzelne Krebszellen darin aufspüren. Die Bedeutung von Tumorzellen im Knochenmark als Unsicherheitsfaktor für einen Rückfall ist bis heute unklar.

Benigne: gutartig.

Bispezifische Antikörper: Im Unterschied zu den einarmigen, monoklonalen Antikörpern sind die bispezifischen Antikörper mit ihren beiden Armen in der Lage, die T-Zellen, als Spezialisten der körpereigenen Abwehr, und die Tumorzellen, als Angriffsziel, regelrecht miteinander zu verschweißen. Mehrere Hundert Antikörper gegen verschiedene Tumoren befinden sich gegenwärtig in der klinischen Entwicklung und Erprobung.

Bilateralität: in Zusammenhang mit Brustkrebs: Krebs in beiden Brüsten (bilateral = beidseitig).

Bilirubin: Abbauprodukt des Hämoglobins (roter Blutfarbstoff) von gelbbrauner Farbe (Gallenfarbstoff).

Biological Response Modifier: Stoff, der das Immunsystem beeinflussen kann. Dazu gehören zum Beispiel Mistel-, Echinacea-Präparate sowie gentechnisch hergestellte Zytokine.

Biopsie: Histologische oder zytologische Untersuchung von Gewebematerial, das dem lebenden Organismus entnommen wurde.

Bisphosphonate: Krebsmedikament, das sich im Knochengerüst einlagert, um so den Abbau der Knochen durch Tumorzellen zu verhindern. Beim Auftreten von Knochenmetastasen können sie für einige Zeit den weiteren Knochenabbau und die weitere Ausbreitung der Erkrankung verhindern. In Studien wird geprüft, ob die vorbeugende Gabe von Bisphosphonaten die Wahrscheinlichkeit des Auftretens von Knochenmetastasen vermindern oder hinauszögern kann.

Blutfarbstoff: Hämoglobin, in den roten Blutkörperchen (Erythrozyten) enthalten.

Blut-Hirn-Schranke: bei Bedarf durchlässige Schranke zwischen Blut und Hirnsubstanz. Sie ist eine Schutzeinrichtung, die schädliche Stoffe von den Nervenzellen fern hält.

Blutkörperchen: Sie machen etwa 45 Prozent des Gesamtblutes aus. Man unterscheidet: Erythrozyten (rote Blutkörperchen) und Leukozyten (weiße Blutkörperchen).

Blutkörperchensenkungsgeschwindigkeit (BSG): Geschwindigkeit, mit der sich feste Blutbestandteile (rote und weiße Blutkörperchen) von nicht festen (Serum) trennen. Beschleunigte Senkungsgeschwindigkeit kann beispielsweise auf Entzündungen oder Tumoren hinweisen.

Blutplasma: der flüssige Anteil des Blutes nach Entfernen der Blutkörperchen (durch Zentrifugieren).

Blutplättchen: Thrombozyten; im Knochenmark gebildete kernlose, scheibenförmige Blutkörperchen, die Blutungen zum Stillstand bringen.

Blutzusammensetzung: Die Blutzellen werden unterschieden in: rote Blutkörperchen (Erythrozyten: Sauerstofftransport, Normwert vier bis fünf Millionen pro Mikroliter Blut); weiße Blutkörperchen (Leukozyten: Abwehrzellen des Immunsystems, Normwert 4000 bis 9000 pro Mikroliter Blut); Blutplättchen (Thrombozyten: Blutstillung/Blutgerinnung, Normwert 150 000 bis 300 000 pro Mikroliter Blut).

B-Lymphozyten: auch B-Zellen genannt. Zellen des erworbenen Immunsystems. Die B-Zelle hat ihren Ursprung vor allem im Knochenmark und in der Milz. Sie verlässt dieses nach ihrer Reifung, beginnt zu wandern und entwickelt sich zur Plasmazelle, die große Mengen von Immunglobulinen (Antikörper) zur Bekämpfung von Eindringlingen herstellen kann.

Boost-Bestrahlung: zusätzliche, gezielte Bestrahlung auf den Tumorherd (engl. to boost = verstärken).

BRCA-1, BRCA-2: Abkürzung für die Brustkrebs-Gene 1 und 2. Seit Mitte der 90er Jahre kennt man zwei Gene, deren Veränderung für das gehäufte familiäre Auftreten von Brustkrebs verantwortlich ist. In Deutschland gibt es zwölf Zentren zur Betreuung von familiärem Brustkrebs.

Brusterhaltende Operation: Lumpektomie; keine Brustentfernung.

Carcinoma in situ: so genanntes Oberflächenkarzinom, das nur am Entstehungsort wuchert. Im Einzelfall ist nicht vorauszusagen, wann ein Carcinoma in situ in ein invasives Karzinom übergeht (oft lange Latenzzeit). Das Carcinoma in situ gilt als sehr frühes Stadium eines Karzinoms.

Chemoembolisation: Bei diesem Vorgang wird die Blutzufuhr einer Geschwulst mechanisch oder operativ unterbrochen und werden Krebsmedikamente direkt in den Tumor eingebracht.

Chemosensitizer: Medikament, das die Empfänglichkeit von Tumorzellen für chemotherapeutische Wirkstoffe erhöht.

Chemotherapeutika: Sammelbegriff für in der Natur vorkommende oder synthetische Substanzen, die Krankheitserreger oder Tumorzellen schädigen können. Dazu gehören vor allem Antibiotika und Zytostatika. In der Onkologie werden im Rahmen der Chemotherapie zytostatisch wirksame Präparate eingesetzt.

Chemotherapie: Hemmung von Tumorzellen im Körper durch Verwendung von zytostatischen (zelltötenden) Medikamenten.

CMF: Chemotherapie mit den Zellgiften Cyclophosphamid, Methotrexat und Fluorouracil.

Chromosomen: Träger der genetischen Information, intensiv färbbare, faden- oder schleifenförmige Bestandteile des Zellkerns; auf den Chromosomen sind die Gene (Erbanlagen) linear angeordnet. Der Mensch hat 23 Chromosomenpaare.

Chronisch: langsam verlaufend und anhaltend; im Gegensatz zu akut.

Computertomographie (CT): computergestütztes bildgebendes Verfahren, meist mit Kontrastmittel. Zweidimensionale Darstellung von Organen, geringe Strahlenbelastung. Die CT dient beispielsweise zum Nachweis von Tumoren und Metastasen.

C-reaktives Protein, CRP: wichtiges so genanntes Akute-Phase-Protein. Das CRP kann als »Entzündungsprotein« bezeichnet werden. Ein Konzentrationsanstieg des CRP ist ein Hinweis auf ein entzündliches Geschehen. Aussagekräftig ist dieser Laborwert bei akuten bakteriellen Infektionen, Viruserkrankungen, rheumatischen Erkrankungen sowie bei Tumoren.

Cyclophosphamid: Chemotherapie-Wirkstoff, der zur Familie der so genannten Alkylanzien gehört. Diese haben hemmende Wirkung auf Zellteilungsvorgänge. Bestandteil von CMF.

Darmsanierung: Für die Immunabwehr ist eine intakte Bakterienflora des Darmes von entscheidender Bedeutung. Chemotherapeutika ebenso wie Antibiotika stören die natürliche Darmflora. Schonende Alternativpräparate sowie eine geeignete Ernährungsumstellung können mithelfen, die Darmflora wieder aufzubauen.

Dendritische Zellen: Diese Zellen kommen in allen Organen vor. Sie werden zwar nicht selbst bei der Abwehr tätig, sind jedoch hervorragende Organisatoren und Koordinatoren der körpereigenen Abwehr. Mit ihren vielen »Präsentiertellern« für Fremdmerkmale (Antigene) an der Zelloberfläche schwirren die Tausendsassas des Immunsystems mit ihren langen, quallenartigen Fortsätzen durch den Körper und locken die T-Zellen (T-Lymphozyten) an. Immunologen haben herausgefunden, dass sich mit einer gezielten Nutzbarmachung dendritischer Zellen in der Onkologie (Tumorimpfungen) zusätzliche Chancen für die Krebstherapie ergeben.

Diagnose: Feststellung und Beurteilung einer Krankheit auf Grund von Untersuchungen und Beobachtungen.

Diagnostik: Sammelbegriff für alle Untersuchungen zur Feststellung einer Erkrankung.

Differentialblutbild: Es gibt Aufschluss über die Untergruppen der Leukozyten.

Differenzierung: Zellen und Gewebe erwerben bestimmte Strukturen und Merkmale, durch die sie spezifische Funktionen wahrnehmen können. Der zunehmende Verlust der Zelldifferenzierung ist ein charakteristisches Kennzeichen von Krebs und wird im histologischen Befund je nach Stärkegrad mit G1, G2 und G3 gekennzeichnet.

Differenzierungsgrad: Grad der Bösartigkeit eines Tumors.

Diffus: zerstreut, ohne genaue Abgrenzung.

DNS: Desoxyribonukleinsäure (englisch DNA) bildet bei den meisten Lebewesen das genetische Material. Die DNS ist Träger der Erbinformation. Durch Freie Radikale, Strahlen, chemische Gifte oder Vererbung beschädigte DNS kann zur Entstehung von Krebs führen. Der Mensch hat insgesamt drei Milliarden Basenpaare, ca. 30 000 Gene, verpackt in 23 Chromosomenpaare. Seit 2003 gilt die komplette Reihenfolge aller drei Milliarden Basenpaare der menschlichen Erbanlagen als aufgeklärt. Dieses aus dem Humangenomprojekt hervorgehende Wissen ist von großer biomedizinischer und wirtschaftlicher Bedeutung sein. Nach der Entdeckung aller Gene beschäftigt sich die nächste Phase des Genomprojekts mit der Funktion der Gene.

Docetaxel: ein Chemotherapie-Wirkstoff, der zur Familie der so genannten Taxane gehört. Diese Substanzen werden aus der pazifischen Eibe gewonnen und zählen zu den Zellteilungs-Zyklus-Hemmern.

Duktales Karzinom: Krebsgeschwulst im Milchgang der Brust (lat. Ductus = Gang).

Dysplasie: Zellveränderungen, die auf das Vorstadium eines Krebses (Präkanzerose) hinweisen können.

Effektorfunktion: das Ausführen bestimmter biologischer Funktionen durch Abwehrzellen (beispielsweise die Attacke von virusinfizierten Zellen). Effektorzellen sind ausführende »Organe« des Immunsystems.

EGF-Rezeptor: neuer Prognosefaktor für die Bestimmung von Brustkrebsgewebe. Der epidermale Wachstumsfaktor ist ein Eiweißstoff, der zur Familie der HER-Onkogene gehört. Er heißt auch HER1 und ist wie HER2 als aggressiver Faktor bei Brustkrebs bekannt. Können EGF und sein Rezeptor im Tumorgewebe nachgewiesen werden, ist die Rückfallgefahr groß. Inzwischen gibt es einen Antikörper gegen EGF, der klinisch erprobt wird.

Endogen: von innen kommend (Gegensatz: exogen).

Endokrine Therapie: Einsatz von Hormonen, zum Beispiel Östrogenen, in der Krebstherapie.

Endometrium: Schleimhaut der Gebärmutter.

Endoskopisch: minimal-invasive Entfernung von Organen, Gewebe oder Lymphknoten durch ein Röhrchen.

Endothel: dünne Zellschicht, die Herzräume und Blutgefäße auskleidet.

Enzyme: von Zellen gebildete Eiweißstoffe mit vielfältigen Aufgaben. Sie beschleunigen chemische Reaktionen in lebenden Organismen, ohne sich dabei selbst zu verändern. Enzymgemische werden zum Beispiel von der Magen- und Darmschleimhaut, von Leber, Galle und Bauchspeicheldrüse produziert und dienen der Zerkleinerung beziehungsweise Verarbeitung der Nahrungsstoffe.

Enzymtherapie: Von Bedeutung für die Behandlung von Tumorerkrankungen ist das Zusammenspiel der Enzyme mit verschiedenen Komponenten des Immunsystems. Enzympräparate, die im Rahmen einer Komplementärtherapie eingesetzt werden, sollen Stoffwechselprozesse ankurbeln, Immunkomplexe beseitigen und das Immunsystem stimulieren.

EpCam: Glykoprotein, das vor allem an der Zelloberfläche von Adenokarzinomen vorkommt, zu denen oft auch Brustkrebs gehört. Es dient als Zielstruktur für den monoklonalen Maus-Antikörper 17-1A (Handelsname: Panorex).

Epithelgewebe: ein- oder mehrschichtiger Zellverband, der innere oder äußere Körperoberflächen bedeckt. Funktionen: Schutz, Stoffaustausch, Aufnahme von Signalen.

Epithelial: zur obersten Zellschicht des Haut- und Schleimhautgewebes gehörend.

Epitop (griech. Topos = Ort): Teil eines Antigens (beispielsweise der von einem Gen produzierte Eiweißstoff), das die Bindungseigenschaft eines körpereigenen oder künstlich zugeführten Antikörpers bestimmt. Zu den typischen Brustkrebs-Antigenen zählen das EpCam-Antigen, das HER2-Antigen und das MUC-1-Antigen. Krebszellen können auf ihrer Oberfläche bis zu 10 000 verschiedene Antigene tragen. Gegen HER2 und EpCam gibt es bereits die beiden Antikörper Trastuzumab (Handelsname: Herceptin) und 17-1A (Handelsname: Panorex). Gegen das MUC-1-Merkmal werden derzeit an 60 europäischen und amerikanischen Kliniken zwei Impfstoffe mit Peptidbruchstücken erprobt, wie sie auch auf der Tumorzelloberfläche präsentiert werden: BP 16 und BLP 25 (Handelsname: Theratope).

Erworbenes Immunsystem: Zur erworbenen Abwehr, die sich im Laufe des Lebens bildet, zählen alle Bestandteile, die durch Kontakt mit einem speziellen Eindringling geprägt worden sein müssen, um in Aktion treten zu können. Ein Teil der Zellen (B-Lymphozyten) der erworbenen Abwehr bildet sich als so genannte Gedächtniszellen heraus, die dafür sorgen, dass der Körper nur einmal eine bestimmte Krankheit durchmacht. Auf der Produktion von Gedächtniszellen (Memory-Zellen) beruht auch die Impfung.

Erythropoietin: ein vorwiegend in den Nieren gebildetes Glykoprotein, das die Bildung und Entwicklung der roten Blutkörperchen im Knochenmark stimuliert. Erythropoietin kann auch gentechnisch hergestellt werden und wird in der Onkologie als »Erythropoietin« (rhEPO) bei Blutarmut eingesetzt. Das Medikament kann Fremdblut ersetzen.

Erythrozyten: rote Blutkörperchen.

Exogen: von außen kommend (Gegensatz: endogen, von innen kommend).

Exzisionsbiopsie: Entnahme einer Gewebeprobe und zugleich operative Entfernung eines Kleinstkarzinoms im Gesunden.

Feinnadelbiopsie: Gewebeentnahme mit einer sehr feinen Hohlnadel.

Fernmetastase: siehe Metastase.

Fibroadenom: gutartige Geschwulst aus Drüsen- und Bindegewebe, makroskopisch (mit bloßem Auge) sichtbar als relativ scharf begrenzter, derb-elastischer Knoten; zum Beispiel in Brust, Ovar, Uterus und Prostata.

Fibrom: gutartige Geschwulst aus Bindegewebe.

Fibrose: krankhafte Bindegewebsvermehrung, häufig auch als Sklerose bezeichnet.

Fluorouracil: Chemotherapie-Wirkstoff. Ein Zellgift, das zu den so genannten Antimetaboliten gehört. Dies sind chemische Verbindungen, die den Stoffwechsel von Tumorzellen beeinträchtigen.

Fokal: von einem Herd ausgehend.

Fotodynamische Therapie: Behandlung eines Tumors mit Medikamenten, die bei Laserlicht aktiv werden und Krebszellen töten.

Freie Radikale: Substanzen, die unter anderem durch den Stoffwechsel des Sauerstoffs und durch bestimmte Umweltfaktoren hervorgerufen werden. Diese Moleküle schädigen die Zellen und machen sie anfällig für die Wirkung von Karzinogenen (krebsfördernde Substanzen). Ursachen für die Bildung von Freien Radikalen sind zum Beispiel Strahlenbelastung, Chemikalien, Zigarettenrauch, Luftverschmutzung, Arzneimittel (Zytostatika). Freie Radikale beschädigen die DNS. Schutz gegen die Freien Radikale bieten Antioxidantien, deren wesentliche Bestandteile Selen, Zink, Kupfer und Mangan sind. Außerdem schützen die Vitamine E und C sowie das Provitamin A vor oxidativen Schäden.

Gamma Knife: »Strahlenmesser«: Ein Präzisionsbestrahlungsgerät, dessen therapeutische Wirkung mit der eines chirurgischen Messers vergleichbar ist. Mit dem Gamma Knife können bestimmte Arten von Hirntumoren (auch einzelne Hirnmetastasen) behandelt werden.

Gebärmutter: siehe Uterus.

Gedächtniszellen: aktivierte B-Zellen (Plasmazellen), die nach dem ersten Kontakt mit einem Eindringling entstehen und ein immunologisches Gedächtnis herausbilden. Taucht später ein Erreger desselben Typs wieder auf, können sie schnell und wirksam reagieren und ihn vernichten, bevor er sich nennenswert vermehren kann.

Gemcitabine: vor allem palliativ (auf Linderung ausgerichtet) angewandter Chemotherapie-Wirkstoff.

Gene: kleinste Einheiten des Erbmaterials aus DNA. Sie sind in den Chromosomen linear aneinander gereiht.

Genistein: Produkt der Sojabohne mit krebshemmender Wirkung.

Genregion: bestimmter Chromosomenabschnitt.

Gentherapie: Eingriff in die genetische Information des Erbgutes, um dort Fehler zu beseitigen, die zur Entstehung von Krankheiten, wie etwa Krebs, führen können.

Gestagen: auch Progesteron oder Gelbkörperhormon genannt. Weibliches Geschlechtshormon, das in der zweiten Zyklushälfte vermehrt ausgeschüttet wird. Gestagen und mehr noch sein Gegenspieler, das Antigestagen, können eine Rolle bei der Therapie von Brustkrebs spielen.

Gewebe: Zellverbände mit gemeinsamer Funktion. Man unterscheidet Binde-, Knorpel-, Knochen-, Epithel-, Muskel-, Nerven- und Drüsengewebe. Zu diagnostischen Zwecken werden Gewebeproben mikroskopisch und heute oft auch molekularbiologisch untersucht. Das Ergebnis wird in einem histologischen Befund festgehalten.

Glatte Kanten: keine Krebszellen an den Rändern eines entfernten Tumors oder im umliegenden Gewebe.

GOT und GPT: Abkürzungen für Glutamat-Oxalazetat-Transaminase und Glutamat-Pyruvat-Transaminase; Leberenzyme, die bei erhöhten Werten auf Lebermetastasen hinweisen können.

Grading: Beurteilung des Differenzierungsgrades von Tumoren. Dabei wird die Ähnlichkeit von Tumorzellen mit den gesunden Zellen des Organs verglichen, in dem der Tumor entstanden ist. Im Allgemeinen gilt: Je differenzierter die Zellen, desto geringer die Zellteilungsrate, desto besser die Prognose. Grad 1 entspricht der höchsten Differenzierung, Grad 4 der geringsten.

Granulozyten: weiße Blutkörperchen (Leukozyten) mit »Körnchen« (Granula). Die Granulozyten dienen vor allem der Abwehr von Infektionen.

Gray (Gy): Einheitenname für Strahlenenergiedosis (benannt nach dem Physiker Louis Gray). 1 Gy = 100 rad (engl. radiation absorbed dose).

Hämatologie: Spezialgebiet der Inneren Medizin, das sich mit den Bluterkrankungen befasst.

Hämatologe: Facharzt für Innere Medizin, der sich mit Diagnostik und Therapie von Bluterkrankungen befasst.

Hämatopoese: Blutbildung.

Hämoglobin: eisenhaltiger roter Blutfarbstoff, der wichtig ist für den Transport des Sauerstoffes im Blut.

Helferzellen: auch CD4-Zellen oder T-Helfer-Lymphozyten genannt. Sie sind eine Unterklasse der T-Lymphozyten und aktivieren zusammen mit den Botensubstanzen (Interleukine, Zytokine) andere Abwehrzellen.

HER2: neuer Prognosefaktor für die Bestimmung von Brustkrebsgewebe. Wird auch mit HER2/neu, c-erbB2, erbB2 oder c-neu bezeichnet. Dieses Onkogen bildet den »human epidermal growth factor receptor 2«. Es ist bei Brustkrebs in zu vielen Genkopien vorhanden (überexprimiert). Dadurch ist der dazugehörige Eiweißstoff im Tumorgewebe (das HER2/neu-Antigen) in zu großer Menge vorhanden. Brusttumoren, die HER2-positiv sind, haben ein hohes Rückfallrisiko und reagieren wenig auf Chemotherapie und Hormontherapie. Inzwischen gibt es verschiedene Testmethoden zur Feststellung dieses Zellmerkmals: den Hercept-Test und den CB-11-Test zur Überprüfung des Gehalts an HER2-Eiweißstoffen im Brustkrebsgewebe, die FISH-Methode zur Überprüfung der Anzahl vorhandener HER2-Onkogene im Inneren der Krebszelle. Die Ausprägung von HER2 in Brusttumoren wird im histologischen Gutachten mit Score 1 bis 3 bezeichnet. Gegen das HER2/neu-Antigen richtet sich der Antikörper Trastuzumab (Handelsname: Herceptin).

Herceptin: neuer Antikörper, für das der deutsche Gentechniker Axel Ullrich die Grundlagen erforscht hat. Das Medikament Herceptin kann bei HER2-positivem Brustkrebs die Wucherung von Tumorzellen für einige Zeit blockieren. Das Eiweißmolekül HER2 wird bei rund 30 Prozent aller Brusttumoren übermäßig produziert. Testsubstanzen können nachweisen, ob Brustkrebsgewebe vermehrt HER2-Eiweißstoffe herstellt. Nur dann ist eine Herceptin-Therapie sinnvoll. Gegenwärtig wird diese kostenintensive Therapie nur bei Rückfällen (metastatischer Brustkrebs) eingesetzt.

Heterogen: verschiedenartig. Tumorzellen sind auf Grund ihrer jahrelangen Entwicklung in ihrem Erscheinungsbild immer heterogen (im Gegensatz dazu: homogen = gleichartig).

Histochemische Methoden: verschiedene Nachweismethoden mit Antikörpern an Krebszellen durch den Pathologen oder Immunologen.

Histokompatibilität: Gewebeverträglichkeit (Spender und Empfänger einer Transplantation).

Histologie: Wissenschaft und Lehre vom Aufbau biologischer Gewebe. Die mikroskopische Betrachtung eines Gewebeschnittes erlaubt die Beurteilung, ob eine gut- oder bösartige Gewebewucherung (Tumor) vorliegt. Neue molekulargenetische und histochemische Methoden ermöglichen heute sehr exakte Aussagen über das biologische Profil eines Tumors.

Histologischer Befund: Untersuchungsergebnis eines entnommenen Gewebes.

HLA: Genkomplex, der das HLA-Merkmal (HLA-Antigen) auf T-Zellen bildet. Die verschiedenen HLA-Moleküle wirken an der Verdauung von kleinen und größeren Eiweißgebilden (Peptide) in und auf der Zelle mit. Sie können im körpereigenen Abwehrsystem Immunantworten bei den T-Helfer-Zellen und den T-Killer-Zellen anstoßen. Es gibt verschiedene HLA-Typen. Manche Tumorimpfungen und Gentherapien sind nur für ein bestimmtes HLA-Molekül (die meisten Menschen haben HLA-A2-Zellen) geeignet.

Hochgeschwindigkeits-Stanze: schmerzlose Biopsiemethode zur Entnahme eines Gewebezylinders.

Hormone: Botenstoffe des Körpers, die in bestimmten Zellen und Geweben hergestellt werden und auf dem Blut- oder Lymphweg ihren Wirkort erreichen.

Hormonrezeptoren: Rezeptoren sind die Empfängerstationen einer Zelle, mit der sie spezifische Reize oder Substanzen, zum Beispiel Hormone, aufnehmen kann. Man unterscheidet Östrogen- und Progesteronrezeptoren. Die Bestimmung von Hormonrezeptoren bei Brustkrebs ist bedeutsam für die unterstützende (adjuvante) oder lindernde (palliative) Therapieentscheidung. Rezeptorpositiv = genug Hormonrezeptoren vorhanden; rezeptornegativ = nicht genug Hormonrezeptoren vorhanden. Die so genannten rezeptorpositiven Fälle werden hinsichtlich des Verlaufs der Erkrankung (Prognose) günstiger eingeschätzt als die rezeptornegativen Tumoren. Bei den rezeptorpositiven Patientinnen haben außerdem hormontherapeutische (endokrine) Maßnahmen mehr Aussicht auf Erfolg. Siehe auch Östrogenrezeptoren.

Hormontherapie: Behandlung von hormonsensiblen Krebszellen mit verschiedenen Medikamenten. Es gibt Anti-Östrogene, SERMS, Aromatasehemmer und Anti-Gestagene (siehe Gestagen).

Human Cancer cDNA-Expressions-Array: Grundlage für ein neues molekulares Testverfahren, mit dem Tumorgewebeproben auf Gen-Ebene analysiert werden können. Dabei isoliert man spezifische Botenstoffe aus dem Tumorgewebe (mRNA), aus denen man eine künstliche DNA (daher der Begriff complementary, cDNA, und nicht DNA) herstellt. Molekulare Chip- und Micro-Array-Technologien unterscheiden sich vor allem durch das unterschiedliche Trägermaterial, auf dem die künstlich abgeschriebenen Erbinformationen nebeneinander aufgereiht (to array = engl. aufreihen) sind. Das Zentrum für Molekulare Genomanalyse am Krebsforschungszentrum Heidelberg arbeitet derzeit an einem Gen-Expressions-Profil für Brustkrebs, um das komplexe Zusammenspiel ganzer Netzwerke von abgelesenen Genen zu erforschen und weitere geeignete Gene (Kandidatengene) für eine gezielte und individualisierte medikamentöse Behandlung (drug targeting) von Brustkrebs zu finden.

Hyperthermie: Überwärmungstherapie; sie wird in der Onkologie eingesetzt; überwärmte Zellen haben eine erhöhte Empfindlichkeit gegenüber ionisierender Strahlung beziehungsweise Zytostatika. Zur Hyperthermie verwendet man Ultraschall-, Radio- und Mikrowellen.

Hyperthyreose: Überfunktion (hyper: übermäßig, zu schnell) der Schilddrüse. Gesteigerte Produktion und Sekretion der Schilddrüsenhormone führen zu pathologischen Auswirkungen auf den ganzen Organismus. Brustkrebspatientinnen haben überdurchschnittlich häufig Probleme mit der Schilddrüse. Möglicherweise stellen Auffälligkeiten an der Schilddrüse einen Risikofaktor für die Erkrankung an einem Brusttumor dar.

Hypophyse: Hirnanhangdrüse; sie ist ein übergeordnetes Zentrum für die Hormonproduktion im Körper.

Hypothyreose: Unterfunktion (hypo: zu wenig, zu langsam) der Schilddrüse, dadurch ungenügende Versorgung der Körperzellen mit Schilddrüsenhormonen.

Idarubicin: neues Anthrazyklin in Tablettenform, das die Blut-Hirn-Schranke durchdringt.

Immundefizienz: geschwächte oder nicht mehr vorhandene Immunabwehr.

Immunglobuline: Abkürzung Ig; von Plasmazellen (B-Lymphozyten) gebildete Antikörper, die bei der Vernichtung von Eindringlingen helfen.

Immunkomplexe: entstehen bei »Zusammenstößen« des Immunsystems zwischen Abwehrstoffen und körperfremden Substanzen (Antikörper-Antigen-Reaktionen). Normalerweise werden Immunkomplexe durch Makrophagen (Fresszellen) beseitigt. Bei krankhafter Vermehrung kommt es jedoch zu Immunkomplex-Krankheiten, bei denen das Immunsystem in seiner Reaktionsweise massiv behindert ist. Die Einnahme von Enzymen kann hier gegensteuern.

Immunmodulation: Veränderung der Immunabwehrlage durch Medikamente.

Immunologie: Lehre von Struktur und Funktion des körpereigenen Abwehrsystems.

Immunstatus: Funktionstest der körpereigenen Abwehr zur Kontrolle von unspezifischen Immuntherapien. So wirken beispielsweise Mistelpräparate positiv auf die Funktion natürlicher Killerzellen, Thymuspräparate vor allem aktivierend auf zytotoxische T-Zellen. Wenngleich ein Immunstatus immer nur eine Momentaufnahme der körpereigenen Abwehr darstellt, ist er dennoch ein gutes Überwachungsinstrument von unspezifischen Immuntherapien, zumal diese bei Überstimulation des Immunsystems auch einen gegenteiligen Effekt erzielen können.

Immunsuppression: Abschwächung der Immunreaktion.

Immunsystem: körpereigenes Abwehrsystem gegen Krankheiten. Wichtige Organe des Immunsystems: Thymusdrüse, Leber, Milz, Lymphsystem und Knochenmark.

Immunszintigraphie: bildgebendes Verfahren, bei dem Antikörper, die mit radioaktiven Stoffen gekennzeichnet sind, durch die Vene verabreicht werden. Daraus ergibt sich ein Bild von jenen Stellen im Körper, wo der Antikörper andockt.

Immuntherapie: Bei der Immuntherapie von Tumorerkrankungen werden Zellen oder Botenstoffe im Organismus eingesetzt, die sich im Dienste der körpereigenen Abwehr befinden. Unter bestimmten Bedingungen kann eine Abwehrreaktion gegen das Geschwulstgewebe erzielt werden. Man unterscheidet aktive (spezifische und unspezifische) und passive Formen der Immuntherapie: Die *aktive spezifische Immuntherapie* benutzt bestimmte Tumorzellen als Vakzine (Impfstoff). Sie sollen nach Übertragung auf den Patienten in dessen Immunsystem eine verstärkte Reaktion gegen den Tumor auslösen. Zur *Aktiven unspezifischen Immuntherapie* werden unspezifische, das Immunsystem anregende Substanzen verwendet, nach deren Verabreichung Zytokine (hormonähnliche Stoffe) freigesetzt werden. Auch Mistelextrakte und viele andere Immunmodulatoren sollen auf diese Weise wirken. Zytokine können seit einiger Zeit gentechnisch hergestellt und daher therapeutisch eingesetzt werden. Interferon und Interleukin-2 sind solche Stoffe, die derzeit bei bestimmten Formen der Leukämie beziehungsweise beim Nierenzellkarzinom zugelassen sind. Bei anderen Krebserkrankungen werden sie im Rahmen von Studien auf ihre therapeutische Wirksamkeit geprüft. Die *Passive Immuntherapie* beinhaltet die Behandlung mit Antikörpern, Impfungen oder Genübertragung in immunreaktiven Zellen, die in bestimmten Fällen einen zytotoxischen (zellschädigenden) Effekt oder eine selektive Tumorzerstörung hervorrufen können.

Immuntoleranz: Das Abwehrsystem reagiert nicht mit einer Antikörperbildung (Immunreaktion) gegen ein Antigen, sondern überlässt dem Feind das Feld. Dieses Versagen ereignet sich häufig in Gegenwart von Krebszellen.

Implantat: Bezeichnung für künstliche Stoffe oder Teile, die ersatzweise in den menschlichen Körper eingebracht werden.

Indikation: Grund zur Anwendung eines bestimmten diagnostischen oder therapeutischen Verfahrens in einem Krankheitsfall (lat. indicare = anzeigen).

Infektion: Eindringen und Vermehren von krankheitserregenden Mikroorganismen im Körper.

Infiltrativ/invasiv: Einige Tumoren wachsen ohne scharfe Grenze in das umgebende Gewebe ein. Diese Eigenschaft wird als Infiltration beziehungsweise Invasion (Eindringen von Tumorzellen) bezeichnet.

Inflammatorisches Mammakarzinom: entzündlicher Brustkrebs, bei dem eine dichte Verteilung von Tumorzellen in die Lymphbahnen der Haut vorliegt. Aggressivste Brustkrebsart.

Infusion: Zufuhr größerer Flüssigkeitsmengen (Nährlösungen, Medikamente) über ein Blutgefäß, meist tröpfchenweise, in den Organismus.

Inhibition: Hemmung von biologischen Abläufen (lat. inhibere = hemmen).

Injektion: Einspritzen von Arzneimitteln in den Körper.

In situ: am natürlichen Ort, in natürlicher Lage, im Körper.

Interstitiell: im Zwischengewebe liegend (lat. interstitium = Zwischenraum).

Interzellulär: zwischen den Zellen befindlich.

Intraduktales Mammakarzinom: Krebsgeschwulst im Milchgang der Brust.

Intrakutan: in die Haut hinein.

Intraperitoneal: innerhalb des Bauchfells, im Bauchraum.

Intravenös: Verabreichung eines Medikaments durch die Vene.

Intrazellulär: innerhalb der Zelle.

Intrazytoplasmatisch: im Zellplasma lokalisiert.

Invasion: Eindringen von Krankheitserregern, auch Tumorzellen.

Invasiv: eindringend; bei Krebszellen: in das benachbarte Bindegewebe hineinwuchernd. Minimal-invasive Eingriffe: Eingriffe, die in ihrer Auswirkung für den Patienten so gering wie möglich gehalten werden.

Invasiv-duktales Karzinom: Krebsgeschwulst in den Milchgängen der Brust, die bereits in das Nachbargewebe eingedrungen ist.

In vitro: in einer experimentellen Umgebung, beispielsweise in Zellkulturen, Petrischalen oder Reagenzgläsern.

In vivo: im Lebendigen, in einem lebenden Organismus.

Inzidenz: Anzahl der diagnostizierten neuen Fälle einer bestimmten Krankheit innerhalb eines bestimmten Zeitraums.

Ionisierende Strahlung: Elektromagnetische Wellen, die beim Durchgang durch Materie (Körpergewebe) Energie übertragen, sodass es zu chemischen und biochemischen Reaktionen kommt, die bei der Behandlung von Erkrankungen hilfreich sein können.

Iscador: Mistelextrakt, der in der komplementären Onkologie als Antikrebsmittel verwendet wird.

Kachexie: so genannte Auszehrung; allgemeine Schwächung und Mangelernährung mit starker Abnahme des Körpergewichts; kommt häufig bei Krebspatienten vor.

Kältechirurgie: Zerstörung von Tumorgewebe durch Kälte, beispielsweise bei Leberoperationen. Dabei wird die betreffende Stelle einige Sekunden lang mit flüssigem Stickstoff behandelt.

Karzinogen, kanzerogen: Krebs erzeugend oder fördernd.

Karzinom: vom Epithelgewebe (Deckgewebe) der Körperorgane ausgehender bösartiger Tumor (zum Beispiel Brust, Darm, Gebärmutter). Ausbreitung eines Karzinoms erfolgt durch infiltrierendes Wachstum mit Übergreifen auf benachbarte Gewebe, Organe und Organsysteme sowie durch Metastasierung.

Karzinose/karzinös: ausgedehnte Besiedelung des gesamten Körpers oder von Körperhöhlen mit Metastasen eines Karzinoms.

Kernspintomographie: diagnostisches Verfahren zur Herstellung von Schnittbildern (Tomogramme) des menschlichen Körpers. Dem Verfahren liegen nicht wie bei der Computertomographie Röntgenstrahlen zu Grunde, sondern elektromagnetische Schwingungen, die von den körpereigenen Atomen in einem künstlich erzeugten Magnetfeld ausgesandt werden und computergestützt zu einem sehr genauen Schnittbild wieder aufgebaut werden können (auch Magnetresonanztomographie MRT genannt).

Ki-67 Protein: neuer Prognosefaktor für die Bestimmung von Brustkrebsgewebe. Die molekulare Messung dieses Eiweißstoffes im Brustkrebsgewebe liefert Hinweise auf das Wachstumsverhalten der Krebszellen. Hohe Werte lassen auf ein hohes Risiko schließen.

Killerzellen: besondere Gruppe der T-Lymphozyten, die in Zusammenarbeit mit den Antikörper produzierenden B-Zellen zytotoxisch wirken. Ihre Hauptaufgabe ist die Vernichtung von virusbefallenen Zellen. Die so genannten zytotoxischen Killerzellen unterscheiden sich von den natürlichen Killerzellen (NK-Zellen) dadurch, dass sie nur beim Auftreten von Antikörpern aktiv werden. Die entwicklungsgeschichtlich sehr alten NK-Zellen hingegen kommen ohne Anreiz aus, um tätig zu werden.

Klimakterium: Wechseljahre der Frau.

Knochenmark: welcher innerer Teil der Knochen, in welchem Blutzellen produziert werden.

Knochenmarksdepression: durch Chemotherapie bedingte Schädigung des Knochenmarks, die fast immer heilbar (reversibel) ist. Die Dauer der Knochenmarksdepression, die mit einer erhöhten Infektions- und Blutungsgefahr einhergeht, ist abhängig von der Art der Therapie.

Knochenszintigraphie: bildgebende Untersuchung der Nuklearmedizin, bei der kurzlebige radioaktive Stoffe durch die Vene eingespritzt werden, die sich im Körpergewebe verteilen und ein Leuchtbild des untersuchten Organs (Szintigramm) hervorrufen.

Kolon: Dickdarm.

Komplementäre Krebstherapie: Komplementäre Medizin bedeutet Ergänzung beziehungsweise Erweiterung der konventionellen Medizin mit Methoden der Naturheilkunde. Insbesondere bei der Langzeitbehandlung chronischer Erkrankungen, zu denen auch Krebs gehört, können komplementäre Therapien die klassische Schulmedizin ergänzen. Zur komplementären Krebsbehandlung gehören unter anderem die Immuntherapie (Vakzine, Thymushormone, Mistelextrakte, Interferone, Interleukine), Hyperthermie, Enzymtherapie, orthomolekulare Therapie, psychotherapeutische Methoden, Ernährungsumstellung.

Kontralateral: auf der entgegengesetzten Seite liegend.

Kontrastmittel: werden bei bildgebenden Verfahren eingesetzt, um bestimmte Strukturen besser darzustellen.

Konventionelle Krebstherapien: Methoden der Krebsbehandlung, die heute in der so genannten Schulmedizin akzeptiert sind: lokale Behandlungen (Operation, Bestrahlung) und systemische Behandlungen (Chemotherapie, Hormone) und Immuntherapie (beispielsweise die Behandlung mit Antikörpern).

Krebs: Bezeichnung für eine bösartige Geschwulst. Ein Karzinom ist ein bösartiger Tumor, der vom Drüsen- und Deckgewebe ausgeht. Ein Sarkom ist ein vom Binde- und Stützgewebe ausgehender bösartiger Tumor.

Kurativ: heilend, auf Heilung ausgerichtet.

Latent: stumm, verborgen.

Latissimus-Dorsi-Lappen-Technik: Technik im Rahmen einer Brustrekonstruktion mit Eigengewebe nach Brustamputation. Der Chirurg transplantiert ein Stück Haut und Muskel aus dem Rücken zum Brustbereich, der rekonstruiert werden soll. Die Latissimus-Dorsi-Plastik ist vor allem für die kleinere Brust geeignet. Möglich auch in Fällen, in denen die Haut im Brustbereich (zum Beispiel durch Radiotherapie) geschädigt wurde.

Lektine: Verbindungen von Eiweiß und Zucker, die vor allem in Pflanzen vorkommen und unter anderem als Stimulatoren für Wachstum und Reifung von Immunzellen wirken. Besondere Bedeutung haben die Mistellektine erfahren.

Leukopenie: verminderte Gesamtzahl der weißen Blutkörperchen (Leukozyten).

Leukozyten: weiße Blutkörperchen. Sie gliedern sich in Granulozyten, Lymphozyten und Monozyten.

Liquor: Nervenwasser; es umspült das gesamte Gehirn und das Rückenmark und befindet sich auch im Inneren des Gehirns, wo es die Gehirnkammern ausfüllt.

Liposomales Doxorubicin: neue Entwicklung eines Chemotherapiewirkstoffes, zur Familie der Anthrazykline gehörend. Das Zellgift (Handelsname Caelyx) ist von einer speziellen Beschichtung umgeben, damit es ungehindert vom Immunsystem die Blutbahn passieren und in den Krebsherden seine Wirkung entfalten kann. Durch diese Art der Verpackung können auch die Nebenwirkungen geringer gehalten werden.

Liposomen: Trägersysteme für Zellgifte oder andere Arzneimittel, die sehr lange im Blut zirkulieren und damit Krebszellen wirksamer erreichen. Diese Art der Verpackung von Chemotherapeutika verbessert sogar die Eigenschaften dieser Wirkstoffe. Beispielsweise kann der Transport über die Blut-Hirn-Schranke dadurch deutlich verbessert werden.

LITT: minimal-invasives Verfahren zur Behandlung von Lebermetastasen. Die laserinduzierte Thermotherapie erzeugt im Tumorherd einen Zelluntergang unter Schonung des umgebenden Gewebes.

Lobuläres Karzinom: vom Drüsenläppchen in der Brust ausgehender Krebs.

Lokalisation: der genaue Sitz eines Tumors im Körper.

Lokalrezidiv: erneutes Auftreten eines Tumors der gleichen Art am selben Ort nach Entfernung des Ersttumors.

Lumpektomie: brusterhaltende Operation, bei der nur der verdächtige Knoten eines Mammakarzinoms zusammen mit einem gesunden Gewebesaum entfernt wird. Üblicherweise wird dabei auch der Lymphknoten in der Achselhöhle ausgeräumt und die Brust nachbestrahlt. Es gibt heute auch die Möglichkeit der endoskopischen Entfernung von Lymphknoten.

Lymphatisch: mit Lymphe und Lymphknoten zusammenhängend.

Lymphdrainage: leichte Streich- und Druckmassage zur Beseitigung von Lymphstauungen. Das Gewebewasser wird durch das Massieren in andere Gebiete verteilt, wo es besser abfließen kann.

Lymphdrüse: veraltete Bezeichnung für Lymphknoten.

Lymphe (Lymphflüssigkeit): hellgelbe Gewebeflüssigkeit, die in einem eigenen Gefäßsystem (Lymphgefäße) zu den herznahen Venen transportiert wird und sich dort wieder mit dem Blut vermischt.

Lymphknoten: Die linsen- bis bohnengroßen Lymphknoten dienen als Filter für das Gewebswasser (Lymphe) einer Körperregion. Sie sind überall im Körper vorhanden, besonders jedoch im Nacken, in den Achselhöhlen, im Abdomen und in den Leisten. Die Lymphknoten sind Teil des Immunsystems. Metastasierende Krebszellen können sich in den Lymphknoten-Stationen sammeln.

Lymphknotensektion: operative Entfernung von Lymphknoten aus der Achselhöhle (Axilla). Dieser Eingriff kann heute auf schonende Weise endoskopisch gemacht werden.

Lymphödem: übermäßiges Anschwellen des Armes durch Behinderung des Lymphabflusses nach Brustkrebsoperation, bei der auch der Lymphknoten unter der Achsel entfernt wurde. Durch moderne Operationstechniken ist diese Gefahr heute sehr gering geworden.

Lymphozyten: Diese weißen Blutzellen (Lymphozyten) spielen bei der Tumorabwehr eine bedeutende Rolle, vorausgesetzt, es gelingt ihnen, abartige Veränderungen an körpereigenen Zellen erkennen zu können und diese Zellen dann zu zerstören. Sie setzen sich aus verschiedenen Zelltypen zusammen: den T-Zellen (Helferzellen, Suppressorzellen, zytotoxischen Killerzellen), den B-Zellen, natürlichen Killerzellen, Monozyten und Granulozyten (Basophile, Neutrophile, Eosinophile). Veränderungen in den Zellzahlen oder dem Aktivierungsstatus der Immunzellen können Aufschluss über eine Verbesserung oder Verschlechterung der Krankheitssituation geben.

Lymphsystem: Gesamtheit aller Gewebe und Organe des Körpers, die mit der Immunantwort zu tun haben. Man unterscheidet die primären lymphatischen Organe (Knochenmark und Thymus) von den sekundären lymphatischen Organen (Lymphknoten, Milz) und Strukturen in Schleimhäuten des Rachens und des Darms. Das Lymphsystem ist ein ausgedehntes, komplexes Netzwerk, das das Flüssigkeitsmilieu im Körper schützt und erhält.

Makrophagen: so genannte Fresszellen im Blut, die bei der Immunabwehr eine zentrale Rolle spielen. Die Hauptfunktion von Makrophagen besteht im Beseitigen von Fremdkörpern, Mikroorganismen, Immunkomplexen, Tumorzellen und anderen Zellresten.

Maligne: bösartig.

Mamille: Brustwarze.

Mamma: weibliche Brust.

Mammakarzinom: Brustkrebs.

Mammasonographie: Ultraschall-Diagnostik (Sonographie) der weiblichen Brust.

Mammographie: Röntgendarstellung der weiblichen Brustdrüse. In Kombination mit dem Ultraschall nach wie vor die aussagekräftigste technische Untersuchung zur Früherkennung, weil auch noch nicht tastbare Tumoren zu erkennen sind. Die endgültige diagnostische Zuordnung einer Geschwulst ist aber letztlich nur durch die mikroskopische Untersuchung einer Gewebeprobe (Biopsie) möglich.
Diagnostische Mammographie: Unbegrenzte Anzahl von Röntgenaufnahmen, wenn der Verdacht auf Brustkrebs besteht;
Digitale Mammographie: Verfahren mit weniger Radioaktivität. Aufnahmen des Brustgewebes mit Hilfe empfindlicher Lichtdetektoren.
Magnet-Resonanz-Mammographie (MRM): Kernspintomographisches Untersuchungsverfahren der Brust. Keine Belastung durch Röntgenstrahlen. Wird in Zweifelsfällen zusätzlich zur Beurteilung einer Mammographie herangezogen.
Screening-Mammographie: Reihenuntersuchung zur Früherkennung von Brustkrebs.

Marimastat: Medikament gegen Krebs, das zur Familie der Angiogenese-Hemmer gehört. Marimastat ist ein so genannter Metalloproteinase-Hemmer.

Mastektomie: operative Entfernung der weiblichen Brust. Die frühere *Radikaloperation* des Mammakarzinoms mit Entfernung beider Brustmuskeln (Halsted-Operation) wird heute weitgehend ersetzt durch modifizierte Verfahren der Mastektomie:
Eingeschränkte radikale Mastektomie: Entfernung des gesamten Brustgewebes sowie Ausräumung verschiedener Lymphknoten;
Modifizierte radikale Mastektomie: Mastektomie wie bei eingeschränkter radikaler Mastektomie unter Belassen eines Teils des Brustgewebes;
Prophylaktische subkutane Mastektomie: Das gesamte Brustgewebe wird entfernt, Haut und Brustmuskulatur bleiben bestehen, wenn kein Brustkrebs festzustellen ist;
Quadrantektomie: Ein Viertel der Brust mit einem oder mehreren Knoten wird entfernt;
Segment-Mastektomie: Das den Knoten enthaltende Gewebe wird keilförmig entfernt.

Mastitis: Entzündung der Brustdrüse.

Mastopathie: gutartige Veränderung im Drüsengewebe der Brust, die durch Einwirkung der weiblichen Hormone (Östrogene) beeinflusst wird. Kann zur Bildung von kleinen Zysten führen. Bestimmte Formen der Mastopathie können bösartig entarten.

Mastzellen: besondere Zellen im Körpergewebe, die bei entsprechender Reizung (beispielsweise Kontakt mit Eindringlingen) entzündungssteigernde Stoffe wie Prostaglandine und Leukotrine sowie Histamin und Serotonin freisetzen.

MDR-1 Gen: neuer Prognosefaktor. Ein übermäßiges Vorhandensein dieses Gens (Multi Drug Resistance-Gen) in der Krebszelle führt zu einer Unwirksamkeit von Chemotherapeutika (Resistenz). Die Menge des von ihm produzierten Eiweißstoffes, das P 170-Glykoprotein, kann vor Chemotherapie im Tumorgewebe ermittelt werden. Dieses hochkomplexe Protein hat die Eigenschaft, von der Zelle aufgenommene Chemotherapeutika wie eine Pumpe wieder nach außen zu befördern.

Mediastinum: mittleres Gebiet des Brustraumes.

Melatonin: Hormon, das in der Zirbeldrüse gebildet wird. Seine Produktion wird vom Tag-Nacht-Rhythmus beeinflusst. Nachts sind die Melatoninwerte im Blut am höchsten, bei Tageslicht und künstlichem Licht ist die Melatoninproduktion geringer. Dieses Hormon scheint auch eine schützende Wirkung auf die Brust zu haben. Mangel an Melatonin führt zu einem Anstieg von Östrogenen, was sich negativ auf die Brustzellen auswirkt und die Entstehung von Brustkrebs fördern könnte.

Menarche: Zeitpunkt des ersten Auftretens der Menstruation.

Menopause: Ausbleiben der Monatsblutung.

Menses: Menstruation = Monatsblutung.

Meridiane: Energiebahnen, die nach Auffassung der traditionellen chinesischen Medizin durch den Körper verlaufen. Mit Hilfe von Nadeln, die an bestimmten Punkten entlang den Meridianen eingestochen werden, soll das Energiegleichgewicht des Körpers wieder hergestellt werden.

Metabolismus: Stoffwechsel; metabolisch: den Stoffwechsel betreffend.

Metastase: Tochtergeschwulst eines bösartigen Tumors, die durch Streuung von Krebszellen aus dem Ursprungsherd entsteht. Unterschieden werden unter anderem *lokale Metastasen* (in der Umgebung des Primärtumors), *regionäre Metastasen* (in der nächsten Lymphknotengruppe) und *Fernmetastasen* (Metastasen, die auf dem Blut- oder Lymphweg übertragen und fern des ursprünglichen Tumors angetroffen werden). Eine Metastasierung kann hämatogen, das heißt über den Blutweg, oder lymphogen, das heißt mit dem Lymphstrom, erfolgen. Einer verstreuten Metastasierung wird am besten mit Chemotherapie (systemisch) begegnet, lokal begrenzten Krebsherden mit Operation und Bestrahlung.

Metastasieren: Ausstreuen von Krebszellen; bei Brustkrebs werden häufig Zellen in Leber, Lunge oder Knochen (manchmal im Gehirn) abgesiedelt.

Metastatischer Brustkrebs: Brustkrebs, bei dem nach Entfernung des Primärtumors neue Krebsherde (Metastasen, Tochtergeschwülste) in anderen Organen aufgetreten sind.

Mikrochirurgie: Spezialgebiet der Chirurgie, das sich mit Operationen unter dem Mikroskop befasst.

Mikrometastasen: kleinste Krebszellverbände, aus denen Metastasen entstehen können.

Mikroverkalkungen: bei einer Mammographie sichtbar werdende Kalkablagerungen, die als karzinomtypisch gelten, wenn sie kristallin aussehen oder feinkörnig in einer Gruppe liegen.

Minimale Tumorresterkrankung: (engl. = minimal residual disease). Verstreute Krebszellen, die nach Operation, Bestrahlung und Chemotherapie noch im Knochenmark verblieben sind, lassen bei erneutem Aktivwerden eine »minimale Tumorresterkrankung« befürchten. Sie kann durch die rechtzeitige Gabe von Antikörpern (beispielsweise 17-1A, Herceptin oder bispezifische Antikörper) positiv beeinflusst werden. Eine adjuvante Behandlung mit diesen Antikörpern ist bisher nur Studien an großen Behandlungszentren vorbehalten. Im Gegensatz zur Chemotherapie, die Krebszellen nur bei ihrer Teilung trifft, erreichen Antikörper Krebszellen auch im Schlafzustand (»dormant cells«).

Mitose: Prozess der Zellteilung.

Moleküle: kleinste Teilchen von chemischen Verbindungen, die aus zwei oder mehr miteinander verbundenen Atomen bestehen.

Molekularbiologie: Das Wissenschaftsgebiet der Molekularbiologie beschäftigt sich mit Struktur und Funktion von Zellen auf der Ebene der Moleküle. Das sind kleinste individuelle Einheiten (Verbindungen aus Atomen), aus denen der Körper aufgebaut ist und mit denen der Stoffwechsel arbeitet. Das besondere Interesse der Molekularbiologie gilt den Nukleinsäuren, aus denen die Erbsubstanz (DNS und RNS) aufgebaut ist. Die Molekularbiologie bietet Techniken, mit denen die Entstehung von Krebs auf Zellebene und Genebene erforscht werden kann. Ein wichtiger Begriff in der Molekularbiologie sind die so genannten Zellmarker. Damit werden Moleküle bezeichnet, die für einen bestimmten Vorgang im Körper charakteristisch sind und daher zur Diagnose und Verlaufskontrolle herangezogen werden können. Manche

Moleküle sind für das Tumorgeschehen so typisch, dass sie regelrecht als Tumormarker bezeichnet werden können.

Monoklonale Antikörper: gentechnisch hergestellte, hochspezifische identische Antikörper, die für die Erkennung von Tumoren eingesetzt werden. Neuerdings nutzt man sie auch in der Krebstherapie. Bei der Herstellung von monoklonalen Antikörpern wird nur eine bestimmte B-Zelle künstlich mit einer Tumorzelle verschmolzen und zu einer Abwehrreaktion gezwungen, bei polyklonalen Antikörpern sind es verschiedene B-Zellen.

Monozyten: Gruppe von weißen Blutkörperchen. Die im Blut ein bis zwei Tage zirkulierenden Monozyten entwickeln sich nach Auswanderung in verschiedene Organe beziehungsweise Gewebe zu ortsständigen Gewebsmakrophagen. Siehe auch Makrophagen.

Mortalität: Sterblichkeit.

MUC-1: Tumorantigen. Dieser Eiweißstoff, ein Glycoprotein, wird häufig im Übermaß auf der Oberfläche von Brustkrebszellen gefunden. Eine Impfung auf der Grundlage von gentechnisch hergestellten MUC-1-Peptiden wird in klinischen Studien erprobt.

Multipel: mehrfach, vielfach.

Mutagene: Wirkstoffe, die genetische Veränderungen auslösen (zum Beispiel ionisierende Strahlung, bestimmte chemische Substanzen, Viren, Zytostatika).

Mutation: Veränderung des genetischen Materials ohne erkennbare äußere Ursache. Mutationen können unter anderem Körperzellen betreffen, sind nicht vererbbar und werden beispielsweise zur Erklärung der Tumorentstehung herangezogen.

Myom: nicht bösartiger (benigner) Tumor, der vor allem aus Muskelfasern besteht; zum Beispiel in der Gebärmutter.

Natürliche Killerzellen: kurz NK-Zellen; Unterklasse der T-Lymphozyten; NK-Zellen sind im Unterschied zu den zytotoxischen Killerzellen nicht auf bestimmte Zellmerkmale fixiert und können sofort die Zielzelle (zum Beispiel bösartige Tumorzelle) angreifen und zerstören. Die Aktivität der NK-Zellen wird vor allem durch Interferone und Interleukine stimuliert.

Natürliches Immunsystem: auch unspezifisches oder angeborenes Immunsystem oder Resistenzsystem genannt. Die Teile des Immunsystems, die unspezifisch Eindringlinge angreifen, ohne vorher mit ihnen direkt Kontakt gehabt zu haben. Hierzu zählen Phagozyten, natürliche Killerzellen, Lysozym (ein Eiweiß, das unter anderem in der Tränenflüssigkeit vorkommt) und das Komplementsystem (aus besonderen Eiweißen aufgebautes Enzymsystem).

Neoadjuvante Chemotherapie: Chemotherapie, die vor der operativen Entfernung einer bösartigen Geschwulst in der Brust zur Anwendung kommt, auch präoperative Chemotherapie genannt. Ziel dieser Form von Chemotherapie ist es, den Brustknoten vor der geplanten Operation zu verkleinern. Als Nebeneffekt gibt die Chemotherapie vor der Operation die Möglichkeit, bei »lebendigem Leibe« das Ansprechen von Chemotherapie beurteilen zu können. Studien zeigen, dass nach neoadjuvanter Chemotherapie weniger Fernmetastasen auftreten, da die Krebszellen während der Operation bereits vorgeschädigt sind. Die adjuvante Chemotherapie erfolgt immer im Anschluss an eine Operation.

Neoplasie: Neubildung von Gewebe, gutartig oder bösartig (Krebs).

Neue Prognosefaktoren: Sie werden mit neuen molekularen Analysen ermittelt. Grundlage für diese molekularen Testverfahren sind meist Antikörper, aufwändige Gentests oder cDNA-Arrays (Human Cancer cDNA-Array). In der Literatur sind bisher rund 130 dieser Marker bekannt. Von Bedeutung sind vor allem jene Prognosefaktoren, die, beispielsweise bei einer Brustkrebserkrankung, genauere Hinweise zur individuellen Abschätzung von Heilungschance und Rückfallgefahr geben. Es gibt aber auch Prognosefaktoren, aus denen man das Ansprechen auf bestimmte Chemotherapeutika abschätzen kann. Viele neue Prognosefaktoren gelten noch als experimentell. Sie haben keinen Eingang in die Routinediagnostik gefunden, weil teure Multicenterstudien an einer größeren Anzahl von Kliniken noch fehlen. Somit gelten nach wie vor die pTNM-Klassifikation, das Grading sowie der Hormonrezeptorstatus als routinetaugliche Prognosefaktoren. (Zu den neuen Prognosefaktoren siehe auch p53, MDR, upA, PAI 1, EGF-R, HER2-neu, Ki-67, pS2, S-Phase-Fraktion.)

Nicht-invasiv: nicht-eindringend.

Nodal-negativ: ohne Befall der Lymphknoten.

Nodal-positiv: Lymphknoten sind befallen.

Nullipara: Bezeichnung für eine Frau, die noch nicht geboren hat.

Nukleosomen: Bestandteile des Zellkerns.

Ödem: Flüssigkeitsansammlung in Gewebespalten der Haut oder Schleimhäute; häufig schmerzlose Schwellungen.

Östradiol: stärkstes natürliches Östrogen. Es wird in den Eierstöcken gebildet und spielt eine wichtige Rolle im Menstruationszyklus. Östradiol und seine Abkömmlinge scheinen mit der Entstehung von Brustkrebs in Zusammenhang zu stehen.

Östrogen: weibliches Geschlechtshormon, das auf die Fortpflanzungsorgane und die Brustdrüse einwirkt. Es löst Zellteilungs- und Wachstumseffekte aus (zum Beispiel Schleimhaut und Muskulatur der Gebärmutter). Sein Gegenspieler, das Antiöstrogen, wird in der Hormontherapie des Brustkrebses eingesetzt.

Östrogenrezeptoren: Hormonrezeptoren, die die Wirkung des Östrogens über biochemische Reaktionen in der Zelle vermitteln. Weil das Wachstum bestimmter maligner, hormonsensibler Tumoren durch Sexualhormone verstärkt wird, spielen Östrogenrezeptoren eine wichtige Rolle: Durch Blockierung der Östrogene kann das Wachstum von Tumoren (und Metastasen) gehemmt werden.

Okkultes Blut: verborgenes Blut.

Onkogene: geschwulsterzeugende Gene. Solche Gene gehören zum normalen Bestand der Zellen; durch ganz verschiedene Auslöser (zum Beispiel onkogene Viren, Karzinogene, Hormone) werden sie veranlasst, unkontrolliertes Zellwachstum hervorzurufen.

Onkologe: Facharzt für Krebskrankheiten. Befasst sich mit der Entstehung und Behandlung von Tumoren und Geschwulstkrankheiten.

Onkologie: Lehre von den Geschwülsten und deren Therapiemöglichkeiten.

Organotherapie: Bei der Organotherapie werden Arzneimittel eingesetzt, die Stoffe menschlicher oder tierischer Herkunft enthalten (zum Beispiel Insulin, Heparin). In der komplementären Onkologie werden im Rahmen einer biologischen Immuntherapie heute hauptsächlich Thymuspeptide und Milzpeptide eingesetzt. Zu den Organotherapeutika gehören auch Immunglobuline und natürliche Interferone.

Osteoblasten: Zellen, die Knochensubstanz aufbauen.

Osteoklasten: Zellen, die Knochensubstanz abbauen.

Osteoporose: Erkrankung des Skelettsystems mit Verlust beziehungsweise Verminderung von Knochensubstanz und -struktur, dadurch erhöhte Anfälligkeit für Knochenbrüche.

Ovarialkarzinom: Eierstockkrebs.

Ovarektomie: chirurgische Entfernung der Eierstöcke.

Oxidation: Chemischer Prozess der Sauerstoffanlagerung an eine Substanz, bei dem so genannte Freie Radikale entstehen können.

Paclitaxel: Chemotherapie-Wirkstoff, der zur Familie der so genannten Mitose-Hemmer (Zellteilungs-Hemmer) gehört.

PAI-1 (Plasminogen-Aktivator-Inhibitor): neuer Prognosefaktor für die Bestimmung von Brustkrebsgewebe. Hemmstoff der Enzymaktivität von Proteasen. Ein zu hoher PAI-1-Gehalt im Tumorgewebe ist mit einem erhöhten Rückfallrisiko für Brustkrebspatientinnen verknüpft. Besonders für Frauen ohne Lymphknotenbefall (nodal-negativ) ist dieser Marker von Bedeutung.

Palliativ: die Symptome lindernd. Bei der palliativen Behandlung geht es in erster Linie um die Erhaltung beziehungsweise Verbesserung der Lebensqualität. Davon zu unterscheiden ist die kurative Therapie, die vorrangig die Heilung zum Ziel hat.

Palpation: Tastuntersuchung durch den Arzt.

Parameter: Messgröße, Vergleichsgröße.

Parathormon: Hormon, das in den Nebenschilddrüsen gebildet wird und den Calciumspiegel des Blutes regelt.

Parenteral: unter Umgehung des Magen-Darm-Kanals, beispielsweise intravenöse Ernährung.

Pathogen: krank machend, krankheitserregend.

Pathologe: Arzt, der auf die Untersuchung von krankhaftem Gewebe spezialisiert ist.

Pathologisch: krankhaft.

Peptide: chemische Verbindungen aus Aminosäuren. Kleine Eiweißgebilde.

PCR: Abkürzung für die so genannte Polymerase-Kettenreaktion (englisch: polymerase chain reaction). Sie ist eine molekularbiologische Methode, die in der Krebsdiagnostik eingesetzt wird, um Krebsgene zu bestimmen.

PET: Abkürzung für Positronen-Emissions-Tomographie. Ein computergesteuertes bildgebendes Verfahren, das es ermöglicht, die Stoffwechselaktivitäten von Tumorgewebe sichtbar zu machen. Bei dieser Untersuchung wird nach der Aufnahme einer radioaktiv markierten Substanz ein Bild des Körpers oder einzelner Abschnitte angefertigt. Tumoren und Metastasen weisen meist einen gegenüber gesundem Gewebe erhöhten Stoffwechsel auf und heben sich dadurch in dem tomographischen Bild vom gesunden Gewebe ab. Bisher beste Methode zum frühen Nachweis von Metastasen.

p53-Gen: ein Tumor-Suppressor-Gen, das den Vorgang der Zellteilung kontrolliert. Normalerweise leitet es den programmierten Zellselbstmord (Apoptose) ein, wenn bei der Zellteilung durch falsche Signale und fehlerhaftes An- und Abschalten anderer Gene etwas schief läuft. Damit Krebszellen sich ungehemmt teilen können, schaltet sich dieses Gen zur rechten Zeit aus. Deshalb ist es bei vielen Krebsarten verändert (mutiert). Die Wirksamkeit einer Chemo- oder Strahlentherapie kann durch das Vorhandensein von p53-Mutationen negativ beeinflusst werden. Deshalb kann die Messung von p53 im Brustkrebsgewebe auch als neuer Prognosefaktor herangezogen werden.

Phagozyten: Fresszellen, wie zum Beispiel Granulozyten und Makrophagen; Zellen des natürlichen Immunsystems, die eingedrungene Fremdstoffe (vor allem Bakterien) in sich aufnehmen, durch Enzyme auflösen und unschädlich machen, also regelrecht »auffressen«.

Phagozytose: durch Phagozyten bewirktes Auflösen und »Verdauen« von Fremdstoffen im Organismus.

Phytoöstrogen: pflanzliches Östrogen, das zum Beispiel enthalten ist in Linsen, Tofu, Süßkartoffeln, Granatäpfeln, Wiesenklee, Hopfen und Ginseng. Der Verzehr von hormonreichen Pflanzen verringert das Risiko einer Brustkrebserkrankung, da Phytoöstrogene die Absorption von Östradiol durch die Brust hemmen.

Placebo: Scheinmedikament.

Plasma: flüssiger Bestandteil des Blutes; enthält Eiweißkörper (die sich aus Albuminen, Globulinen und Fibrinogen zusammensetzen), Wasser, Ionen und Transportstoffe (Nahrungsstoffe, Immunkörper, Hormone, Enzyme).

Plasmazellen: Form der B-Lymphozyten, die Immunglobuline (Antikörper) produzieren. Plasmazellen kommen unter anderem in der Umgebung kleiner Blutgefäße, in verschiedenen Drüsen, im lymphatischen System und in der Darmschleimhaut vor.

Plastische Chirurgie: Operationen mit dem Ziel, Form und Funktion von Organen zu verbessern. Die Plastische Chirurgie befasst sich unter anderem mit der Operation und dem Wiederaufbau der amputierten Brust.

Plattenepithelkarzinom: bösartiger Tumor der Haut- und Schleimhaut.

Pleura: Brustfell.

Polychemotherapie: Chemotherapie, bei der mehrere zelltötende Substanzen (Zytostatika) miteinander kombiniert werden.

Postoperativ: nach der Operation.

Prädisposition: Zustand, der eine Krankheit begünstigt.

Präkanzerose: Gewebeveränderung, die zur Entartung neigt beziehungsweise als Vorstadium eines Krebses zu betrachten ist.

Präklinisch: vorklinisch, vor der klinischen Behandlung.

Prämenopause: Abschnitt des Klimakteriums vor der Menopause mit unregelmäßiger Menstruation.

Prävention: vorbeugende Maßnahmen.

Primärtumor: Die zuerst entstandene Geschwulst, von der Tochtergeschwülste ausgehen können.

Probeexzision: Gewebeentnahme für diagnostische Zwecke.

Progesteron: Gelbkörperhormon; wichtigstes natürliches Gestagen, das in Zusammenwirken mit Östrogen an der Regulation der weiblichen Fortpflanzungsorgane beteiligt ist.

Prognose: ärztliche Vorhersage über den Krankheitsverlauf und die Heilungsaussichten auf Grund kritischer Beurteilung der vorliegenden Fakten.

Prognosefaktoren: Marker, die das Aussehen, das Teilungsverhalten, das biochemische Muster und die genetischen Aspekte von Krebszellen berücksichtigen. Es gibt klassische Prognosefaktoren (pTNM-Status, Grading, Hormonrezeptorstatus) und noch in Studien befindliche Prognosefaktoren (siehe auch Neue Prognosefaktoren).

Prolaktin: Hormon, das in der Hirnanhangdrüse gebildet wird und das Brustdrüsenwachstum sowie die Milchbildung während der Stillzeit anregt.

Prophylaxe, prophylaktisch: vorbeugende Maßnahmen gegen Krankheiten.

Prostaglandine: biologisch hochaktive, in verschiedenen Organen entstehende, hormonähnliche Substanzen, die für die Zellfunktionen wichtig sind.

Proteaseinhibitoren: Aminosäuren und Eiweißstoffe, die die Aktivität von Proteasen hemmen. Viele Pflanzen (zum Beispiel Bohnen, Erbsen, Kartoffeln, Rüben, Getreide, Brokkoli, Soja, Grüner Tee) enthalten Proteaseinhibitoren. Ein körpereigener Proteasehemmer ist PAI-1 (Plasminogen-Aktivator-Inhibitor)

Proteasen: Enzyme, die vorwiegend auf der Oberfläche von Krebszellen angesiedelt sind und dem Tumor helfen, sich den Weg in andere Organe zu bahnen. Ihre Spezialität ist der Abbau des bindegewebsartigen Eiweißgerüstes um den Tumor herum (Tumormatrix). Durch die entstandenen Lücken können Krebszellen hindurchschlüpfen, in Gefäße einbrechen und nun auf dem Blut- oder Lymphweg ihre Reise durch den Körper antreten. Zu den Proteasen gehören Enzyme wie uPA (Urokinase-Plasminogen-Aktivator) und Kathepsin D.

Proteine: Eiweiße, Eiweißstoffe.

pS2: neuer Prognosefaktor. Das Vorhandensein dieses prognostischen Markers im Brustkrebsgewebe deutet auf eine gute Prognose hin. Besonders Frauen mit hormonunsensiblen Brusttumoren (hormonrezeptor-negativ) und positivem pS2-Nachweis haben gute Chancen auf ein Überleben.

Psychoneuroimmunologie: Wissenschaftszweig, der die Zusammenhänge zwischen psychischem (seelischem) Erleben und Verhalten und dem Nerven-, Hormon- und Immunsystem erforscht.

Psychoonkologie: Im Rahmen der psychologischen beziehungsweise psychosozialen Betreuung von Krebspatienten und Krebspatientinnen arbeiten verschiedene Berufsgruppen zusammen: psychologische und ärztliche Psychotherapeuten verschiedener Richtungen, Pflegepersonen, Physiotherapeuten und Seelsorger. Wichtigste Ziele in der Psychoonkologie sind die Minderung von Symptomen, die durch die Krankheit und deren Behandlung entstehen; Hilfestellung bei der seelischen Verarbeitung der Krankheit; Förderung der verbliebenen Gesundheit und der eigenen Kraftquellen; Entwicklung individueller und angemessener Lebensziele.

Psychosomatik: Zusammenhang von seelischen Vorgängen und körperlichen Funktionen.

pTNM-Klassifikation: Stadieneinteilung. Das T (Tumor) beschreibt die Ausbreitung des Primärtumors, N (Nodulus) das Fehlen beziehungsweise Vorhandensein von regionären Lymphknotenmetastasen und M (Metastase) die Anwesenheit von Fernmetastasen. Durch Hinzufügung von Indexzahlen werden die einzelnen Ausbreitungsstadien genauer beschrieben. Ein Karzinom im Frühstadium ohne Metastasierung wird damit zum Beispiel als T1 N0 M0 bezeichnet.

Punktion: Entnahme von Flüssigkeiten aus dem Körper durch Einstich mit einer Hohlnadel zu diagnostischen oder therapeutischen Zwecken.

Qi Gong: Therapie aus der traditionellen chinesischen Medizin. Die Verbindung von Atmung und Bewegung soll die Lebensenergien des Körpers anregen. Es gibt auch eine Sonderform dieser Therapie für Krebskranke.

Quadrant: Viertel eines Kreises.

Quadrantektomie: Entfernung des Quadranten, in dem der Brustkrebs lokalisiert ist. Zusätzlich wird auch der Lymphknoten neben der Achselhöhle ausgeräumt. Vorteil gegenüber der rein lokalen Tumorentfernung: größerer Sicherheitsabstand um die Krebsgeschwulst herum.

Quicktest, TPZ: Test zur Bestimmung und Kontrolle der Blutgerinnung.

Radiatio: Kurzform für Radiotherapie, Behandlung mit Strahlen.

Radikalfänger: andere Bezeichnung für Antioxidantien. Radikalfänger beziehungsweise Antioxidantien schützen den Organismus vor den Wirkungen der Freien Radikale. Zu den wichtigsten Radikalfängern gehören Selen, Zink, Kupfer, Mangan und die Vitamine A, C und E.

Radiologie: Röntgenologie und Strahlenheilkunde.

Radioneurochirurgie: Spezialgebiet der Neurochirurgie, bei dem ionisierende Strahlen zum Einsatz kommen. Siehe auch stereotaktische Radioneurochirurgie.

Redon-Saugdrainage: Absaugvorrichtung in einer Wunde mit einem an eine Vakuumflasche angeschlossenen, nicht komprimierbaren Kunststoffschlauch, der zahlreiche Öffnungen hat.

Reduktionsplastik: chirurgische Methode zur Verkleinerung der Brust.

Rehabilitation: stationäre oder ambulante Maßnahmen für Krebskranke zur Wiederherstellung ihrer Gesundheit und Arbeitsfähigkeit.

Rekonstruktion der Brust: Wiederaufbau durch chirurgischen Eingriff zur Schaffung einer Brustform, zum Beispiel durch Silikon-Implantate, mit Kochsalz gefüllte Implantate sowie durch Gewebetransplantate.

Remission: Rückbildung eines Tumors oder das Verschwinden eines feststellbaren Karzinoms. Die klinische Terminologie unterscheidet zwischen Voll- und Teilremission. Remission ist nicht gleichbedeutend mit Heilung. Unter der Nachweisgrenze kann die Erkrankung noch aktiv sein und nach einiger Zeit zu einem Rückfall führen.

Resektion: operative Entfernung.

Retinol: Form des Vitamins A.

Retrospektive Studie: Studie, bei der Daten über vergangene Ereignisse gesammelt werden, wie zum Beispiel bei der Untersuchung alter Krankengeschichten. Gegensatz: Prospektivstudie, die erst die Frage formuliert und dann mit der Sammlung von Daten beginnt.

Reversibel: umkehrbar. Gegensatz: irreversibel, nicht umkehrbar.

Rezeptor: siehe Hormonrezeptoren, Östrogenrezeptoren.

Rezidiv: Rückfall; zum Beispiel das Wiederauftreten eines Tumors in der Brust nach vorangegangener Behandlung.

Risikofaktoren: In der Onkologie versteht man darunter Einflüsse, die die Entwicklung von Krebs begünstigen.

Rote Blutkörperchen: Erythrozyten, die Kohlendioxid gegen Sauerstoff austauschen.

Schnellschnitt-Untersuchung: histologische Untersuchung von Gewebeproben während einer Operation, um erste Aussagen über das mögliche Vorliegen einer bösartigen Geschwulst treffen zu können.

Screening-Verfahren: Suchtest, Siebtest. Im Zusammenhang mit Brustkrebs als Reihenuntersuchungen mit Mammographie bekannt.

Segment: Abschnitt, Teilstück.

Sekretion: Absonderung von Flüssigkeiten (Sekret) aus Zellen, Drüsen, Hohlorganen; zum Beispiel Verdauungssekret.

Sekundär: an zweiter Stelle.

Selen: Spurenelement; einer der ersten gut erforschten Radikalfänger. Selen hat eine wichtige antioxidative Schutzfunktion. Die tägliche Selenzufuhr in der Nahrung ist im Allgemeinen zu niedrig.

Senologie: die Lehre von der Brust (lat. senum = die Brust). Die Deutsche Gesellschaft für Senologie richtet darauf ihren Arbeitsschwerpunkt.

Sentinel Lymphknoten-Biopsie: Verfahren, bei dem ein blau gefärbtes Kontrastmittel oder eine radioaktive Substanz in die Nähe des Tumors gespritzt wird. Das Material fließt zum so genannten Wächterlymphknoten (sentinel), dem ersten Lymphknoten, von dem aus Krebszellen eines Tumors in andere Organe streuen könnten. Auf diese Weise kann der Chirurg anhand eines bildgebenden Verfahrens noch während der Operation erkennen, ob Lymphknoten befallen sind oder nicht, und der Patientin unter Umständen die Lymphknotenentfernung ersparen. Die Vorteile müssen noch in Studien abgeklärt werden.

SERMS: Abkürzung für »selektive Östrogen-Rezeptor-Modulatoren« wie zum Beispiel Tamoxifen oder Raloxifen, die zur Behandlung von Brustkrebs eingesetzt werden. Sie wirken in zwei Richtungen selektiv: auf die Zellen einiger Gewebe wie das Hormon Östrogen selbst, auf andere Organe aber wie Östrogen-Blocker.

Serum: Blutserum ist der flüssige, zellfreie Teil des Blutes. Aus dem Serum wird unter anderem der Tumormarker bestimmt.

Silikon: Masse aus Gel, die aufgrund ihrer guten Formbarkeit oft in der Wiederherstellungschirurgie, zum Beispiel bei der Brustrekonstruktion, verwendet wird. Unverträglichkeiten und Allergien werden heute durch hochwertige Materialien vermieden.

Simonton-Methode: im Rahmen der Psychoonkologie von dem amerikanischen Arzt Simonton entwickelte Methode zur Entspannung, Angstminderung und Anregung der körpereigenen Abwehrkräfte. Im Zustand tiefer Entspannung sollen sich die Krebspatienten bildhaft vorstellen, wie Abwehrzellen den Tumor angreifen und besiegen. Durch diese Imaginationsübungen können die Wechselwirkungen zwischen Seele, Geist und Körper positiv beeinflusst werden.

SPECT: stellt Schnittbilder von Körperorganen her, auf denen Stoffwechselvorgänge abgebildet werden. Abkürzung für Single-Photon-Emissions-Computertomographie.

Somatisch: den Körper betreffend.

Sonographie: Ultraschalluntersuchung; Diagnosemethode, bei der Ultraschallwellen durch die Haut in den Körper eingestrahlt werden, wo sie an Gewebs- und Organgrenzen zurückgeworfen werden. Die zurückgeworfenen Wellen werden von einem Empfänger aufgenommen und mit Hilfe eines Computers in Kurven oder Schattenbilder verwandelt. Es tritt keine Strahlenbelastung auf.

S-Phase-Fraktion: neuer Prognosefaktor für die Bestimmung von Brustkrebsgewebe. Prozentsatz an Krebszellen im Tumorgewebe, die sich zum Zeitpunkt der Gewebeentnahme gerade in der Zyklusphase der Teilung befunden haben. Eine hohe SPF ist mit einer ungünstigeren Prognose verbunden. Ein Tumor mit hoher SPF spricht aber sehr gut auf Chemotherapie an.

Staging: Bestimmung der Ausdehnung eines malignen Tumors durch bildgebende Untersuchungen, Labor, Operation oder Biopsie und Zuordnung zu den Stadien der TNM-Klassifikation.

Stammzellen: Blutstammzellen des Knochenmarks, aus denen sich alle Blutkörperchen entwickeln.

Stereotaktische Biopsie: millimetergenaue Gewebeentnahme unter Ultraschall- oder Röntgenkontrolle.

Stereotaktische Radioneurochirurgie: Mit Hilfe der Stereotaxie können ionisierende Strahler in Kunststoffkathetern oder in Form kleiner Stifte (seeds) in die betroffene Gehirnregion eingeführt werden. Dies führt zu einem Gewebeuntergang (Strahlennekrose) in einem Bezirk des Gehirns, der idealerweise genau der Tumormasse entspricht.

Stereotaxie: Die Stereotaxie ist ein neurochirurgisches Verfahren, das zu Diagnose- und Behandlungszwecken eingesetzt wird. Dabei wird der Kopf des Patienten in einem so genannten Stereotaxierahmen befestigt.

Steroidhormone: Sexualhormone wie Östrogene, Gestagene, Androgene und andere. Die Wirkung der Steroidhormone wird über Hormonrezeptoren an den Zielorganen vermittelt.

Stimulation: Anregung.

Strahlenfibrose: krankhafte Veränderungen des Bindegewebes nach Strahleneinwirkung.

Strahlentherapie: Anwendung ionisierender Strahlung zu Heilungszwecken zum Beispiel bei Geschwulstbildung. Man unterscheidet die interne Strahlentherapie mit radioaktiven Elementen und die externe Strahlentherapie, bei der der Patient in bestimmten festgelegten Körperregionen von außen bestrahlt wird. Vor einer Strahlentherapie wird das Bestrahlungsfeld in einem so genannten Simulationsverfahren ausgemessen und markiert.

Subkutane Applikation: Einspritzen von Medikamenten in das Unterhautfettgewebe.

Suppression: Unterdrückung.

Suppressorzellen: Unterdrücker-T-Zellen; Untergruppe von T-Lymphozyten, die die Aktivität anderer Immunzellen durch eigene Überaktivität einschränken.

Symptome: Krankheitsanzeichen.

Systemische Behandlung: systemisch = den ganzen Organismus betreffend. In der Schulmedizin werden Heilmittel eingesetzt, um Krebszellen im ganzen Körper zu zerstören und Metastasen vorzubeugen. In der ganzheitlichen Medizin dienen Heilmittel zur Stärkung des Organismus, um die Krebsentwicklung zu verlangsamen oder rückgängig zu machen.

Szintigraphie/Szintigramm: Untersuchung und Darstellung innerer Organe mit Hilfe von radioaktiv markierten Stoffen. Dabei werden von den untersuchten Organen durch aufleuchtende Punkte Bilder erstellt, die als Schwarzweißbilder auf Röntgenfilmen erscheinen. Anhand des Szintigramms kann man auffällige Bezirke sehen und weitere Untersuchungen einleiten. Wichtig für die Suche nach Tumorabsiedelungen (Metastasen).

Taxane: Krebsmedikamente aus Eibenwirkstoffen, die das Wachstum von Krebszellen hemmen und ihre Teilung stoppen.

Tamoxifen: hormonähnliches Medikament, bewirkt Hemmung von Östrogenrezeptoren und eine Stimulation von Progesteronrezeptoren.

Therapie: Behandlung einer Krankheit.

Thiotepa: Chemotherapiemittel; gehört zur Familie der so genannten alkylierenden Stoffe (Substanzen, die Zellteilungsvorgänge verhindern).

Thrombozyten: Blutplättchen. Sie entwickeln sich im Knochenmark und spielen eine wichtige Rolle bei Gerinnungs- und Entzündungsprozessen.

Thrombozytopenie/Thrombopenie: verminderte Anzahl von Blutplättchen; wird ein kritischer Wert unterschritten, kann es, beispielsweise im Rahmen von Chemotherapien, zu lebensbedrohlichen Blutungen kommen.

Thymus: hinter dem Brustbein liegendes Organ des lymphatischen Systems; hat grundlegende Bedeutung für die Entwicklung und Differenzierung der T-Lymphozyten; daneben Einfluss auf Körperwachstum und Knochenstoffwechsel.

T-Lymphozyten: Die in der Thymusdrüse zur Reifung kommenden Lymphozyten, kurz T-Zellen genannt, sind zusammen mit den B-Lymphozyten wichtig für das körpereigene Abwehrsystem.

Topoisomerase II: Chemotherapie-Resistenz-Gen, das vor allem bei einer Behandlung mit Anthrazyklinen von Bedeutung ist. Anthrazykline gehören zur Familie von Chemotherapiestoffen, die die Aufgabe haben, Enzyme mit dem Namen Topoisomerasen (Topo, Top2A und Topoisomerase Alpha) auf der Erbsubstanz zu hemmen. Krebszellen, die kein oder ein verändertes Topoisomerase-Enzym tragen, sind gegen Anthrazykline, wie beispielsweise Epirubicin oder Doxorubicin, resistent.

Topotecan/Irinotecan: Chemotherapeutische Wirkstoffe, die die Blut-Hirn-Schranke durchdringen können. Sie werden bei Hirnmetastasen angewandt.

Tomographie: Schichtbildaufnahme im Rahmen der Röntgendiagnostik.

Toxizität: giftige, unter Umständen gesundheitsschädigende Wirkung von chemischen Substanzen; angegeben wird die Toxizität bezogen auf das Körpergewicht oder die Körperoberfläche.

TRAM-Lappen-Technik: Bauchmuskel-Technik, die bei Brustrekonstruktionen mit Eigengewebe nach Brustamputationen angewendet wird. Ein Transplantat wird aus der unteren Bauchregion geschnitten und dorthin versetzt, wo die Brust geformt werden soll. Die TRAM-Lappen-Plastik ist auch bei einer größeren Brust anwendbar. Weniger gut geeignet ist sie, wenn die Patientin bereits eine Bauchoperation hinter sich hat.

Transfusion: intravenöse Übertragung von Blut oder Blutbestandteilen in den Organismus.

Tumor: Geschwulst; gut- oder bösartig; Tumoren entstehen durch unkontrolliert wachsende Zellteilung.

Tumorantigene: tumorassoziierte Antigene, die im Zellkern, Zytoplasma oder auf der Oberfläche von Tumorzellen auftreten und häufig auch im Serum von Tumorpatienten als so genannte Tumormarker nachweisbar sind. Tumorantigene sind auch für die Immuntherapie von Tumoren von Bedeutung.

Tumorbiologie: Sie beschreibt die Fähigkeit und den Mechanismus eines Tumors, in einem Wirtsorganismus heranzuwachsen und Tochtergeschwülste in anderen Organen zu bilden. In den letzten Jahren wurde deutlich, dass Krebs beim Wachsen und Weiterwandern als biologisches Handwerkszeug Faktoren benutzt, die bei der Wundheilung, bei Entzündungsreaktionen und auch bei der Entwicklung des Embryos und der Plazenta eine Rolle spielen. Er ist sogar fähig, die körpereigenen Entzündungszellen in seiner Umgebung so zu beeinflussen, dass sie ihn bei seinem Wachstum und seiner Ausbreitung unterstützen. Eine Gruppe von Enzymen, Proteasen genannt, spielt dabei eine besondere Rolle.

Tumorexzision: Herausschneiden eines Tumors.

Tumormarker: bestimmte, durch Blutuntersuchung im Serum nachweisbare Zellmerkmale, die Rückschlüsse geben können auf das Vorliegen, den Verlauf und die Prognose von Tumoren. Diese tumorassoziierten Antigene können in geringen Mengen auch bei Gesunden vorkommen. Tumormarker eignen sich besonders für die Verlaufskontrollen von bekannten Tumorleiden. Bei Brustkrebs werden die Tumormarker CEA und CA 15-3 bestimmt. Da jede Patientin ihren persönlichen Ausgangswert hat, an dem man sich künftig orientiert, sollten Tumormarker bereits vor der Operation abgenommen werden. Kontinuierlich steigende Tumormarkerwerte weisen in der Nachsorge mit hoher Zuverlässigkeit auf einen Rückfall hin.

Tumorstadieneinteilung: Die Bestimmung des Krebsstadiums ist wichtig für die Aufstellung eines Behandlungsplans und zur Abschätzung eines Krankheitsrisikos.

Tumorvakzine: Impfpräparat, das dazu geeignet ist, das Immunsystem aktiv auf Krebszellen aufmerksam zu machen. Es gibt viel versprechende neue Ansätze mit eigenen oder im Labor hergestellten künstlichen Tumorzellen, die bisher alle noch experimentellen Charakter haben. Bei der Aktiv-spezifischen Immuntherapie (ASI) werden Krebszellen aus frisch entnommenem Brustkrebsgewebe durch Bestrahlung unschädlich gemacht und mit einem zusätzlichen, die körpereigene Abwehr anregenden Hilfsstoff vermischt. Bei den unterschiedlichen Impfstrategien mit dendritischen Zellen werden diese professionellen »Packesel« unter den Abwehrzellen mit klein gehackten Eiweißstücken (Peptiden) aus ebenfalls unschädlich gemachtem Tumormaterial beladen. Es gibt weitere Impfungen in Entwicklung, beispielsweise mit Gen-Vakzinen.

Tumorzellen: entartete Zellen; Krebszellen als Bestandteil des Tumors.

Ultraschalluntersuchung: siehe Sonographie.

uPA (Urokinase-Plasminogen-Aktivator): neuer Prognosefaktor für die Bestimmung von Brustkrebsgewebe. Hohe Messwerte an uPA im Brustkrebstumor sind mit einem gesteigerten Rückfallrisiko verbunden. Das gilt vor allem für Brustkrebs ohne Lymphknotenbefall. Das Enzym uPA und seine Empfängerstationen auf der Zelloberfläche, die uPA-Rezeptoren (kurz uPA-R), verleihen Krebszellen die Fähigkeit, in andere Gewebe einzudringen und dort weitere Krebsherde zu bilden. Ein ähnliches Enzym ist Kathepsin D, das in den meisten östrogen-positiven Brustkrebszellen in zu großen Mengen vorhanden ist und ein erhöhtes Risiko für Fernmetastasen anzeigt.

Vakuum-Biopsie: Weiterentwicklung der Stanz-Biopsie. Dabei wird unter Ultraschall-, Röntgen- oder MRT-Kontrolle mit Unterdruck eine seitlich geöffnete Nadel in die örtlich betäubte Brust eingeführt. Durch Drehen der Nadel um die eigene Achse können zielgerichtet mehrere größere Gewebeproben durch einen einzigen minimalen Einstich entnommen werden.

Verschiebeplastik: Operationstechnik, bei der durch Verschieben benachbarter Haut oder Schleimhaut ein Defekt abgedeckt wird.

Visualisierung: Vorstellungsbilder, die während eines tief entspannten Zustands ins Bewusstsein gerufen werden, um die Heilungsprozesse des Körpers zu stärken. Siehe Simonton-Methode.

Vollblutanalyse: Bei der Vollblutanalyse werden die Serumwerte und die Werte aus den Erythrozyten bestimmt. Sie wird hauptsächlich zur Bestimmung von Mineralstoffen und Spurenelementen durchgeführt.

Wachstumsfaktoren: Medikamente, die die Bildung von Blutzellen im Knochenmark nach oder während einer Chemotherapie wieder anregen sollen.

Weiße Blutkörperchen: Leukozyten; Gesamtheit aller Zellen des Immunsystems (Granulozyten, Lymphozyten und Monozyten).

Zelle: kleinste Bau- und Funktionseinheit von Organismen mit der Fähigkeit zu Stoffwechselleistungen.

Zellmembran: äußere Begrenzung von Zellen, Zelloberfläche, Außenhaut. Sie ist unter anderem Träger der Zellkennzeichen (Antigeneigenschaften) und der Empfängerstationen (Rezeptoren).

Zirbeldrüse: Epiphyse. Nahe dem Mittelhirn gelegene Drüse, die unter anderem bei der Steuerung des Tag-Nacht-Rhythmus mitwirkt. Sie produziert das wichtige Hormon Melatonin, das schützende Wirkungen vor Brustkrebs haben soll.

Zyste: gutartige, mit Flüssigkeit gefüllte Bindegewebskapsel.

Zytokine: von einer Vielzahl von Zellarten gebildete Substanzen (Botenstoffe), die zur Aktivierung der Zellen beitragen, indem sie es den einzelnen Bestandteilen des Immunsystems ermöglichen, eine Verständigung untereinander aufzubauen. Solche Botenstoffe werden heute auch therapeutisch eingesetzt.

Zytologie: Lehre vom Bau und von den Funktionen der Zellen; häufig gleichbedeutend verwendet mit Zytodiagnostik (Untersuchung von Einzelzellen zur Früherkennung von Tumoren).

Zytostatika: zelltötende Substanzen; Medikamente, die das Tumorwachstum hemmen. Nebenwirkungen können je nach Zytostatikum sehr verschieden sein. Zumeist sind wachstumsaktive Gewebe betroffen (Haare, Knochenmark, Darmschleimhaut). Nach Absetzen des Mittels verschwinden viele dieser unerwünschten Nebenwirkungen. Es gibt auch Spätfolgen, die lange Zeit nach Absetzen des Zytostatikums auftauchen.

Zytotoxisch: zellvergiftend, zellschädigend.

Adressen

Zertifizierte Brustzentren mit Ansprechpartnern für Klinische Studien

Die hier aufgeführten Brustzentren (Stand Oktober 2004) entsprechen den Qualitätsansprüchen der Deutschen Gesellschaft für Senologie und der Deutschen Krebsgesellschaft (www.senologie.org/Anforderungen.pdf)
Die hier vorgestellten Kliniken erfüllen jedoch noch nicht vollständig alle Qualitätsmerkmale für spezialisierte Brustzentren, wie sie im Positionspapier der Europäischen Gesellschaft für Brustkunde (EUSOMA, 2000) formuliert sind. Diese können nachgelesen werden in Englisch unter http://www.eusoma.org/Engx/BreastUnits/Guideline.aspx?cont=breast und in deutscher Übersetzung unter http://www.mamazone.de/mamazone.html. Lesen Sie dazu auch das mamazone-Positionspapier auf derselben Website.

02828 Görlitz
Städtisches Klinikum Görlitz GmbH
Girbigsdorfer Straße 1–3
Dr. Mario Marx
T: 03581/373201
F: 03581/371556
I: http://www.klinikum-goerlitz.de/mammazentrum/index.html

06097 Halle
Universitätsklinik und Poliklinik für Gynäkologie der Martin-Luther-Universität Halle Wittenberg
Ernst-Grube-Straße 40
Prof. Dr. Christoph Thomssen
T: 0345/5571847
F: 0345/5571888
I: http://www.unifrauenklinik-halle.de

10117 Berlin
Campus Charité Mitte
Klinik für Frauenheilkunde
Schumannstr. 20/21
Prof. Dr. Werner Lichtenegger
T: 030/450564172
F: 030/450564931
E: werner.lichtenegger@charite.de
Ansprechpartnerin für Studien:
Ulrike Kroll
Tel.: 030/450-564363
Fax: 030/450-564923
E: ulrike.kroll@charite.de
I: http://www.charite.de/ch/ufk/
template.htm

10365 Berlin
Paritätisches Krankenhaus
Lichtenberg
Fanningerstraße 32
PD Dr. Dirk Elling
T: 030/5518-2411
F: 030/5518-2408
E: elling@khl-berlin.de
Ansprechpartnerin für Studien:
Dr. Katarzyna Michniewicz
T: 030/5518-2412
F: 030/5518-2499
E: frauenklinik@khl-berlin.de
I: http://www.khl-berlin.de

20246 Hamburg
Universitätsklinikum Hamburg
Eppendorf
Martinistr. 52
Prof. Dr. Fritz Jänicke
T: 040/42803-3510
F: 040/42803-4355
E: frauenklinik@uke.uni-
hamburg.de
Ansprechpartnerin für Studien:
Amy Oben
T: 040/42803-8172
F: 040/42803-2511
E: oben@uke.uni-hamburg.de
I: http://www.uke.uni-hamburg.de/
brustzentrum/index.de.html

26121 Oldenburg
Pius-Hospital
Klinik für Frauenheilkunde
und Geburtshilfe
Georgstr. 12
Prof. Dr. Dr. med. Rudy Leon
De Wilde
T: 0441/229-1501
E: Hertha.Dierks@pius-hospital.de
I: http://www.pius-hospital.de

26133 Oldenburg
Klinikum Oldenburg GmbH
Oldenburger Frauenklinik
Dr. Eden Str. 10
Prof. Dr. Detlev Mühlenstedt
T: 0441/403-2287 oder -88
F: 0441/403-2764
I: http://www.klinikum-
oldenburg.de

28205 Bremen
Frauenklinik
Zentralkrankenhaus
St.-Jürgen-Straße
St.-Jürgen-Str. 1
Prof. Dr. Willibald Schröder
T: 0421/497-5332 oder -5346
F: 0421/497-3309
E: willibald.schroeder@
klinikum-bremen-mitte.de
I: http://www.zkh-bremen-mitte.de/
index.php?seite=20800

28239 Bremen
DIAKO Evangelisches Diakonie-
Krankenhaus gGmbH
Gröpelinger Heerstrasse 406–408
Prof. Dr. Ernst Heinrich Schmidt
T: 0421/6102-1201
F: 0421/6102-1229
E: frauenklinik@diako-bremen.de
I: http://www.diako-bremen.de/
Startseiten/index2.htm

31785 Hameln
Kreiskrankenhaus Hameln
– Frauenklinik –
Wilhelmstr. 5
Dr. Thomas Noesselt
T: 05151/971241
E: info@kreiskrankenhaus-
hameln.de
I: http://www.kreiskrankenhaus-
hameln.de/kliniken/gynaekologie

33604 Bielefeld
Frauenklinik der Städtischen
Kliniken Bielefeld
Teutoburger Str. 40
Prof. Dr. Joachim Volz
T: 0521/581-3201 oder -3231
F: 0521/581-2099
E: Info@sk-bielefeld.de
I: http://www.skbielefeld.de/mitte/
index.html

34125 Kassel
IBZ – Interdisziplinäres
Brustzentrum
Mönchebergstraße 41–43
PD Dr. Thomas Dimpfl
T: 0561/980-3040 oder -3042
F: 0561/980-6947
E: dimpfl@klinikum-kassel.de
I: http://www.klinikum-
kassel.de/kliniken/gyn/ibz/
index.htm
Besonderheit: Dieses Klinikum ermöglicht in
Kooperation mit der Stiftung PA.T.H.
(www.stiftungpath.org) Frauen mit Brustkrebs
die Tumoreinlagerung bei tiefsten Tempera-
turen (-152 Grad) im Institut für Pathologie
(http://www.klinikum-kassel.de/institute/
pathologie/biomed_forsch.htm)

35037 Marburg
Philipps-Universität Marburg,
Klinik für Gynäkologie,
Gynäkologische Endokrinologie
und Onkologie
Pilgrimstr. 3
Prof. Dr. Uwe Wagner

T: 06421/28-66212
F: 06421/28-68969
E: uwe.wagner@med.uni-
marburg.de
Ansprechpartner für Studien:
OÄ Dr. Ute-Susann Albert
T: 06421/28-64441 oder -64400
F: 06421/28-66407
E: albertu@med.uni-marburg.de
PD Dr. med. Christian Jackisch
T: 06421/28-64390
F: 06421/28-68969
E: jackisch@med.uni-marburg.de
I: http://www.med.uni-marburg.de/
d-einrichtungen/gynaekologie/
Besonderheit: Dieses Klinikum ermöglicht
in Kooperation mit der Stiftung PA.T.H.
(www.stiftungpath.org) Frauen mit Brustkrebs
die Tumoreinlagerung bei tiefsten Tem-
peraturen (-152 Grad) im Institut für
Pathologie (in Planung/Stand Oktober 2004)

40235 Düsseldorf
Brustzentrum am
Luisenkrankenhaus
Degerstr. 8
Dr. Mahdi Rezai/Dr. Claudine Schild
T: 0211/69922-200 oder -120
F: 0211/69922-201
I: http://www.luisenkrankenhaus.de

52249 Eschweiler
Euregio Brustzentrum (EBZ)
Eine Kooperation von:
Bethlehem Krankenhaus, Stolberg
Krankenhaus Düren gGmbH, Düren
Sankt Marien-Hospital gGmbh,
Düren-Birkesdorf
St.-Antonius-Hospital, Eschweiler
Koordination:
Prof. Dr. Roland Fuchs
St.-Antonius-Hospital, Eschweiler
Dechant-Deckers-Str. 8
T: 02403/761162
F: 02403/761164
E: umund.sah-eschweiler@clinet.de
I: http://www.euregio-brust-
zentrum.de

55101 Mainz
Brustzentrum Mainz
Klinik und Poliklinik für
Gynäkologie und Geburtshilfe
der Johannes-Gutenberg-Universität
Langenbeckstr. 1
Prof. Dr. Heinz Kölbl
T: 06131/176856 oder 172764
(Brustsprechstunde)
E: lebrecht@frauen.klinik.uni-
mainz.de
I: http://www.klinik.uni-mainz.de/
brustzentrum/index.html

65185 Wiesbaden
St. Josefs-Hospital Brustzentrum
Solmsstr. 15
Prof. Dr. G. Hoffmann
T: 0611/177-1501 bis 1503
F: 0611/177-1516
E-Mail: info@joho.de
I: http://www.joho.de/
fachabteilungen/gynaekologie/
frameset_gyn.html

65199 Wiesbaden
Klinik für Gynäkologie & gynäkolo-
gische Onkologie der Dr.-Horst-
Schmidt-Kliniken-Wiesbaden
Ludwig-Erhard-Str. 100
Prof. Dr. Andreas du Bois
T: 0611/43-2377
F: 0611/43-2672
E: andreas.dubois@
hsk-wiesbaden.de
E: dubois.hsk-wiesbaden@uumail.de
I: http://www.hsk-wiesbaden.de

66113 Saarbrücken
Brustzentrum Saar Mitte
Caritasklinik St. Theresia
Prof. Dr. Dr. med. M. Kirschbaum
Rheinstr. 2
T: 0681/406-1301
F: 0681/406-1383
E: gynaekologie@caritasklinik.de
I: http://www.caritasklinik.de/
set2.htm

68167 Mannheim
Interdisziplinäres Brustzentrum
(IBZ) der Universitätsfrauen-
klinik Klinikum Mannheim
GmbH
Theodor Kutzer Ufer 1–3
Prof. Dr. Dr. h.c. Frank Melchert
T: 0621/383-2286 (Sekretariat)
F: 0621/383-3814
E: frank.melchert@gyn.ma.uni-
heidelberg.de
T: 0621/383-2288 oder -2536
(Anmeldung)
I: http://www.klinikum-mann-
heim.de/show.php?l=de&s=20&c=K
9&t=0000&as=3f433fc7bd13e969ee
6dee0423cc80df

69115 Heidelberg
Universitäts-Frauenklinik
Heidelberg
Voßstr. 9
Prof. Dr. Dr. h.c. Günther Bastert
T: 06221/56-7901 oder -7856
F: 06221/56-4328
E: gunther_bastert@med.uni-
heidelberg.de
Ansprechpartnerin für Studien:
Heike Kruse
T: 06221/561-379
F: 06221/561-381
E: heike_kruse@med.uni-
heidelberg.de
Leitender Prüfarzt:
OA Andreas Schneeweiß
T: 06221/567-856
F: 06221/566-233
E: andreas_schneeweiss@
med.uni-heidelberg.de
I: http://www.med.uni-
heidelberg.de/einrichtungen/
gynaekologie

70199 Stuttgart
Marienhospital Stuttgart
Böheimstr. 37
PD Dr. Günter Raab
T: 0711/6489-2301

T: 0711/6489-2306
E: Brustzentrum@vinzenz.de
I: http://www.brustzentrum-
stuttgart.de

70376 Stuttgart
Robert-Bosch-Krankenhaus
Gynäkologie und Geburtshilfe
Auerbachstr. 110
Prof. Dr. Wolfgang Simon
T: 0711/8101-3467 oder -3407
F: 0711/8101-3794
E: wolfgang.simon@rbk.de
I: http://www.rbk.de/02_08.html

71032 Böblingen
Frauenklinik am Kreiskrankenhaus
Böblingen
Bunsenstr. 120
PD Dr. med. habil. Erich Weiss
T: 07031/668-2201
F: 07031/668-2879
E: Brustklinik@khbb.de
I: http://www.khbb.de/frauen/-
index.htm

72076 Tübingen
Universitäts-Frauenklinik Tübingen
Calwer Straße 7
Prof. Dr. Diethelm Wallwiener
T: 07071/2982233
T: 07071/2982224 (Anmeldung)
E: diethelm.wallwiener@
med.uni-tuebingen.de
I: http://www.uni-frauenklinik-
tuebingen.de/information/
patienten/senologie.php
Mit Studiendatenbank Brustkrebs:
I: http://www.gynaekologische-
onkologie.de/studie_suchen.php
Ansprechpartner für Studien:
PD Dr. Jens Huober
Onkologische Ambulanz der Uni-
versitäts-Frauenklinik Tübingen
T: 07071/298-2236 oder -2224
F: 07071/295025
E-Mail: jens.houber@
med.uni-tuebingen.de

73035 Göppingen
Klinik am Eichert
Eichertstraße 3
Prof. Dr. Albrecht Hettenbach
T: 07161/64-2239
E: hettenbachGP@t-online.de
I: http://www.kae.de/brustzentrum

73760 Ostfildern-Ruit
Gemeinsames Brustzentrum
Kreiskrankenhaus Nürtingen
Paracelsus-Krankenhaus Ruit
Hedelfinger Str. 166
Dr. Friedrich Sommer
T: 0711/4488-301
F: 0711/4488-4966
E: brustzentrum@pkruit.de
http://www.pkruit.de

72662 Nürtingen
Auf dem Säer
Prof. Dr. Andreas Funk
T: 07022/78-3400
F: 07022/78-3430
E: brustzentrum@krankenhaus-
nuertingen.de
I: http://www.krankenhaus-
nuertingen.de/start_brustzentrum.htm

77654 Offenburg
Brustzentrum Offenburg
in der St. Josefsklinik Offenburg
Weingartenstraße 70
Prof. Dr. J. W. Siebers
T: 0781/471-1333 (Sekretariat)
T: 0781/471-1350 (Onkologische
Ambulanz)
F: 0781/471-1604
E: info@brustzentrum-offenburg.de
I: http://www.brustzentrum-
offenburg.de

77933 Lahr
Klinikum Lahr
Klostenstraße 19
Prof. Dr. Axel Göppinger
T: 07821/93-2551
F: 07821/93-2059

E: gyngebh@klinikum-lahr-
ettenheim.de
I: http://www.klinikum-lahr.de

79106 Freiburg
Universitäts-Frauenklinik Freiburg
Hugstetter Str. 55
Prof. Dr. Gerald Gietsch
T: 0761/270-3038 (Onkologie)
T: 0761/270-3006 oder -3070
(Mamma-Sprechstunde)
F: 0761/270-3148
E: gitsch@frk.ukl.uni-freiburg.de
E-Mail: brustzentrum@
frk.ukl.uni-freiburg.de
Internet: www.brustzentrum-fr.de

79618 Rheinfelden
Interdisziplinäres Brustzentrum
an der Frauenklink Rheinfelden
Therese-Herzog-Weg 2
Dr. Holger Dieterich
T: 07623/982140
F: 07623/962179
E: info@frauenklinik-rheinfelden.de
I: http://www.frauenklinik-
rheinfelden.de/brustzentrum.html

83022 Rosenheim
Klinikum Rosenheim
Pettenkoferstr. 10
Prof. Dr. med. Thomas Beck
T: 08031/363251
F: 08031/364932
E: gynaekologie@kliro.de
I: http://www.klinikum-
rosenheim.de/brustzentrum/
brust_inh_ges.htm

84034 Landshut
Klinikum Landshut
Robert-Koch-Str. 1
Prof. Dr. med. Rüdiger Strigl
T: 0871/698-3230
F: 0871/698-3464
I: http://www.klinikum-
landshut.de/html/framset.html?ID=
MENUE3

84307 Eggenfelden
Kreiskrankenhäuser Rottal-Inn
GmbH
(Simbach, Pfarrkirchen, Eggenfelden)
Brustzentrum Eggenfelden im
Tumorzentrum Regensburg
Simonsöder Allee 20
Dr. med. Wolfgang Siebert
T: 08721/983-232
F: 08721/983-234
E: gynaekologie@khegg.de
I: http://www.khegg.de

86159 Augsburg
Klinikum Augsburg
Interdisziplinäres Mammazentrum
Prof. Dr. Arthur Wischnik
T: 0821/400-2330 oder -31
F: 0821/400-2248
E: wischnik.gyn@klinikum-
augsburg.de
I : http://www.mammazentrum-
augsburg.de/index2.htm

89075 Ulm
Interdisziplinäres Brustzentrum
(IBZ) der Universitätsfrauenklinik
Ulm
Prittwitzstraße 43
Prof. Dr. med. R. Kreienberg
T: 0731/50076-20 oder -21
Brustsprechstunde:
T: 0731/50075-88, -89
F: 0731/50025954
Leiterin Sektion Gynäkologische
Onkologie:
Prof. Dr. Lisa Wiesmüller
T: 0731/500-27640
F: 0731/500-26674
E: Lisa.Wiesmueller@
medizin.uni-ulm.de
Ansprechpartnerin für Studien:
Katrin Riedel
T: 0731/500-27606 oder -27588
F: 0731/500-26763
E: (katrin.riedel@
medizin.uni-ulm.de)
http://www.uni-ulm.de/klinik/ufk

91054 Erlangen
Universitäts-Brustzentrum Franken
Frauenklinik und Klinikum der
Friedrich-Alexander-Universität
Universitätsstraße 21-23
Prof. Dr. Matthias W. Beckmann
T: 09131/85334-51, -52 oder -53
F: 09131/8533500
E: direktion@gyn.med.uni-erlangen.de
I: http://www.frauen.med.uni-erlangen.de/bz/bz.htm

93053 Regensburg
Uni-Frauenklinik
im Caritas-Krankenhaus St. Josef
Prof. Dr. Olaf Ortmann
T: 0941/782-3410
F: 0941/782-3415
E: ortmann@caritasstjosef.de

in Zusammenarbeit mit
Abteilung für Plastische, Hand- und
Wiederherstellungschirurgie
im Caritas-Krankenhaus St. Josef
Dr. Marita Eisenmann-Klein
T: 0941/782-3110
F: 0941/782-3115
E: eisenmann-klein@caritasstjosef.de
I: http://www.caritasstjosef.de/
kliniken/home.htm
Besonderheit: Dieses Klinikum ermöglicht den Patientinnen die Teilnahme am Projekt »mamazone Sprech-Stunde« mit einer erfahrenen Brustkrebspatientin (»Diplompatientin«).

98527 Suhl
Südthüringer Brustzentrum Suhl
SRH Zentralklinikum Suhl gGmbH
Albert-Schweitzer-Str. 2
Dr. Arnold Auer
T: 03681/355300
I: http://www.brustzentrum-suhl.de

A-6020 Innsbruck
LKH Universitätskliniken Innsbruck
Univ. Klinik für Frauenheilkunde
Brust-Gesundheits-Zentrum Tirol
Anichstrasse 35
Prof. Dr. Christian Marth
T: 0043/(0)50504-23051
F: 0043/(0)50504-23055
E: christian.marth@uklibk.ac.at
T: 0043/(0)50504-23051
(Sekretariat)
F: 0043/(0)50504-23055
E-Mail:
ingrid.kirchmair@uklibk.ac.at
Studentensekretariat
T: 0043 (0)50504-23072
F: 0043 (0)50504-23055
I: http://www.tilak.at/krankenhaus/
innsbruck/13_klinik.cfm

in Zusammenarbeit mit:
Universitätsklinik für
Innere Medizin
Hämatologie und Onkologie
Prof. Günther Gastl
T: 0043 (0)50504-23417
F: 0043 (0)50504-25615
E: guenther.gastl@uibk.ac.at
T: 0043 (0)50504-24003 (Sekretariat)
F: 0043 (0)50504-25615
E-Mail: evelyn.stern@uibk.ac.at

Eine Auswahl weiterer spezialisierter Zentren für die Behandlung von Brustkrebs

01307 Dresden
Universitätsklinikum Dresden, Klinik und Poliklinik für Frauenheilkunde
Prof. Dr. Wolfgang Distler
T: 0351/458-3420
F: 0351/458-4329
E: Frauenklinik@uniklinikum-dresden.de
I: http://frauen.uniklinikum-dresden.de

10117 Berlin
Campus Charité Mitte
II. Medizinische Klinik
Onkologie und Hämatologie
Prof. Dr. Kurt Possinger
T: 030/450-513002 oder -513062
F: 030/450-513952
E: kurt.possinger@charite.de
Ansprechpartner für Studien:
PD Dr. Diana Lüftner
T: 030/450-513077
E: diana.lueftner@charite.de
PD Dr. Peter Schmid
T: 030/450-513005
F: 030/450-513073
E: peter.schmid@charite.de
Forschungslabor:
PD Dr. Gabriele Pecher
T: 030/450-513131
F: 030/450-528901
E: gabriele.pecher@charite.de
I: http://www.tumor-online.de/

13125 Berlin
Mammazentrum im HELIOS
Klinikum Berlin-Buch
Doz. Dr. Günter Morack
T: 030/9401-2275
F: 030/9401-4326
E: gmorack@berlin.helios-kliniken.de
I: http://www.klinikumbuch.de/
Fachabteilungen/Mammazentrum.
html

13353 Berlin
Charité Campus Virchow- Klinikum
Klinik für Frauenheilkunde und Geburtshilfe
Prof. Dr. Werner Lichtenegger
Sekretariat: Frau Balouchtsidou
T: 030/450-5640-02
F: 030/450-5649-00
E: werner.lichtenegger@charite.de
E: eleni.balouchtsidou@charite.de
Ansprechpartnerin für Studien:
Astrid Wolf
T: 030/450-564945
F: 030/450-564945
E: astrid.wolf@charite.de
I: http://www.charite.de/ch/ufk/
template.htm

23558 Lübeck
Universitätsklinikum Schleswig-Holstein, Campus Lübeck,
Klinik für Frauenheilkunde und Geburtshilfe:
Prof. Dr. Klaus Diedrich
T: 0451/500-2134
F: 0451/500-2139
E: diedrich@medinf.mu-luebeck.de
I: http://www.gyn.mu-luebeck.de/

24105 Kiel
Mammazentrum Kiel
der Universitätsfrauenklinik
Kiel
Prof. Dr. Walter Jonat
T: 0431/597-2040 oder -2041
F: 0431/597-2146
E: jonat@email.uni-kiel.de
E: eidtmann@email.uni-kiel.de
Studiensekretariat: Barbara Mai
T: 0431/597-2202
F: 0431/597-2202
E: bmai@email.uni-kiel.de
Leiter der Studienzentrale:
Dr. Horst Ostertag

T: 0431/597-2047
F: 0431/597-2174
E: ostertag@email.uni-kiel.de
I: http://www.mammazentrum.de/

34117 Kassel
Brustzentrum des Elisabeth-
Krankenhauses gGmbH
T: 0561/7201-0
F: 0561/7201-611
E: info@elisabeth-krankenhaus-
kassel.de
I: www.elisabeth-krankenhaus-
kassel.de
*Besonderheit: Dieses Klinikum ermöglicht in
Kooperation mit dem Klinikum Kassel und
der Stiftung PA.T.H. (www.stiftungpath.de)
Frauen mit Brustkrebs die Tumoreinlagerung
bei tiefsten Temperaturen (-152 Grad) im
Institut für Pathologie (http://www.klinikum-
kassel.de/institute/pathologie/biomed_forsch.
htm)*

37075 Göttingen
Universitäts-Frauenklinik Göttingen
Prof. Dr. G. Emons
T: 0551/39-6500 oder –01
F: 0551/39-6585
E: emons@med.uni-goettingen.de
I: http://wwwuser.gwdg.de/~ukfh/
UFK/

39108 Magdeburg
Universitäts-Frauenklinik Magde-
burg:
Prof. Dr. Wolfgang Weise
T: 0391/67-17310
F: 0391/67-17311
E: ufk-chefsekr@medizin.uni-
magdeburg.de
I: http://www.med.uni-
magdeburg.de/fme/ufk/

40625 Düsseldorf
Interdisziplinäres Brustzentrum
der Landeshauptstadt Düsseldorf
PD Dr. Stefan Krämer
PD Dr. Christoph Andree

Prof. Dr. Werner Audretsch
T: 0211/2800-3505 oder -3504
F: 0211/2800-954
E: brustzentrum@kliniken-
duesseldorf.de
I: www.ebreastctr.de/de/index.html

44625 Herne
Brustklinik Marienhospital Herne
Universitätsfrauenklinik
der Ruhr-Universität
Dr. med. Abdallah Abdallah
Sekretariat: Elisabeth Berns & Gabi
Henneke
T: 02323/499-1844
F: 02323/499-343
E: senologie@marienhospital-
herne.de
I: http://www.ruhr-uni-
bochum.de/mahe/haus1/senologie/
senologie_index.html
*Besonderheit: Dieses Klinikum ermöglicht
in Kooperation mit der Stiftung PA.T.H.
(www.stiftungpath.de) Frauen mit Brustkrebs
die Tumoreinlagerung bei tiefsten Tempera-
turen (-152 Grad) im Institut für Pathologie
(in Planung/Stand Oktober 2004)*

44789 Bochum
Brust-Zentrum-Bochum
Berufsgenossenschaftliche Kliniken
Bergmannsheil
Prof. Dr. Hans-Ulrich Steinau
T: 0234/302-6841, -6842, -6843
F: 0234/302-6379
E: hans-ulrich.steinau@
bergmannsheil.de
I: http://www.bergmannsheil.de/
pages/kliniken/plastchirurg/
index.php

45122 Essen
Universitäts-Frauenklinik Essen
Prof. Dr. Rainer Kimmig
T: 0201/723-2440
F: 0201/723-5962
E: rainer.kimmig@medizin.uni-
essen.de

F: 06102/79874-40
E: diehl@germanbreastgroup.de
und Susanne Wüsthoff
T: 06102/798-7419
E:wuesthoff@germanbreastgroup.de
E: gabg@germanbreastgroup.de
I: http://www.gabg.de/studien.
html

65929 Frankfurt
Städtische Kliniken Frankfurt-
Höchst, Frauenklinik
Prof. Dr. Volker Möbus
T: 069/3106-2339
F: 069/3106-2485
E: vmoebus@skfh.de
Ansprechpartnerin für Studien:
Ursula Siegmund
T: 069/3005-9945
F: 069/3005-9946
E: etc-studiensekr.ffm@t-online.de
I: http://www.skfh.de

72070 Tübingen
Interdisziplinäres Tumorzentrum
Medizinische Universitätsklinik
Hämatologie, Onkologie,
Immunologie
Prof. Dr. Lothar Kanz
T.: 07071/29-82726
F: 07071/29-3671
E: lothar.kanz@med.uni-
tuebingen.de
T: 07071/29-82726 (Sekretariat)
E: ingrid.lange@med.uni-
tuebingen.de
I: http://www.medizin.uni-
tuebingen.de/interdisz_einr/itz/
index.html
Studienzentrale:
T: 07071/29-80600
F: 07071/29-55651
Leitender Prüfarzt:
Prof. Dr. Carsten Bokemeyer
T: 07071/29-87121
F: 07071/29-3675
E: carsten.bokemeyer@med.uni-
tuebingen.de

Studiengruppe »Spezifische
Immuntherapie«:
PD Dr. Peter Brossart
T: 07071/29-80625
F: 07071/29-5709
E: peter.brossart@med.uni-
tuebingen.de

80337 München
Frauenklinik Maistrasse
Klinikum Innenstadt der LMU
München
Prof. Dr. Klaus Friese
T: 089/5160-41-01 oder -02
F: 089/5160-41-43
E: klaus.friese@fk-i.med.uni-
muenchen.de
Ansprechpartner für Studien:
Prof. Dr. H. Sommer und PD
Dr. Wolfgang Janni
T: 089/5160-4170, -4111
F: 089/5160-4715
E: Studiengruppe@fk-i.med.uni-
muenchen.de
I: http://www.frauenklinik-
maistrasse.de/

80637 München
Frauenklinik vom Roten Kreuz:
Prof. Dr. Wolfgang Eiermann
Sekretariat: Doris Kaiser
T: 089/15706-620
F: 089/15706-623
E: w.eiermann@gmx.net
E: doris.kaiser@swmbrk.de

81675 München
Klinikum rechts der Isar München,
Uni-Frauenklinik:
Prof. Dr. med. Marion Kiechle
T: 089/4140-2420
F: 089/4140-4831
E: direktion.frauenklinik@lrz.tum.de
Studienleitung Mammakarzinom:
Prof. Dr. Nadia Harbeck
T: 089/4140-2419
F: 089/4140-4846
E: nadia.harbeck@lrz.tum.de

Studiensekretariat:
Michaela Heyne
T: 089/41 40-24 37
F: 089/41 40-48 46
E: michaela.heyne@lrz.tum.de
I: http://www.frauenklinik.med.
tumuenchen.de:8080/opencms/
opencms/gyn/index.jsp

81675 München
Klinikum rechts der Isar München
Hämato-Onkologie III. Medizinische
Klinik:
Prof. Dr. Christian Peschel
T: 089/41 40-41 10, -41 11
F: 089/41 40-48 79
E: christian.peschel@lrz.tum.de
Ansprechpartnerin für Studien:
OÄ Dr. Helga Bernhard
Ambulanz und Sprechstunde
T: 089/41 40-41 07
F: 089/41 40-48 79
Forschungslabor:
T: 089/41 40-62 23 oder -74 34
E: helga.bernhard@lrz.tum.de
I: http://www.med.tu-
muenchen.de/hauptgesk.html

81377 München
Brustzentrum der Universitäts-
Frauenklinik im Klinikum
Großhadern:
PD Dr. Michael Untch
T: 089/70 95-45 30
F: 089/70 95-28 52
E: michael.untch@med.uni-muen-
chen.de
Ansprechpartner für Studien:
Dr. Marc Mosner
E: marc.mosner@med.uni-
muenchen.de
Dipl. Psych. Kerstin Hermelink
T: 089/70 95-75 81 oder -75 80
F: 089/70 95-75 82
E: Kerstin.Hermelink@med.uni-
muenchen.de
I: http://gyngh.klinikum.uni-
muenchen.de/

in Zusammenarbeit mit:
Medizinische Klinik III
Klinikum Großhadern:
PD Dr. Volker Heinemann
Tel.: 089/70 95-22 08
Fax: 089/70 95-52 56
E-Mail: Volker.Heinemann@
med.uni-muenchen.de

95445 Bayreuth
Klinikum Bayreuth Frauenklinik
Prof. Dr. Augustinus H. Tulusan
T: 09 21/4 00-55-02
F: 09 21/4 00-55-09
E: frauenklinik.bayreuth@uni-
bayreuth.de

Ansprechpartnerin für Studien:
Corinna Wenzel
T: 09 21-400-13-31
I: http://www.klinikum-bayreuth.de/
main.php?id=5&pid=36

Beratungsstellen

Beratungszentren für Familiären Brustkrebs

Gibt es Brustkrebs in Ihrer Familie? Lassen Sie sich beraten, wenn Oma, Mutter, Tante oder Schwester im Alter von unter 50 Jahren erkrankt sind.

01307 Dresden
Medizinische Fakultät der
TU Dresden
Klinik und Poliklinik für Frauenheilkunde und Geburtshilfe
Termine für Betroffene und Angehörige:
T: 0351/458-2864

04103 Leipzig
Institut für Humangenetik der
Universität
Termine für Betroffene und
Angehörige:
T: 0341/972-3800

13122 Berlin
Max-Delbrück-Zentrum für
Molekulare Medizin, Bereich
Tumorgenetik
Termine für Betroffene und Angehörige:
T: 030/450-56-6662

24105 Kiel
Universitätsfrauenklinik
Termine für Betroffene und
Angehörige:
T: 0431/597-2166

40225 Düsseldorf
Frauenklinik der Medizinischen
Einrichtungen der Universität
Termine für Betroffene und
Angehörige:
T: 0211/811-7550

48149 Münster
Institut für Humangenetik der
Universität
Termine für Betroffene und
Angehörige:
T: 0251/8355 4-13

50931 Köln
Klinik und Poliklinik für Frauenheilkunde und Geburtshilfe
der Universität zu Köln
Termine für Betroffene und
Angehörige:
T: 0221/478-4900

53127 Bonn
Klinik und Poliklinik für Geburtshilfe und Frauenheilkunde
der Universität Bonn
Termine für Betroffene und
Angehörige:
T: 0228/287-5462

60596 Frankfurt
Zentrum für Frauenheilkunde und
Geburtshilfe an der Universität
Termine für Betroffene und
Angehörige:
T: 069/6301-5119

69120 Heidelberg
Institut für Humangenetik der
Universität
Termine für Betroffene und
Angehörige:
T: 06221/56-5087

81377 München
Universitätsfrauenklinik im
Klinikum Großhadern an der
Ludwig-Maximilians-Universität
Termine für Betroffene und
Angehörige:
T: 089/7095-7571

81675 München
Frauenklinik Rechts der Isar der
Technischen Universität München
Termine für Betroffene und
Angehörige:
T: 089/41 40-24 46

89075 Ulm
Frauenklinik und Poliklinik der
Universität,
Termine für Betroffene und
Angehörige:
T: 07 31/5002-76 06

97074 Würzburg
Institut für Humangenetik der
Universität Würzburg
Termine für Betroffene und
Angehörige:
T: 09 31/8 88-40 84

Sonstige Beratungsstellen (Auswahl)

**Krebsinformationsdienst (KID)
des Deutschen Krebsforschungs-
zentrums (DKFZ) Heidelberg:**
E: krebsinformation@dkfz.de
I: www.krebsinformation.de
Info-Telefon Brustkrebs (KID):
0 62 21/42 43 43 oder -4 10 1 21
Info-Telefon Fatigue (KID):
0 62 21/42 43 44
Info-Telefon Krebsschmerz (KID):
0 62 21/42 20 00
I: www.ksid.de

**Beratungszentrum mammaNetz
Orientierungs- und Begleitstelle
für Frauen mit Brustkrebs**
86156 Augsburg
T: 08 21/4 50-65 65
F: 08 21/4 50-65 66
E: info@mammanetz.de
I: www.mammanetz.de

Beratungszentrum ZEBRA
Beratung, Hilfe, Information für
Frauen mit Brustkrebs
40625 Düsseldorf
T: 02 11/9 29-39 35

**Beratungsstelle Bayerisches
Mammographieprojekt**
Screening-Infoline: 01 80/9 79-797
E: mammographie@kvb.de

Österreich

**Österreichische Krebshilfe,
Dachverband**
A-1010 Wien
T: 00 43/1-7 96-64 50
F: 00 43/1-7 96-6 45 09
E: service@krebshilfe.net

**Österreichische Krebshilfe
Salzburg:**
A-5020 Salzburg
T: 00 43/6 62-87-35 35
F: 00 43/6 62-87-35 35-4
Beratungstelefon: 00 43/662-87-35 36
E: krebshilfe.salzburg@salzburg.at

**Austrian Breast & Colorectal
Cancer Study Group (ABCSG):
(Beratung über laufende Studien)**
T: 001/4 08-92-30
F: 001/4 09-09-90
E: abc@akh-wien.ac.at
I: http://www.members.aon.at/
gnant/ abc/patient.htm

Schweiz

**Beratungsstelle der Krebsliga
Schweiz:**
CH-3001 Bern
T: 0 31/3 89-91 00
F: 0 31/3 89-91 60
Krebstelefone:
Deutsch: 08 00/55-88 38
Französisch: 08 00/55-42 48
Italienisch: 08 00/55-62 68

Senologische*
Fachgesellschaften
(* Senologie ist die
Lehre von der Brust)

Deutschland

**Deutsche Gesellschaft für
Senologie**
Postfach 304249
10757 Berlin
T: 030/85074-740
F: 030/85079-827
E: mail@senologie.org
I: www.senologie.org
Beratungsforum:
www.mammamia-forum.de

Österreich

**Österreichische Gesellschaft
für Senologie**
c/o Wiener Medizinische Akademie
für Ärztliche Fortbildung und
Forschung
Alser Str. 4
A-1090 Wien
T: 0043/1-405-13-8320 oder -21
F: 0043/1-405-13-8323
E: senologie@medacad.org
I: www.senologie.at

Schweiz

**Schweizerische Gesellschaft
für Senologie**
Lürlibadstr. 118
7000 Chur
T: 0031/8125-48-151
F: 0031/8125-48-130
E: info@senologie.ch
I: www.senologie.ch

Patientinnen-Initiativen
und -Selbsthilfe

Deutschland

14059 Berlin
Patientinnen-Initiativen Nationale
Koalition Brustkrebs, (PINK e.V.)
T: 030/3011-1230
F: 030/3260-2553
E: kontakt@brustkrebs24.info
I: www.brustkrebs24.info

28203 Bremen
Europa Donna
Europäische Koalition gegen
Brustkrebs
Nationales Forum Deutschland e.V.
T: 0421/350-9325
F: 0421/35-3121
E: joens@europadonna.de
I: www.europadonna.de

68159 Mannheim
Frauenselbsthilfe nach Krebs e.V.,
Geschäftsstelle des Bundesver-
bandes:
T: 0621/24434
F: 0621/154877
E: kontakt@frauenselbsthilfe.de
I: www.frauenselbsthilfe.de

81377 München
brustkrebs-muenchen e.V.
T: 089/601-909-23
F: 089/601-909-24
E: info@brustkrebs-muenchen.de
I: www.brustkrebs-muenchen.de

86063 Augsburg
mamazone – Frauen und Forschung
gegen Brustkrebs e.V.
Postfach 31 02 20
T: 08 21/52 13-1 44
(mamazone Sprech-Stunde im
Klinikum Augsburg)
T: 08 21/4 00-21 20
F: 08 21/52 13-1 43
E: info@mamazone.de
I: www.mamazone.de

86063 Augsburg
Stiftung PA.T.H. – Patients
Tumorbank of Hope
Postfach 31 02 20
T: 08 21/9 07 63 69
08 21/9 07 63 72
E: info@stiftungpath.org
E: goldmann-posch@
stiftungpath.org
I: www.stiftungpath.org

Österreich

A-1020 Wien
Frauenselbsthilfe nach Krebs
Landesverein Wien für brustope-
rierte Frauen
T: 00 43/1-3 32-23 48
F: 00 43/1-3 34-65 50
E: info@frauenselbsthilfe-
brustkrebs-wien.at
I: www.frauenselbsthilfe-
brustkrebs-wien.at

Schweiz

CH-4153 Reinach
Leben wie zuvor e.V.
Kontaktstelle für Frauen nach
Brustkrebs
Dr. h.c. Susi Gaillard
Postfach 336
T/F: 00 31/61-7 11-91 43
E: leben@iprolink.ch
I: www.leben-wie-zuvor.ch

Web-Weiser Brustkrebs

Eine ausführliche Link-Sammlung zum Thema Brustkrebs finden Sie unter
www.mamazone.de

Hilfreiche Links zum Thema Krebsärzte und -kliniken finden Sie unter
www.medfuehrer.de

In diesen Kliniken/Labors wird Ihr Tumor auf die richtige Behandlung ausgetestet

Bisherige Versuche, einen guten Labortest für eine »maßgeschneiderte« Chemotherapie in Kliniken einzuführen, scheiterten an der technischen Unzulänglichkeit der verfügbaren Methoden.

In den letzten acht Jahren wurde auf der Grundlage einer hoch empfindlichen Technologie ein neuer Tumor-Chemosensitivitätstest mit dem Namen ATP-TCA entwickelt (siehe Glossar). Er zeigt nicht nur ermutigende Ergebnisse beim Eierstockkrebs, sondern auch bei Brustkrebs.[1]

Die durch Biopsie oder Operation entnommene Gewebeprobe wird für den Chemosensitivitätstest eine Woche lang in einer speziellen Nährlösung angesetzt, die nur Tumorzellen am Leben erhält und normale Zellen absterben lässt. Auf diese Weise kann die Reaktion von Krebszellen auf die verschiedenen Zellgifte noch viel verlässlicher getestet werden.

Der Vorhersagewert des ATP-TCA-Tests für Ansprechen auf Chemotherapie liegt bei Brusttumoren zwischen 76 und 80 Prozent, bei Eierstockkrebs zwischen 85 und 90 Prozent. Eine Resistenz gegen Zellgifte kann man damit in nahezu 100 Prozent der Fälle feststellen.

Universitäts-Frauenklinik
Endokrinologisches Labor
Dr. Albrecht
Fetscherstr. 74
01307 Dresden
T 0351/458-2427
F 0351/458-5334

T 0211/811-4322
F 0211/811-5114
Besonderheit: Hier erhalten Sie auch nähere Informationen über die Möglichkeit, Ihr entferntes Tumorfrischgewebe mit einem Gen-Epressionsprofil austesten zu können.

Institut für Pharmazie
der Freien Universität Berlin
Prof. Dr. H. R. Maurer
Kelchstr. 31
12169 Berlin
T 030/770004-54
F 030/770004-23

Universitäts-Frauenklinik
PD Dr. C. Kurbacher
Kerpener Str. 34
50931 Köln
T 0221/478-4914
F 0221/478-4997

Universitäts-Klinikum
Abt. für Onkolog. Chemie
Prof. Dr. Hans Bojar
Universitätsstr. 1
40225 Düsseldorf

Medical Molecular Diagnostic GmbH
Dr. T. Bauknecht
p. Adr. Universitäts-Frauenklinik
Sigmund-Freud-Str. 25
53127 Bonn
T 0228/287-5474

Universitäts-Frauenklinik
PD Dr. B. Tanner
Langenbeckstr. 1
55131 Mainz
T 06131/17-0 oder -2756

Universität Mainz
Institut für Toxikologie
PD Dr. Jan G. Hengstler
Obere Zahlbacher Str. 67
55131 Mainz
T 06131/39-30022
F 06131/230506

Universitäts-Frauenklinik
Labor, Dr. Zwirner
Schleichstr. 4
72076 Tübingen
T 07071/298-6551
F 07071/298-6551

Klinikum Großhadern
Universitäts-Frauenklinik
PD Dr. Michael Untch
Marchioninistr. 15
81377 München
T 089/7095-2849
F 089/7095-2841

Karl-von-Heß-Krankenhaus
Abt. Onkologische Chirurgie
Dr. Herwart Müller
Ofenthaler Weg 20
97762 Hammelburg
T 09732/900-156/-157
F 09732/900-159

DCS Innovative Diagnostik-Systeme
Dr. Christian Sartori
Poppenbütteler Chaussee 36
22397 Hamburg
T 040/6076700
F 040/60767060
e-mail: info@dcs-diagnostics.de

Institute of Ophthalmology
Dept. of Pathology
Dr. Ian A. Cree
Bath Street
London EC1V 9EL, U. K.
T 0044/171.608 6938
F 0044/171.608 6862